手外科
临床思路及手术图解

主　审　田　文　陈山林

主　编　杨　勇

编　者　（以姓氏汉语拼音为序）

戴鲁飞　郜永斌　郭　阳　侯春梅　胡　琪　黄志峰
李　斌　李　淳　李　峰　李文军　李玉成　李忠哲
栗鹏程　刘　波　刘　畅　刘建寅　刘　坤　荣艳波
沈　成　苏彦农　孙丽颖　田光磊　陶　岩　童德迪
王海华　王洪业　王树锋　王志新　武竞衡　熊　革
薛云皓　杨　辰　杨　勇　易传军　殷耀斌　张长清
张春林　张友乐　张云涛　赵俊会　郑　炜　钟文耀
周　雁　朱　瑾　朱　伟　诸　寅

人民卫生出版社

图书在版编目(CIP)数据

手外科临床思路及手术图解 / 杨勇主编. —北京:
人民卫生出版社,2019
ISBN 978-7-117-28526-1

Ⅰ. ①手… Ⅱ. ①杨… Ⅲ. ①手—外科手术—图解
Ⅳ. ①R658.2-64

中国版本图书馆 CIP 数据核字(2019)第 098827 号

手外科临床思路及手术图解

主　　编:杨　勇
出版发行:人民卫生出版社(中继线 010-59780011)
地　　址:北京市朝阳区潘家园南里 19 号
邮　　编:100021
E - mail:pmph @ pmph.com
购书热线:010-59787592　010-59787584　010-65264830
印　　刷:北京盛通印刷股份有限公司
经　　销:新华书店
开　　本:889 × 1194　1/16　**印张**:18
字　　数:558 千字
版　　次:2019 年 6 月第 1 版　2023 年 10 月第 1 版第 3 次印刷
标准书号:ISBN 978-7-117-28526-1
定　　价:248.00 元
打击盗版举报电话:010-59787491　E-mail:WQ @ pmph.com
(凡属印装质量问题请与本社市场营销中心联系退换)

主审简介

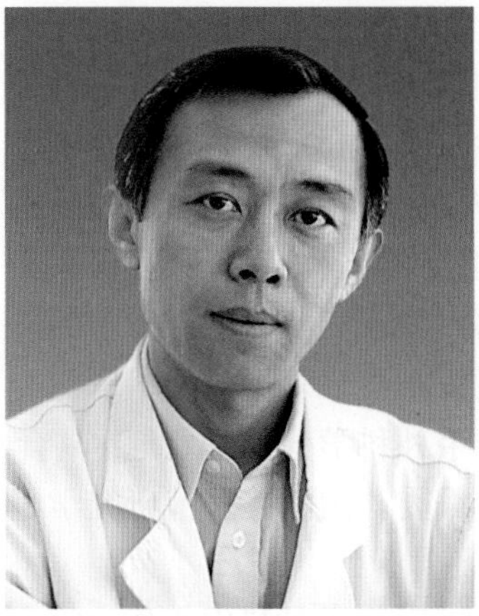

田文，主任医师，北京大学医学部教授，研究生导师。现任北京积水潭医院手外科副主任，中华医学会手外科学分会候任主任委员，中国医师协会手外科医师分会常委兼总干事长，北京医学会手外科学分会主任委员，中华医学会手外科学分会骨关节学组组长，中华医学会手外科学分会华北地区委员会副主任委员。《中华手外科杂志》编委，《实用手外科杂志》编委，《中国修复重建外科杂志》编委，《中国骨与关节杂志》编委，《中华骨与关节外科杂志》编委，《中华医学杂志》（英文版）编委，《中华外科杂志》通讯编委，《中华骨科杂志》审稿专家，*Orthopedics*（*Am*）审稿专家等。

曾先后在美国路易斯安那州杜兰大学医学院外科系显微外科实验室任访问学者，美国俄克拉荷马骨科与重建外科中心手外科任临床及研究型访问学者，兼实验室主任，美国路易斯安那州奥克斯纳（Ochsner）基金会临床医院血管外科博士后访问学者。目前主要从事先天性手部及上肢畸形、腕关节疾患和手部肿瘤的临床及研究工作。北京市"十百千"卫生人才"十层次"专项资助基金获得者。

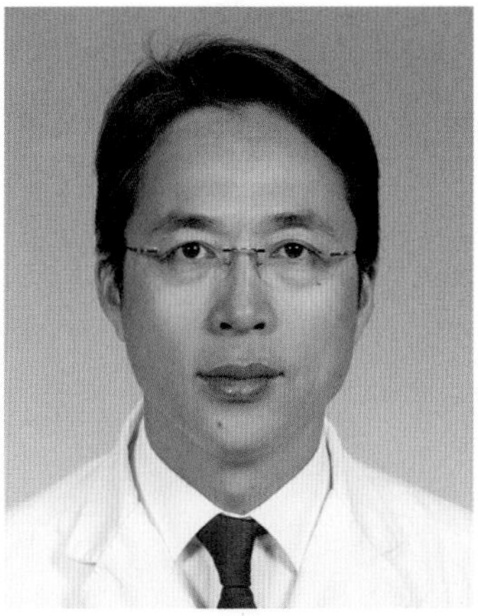

陈山林，医学博士，主任医师，教授，研究生导师。北京积水潭医院手外科副主任（行政负责人）。亚太腕关节学会（Asia Pacific Wrist Association，APWA）秘书长，国际关节镜、膝关节外科、骨科运动医学学会（International Society of Arthroscopy，Knee Surgery and Orthopedic Sports Medicine，ISAKOS）委员会委员。中华医学会手外科学分会常委，中华医学会显微外科学分会常委，中华医学会骨科学分会显微修复学组副组长，中华医学会手外科学分会周围神经学组副组长，中国医师协会显微外科医师分会副会长、肢体畸形修复委员会主任委员；中国医师协会手外科医师分会常委；北京医学会手外科学分会副主任委员，北京医学会显微外科学分会副主任委员。

荣获"全国卫生系统青年岗位能手""北京市卫生计生委优秀共产党员"等称号；先后获得北京市卫生系统"215 工程"学科骨干、"首都医学发展科研基金""首都临床特色应用研究"等科研经费资助；获北京市科技奖两项；发表论文 60 余篇，主编、主译 7 部著作；获得实用新型专利 4 项，发明专利 1 项。

主编简介

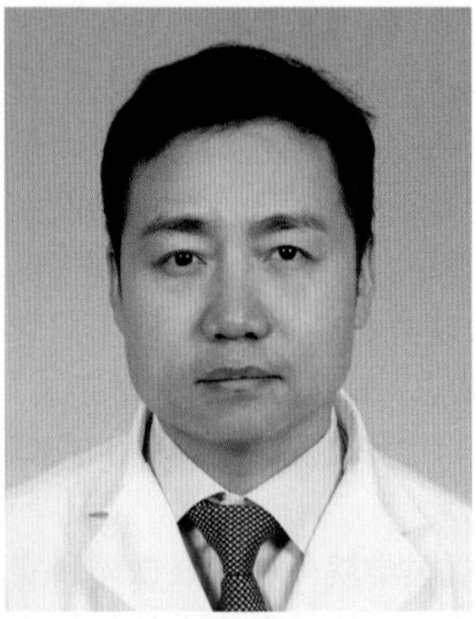

杨勇，医学博士，副主任医师，北京大学医学部副教授。现任中华医学会手外科学分会手部先天畸形学组委员，中国医师协会显微外科医师分会周围神经专业委员会委员，北京医学会手外科学分会青年委员会副主任委员，北京医学会手外科学分会学术秘书，中国康复医学会修复重建外科专业委员会小关节学组委员及学组秘书，中国医师协会住院医师规范化培训骨科专业委员会 - 教程工作组委员，中国研究型医院学会罕见病分会理事，中国康复医学会修复重建外科专业委员会四肢先天畸形学组委员，中华医学会手外科学分会华北地区青年委员会委员，《骨科临床与研究杂志》通讯编委。国际腕关节研究学组正式会员，亚太腕关节学会正式会员。

2011 年公派至美国路易斯维尔大学 Kleinert 手外科中心作为临床型访问学者，主要进行腕关节领域的临床及基础研究工作。2014 年公派至日本的庆应义塾大学骨科、国立成育医疗研究中心和小郡第一综合病院，重点学习腕关节镜、手部先天畸形和臂丛神经损伤的修复。多次在国际会议上进行大会发言。荣获中华医学会第十三届全国手外科学术会议大会优秀论文一等奖。第一作者发表中、英文论著 30 余篇，参与编著及翻译医学专著 6 部。主持省部级科研项目 6 项。

序言一

“手术是外科医生治病的重要手段之一，想成为出色的外科大夫，就必须具备出众的手术操作技术。”王澍寰先生于《我所走过的路》里如是说。王老是中国手外科前辈医师，其所说乃是手外科界代代传诵的至理。手部伤病十之八九需要手术，即手术不仅是治疗手部伤病的重要手段，更是主要手段；但这些手术林林总总、数以百计，习全本已不易，术技出众实在是难上加难。可以说，为做一个出色的外科大夫，每一位手外科医生都拥有一段甚长时间作息无序、饮食紊乱的“修行”经历。对其间辛苦付出与技能提升之巨，许多过来者都念念不忘，时不时翻将出来，讲给一直侍随其后的后生晚辈听。

手术之于手外科医生是如此的重要，自然缺少不了介绍经验、规范操作的专业著述，用以帮助各年资医生增长学识、开阔视野、纠正错习、提升技能，并由此深化同道之间的交流，促进手术发展与创新。讲授手外科手术学的高文典册俯拾即是，既有鸿篇巨制，也有微文小作，各具千秋、相辅相成。《手外科临床思路及手术图解》图文互映，集合了北京积水潭医院手外科数十年之经验，虽非全面，但却丰富可贵——述及术式近百种，附带照片 1 800 余张，并于文字叙述之后列出“问题分析”，提示阅读重点，是一部别具特色的手外科手术学专著。对于那些盼望全面了解手外科手术要点进而提升手术技能的医生来说，《手外科临床思路及手术图解》更是一部不可多得的参考书。

与阅读大段文字的手术学论著相比，阅读图文互映之作的感觉通常会轻松许多，因为有大量且连续的图片作对照，读者理解文字之意、参透作者构思、厘清手术巨细的难度大为降低。有理由相信，在不远的将来，图文和音像并茂之作将成为手外科手术学著述的主流。在那时，年轻医生学全手外科手术就不再是一件难以做到的事了。

承杨勇主编惠寄《手外科临床思路及手术图解》书稿，使我有幸先睹为快。古人云：“书山有路勤为径，学海无涯苦作舟”。借《手外科临床思路及手术图解》付梓之际，与北京积水潭医院手外科同仁共勉，并致敬礼。

田光磊

2019 年 3 月 29 日

序言二

受主编邀请为本书作序，倍感荣幸与不易。认真读了这本《手外科临床思路及手术图解》感受颇深，作为在手外科这个领域工作了四十多年的医生，谈谈自己的感想。

手外科是在骨科和整形外科的基础上发展起来的，国内已有六十多年的发展历史，这是一个新兴的外科领域，发展极为迅速，特别是随着显微技术的应用，组织修复水平越来越高，手术方法不断创新，可以说中国的手外科在国际上具有非常大的影响力，且有一定的学术地位。

外科手术，特别是手外科手术需要术者思维敏锐，心灵手巧，针对各种不同的损伤，灵活正确地应用修复方法，从而达到最佳的功能结果。这就需要术者精心设计手术方案、耐心进行手术操作、密切观察术后变化以及术后康复。这是一个完整的治疗体系，缺一不可。

此前，国内已经出版了数部有关手外科手术方面的著作，内容丰富，各具特色。随着这个领域的发展，传统、经典手术依然具有鲜活的生命力，新的手术方法不断创新。众多优秀的中青年手外科专家不断涌现出来，他们思维敏锐，既有创新精神，又具有严谨的科学态度，使手外科事业蓬勃发展，更加富有朝气。杨勇副教授就是活跃于手外科领域的一名中青年专家，基础知识扎实，具有丰富的临床经验。他充分利用北京积水潭医院手外科六十余年的宝贵经验，并总结自己多年的工作体会，完成了这本《手外科临床思路及手术图解》。这部著作以临床为重点，重视实用性，图文并茂，涉及范围广泛，详尽介绍了临床上经常应用的传统、经典的手术方法，及一些创新的手术。特别指出手术方法应用要点与应该注意的问题，让我们在选择手术方法及术式时更加明确与准确。经过临床实践总结出来的方法，具有有效性、运用性，必定能够对临床有所帮助，使手外科的修复水平有更大的提高。希望我们临床医生认真阅读，势必受益匪浅。

知识的学习是必要的，如何正确地掌握它、运用它，使之成为手中的利器是关键。我想借用王澍寰院士的一句话与大家共勉："好的术式用到患者身上不一定都能得到好的结果，运用得当是关键，实践与思考、总结与创新，达到正确灵活应用，才是一位好的术者"。

"后生可敬，青胜于蓝"，在这里要祝贺年轻学者茁壮成长。衷心祝贺专著出版，是为之序。

水平有限，如有不当之处，请予见谅。

张友乐

2019年4月1日

前 言

十余年前，在担任手外科住院总医师和主治医师阶段，王澍寰院士主编的《手外科学》、顾玉东院士等主编的《手外科手术学》和韦加宁教授主编的《韦加宁手外科手术图谱》在临床工作中给予我巨大的帮助。前两部著作让我全面认识了手外科疾患的诊断和治疗原则；后者图文并茂，有助于直观掌握手术的关键步骤。

十余年来，手外科创伤和疾病的类型逐渐发生变化，诊断和治疗手段也有一些新的进展。为了适应学科的发展，在科室各位专家的支持和帮助下，我们整理了手外科常见外伤和疾患的病例资料，并编撰成册。希望本书的出版能够为致力于从事手外科、显微外科，骨科和修复重建外科事业的年轻医生提供一些帮助。

本书中，我们列出了手外科常见创伤和疾病的诊断和治疗方法，并结合近 1 800 张病例图片，以便于读者容易理解和掌握相关的知识要点。在每个章节的最后，我们也提出一些问题，希望能够引发读者对疾病诊治关键环节的进一步思考。鉴于编者的能力所限，文中的不足之处还请各位读者批评指正。

本书的顺利出版需要感谢北京积水潭医院手外科和麻醉科专家团队提供的理论指导和部分病例资料。感谢家人对我的理解和支持。

杨 勇

2019 年 1 月于北京

目　录

第一篇　急诊手外伤

第二篇　门诊手部疾患

第三篇　显微外科

第一篇
急诊手外伤

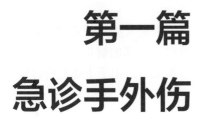

第一章 手外伤总论

手是人类的重要劳动器官，在日常的工作和生活中直接暴露于外界环境中，容易遭受不同类型的损伤。手部的解剖结构和功能精细复杂，手外伤不但涉及皮肤，还常常累及血管、神经、肌腱，以及骨骼和关节。由于上述结构修复要求高，处理不当将对手部外观和功能产生严重的影响。

第一节 手外伤分类

手外伤种类繁多，其中根据受伤机制的分类较为实用，常见的损伤类型包括切割伤、压砸伤、挤压伤、撞伤、击打伤、牵拉伤、撕脱伤、爆炸伤、烧伤、热压伤、咬伤、高压注射伤等（图 1-1-1）。每种不同类型的损伤在致伤特点、受累组织、损伤范围，以及治疗方式等方面存在显著不同，预后差异较大。

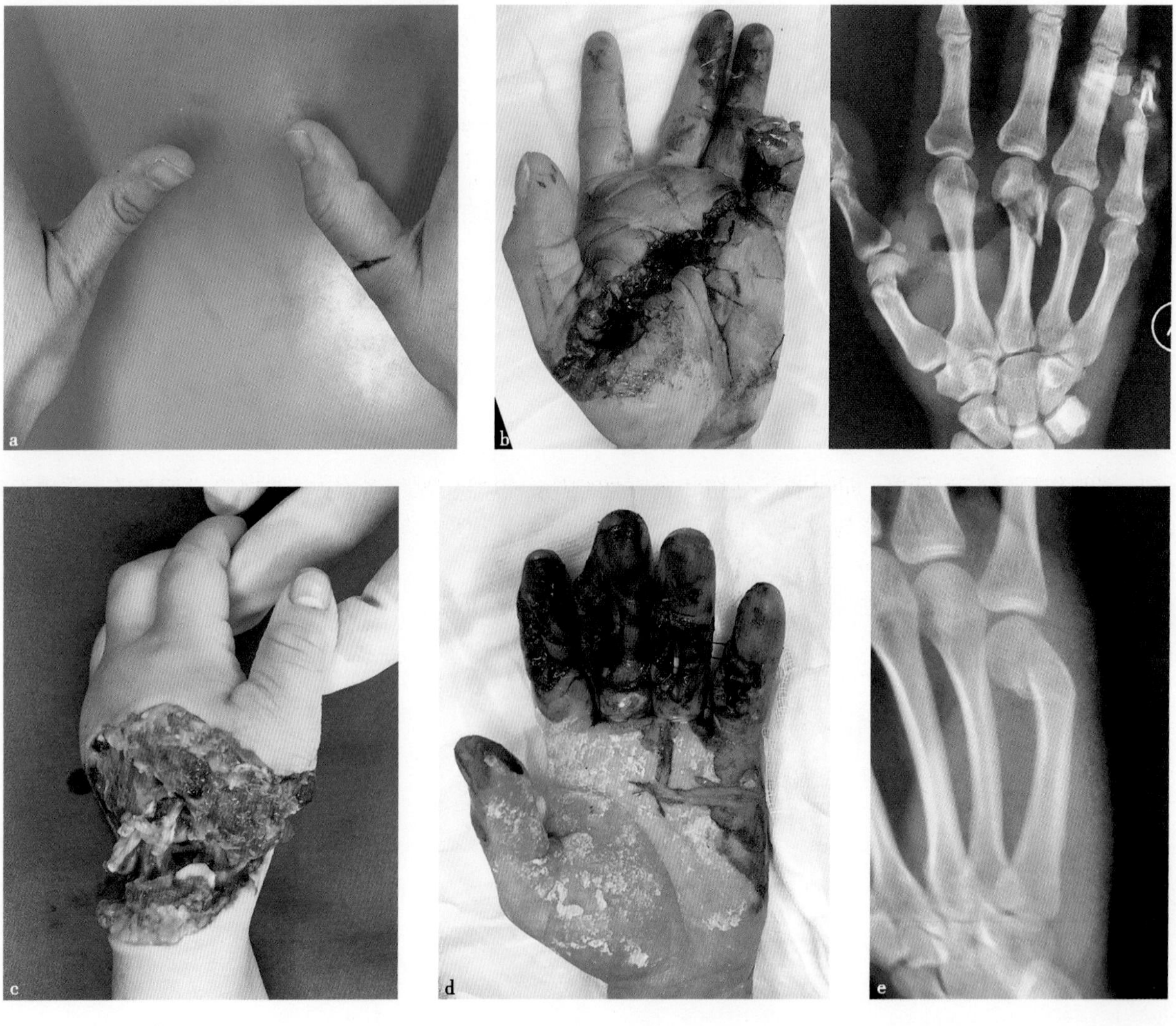

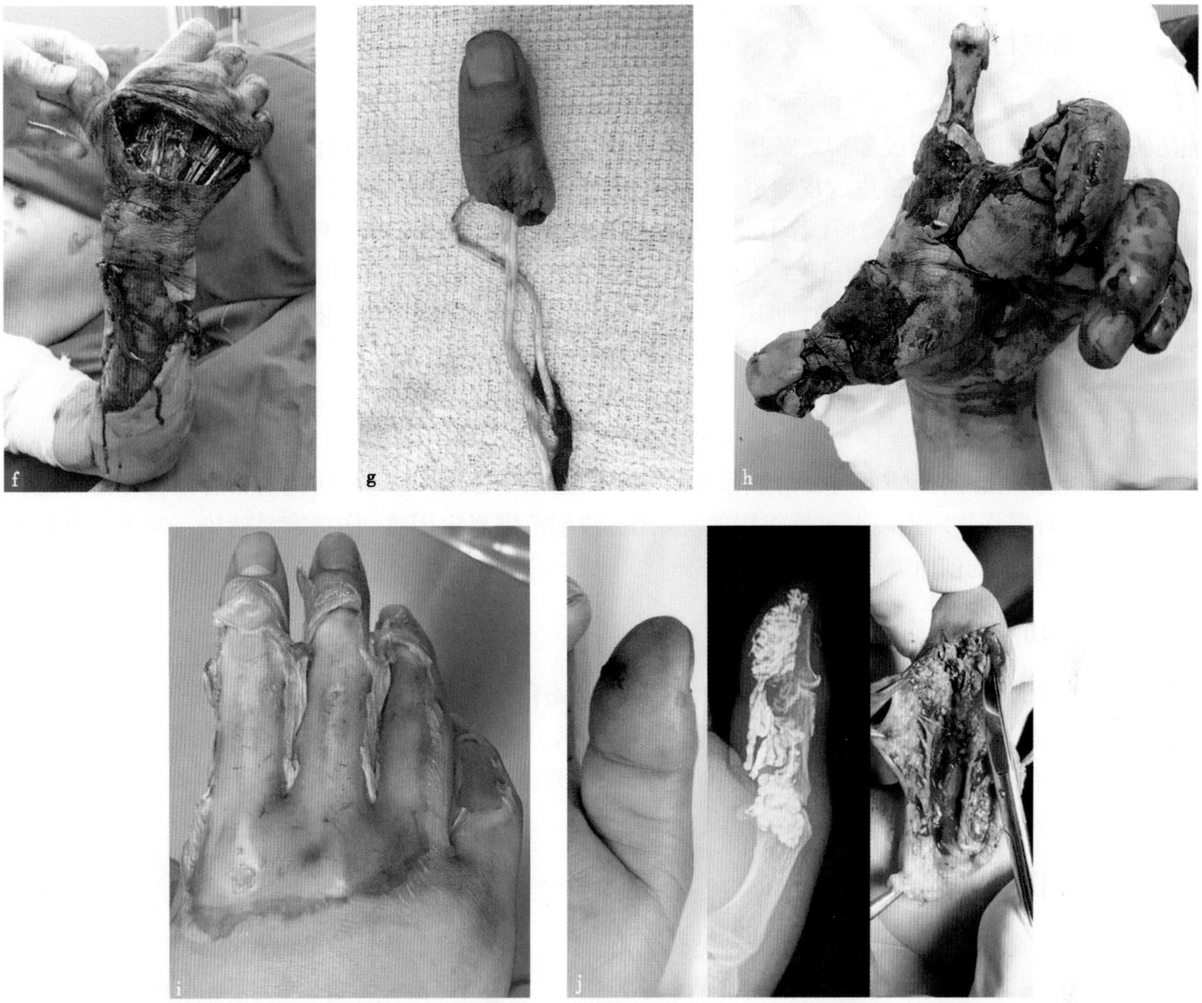

图 1-1-1　手外伤的常见类型

a. 拇指背侧锐器切割伤，拇长伸肌腱断裂；b. 手掌电锯切割伤，血管、神经、肌腱损伤，合并掌、指骨骨折；c、d. 压面机挤压伤；e. 击打伤导致第五掌骨颈骨折；f. 前臂和手部皮肤脱套伤；g. 旋转撕脱伤导致手指离断；h. 爆炸伤导致手部组织的缺损和毁损；i. 热压伤导致皮肤坏死，呈皮革样改变；j. 高压注射伤，涂料从拇指指腹注入，但累及范围广泛

一、切割伤

切割伤可以分为两类，即锐器切割伤和电锯切割伤。锐器切割伤多由刀、玻璃等锐器致伤，常累及肌腱、神经、血管等，伤口比较整洁，如早期处理得当，预后功能恢复较好。电锯切割伤多由电锯、角磨机等快速旋转的锯片致伤，虽然也是切割伤的一种，但暴力作用强，损伤范围大，可累及神经、血管、肌腱，以及骨关节，常造成软组织和骨组织的缺损，伤情相对复杂，预后不及锐器切割伤。

二、压砸和挤压伤

该类损伤多由冲压机、压面机、重物，以及门窗挤压或压砸致伤，常导致软组织及骨关节广泛受累，损伤程度重，受损范围大，处理相对困难。术后可能出现软组织坏死和创面不愈合，预后多留有不同程度的畸形和功能障碍。

三、撞伤、击打伤和牵拉伤

多为闭合性损伤，常累及骨关节、肌腱和侧副韧带等结构，常见的损伤包括掌、指骨骨折，关节脱位，侧副韧带损伤，以及肌腱损伤等。该类损伤经过及时规范的治疗，通常预后较好。

四、撕脱伤

撕脱伤多由于滚轮式机器将手部挤压并卡压后，暴力将患肢抽出所致。该类损伤常造成肢体大面积皮肤剥脱或手部、手指脱套伤。掌指关节以近的手部脱套伤由于掌腱膜的保护，对于手指的血运干扰较小，可以通过反取皮植皮或皮瓣进行创面的覆盖。而掌指关节以远水平，手指的主要血管位于皮下，因此能够造成手指血供障碍，若不能修复受损的血管，将可能造成手指坏死。

旋转撕脱伤为高速旋转的机械致伤，如搅拌机、离心机、车床，以及家用洗衣机和甩干机等。多造成皮肤撕脱，神经、肌腱扭转牵拉，肌肉、血管广泛破坏，骨折、关节脱位，肢（指）体离断等。由于损伤范围大，尤其是软组织损伤广泛，治疗困难，预后差。

五、爆炸伤

该类损伤多由爆竹、雷管等爆炸物致伤，伤情严重，组织毁损、缺损，伤口内常有异物存留。这种损伤同时伴有爆炸物所致高温对软组织的烧灼伤，清创范围界定困难，伤口容易感染。常需要进行数次扩创，以及后期的创面覆盖和功能重建。

六、烧伤和热压伤

高温所致的手部烫伤和烧灼伤统称为手部烧伤。还有一类高温机器的挤压伤称为热压伤，如压胶机、制塑机等造成的损伤。该类型损伤严重，除烧伤外，还合并严重的挤压伤。由于损伤范围广泛，损伤程度重，常存在广泛的组织坏死，并且早期损伤及坏死范围难以准确界定，通常需行多次手术进行清创和重建，外观和功能预后较差。

七、咬伤

人或动物咬伤后，由于口腔内细菌种类较多，伤口虽小，但常累及骨关节等深部组织，若清创不彻底，感染率高。此外，咬合力量大，牙齿的面积小，因此常伴有掌、指骨骨折，术前需拍片明确。若能够清创彻底，可以选择疏松缝合创面。但对于创面污染严重，累及深部组织，或就诊较晚的患者，需要一期清创开放创面，二期关闭创口。

八、高压注射伤

通常由于高压喷枪将内容物注入手部所致，常见内容物包括油漆、涂料，以及气体等。手部掌侧高压注射伤后，由于注入物质能够沿着鞘管或皮下移动，因此，切开扩创的范围很大。术前的影像学检查有助于明确异物的范围。此外，当异物累及双侧指动脉时，清创后可能导致手指缺血坏死。

问 题 分 析

手外伤的常见类型和治疗要点？

第二节 手外伤的诊断

手部结构复杂，外伤后需要根据受伤机制、受伤部位、伤口特点，并结合相关的特殊查体和辅助检查，对手部外伤做出准确的诊断。不同组织结构受伤后会表现出相应的特征性体征，详述如下。

一、皮肤的检查

主要检查内容包括创口的部位、皮肤损伤的类型和皮肤的血运。创口部位能够提示可能损伤的组织结构。术者需要根据皮肤损伤的类型确定拟采用的手术方案和创面闭合的方式。

二、肌腱损伤的检查

当肌腱完全断裂时，由于肌腱丧失了相应的张力，患手的休息体位会发生变化，并且出现相应关节的主动活动受限。例如环指指深屈肌腱损伤时，近侧指间关节屈曲无明显受限，但远侧指间关节屈曲不能（图 1-2-1a、b）。另外，有三点需要注意：①肌腱部分损伤时，该肌腱的功能仍能基本正常发挥；②肌腱完全断裂时，由于腱周组织的牵拉，患者仍可能完成部分动作，但运动幅度和力量受限。如图 1-1-1a 中，术中探查拇长伸肌腱完全断裂，但术前患者拇指指间关节仍能部分伸直；③手指的屈肌腱有两根，需要分别进行检查，明确具体损伤（图 1-2-1c、d）。因此，当怀疑开放伤患者存在肌腱部分或完全损伤时，必须通过手术探查加以明确。

三、神经损伤的检查

神经损伤后将导致支配区域运动和感觉功能的障碍。例如腕部近端正中神经损伤后，手部桡侧三个半手指掌侧触觉和痛觉消失，拇外展肌力下降。术前对开放伤患者进行查体时，轻触觉检查相对简单和准确，可以用棉签对神经的绝对支配区进行检查，明确是否合并神经损伤（图 1-2-1e）。

四、血管损伤的检查

血管损伤主要针对动脉损伤，结合创口部位、活动性出血、动脉搏动和肢端血运进行血管损伤的检查。对于合并血管损伤的开放伤患者，由于伤后血管会发生痉挛和栓塞，因而来院就诊时创面多数并无严重的活动性出血。此时，需结合创伤部位、深度，以及指端的血运来进行初步的判断，最终还是要依据术中探查结果来明确诊断。

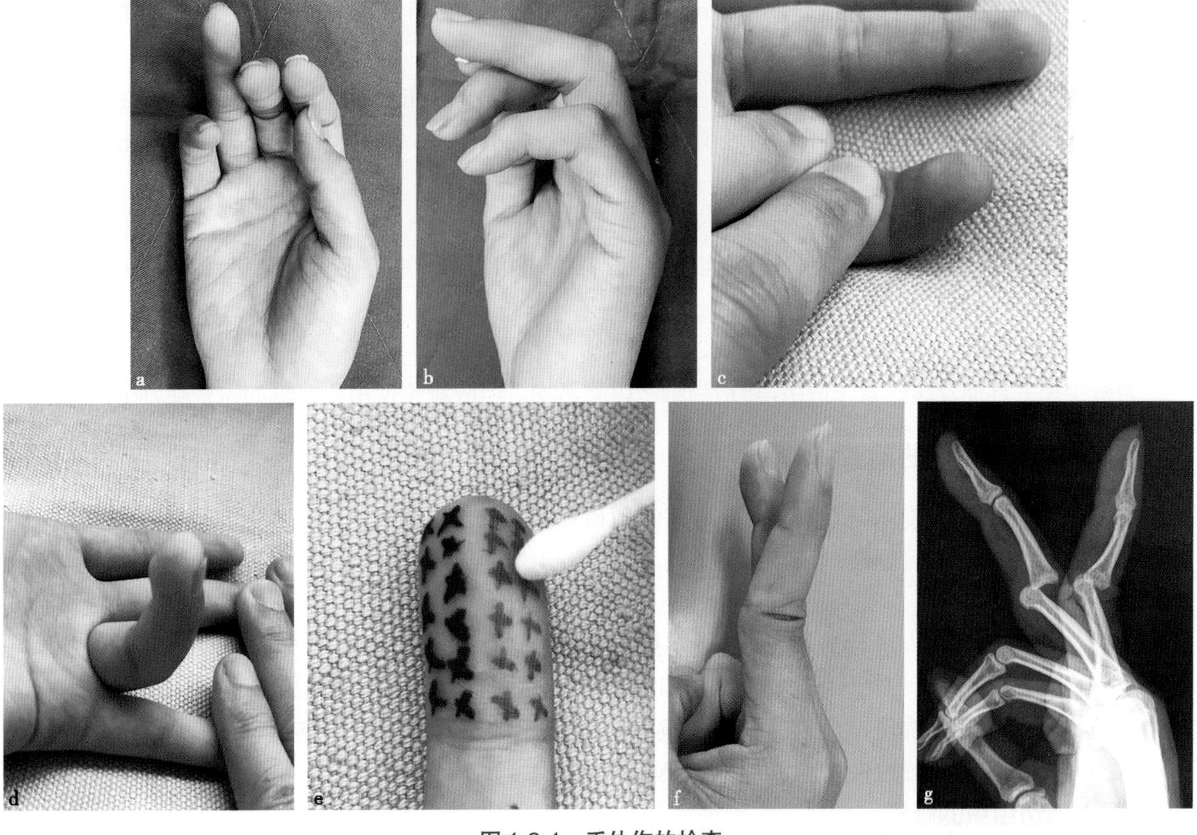

图 1-2-1　手外伤的检查

a、b. 环指指深屈肌腱损伤，休息位异常，可见远侧指间关节伸直；c. 指深屈肌腱的检查方法；d. 指浅屈肌腱的检查方法；e. 棉签检查指腹的轻触觉；f、g. 示、中指近侧指间关节脱位，局部肿痛、畸形，活动不能，X 线侧位显示近侧指间关节背侧脱位

五、骨及关节损伤的检查

骨与关节损伤后局部出现肿痛和畸形。根据外伤史怀疑骨关节损伤时，应当注意观察局部有无肿胀、畸形，检查压痛点，关节活动情况等，拍摄不同体位的X线片以明确诊断(图1-2-1f、g)。手指损伤时一般要求拍摄受累手指的正位和侧位，掌骨和腕骨损伤时，需要拍摄正位、侧位和斜位。对于不同腕骨还可能有不同的特殊体位要求，如舟骨需要拍摄舟骨位，钩骨钩需要拍摄腕管切线位，三角豆关节需要拍摄前臂旋后40°位等。

问题分析

1. 肌腱损伤的检查方式和注意事项？
2. 血管损伤的检查？

第三节 手外伤的治疗原则

手外伤的治疗原则包括手外伤的现场急救和开放性损伤的治疗原则。

一、现场急救

受伤现场处理得当，可以减少患者的痛苦，避免伤口进一步污染，减少继发损伤，便于转运，为后续的治疗创造良好条件。

(一) 伤口包扎

患肢用消毒敷料或洁净的布类包扎即可，保持创面干燥，不必用消毒液冲洗或涂抹消毒药剂。

(二) 止血

伤口渗血，给予加压包扎，抬高伤肢止血。动脉活动性出血可在上臂使用弹性或气囊止血带止血。注意避免止血带过窄、压力过大和时间过长。止血带宽度约为8cm，压力控制在220～260mmHg，每使用止血带1小时，应放松止血带10分钟。

(三) 制动

利用硬纸板或木板临时固定伤肢，可以减少患者疼痛和出血，并防止骨折端进一步损伤周围的重要结构。

(四) 药物应用

为减少患者疼痛及缓解紧张情绪，可适当给予镇静药物。但应避免使用止痛剂如哌替啶、吗啡等药物。

二、开放性损伤的治疗原则

手部任何类型和程度的开放性损伤，均需注射破伤风抗毒素，彻底清创，尽可能修复损伤组织，闭合伤口和进行妥善的术后处理。

(一) 清创术

争取在伤后8小时内进行清创，以减少感染机会。清创术应在充分麻醉及止血带控制下实施。首先清洗伤口周围的皮肤。对于污染较轻的伤口，用无菌湿纱布擦洗伤口周围皮肤；污染较重的伤口，需用消毒肥皂液及清水刷洗伤口周围的皮肤2次。此后，碘酊、乙醇或聚维酮碘消毒皮肤，铺无菌巾。利用手术刀和组织剪等器械锐性切除创面内污染及失活的组织。

(二) 损伤组织的修复

若无特殊原因，应尽可能一期修复损伤的组织结构，如骨折和关节脱位，进行复位内固定或外固定；神经、肌腱、血管损伤的修复等。然而，对于创面污染严重，预期感染概率较高，或损伤严重，一期修复困难的病例，可以一期仅行清创，二期进行修复重建。

(三) 关闭伤口

对于开放性损伤，争取一期闭合伤口。对于无皮肤缺损的伤口，直接缝合即可。纵行跨越关节掌侧或背侧，以及平行指蹼的伤口，若直接缝合，可能由于皮肤瘢痕挛缩造成功能障碍。因此，可以利用Z字成形，改变原伤口的方向，皮瓣转移后关闭伤口。当存在皮肤缺损时，若创面基底组织血运良好，并且无深部组织如骨、肌腱、血管和神经等结构外露时，可以利用游离皮片移植覆盖创面；反之，则需进行皮瓣移植以闭合伤口。

(四) 术后处理

肌腱、血管、神经以及骨关节等结构修复术后，需行石膏固定。肌腱、血管和神经固定时需要通过调整关节的角度，以降低上述结构吻合口的张力，有助于愈合和防止吻合口发生再断裂。上述结构初步愈合时间为3～4周，因而石膏也相应固定3～4周。根据不同部位和不同类型的骨折，选择不同的固定体位。骨折初步愈合通常需要4～6周，因而需要进行相应时间的固定。植皮术后通常也需要7～10天的患肢制动，以保证植皮的顺利愈合。

问 题 分 析

1. 现场急救的基本原则？
2. 开放性损伤治疗的基本原则？

第四节 手外科常用麻醉

手外科常用的麻醉方式包括全身麻醉、硬膜外麻醉、臂丛神经阻滞、指神经阻滞和局部浸润麻醉等。麻醉方式的选择主要依据手术部位、手术时间、患者的年龄、全身情况，以及主观要求。其中应用最多的为指神经阻滞和臂丛神经阻滞。

一、指神经阻滞麻醉

手指的感觉分别由掌侧的两根指掌侧固有神经和背侧的指背神经支配。指掌侧固有神经和指掌侧固有动脉伴行，走行于指屈肌腱鞘管两侧。指掌侧固有神经支配手指掌侧的感觉，同时指掌侧固有神经在手指近节水平发出指掌侧固有神经背侧支，该神经支支配手指中节中段以远的指背感觉。指背神经主要支配手指近节和中节近端指背皮肤的感觉。指神经阻滞麻醉主要用于手指小范围的手术，临床常用指神经阻滞的方式包括鞘管内阻滞和皮下指神经阻滞。

麻 醉 要 点

(一) 麻醉指征

累及单个或两个手指创伤或疾患的手术。

(二) 具体步骤

1. 鞘管内阻滞　该阻滞方式是通过将麻醉药物注入指屈肌腱鞘管内，药物经过鞘管壁渗出，浸润鞘管两侧的指掌侧固有神经。通常注射位置位于近侧指横纹中点处，针头经过指屈肌腱后至骨面，针头回退2～3mm至鞘管中，注入1%利多卡因2～4ml（图1-4-1）。

2. 皮下指神经阻滞　首先于近侧指横纹水平在指背皮下注入1%利多卡因1～2ml，浸润麻醉指背神经。此后，分别在指背皮丘两侧向掌侧进针，进针深度至手指掌侧皮下，该深度可通过麻醉者置于手指掌侧的指腹感知判断。两侧分别注入1%利多卡因2ml，浸润麻醉指掌侧固有神经（图1-4-2）。

(三) 麻醉后处理

1. 利多卡因起效很快，麻醉后2～3分钟起效。

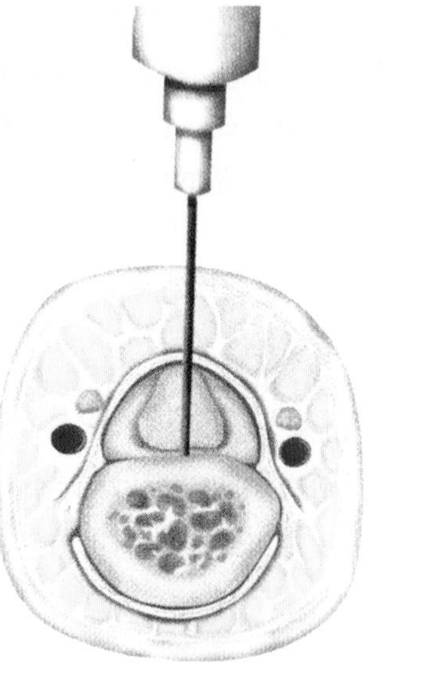

图 1-4-1 鞘管内阻滞麻醉

指神经位于指屈肌腱鞘管两侧，麻醉药物注入鞘管后，药物从鞘管中渗出，浸润麻醉指掌侧固有神经

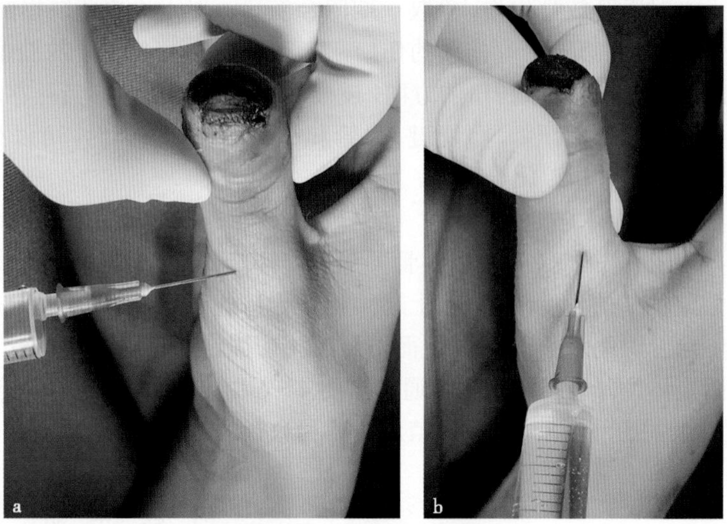

图 1-4-2 皮下指神经阻滞

a. 近侧指横纹水平，在指背皮下注入 1% 利多卡因 1～2ml，打出皮丘；b. 指背皮丘两侧向指掌侧进针，针尖到达掌侧皮下后，分别注入 1% 利多卡因 2ml

2. 利多卡因维持时间较短，一般 1～2 小时药效消失。

问题分析

1. 指掌侧固有神经和指背神经感觉的支配范围？
2. 皮下指神经阻滞时，如何判断针头所到达的深度和位置？

二、臂丛神经阻滞麻醉

臂丛神经阻滞麻醉是手外科最常应用的麻醉方式，其麻醉的范围包括手、腕、前臂、肘，以及上臂。近年来，随着 B 超引导下神经阻滞的应用，臂丛神经阻滞麻醉的效果有了显著的提高。临床常用的臂丛神经阻滞方式包括腋路阻滞和斜角肌间隙阻滞。腋路阻滞主要用于手、腕、前臂和肘部手术；斜角肌间隙阻滞多用于肘部、上臂和肩部手术。

麻醉要点

（一）麻醉指征

累及手、腕、前臂、肘和上臂的创伤或疾患手术。

（二）具体步骤

1. 腋路臂丛神经阻滞　从腋窝进针，在超声引导下分别在肌皮神经、正中神经、尺神经和桡神经的周围注入 10ml 左右 0.5% 的罗哌卡因，进行神经的浸润（图 1-4-3）。

2. 斜角肌间隙臂丛神经阻滞　于环状软骨水平，从前、中斜角肌间隙进针。该入路下干阻滞相对不全，但在超声引导下可以显著提高麻醉效果（图 1-4-4）。

（三）麻醉后处理

1. 罗哌卡因起效相对较慢，但药效时间长，麻醉效果可以维持 8～12 小时。

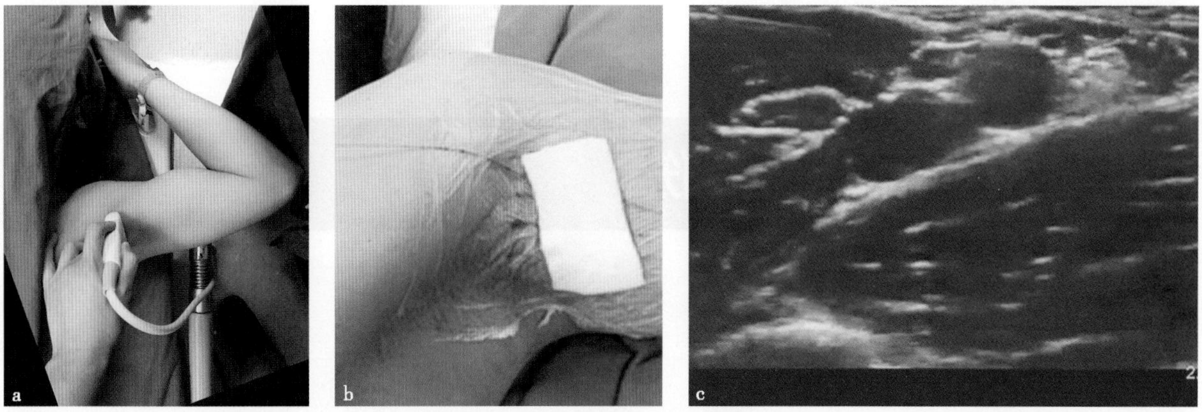

图 1-4-3　腋路臂丛神经阻滞

a、b. 针头自腋路置入，在超声引导下向各个神经周围注入麻醉药物浸润；c. 超声下所见腋动脉和各主要神经

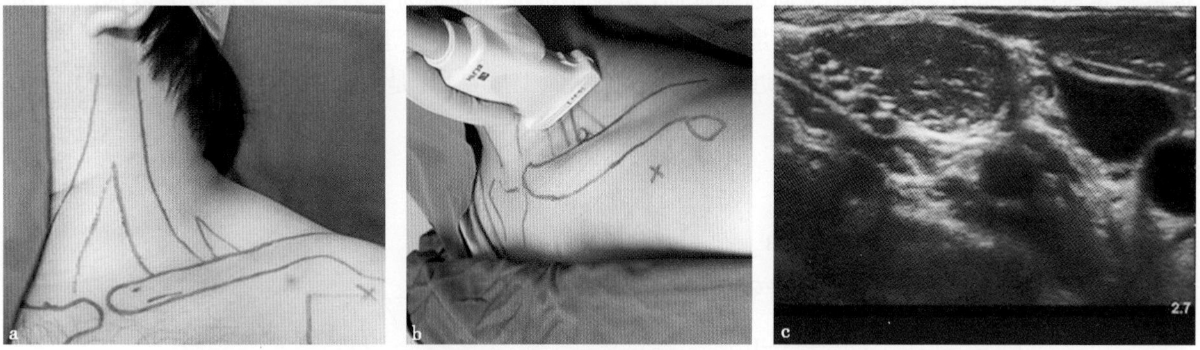

图 1-4-4　斜角肌间隙臂丛神经阻滞

a、b. 针头自前、中斜角肌间隙置入，在超声引导下向臂丛各神经根周围注入麻醉药物浸润；c. 超声下所见臂丛神经

2. 腋路可能出现的并发症包括腋动脉损伤和麻醉药物入血。

3. 斜角肌间隙阻滞容易出现下干阻滞不全。

问题分析

正中神经、尺神经和桡神经在手部掌、背侧的支配区域？

第二章 甲床损伤

指甲位于指端的背侧，在手部的功能和外观中具有重要的作用。其相关的结构包括甲板、甲床、侧甲廓、甲后皱襞、甲上皮、甲下皮，以及甲基质。甲板位于最表层，为坚韧的板状结构；甲板深面的软组织为甲床，是远节指骨和甲板之间的软组织；侧甲廓为甲板侧方皮肤形成弧形轮廓；甲上皮是位于甲板近端覆盖甲根部的皮肤，甲上皮向远端延伸，覆盖甲板的部分称为甲后皱襞；甲后皱襞以远，位于甲板近端白色的弧形部分称为甲半月，是甲基质的远端部分；甲下皮位于甲床远端，是位于甲板下方的皮肤。甲基质位于甲上皮深面，甲板的近端，于手指矢状面上呈C形，是甲板生成的部位（图2-0-1）。

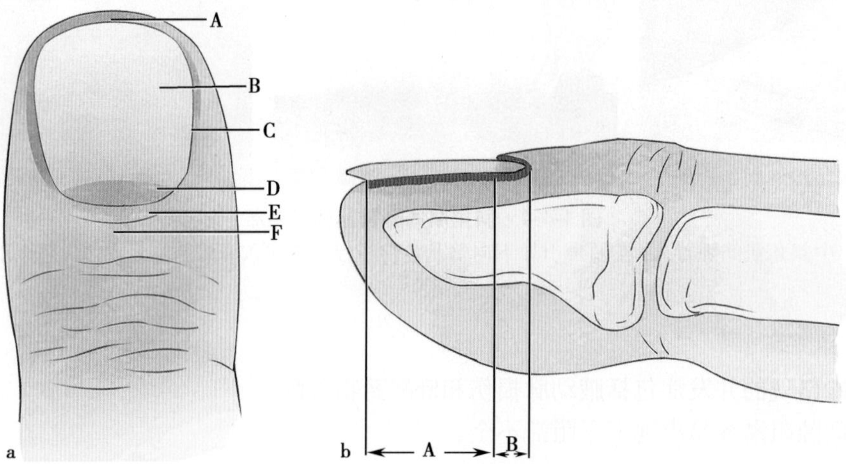

图2-0-1 指甲的相关结构

a. 可见结构包括，A：甲下皮，B：甲板，C：侧甲廓，D：甲半月，E：甲后皱襞，F：甲上皮；
b. 矢状面可见甲床（A）和甲基质（B）

甲床位于指端，容易受到损伤，是最常见的手外伤之一，常见的损伤包括甲下血肿、甲床裂伤、甲床缺损，以及甲根翘起等。

第一节 甲下血肿

甲下血肿是最常见的甲床损伤，多见于车门或门窗挤压，以及坚硬物体压砸导致。甲床裂伤出血后，由于甲板相对完整，因而形成甲下的片状血肿。伤后患者出现远节手指肿痛，甲下逐渐出现紫红色或黑色的积血。近50%的患者会同时伴有远节指骨骨折，需拍摄手指的正、侧位X线片进行诊断。

对于出血量较小的甲下血肿，即血肿面积小于甲板面积的1/3，可行保守治疗，等待血肿的自行吸收；对于面积较大的甲下血肿，需要进行甲板开窗，血肿引流；伴有远节指骨骨折的患者，多数通过闭合复位外固定进行治疗。本节介绍甲板开窗，血肿引流。

手术要点

(一)手术指征

甲下血肿面积大于甲板面积的 1/3。

(二)具体步骤

1. 患指消毒,无须麻醉。
2. 将 20ml 注射器针头用酒精灯或打火机加热后,在甲板上钻孔 1～2 处。
3. 挤压甲板,将血肿充分引流(图 2-1-1)。

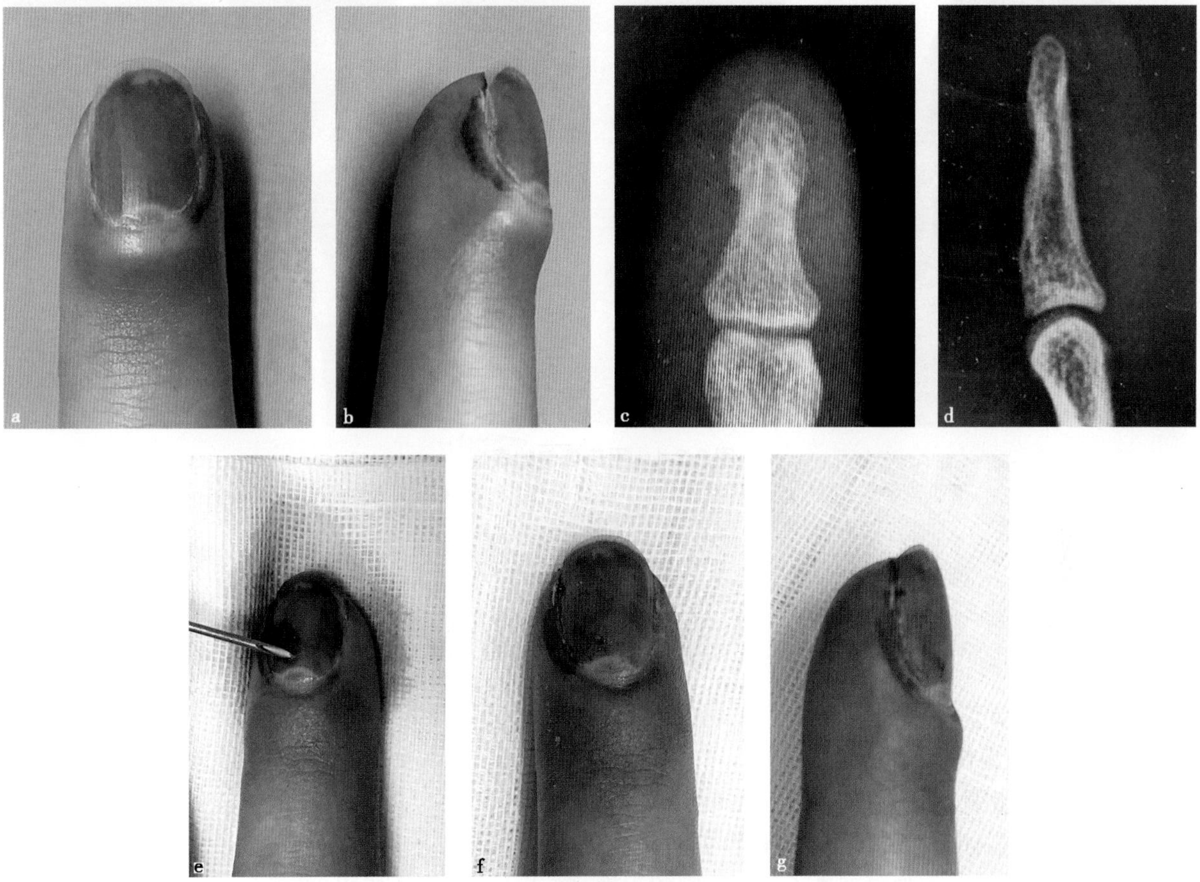

图 2-1-1 甲板开窗,血肿引流

a. 指端挤压伤 3 天,甲下血肿;b. 甲下积血较多,可见甲板和甲上皮隆起;c、d. X 线片未见远节指骨骨折;e. 20ml 注射器针头加热后,在甲板钻孔引流;f、g. 血肿充分引流后可见甲板深面的粉红色甲床

(三)术后处理

1. 隔日换药。
2. 口服抗生素预防感染。

问题分析

1. 甲板开窗血肿引流的操作指征?
2. 甲板开窗时,为什么要将针头加热?

第二节 甲 床 裂 伤

甲床裂伤的受伤机制同甲下血肿，但程度较单纯甲下血肿严重，常伴有甲板及周围皮肤的开放性损伤。此外，也常常伴发远节指骨骨折。严重甲床裂伤多为开放性损伤，需要手术拔甲，修复甲床（图 2-2-1）。

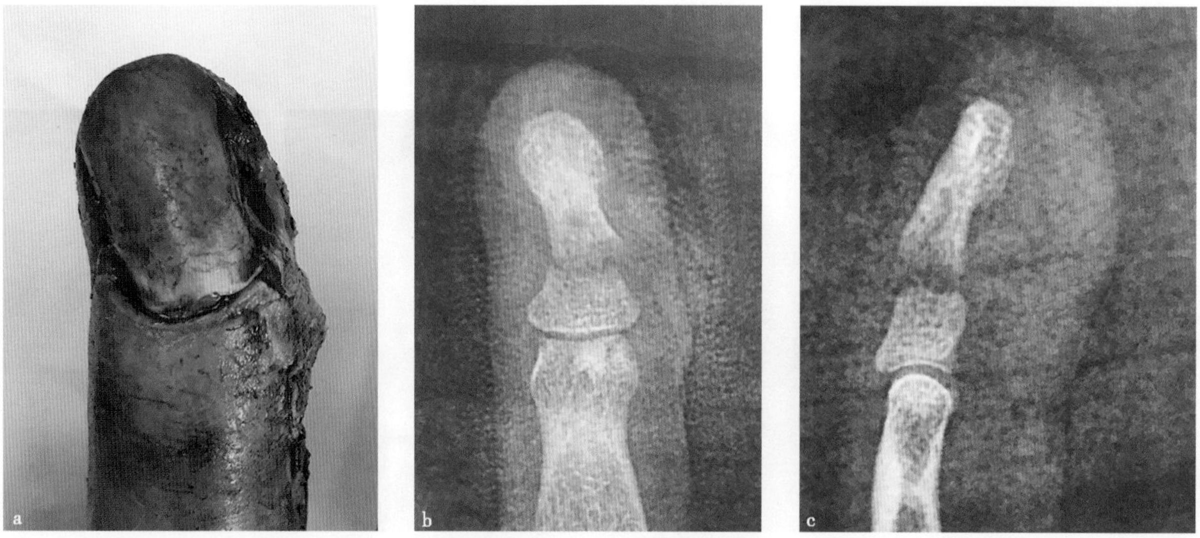

图 2-2-1 甲床裂伤的表现

a. 重物砸伤指端，导致甲板移位，甲上皮裂伤；b、c. X 线显示远节指骨骨折

手 术 要 点

（一）手术指征

开放性甲床裂伤。

（二）具体步骤

1. 多采用臂丛麻醉或指根阻滞麻醉，常规消毒铺巾。

2. 拔甲　用钝头的骨膜剥离子分离甲床和甲板，蚊式钳夹持甲板拔甲。

3. 修复甲床　清创受损的甲床，7-0 普理灵缝线修复甲床，缝合时将线结埋入甲床深面。

4. 回置甲板或重建甲板　若甲板完整，可以修整甲板，用刀片钻出 2～3 个直径 2mm 引流孔，并将甲板回置，缝合固定；若甲板破损，可以利用输液器小壶的塑料片，修剪为甲板大小的薄片，钻孔后缝合固定（图 2-2-2）。重建甲板的主要目的：①隔开近端的上层和下层甲基质，避免该处形成瘢痕，影响新生甲板的平整；②覆盖甲床，减轻患者换药时的疼痛不适。

5. 合并有远节指骨骨折，需同期予以复位，内固定或外固定。

（三）术后处理

1. 隔日换药。

2. 术后 2 周拆除固定甲板的缝线，此后数周内甲板将自行脱落。

3. 新甲板生长需要 4～6 月。

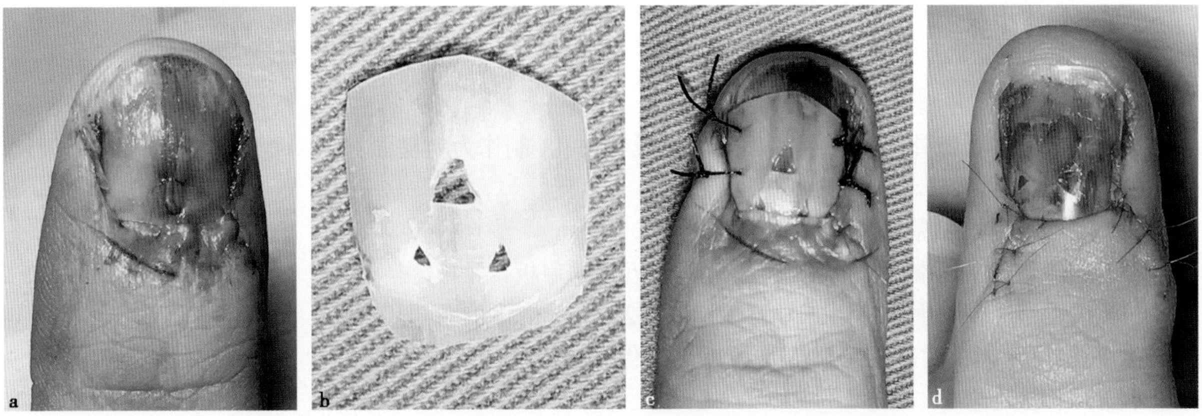

图 2-2-2　甲床裂伤的修复

a. 7-0 普理灵缝线修复甲床裂伤，并将线结埋于甲床深面；b. 甲板钻 2～3 个引流孔；c. 甲板回置，插入甲上皮深面的两层甲基质之间，并缝合固定；d. 输液器小壶修剪的人造甲板，同样需要钻孔、回置、缝合固定

问题分析

1. 拔甲如何避免对甲板和甲基质的破坏？
2. 甲板重建的目的？

第三节　甲床缺损

面积较小的甲床缺损，治疗方式同甲床裂伤。但当甲床缺损的面积较大时，需要行甲床移植来覆盖缺损（图 2-3-1）。通常切取足踇趾的断层甲床来进行甲床大面积缺损的修复。

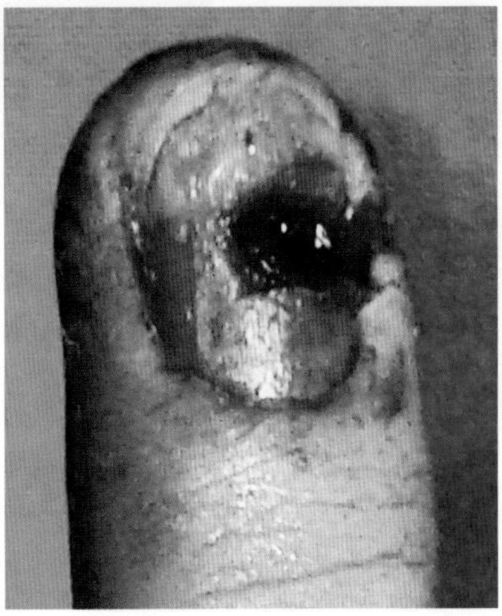

图 2-3-1　甲床缺损

电锯伤致甲床大面积缺损 5mm × 7mm

手术要点

（一）手术指征

甲床缺损面积大于 5mm × 5mm。

（二）具体步骤

1. 受区

（1）彻底清创，并测量甲床缺损面积。

（2）远节指骨背侧外露的骨面用1.0mm克氏针钻孔，制作为粗糙面。

2. 供区

（1）足踇趾趾根阻滞麻醉，趾根止血带止血。

（2）切除足踇趾远端部分的甲板，尽量保留近端的甲板。

（3）根据甲床缺损面积，用15号刀片切取0.2～0.3mm厚的断层甲床。

3. 断层甲床移植后，缝合打包，加压固定。供区油纱和纱布加压包扎。

（三）术后处理

1. 隔日换药。

2. 术后2周，拆除压包及缝线。

问 题 分 析

1. 为何选择足踇趾作为甲床移植的供区？

2. 受区骨面如何处理？

第四节 甲 根 翘 起

甲根翘起是指甲板根部从甲上皮下方抽出，移位至甲上皮的浅层。该型损伤常伴有甲床裂伤和远节指骨骨折，需要手术进行修复（图2-4-1）。

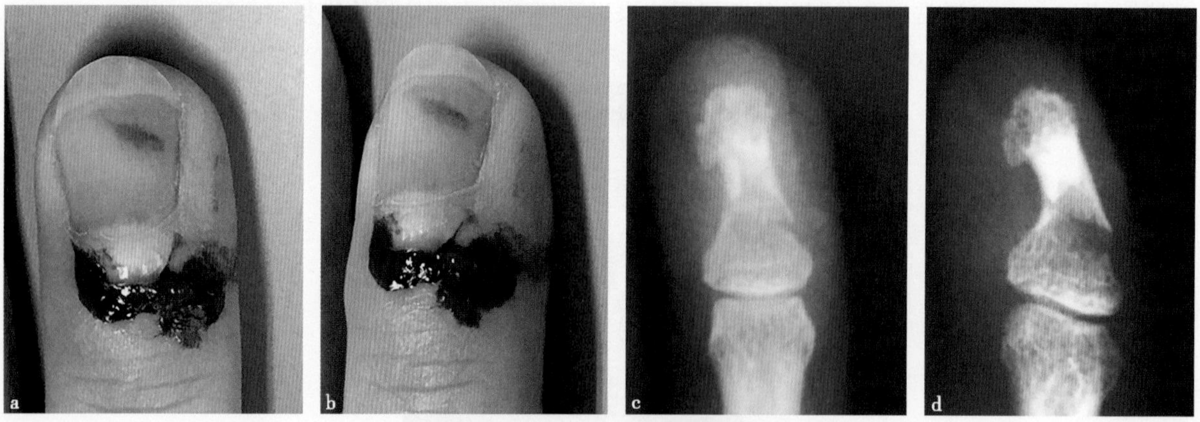

图2-4-1 甲根翘起的表现

a、b. 显示甲板根部从甲上皮下方移位至其上方；c、d. X线可见远节指骨骨折

手 术 要 点

（一）手术指征

外伤致甲根翘起。

（二）具体步骤

1. 采用臂丛麻醉或指根阻滞麻醉，常规消毒铺巾。

2. 甲床修复 拔除指甲，探查有无甲床损伤，若有甲床损伤，7-0普理灵缝线予以修复。

3. 甲板回置 甲板修剪，钻孔，回置；甲根部采用褥式缝合固定甲板，或将甲板与侧甲廓皮肤缝合固定。

4. 合并远节指骨骨折时，需要同期复位，内固定或外固定。

（三）术后处理

1. 隔日换药。
2. 术后 2 周拆线。
3. 新甲板生长需要 4～6 个月。

问题分析

甲板回置时，钻孔的目的和要求是什么？

第 三 章　手部皮肤缺损

第一节　手部常见的皮肤缺损及治疗原则

创伤、畸形矫正、肿物切除等因素可能造成手部的皮肤缺损。对于不同类型的创面，治疗原则不同。手及前臂的深部结构包括骨与关节、神经、动脉和肌腱，通常根据是否存在深部结构外露可以将创面分为表浅创面和深层创面。表浅创面又可以进一步分为新鲜表浅创面和肉芽创面（图 3-1-1）。

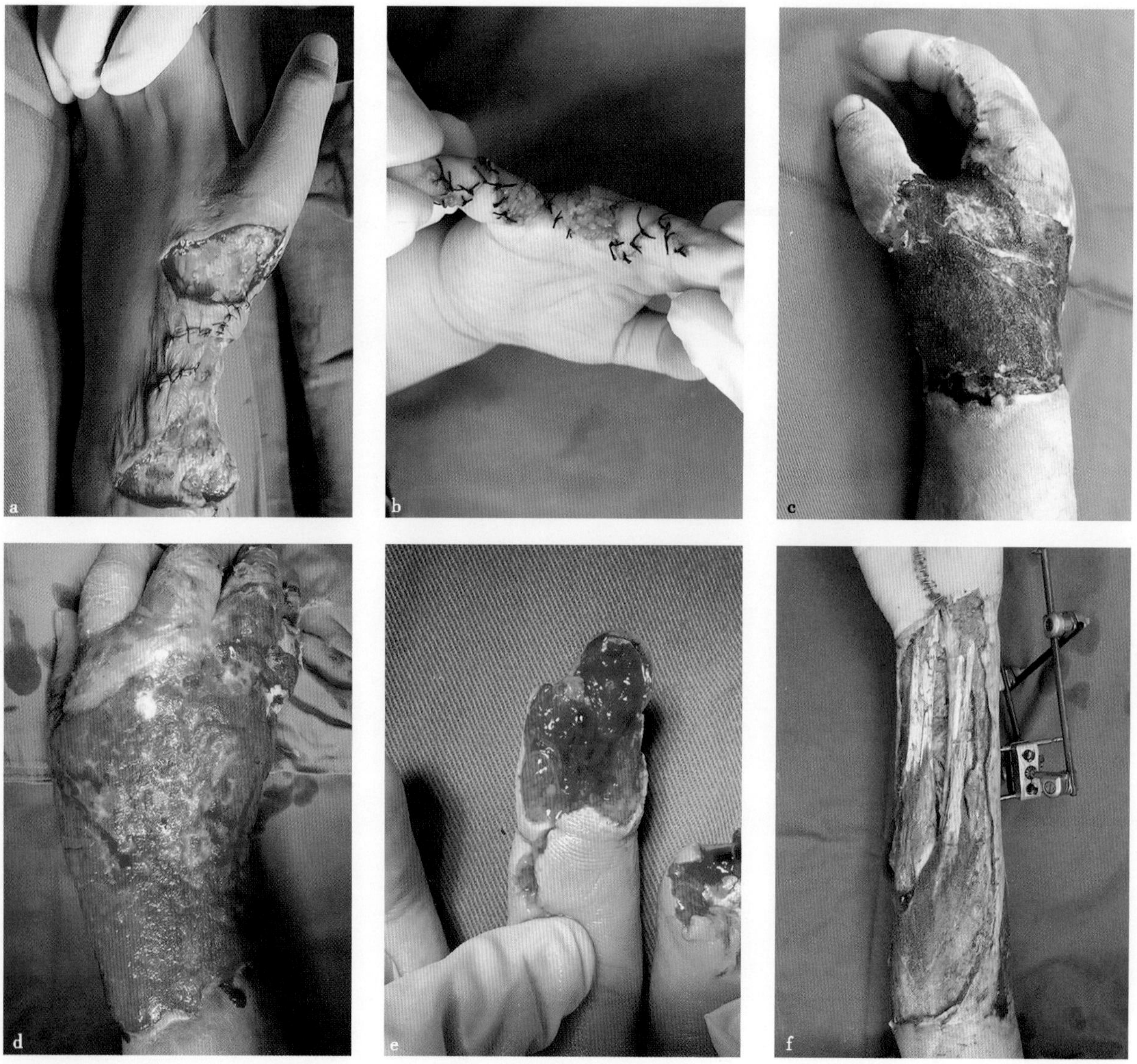

图 3-1-1　手部创面的分类

a、b. 新鲜表浅创面；c、d. 肉芽创面；e、f. 深层创面新鲜表浅创面通常创底软组织条件较好，适合利用全厚皮片移植；肉芽创面虽无深部外露，但创底的软组织条件较新鲜表浅创面条件差，适合使用断层皮片移植；深层创面由于骨与关节、神经、动脉、肌腱等深部组织外露，植皮很难成活，适合利用条件更好的皮瓣或肌皮瓣进行覆盖（图 3-1-2）。

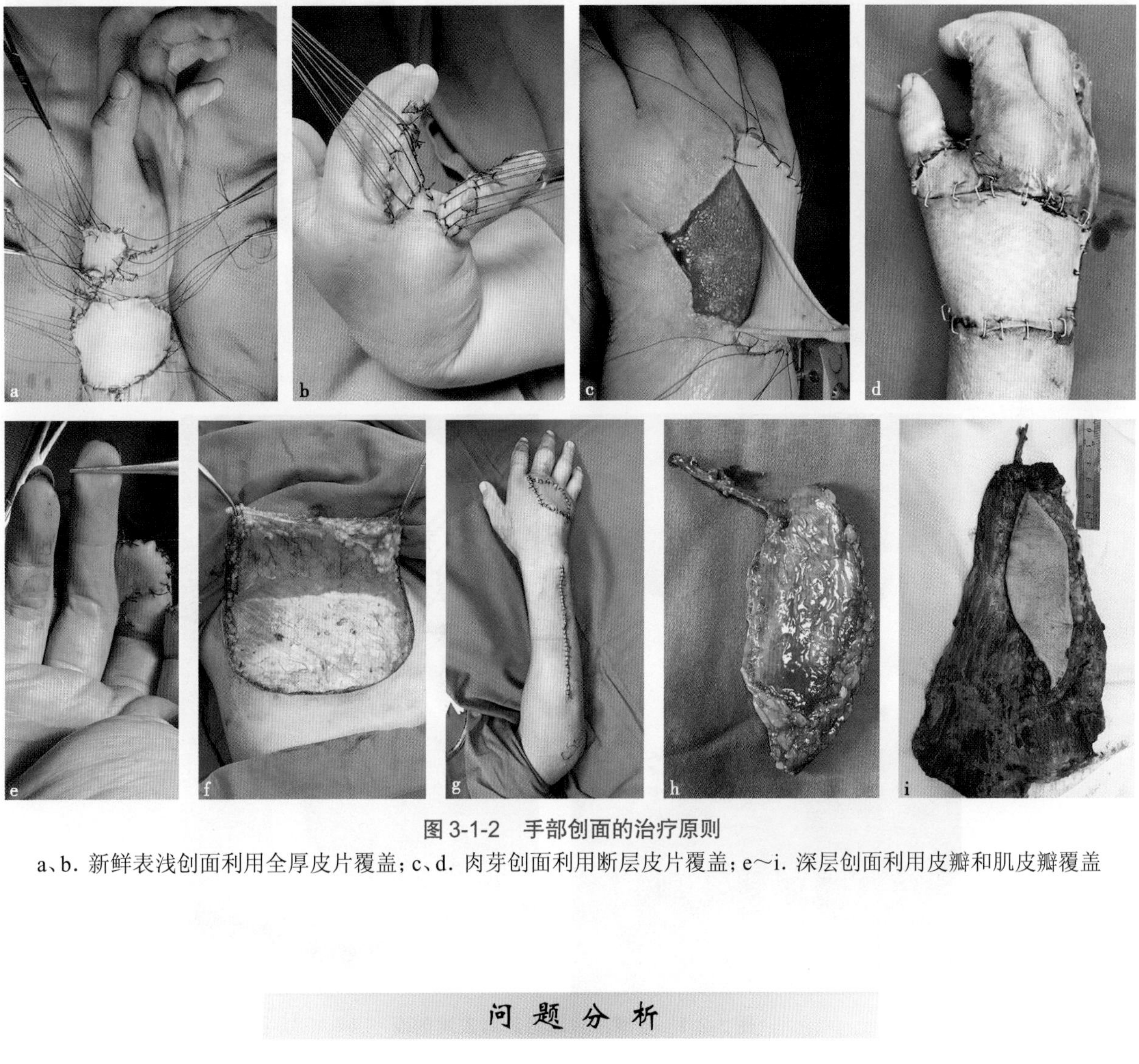

图 3-1-2　手部创面的治疗原则

a、b. 新鲜表浅创面利用全厚皮片覆盖；c、d. 肉芽创面利用断层皮片覆盖；e～i. 深层创面利用皮瓣和肌皮瓣覆盖

问题分析

1. 手部创面的分类？
2. 创面覆盖的方法？

第二节　植皮的类型和常用供区

游离植皮是覆盖表浅创面的重要手段。根据皮片的厚度，可以分为全厚皮片、中厚皮片和刃厚皮片，其中中厚皮片和刃厚皮片属于断层皮片。

全厚皮片包括皮肤全层，皮片成活后质地良好，但对受区条件要求较高，多适用于中小面积新鲜表浅创面（图 3-2-1）。中厚皮片厚度 1.5～2.5mm，主要用于条件相对较好的健康肉芽创面和大面积的新鲜浅表创面，成活后皮肤的挛缩程度和色素沉着相对较轻，也相对耐磨。刃厚皮片菲薄，厚度 1mm 左右，非常容易成活，常用于条件较差的肉芽创面。但刃厚皮片远期容易出现挛缩和色素沉着，并且耐磨程度较差（图 3-2-2）。

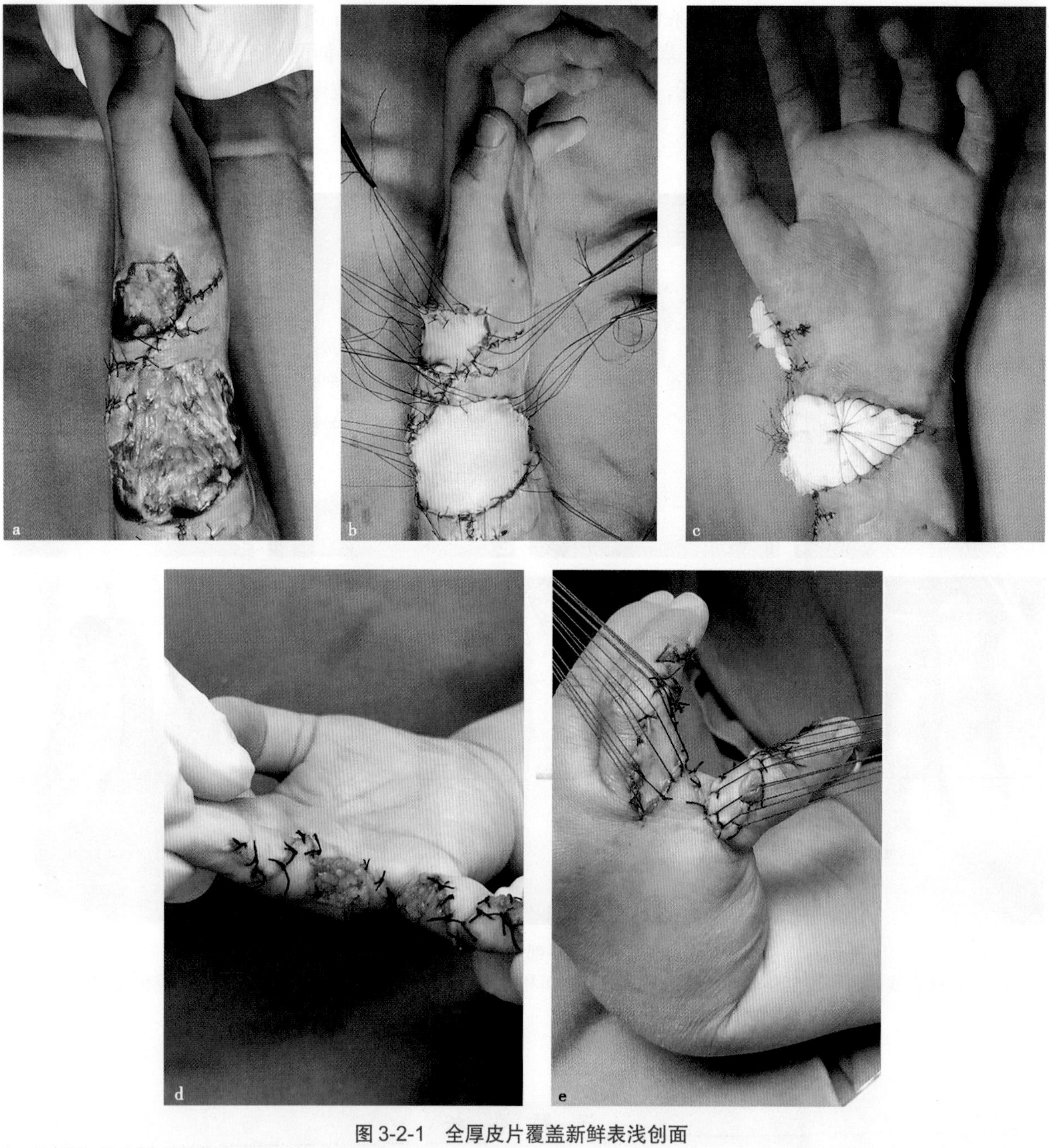

图 3-2-1　全厚皮片覆盖新鲜表浅创面

a～c. 烧伤瘢痕切除后的新鲜表浅创面，切取腹股沟全厚皮片覆盖，打包加压；d、e. 并指切开后，指蹼处新鲜表浅创面，切取腹股沟全厚皮片覆盖

全厚皮片的常用供区包括：腕部掌侧、肘部掌侧、上臂内侧、腹股沟等。根据皮肤缺损的面积，用手术刀切取皮肤全层，切取的皮片用组织剪切除脂肪组织后，即可获取全厚皮片，供区要求能够直接缝合。断层皮片可以利用滚轴取皮刀、鼓式取皮刀和电动取皮刀进行切取（图 3-2-3）。根据创面的类型，切取不同厚度的中厚皮片和韧厚皮片。断层皮片的切取部位包括：大腿、腹部、臀部和头部等。

头皮也称为人体的“皮库”，可以反复切取断层皮片，供区损伤小，特别适合大面积创面（图 3-2-4）。为了减少皮片的切取，还可以将皮片进行拉网，以覆盖更大面积的创面。此外，对于受区条件差的创面，为了避免整块皮片的坏死，可以制作成“邮票皮片”，减少皮片间的相互干扰（图 3-2-5）。

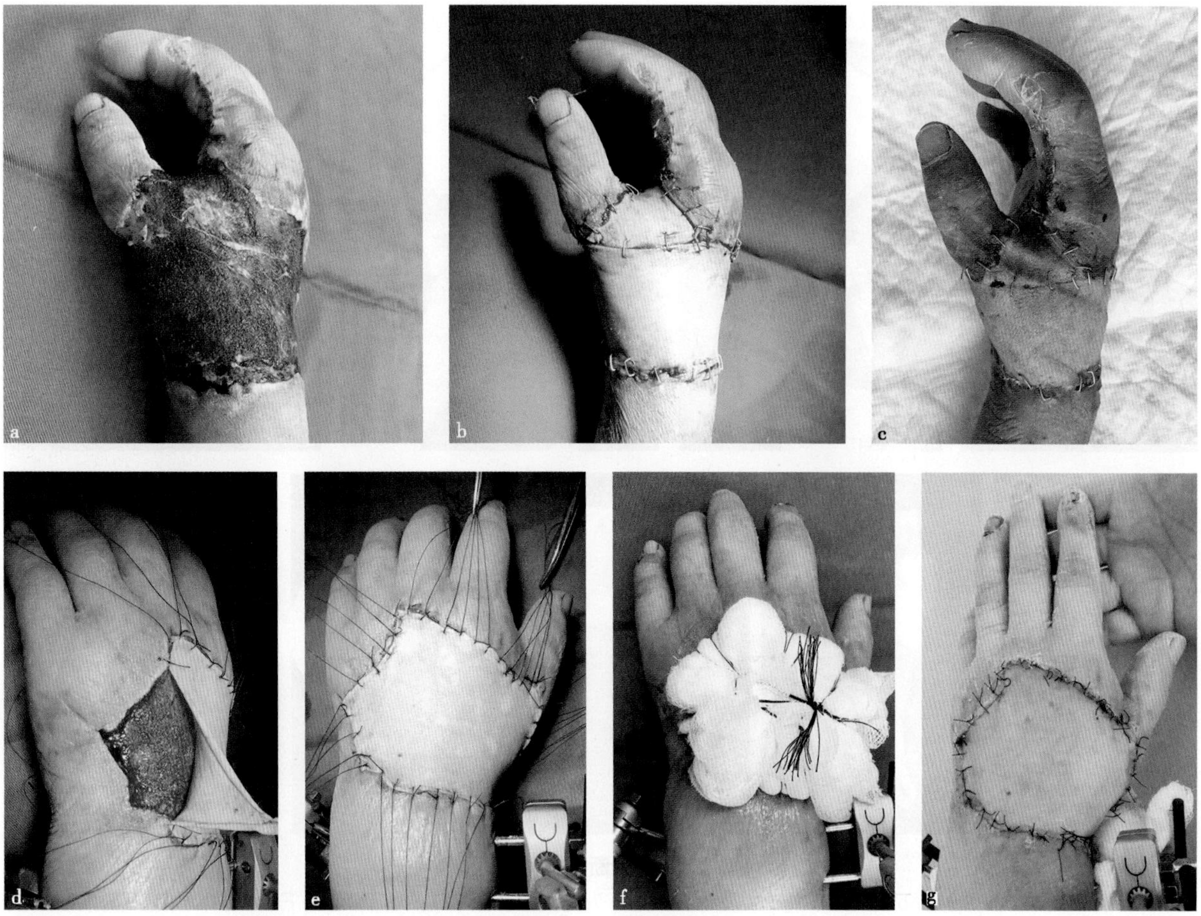

图 3-2-2　中厚皮片覆盖健康肉芽创面

a～c. 手部压面机伤，伤后 3 周，肉芽健康，从大腿切取中厚皮片覆盖，打包加压。术后 10 天植皮顺利成活；d～g. 手背创面，肉芽健康，从大腿切取中厚皮片覆盖，打包加压。术后植皮顺利成活

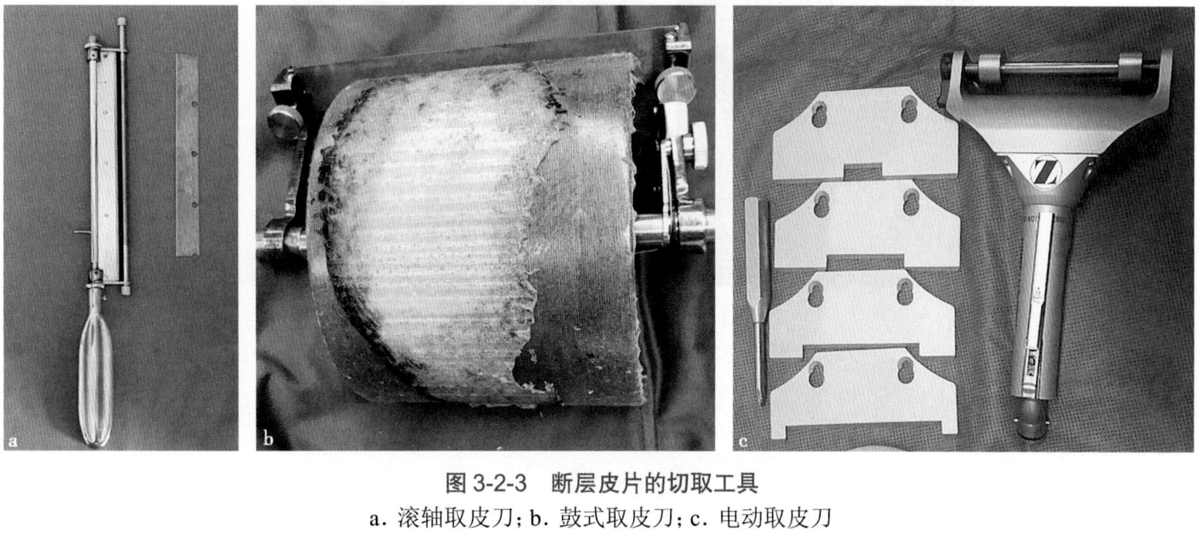

图 3-2-3　断层皮片的切取工具

a. 滚轴取皮刀；b. 鼓式取皮刀；c. 电动取皮刀

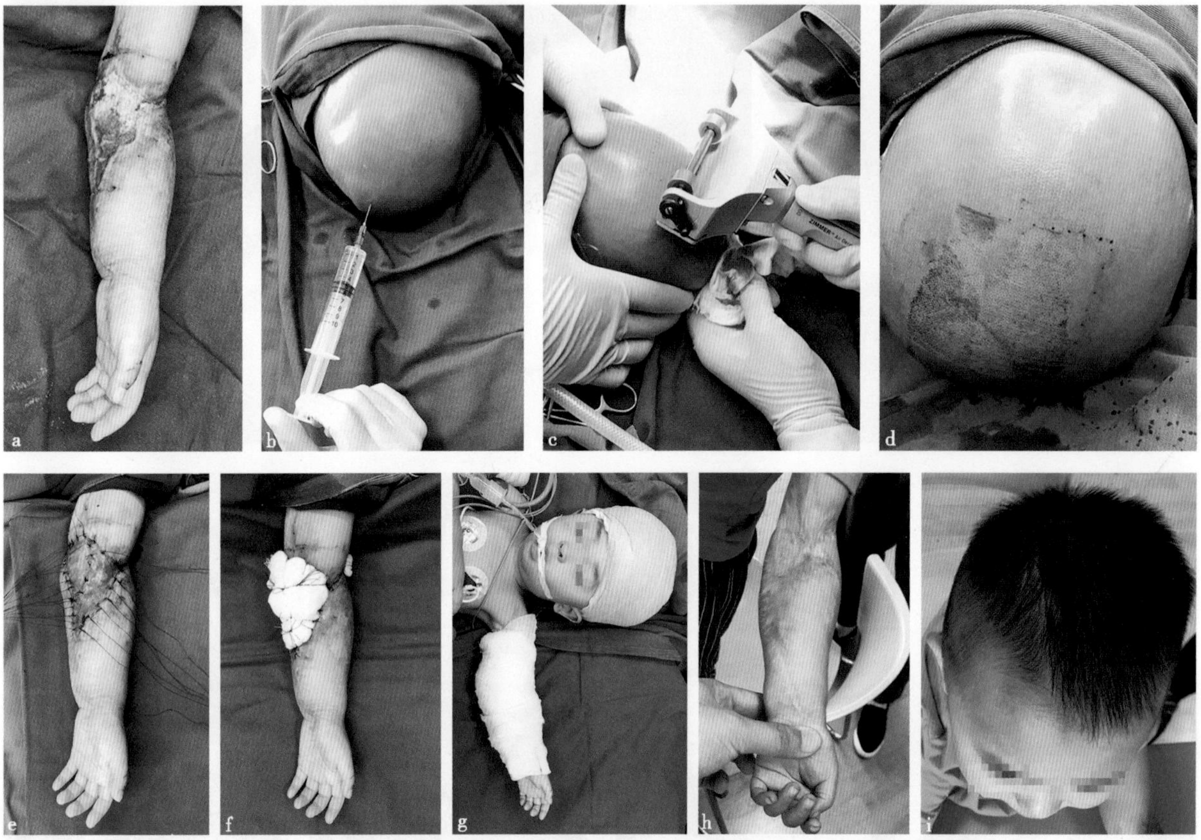

图 3-2-4　头皮断层皮片的切取

a. 肘部内侧创面，肉芽健康；b. 头皮深面注射生理盐水，将头皮绷紧，同时减少术后出血；c、d. 电动取皮刀切取断层皮片；e、f. 皮片覆盖创面，打包加压；g. 头部供区加压包扎；h. 术后植皮顺利成活；i. 供区头发生长良好

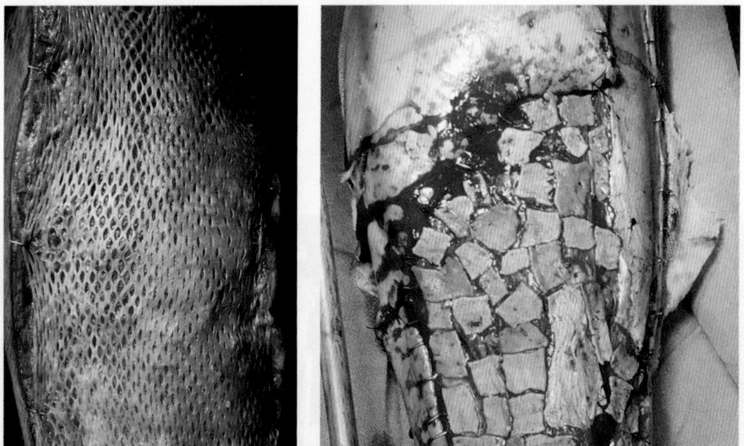

图 3-2-5　拉网植皮和邮票植皮

a. 拉网植皮，增加植皮的覆盖面积；b. 邮票植皮

手 术 要 点

（一）手术指征

1. 全厚皮片　适用于中小面积的新鲜表浅创面。

2. 中厚皮片 适用于条件较好的健康肉芽创面和面积较大的新鲜表浅创面。

3. 韧厚皮片 适用于条件较差的肉芽创面。

(二)具体步骤

1. 供区

(1) 全厚皮片:根据所需皮片的面积,15 号刀片切取全厚皮肤,将切取皮片的脂肪完整切除。供区分别缝合皮下和皮肤,直接关闭切口(见图 3-2-2)。

(2) 中厚皮片和韧厚皮片:供区涂抹液状石蜡或聚维酮碘,绷紧供区皮肤,根据所需皮片厚度调整取皮刀的刻度。切取皮片后,油纱覆盖供区,加压包扎。

2. 受区

(1) 受区扩创后,充分止血。

(2) 缝合固定:皮片覆盖受区,缝合固定,留长线备用。

(3) 打包加压:油纱和网眼纱覆盖皮片后,利用所留长线打包加压。

3. 术后处理

(1) 全厚和中厚皮片:术后 10~14 天拆包,2 周拆线。

(2) 韧厚皮片:若术后无明显渗出,术后 5~7 天拆包,2 周拆线。

(3) 断层皮片供区加压包扎,内层敷料不要揭取,当创面愈合后,敷料可自行脱落。

问题分析

1. 植皮的分类和主要适应证?

2. 断层皮片切取时的注意事项?

第三节 手部创面常用皮瓣

一、指掌侧 V-Y 推进皮瓣

指掌侧 V-Y 推进皮瓣又称为 Atasoy 皮瓣,主要用于修复手指的指端缺损。皮瓣血供来源于两侧指掌侧固有动脉以及两者在指腹处汇合形成的指动脉弓。通过 V 形切开指腹的皮肤,将皮瓣向远端推进,覆盖指端创面后,切口 Y 形缝合。

手术要点

(一)手术指征

甲板中段水平以远的指端缺损,指骨外露。

(二)具体步骤

1. 皮瓣切口设计 指端创面两侧和远侧指横纹中点连线的 V 形切口(图 3-3-1)。

2. 皮瓣的切取 锐性切开皮瓣,注意保护指动脉弓,该动脉弓的体表投影对应甲半月水平。指腹部位的血管和神经纤细并且弹性良好,不会阻碍皮瓣的推进,但纤维间隔组织较为强韧,需要将骨皮韧带和纤维组织充分切断后皮瓣方能充分地向远端推进。在远节指骨和指深屈肌腱止点的浅层切开皮瓣掌侧的骨皮韧带;在皮瓣的近端切断皮下深面的纤维组织。松解后,将皮瓣向远端牵拉,对于显著影响皮瓣推进的纤维条索结构,可以做进一步的松解。

3. 皮瓣的推进 通常情况下,皮瓣能够向远端推进 5~10mm,覆盖指端缺损。皮瓣远端的两个侧角修整后,Y 形缝合皮肤切口。

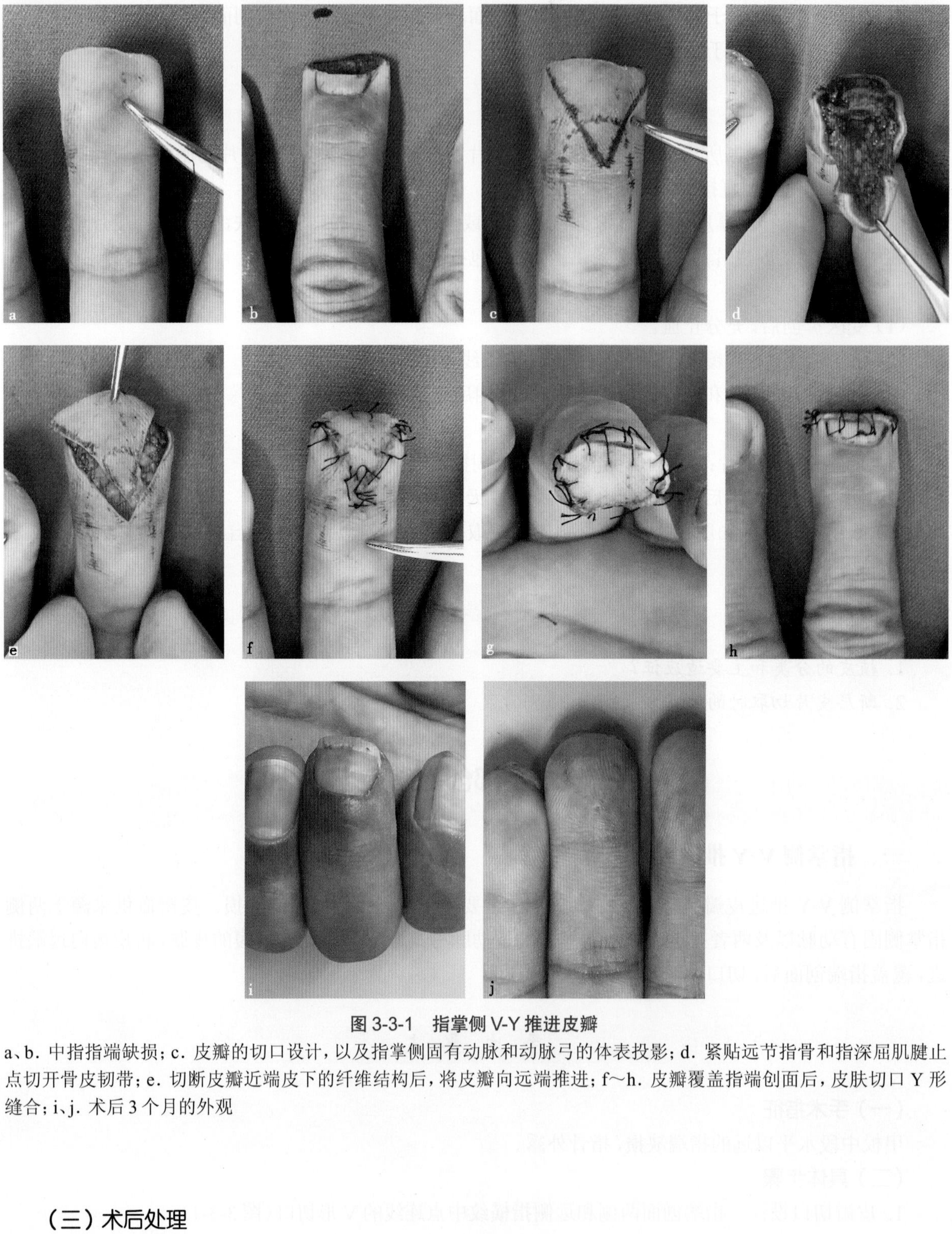

图 3-3-1　指掌侧 V-Y 推进皮瓣

a、b. 中指指端缺损；c. 皮瓣的切口设计，以及指掌侧固有动脉和动脉弓的体表投影；d. 紧贴远节指骨和指深屈肌腱止点切开骨皮韧带；e. 切断皮瓣近端皮下的纤维结构后，将皮瓣向远端推进；f～h. 皮瓣覆盖指端创面后，皮肤切口 Y 形缝合；i、j. 术后 3 个月的外观

（三）术后处理

术后注意观察皮瓣血运。

问 题 分 析

1. 掌侧 V-Y 推进皮瓣的适应证？
2. 术中需要重点松解的软组织结构？

二、拇指掌侧推进皮瓣

拇指掌侧推进皮瓣又称为 Moberg 皮瓣，主要用于修复拇指的指端和指腹缺损。该皮瓣的血供来源于拇指两侧的指掌侧固有动脉，皮瓣向远端推进时，双侧的血管神经束均保留在掌侧的皮瓣内。除拇指外，其他手指不合适做掌侧推进皮瓣，否则易造成手指远端背侧部分的坏死。

手 术 要 点

（一）手术指征

拇指的指端和指腹缺损。

（二）具体步骤

1. 皮瓣切口设计　拇指两侧的侧正中切口，从创缘至拇指近侧指横纹水平（图 3-3-2）。

2. 皮瓣的切取　在拇长屈肌腱鞘管的浅层剥离掌侧皮瓣，注意将双侧的血管神经束均保留在掌侧的皮瓣内。

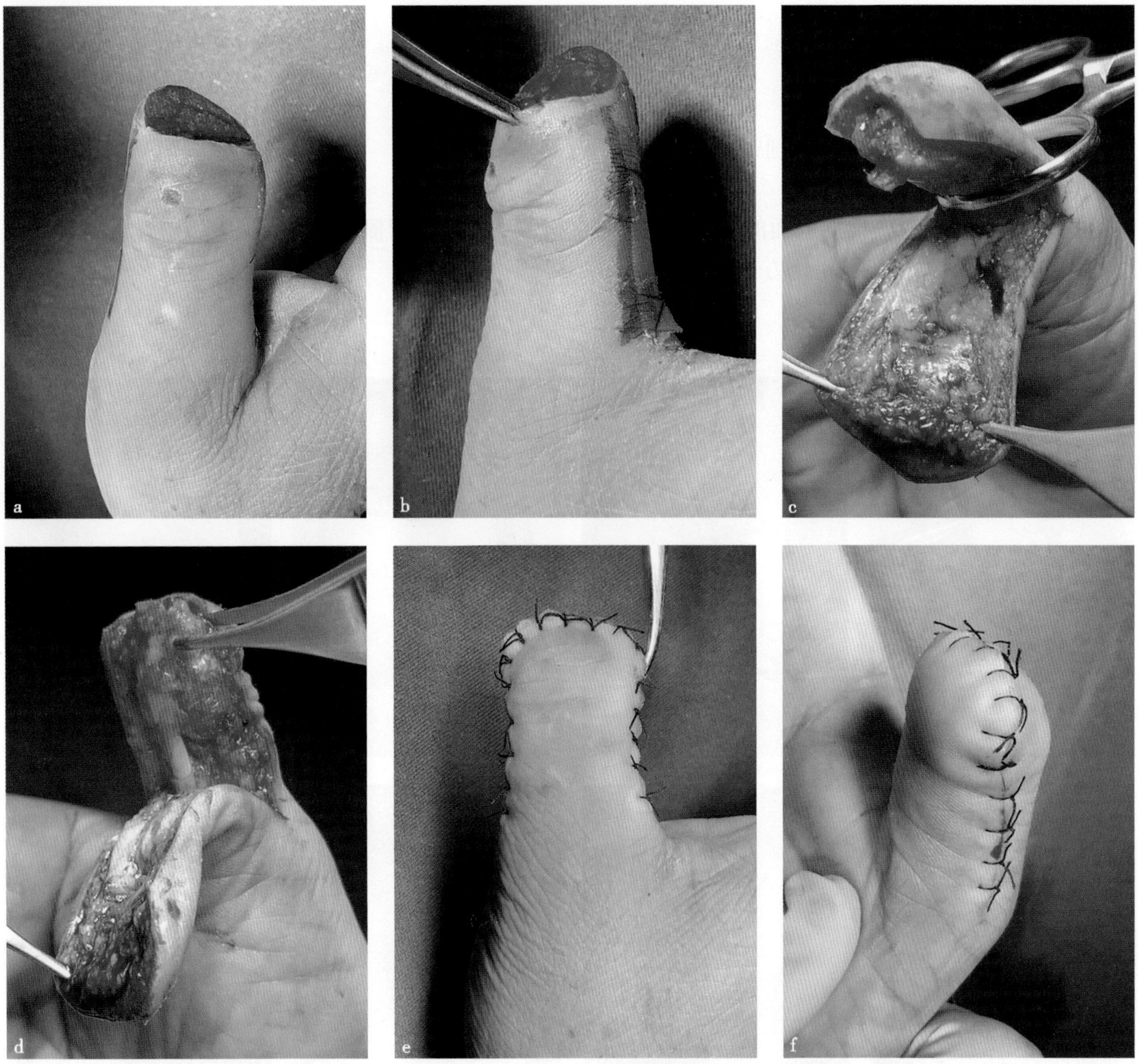

图 3-3-2　拇指掌侧推进皮瓣

a、b. 拇指指端缺损；c. 皮瓣的切口设计；d. 拇长屈肌腱鞘管的浅层剥离皮瓣，将双侧血管神经束保留在掌侧皮瓣中；e、f. 将掌侧皮瓣向远端推进，屈曲指间关节，覆盖指端创面

3. 皮瓣的推进 掌侧皮瓣向远端推进覆盖指端或指腹缺损。若张力较大，可以通过屈曲指间关节，或将皮瓣基底部的皮肤横行切开来减低皮瓣缝合的张力，继发的近端皮肤创面可以用全厚皮片覆盖。

（三）术后处理

早期注意观察皮瓣血运，后期功能锻炼防止拇指的屈曲挛缩。

问 题 分 析

术中可以采取哪些方式解决皮瓣推进距离不足的问题？

三、邻指皮瓣

邻指皮瓣主要用于修复指端指腹缺损和手指掌侧皮肤缺损。在相邻手指的中节背侧切取皮瓣，翻转后修复受区的创面。该皮瓣为随意皮瓣，因此需要注意皮瓣切取的长宽比例。皮瓣切取前需要将创面的形状修整规则，有助于改善手指供区和受区的外观。此外，皮瓣的蒂部应尽可能留长，便于二期皮瓣断蒂。

手 术 要 点

（一）手术指征

指端指腹缺损和手指掌侧皮肤缺损。

（二）具体步骤

1. 皮瓣切口设计 根据创面的位置和形状，在相邻手指中节背侧设计矩形切口，皮瓣蒂部紧邻受区，皮瓣的远端缘不超出手指侧方正中水平（图 3-3-3）。

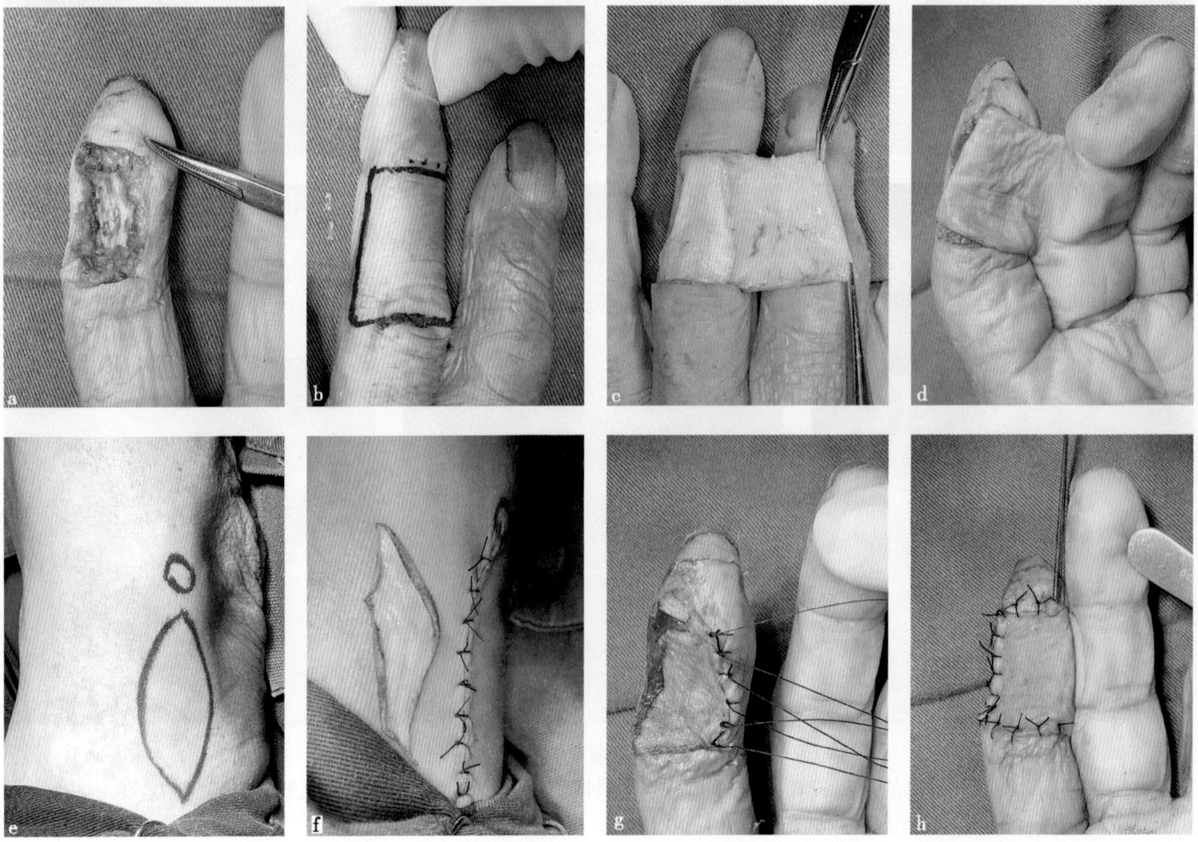

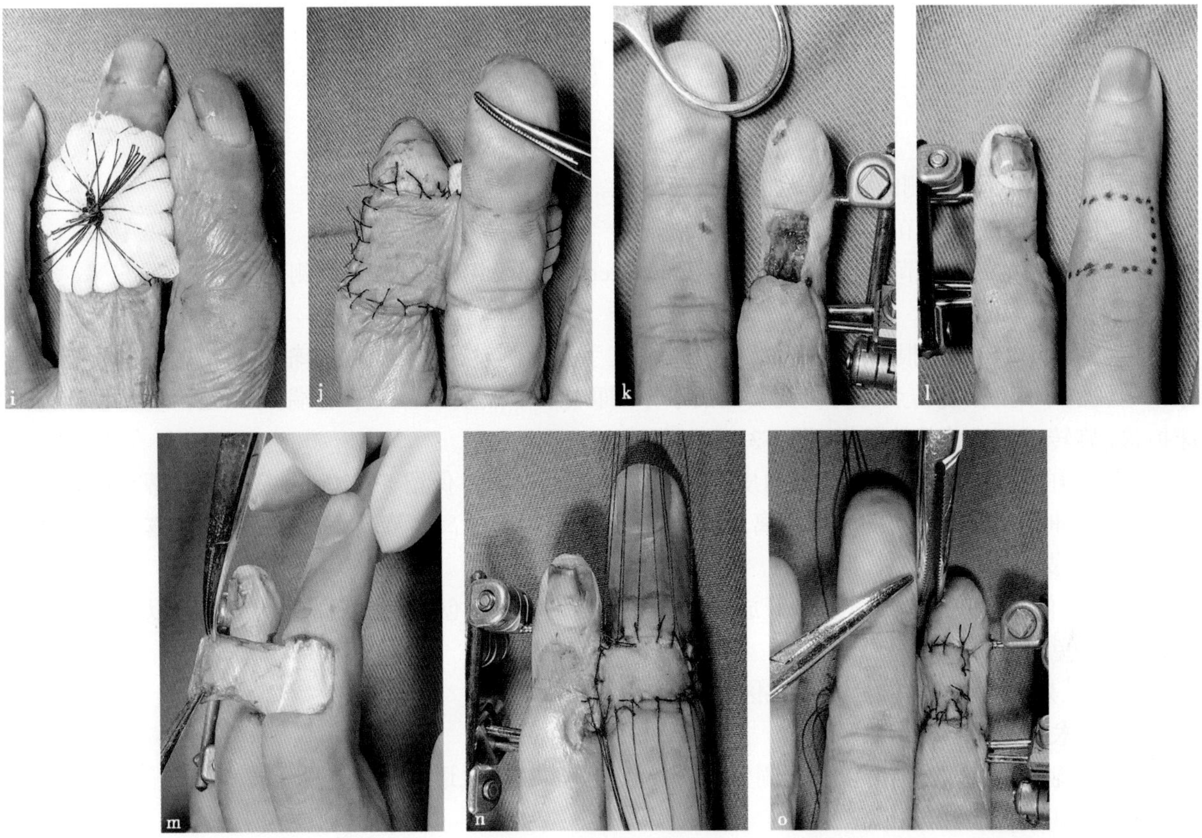

图 3-3-3 邻指皮瓣

a. 示指指腹缺损；b. 中指中节背侧的皮瓣设计；c. 自伸肌腱装置浅层掀起皮瓣，指背静脉保留在皮瓣中，注意保护腱周组织；d. 皮瓣翻转后覆盖示指指腹缺损；e、f. 上臂内侧切取全厚皮片；g. 将皮片覆盖于示指掌侧受区创面，并缝合靠近中指的一侧；h～j. 皮片和皮瓣分别翻转后，皮瓣覆盖示指创面后缝合，全厚皮片覆盖中指背侧供区后打包固定；k. 小指掌侧创面；l、m. 皮瓣的设计和切取；n、o. 皮瓣翻转后修复小指掌侧创面，环指背侧供区取全厚皮片移植，打包固定

2. 皮瓣的切取　分别切开皮瓣三条边的皮肤和皮下组织，注意不要伤及伸肌腱装置。在伸肌腱装置腱周组织的浅层掀起皮瓣，指背静脉保留在皮瓣中。

3. 供区的处理　自上臂远端内侧切取全厚皮片，修复中节背侧供区，上臂内侧创面直接缝合。

4. 皮片与皮瓣的交换修复　将皮片覆盖于手指受区，并缝合靠近邻指皮瓣的一侧。皮片和皮瓣分别翻转后，皮瓣修复相邻手指受区创面，皮片覆盖指背供区。全厚皮片打包加压固定。

（三）术后处理

术后通常无需石膏制动，2 周拆线拆包，3～4 周皮瓣断蒂。

问 题 分 析

1. 邻指皮瓣在设计中的注意事项？
2. 皮瓣与皮片交换修复的原因？

四、指掌侧固有动脉背侧支皮瓣

指掌侧固有动脉分别在手指近节和中节发出背侧支，利用上述背侧支可以设计手指背侧皮瓣修复手指远节和中节的小范围创面。其中中节中段和近节远端的两个背侧支最为恒定和常用，可以作为皮瓣的血供来源。

手术要点

（一）手术指征

手指中节和远节背侧的小面积创面。

1. 中节指背支　远节背侧创面。

2. 近节指背支　中节及近侧指间（proximal interphalangeal，PIP）关节背侧创面。

（二）具体步骤

1. 皮瓣切口设计　根据创面的位置和形状，在手指背侧设计皮瓣。皮瓣轴线为指背正中线与指侧方正中线的中间线，旋转点为背侧支发出的水平，即中节中点或 PIP 关节近端 1cm 处。皮瓣设计为网球拍状，旋转后便于蒂部的关闭（图 3-3-4）。

2. 皮瓣的切取　首先切开蒂部的皮肤，并进行真皮下剥离，保留 5～10mm 宽的筋膜蒂。切开皮瓣边缘后，自伸肌腱腱周组织的浅层剥离皮瓣，并由近端向远端分离至旋转点部位，无须显露指掌侧固有动脉的背侧支。

3. 创面修复　皮瓣和血管蒂经开放隧道向远端移位至受区创面，血管蒂部的皮肤可以在真皮下适当剥离，避免缝合时血管蒂部受压。

4. 供区处理　取全厚皮片覆盖供区，打包加压固定。

（三）术后处理

术后松软敷料包扎，也可以石膏固定 2 周。密切观察皮瓣血运，2 周拆包拆线。

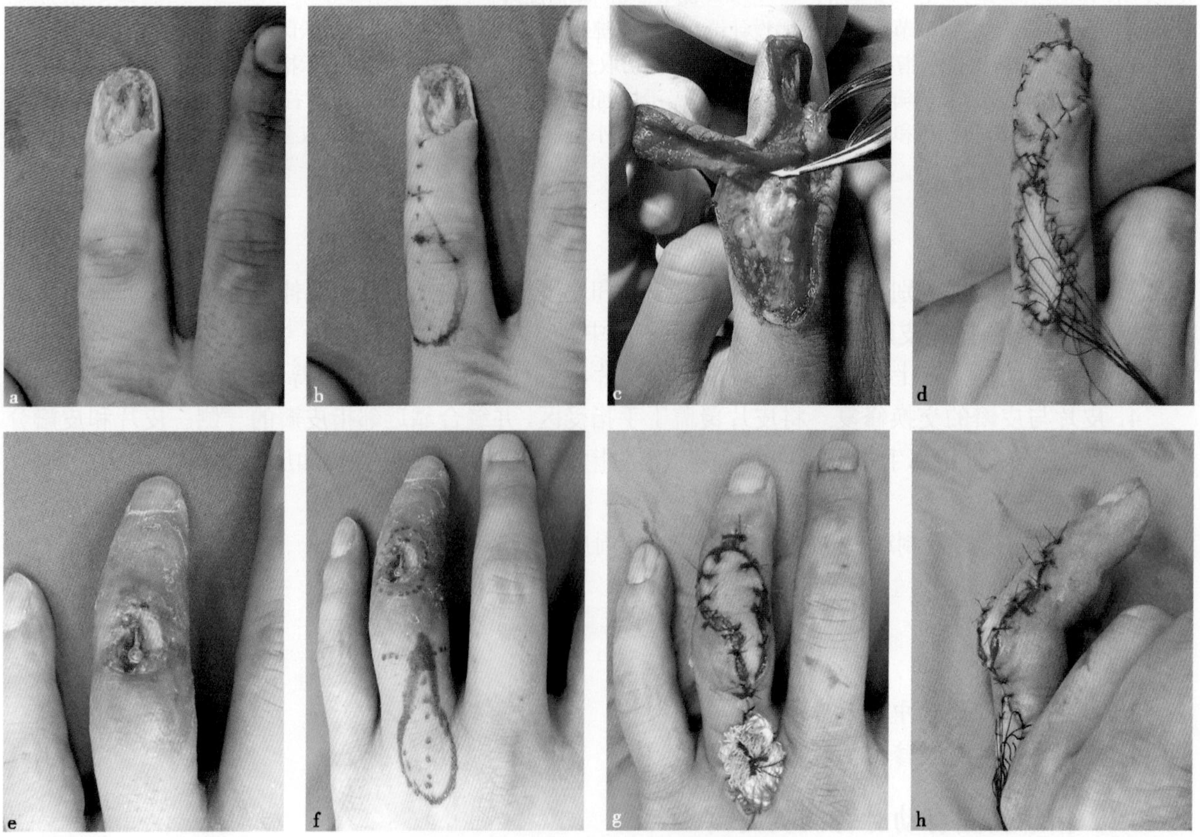

图 3-3-4　指掌侧固有动脉背侧支皮瓣

a. 示指远节背侧创面；b. 以中节中点为旋转点进行皮瓣设计；c. 指掌侧固有动脉在中节中段的背侧支（箭头）；d. 皮瓣修复创面，全厚皮片修复供区；e. 环指中节背侧创面；f. 以 PIP 关节近端 1cm 处为旋转点设计指动脉背侧支皮瓣；g、h. 皮瓣修复后外观

问题分析

指掌侧固有动脉背侧支皮瓣的轴线和旋转点？

五、指掌侧固有动脉皮瓣

(一)顺行指掌侧固有动脉皮瓣

指掌侧固有动脉为蒂的手指侧方皮瓣，可用于修复其他更为重要手指的小范围皮肤缺损。根据是否需要重建受区的感觉功能，可以切取不含指神经的手指侧方皮瓣，以及包含指神经背侧支或指神经的手指侧方皮瓣。

手术要点

1. 手术指征　手指小范围皮肤缺损，深部组织暴露。

2. 具体步骤　以不含指神经的指动脉顺行皮瓣为例(图 3-3-5)。

(1) 皮瓣切口设计：根据创面的位置和形状，在相邻手指侧方设计皮瓣。皮瓣的切取范围不超过手指掌、背侧中线。皮瓣蒂部以该侧指掌侧固有动脉为轴线，设计锯齿状切口至指掌侧总动脉的分叉处，该处为皮瓣血管蒂的旋转点。

(2) 皮瓣的切取：首先切开皮瓣掌侧和蒂部的皮肤切口，在指屈肌腱鞘管的浅面向背侧剥离皮瓣，显露血管神经束。切开血管神经束的包膜，紧贴指神经锐性游离，并将指神经牵开。继续向背侧剥离皮瓣，在皮瓣远端结扎指动脉后，将皮瓣和指掌侧固有动脉血管蒂一起向近端剥离，直至指掌侧总动脉分叉处，术中注意保留指掌侧固有动脉周围的软组织作为血管蒂，血管蒂宽度 5～10mm。若需要重建受区的感觉功能，需要将指神经背侧支或指神经包含在皮瓣内，并且向近端进行束支分离。

(3) 创面修复：皮瓣和血管蒂经皮下隧道或开放隧道移位至受区创面，覆盖受区后与周围皮肤缝合。

(4) 供区处理：取全厚皮片覆盖供区，打包加压固定。

3. 术后处理　术后松软敷料包扎，也可以石膏固定 2 周。密切观察皮瓣血运，术后 2 周拆线拆包，开始手指的功能锻炼。

问题分析

1. 顺行指掌侧固有动脉皮瓣的适应证和切取范围？

2. 顺行指掌侧固有动脉皮瓣的轴线和旋转点？

(二)逆行指掌侧固有动脉皮瓣

双侧指掌侧固有动脉在手指掌侧存在三处交通支，并构成动脉弓，分别位于近节和中节指骨髁部的近端水平，以及远节指骨基底的远端水平。利用指掌侧动脉弓，可以分别设计以其为旋转点的手指侧方逆行指掌侧固有动脉皮瓣，覆盖手指远端创面。

手术要点

1. 手术指征　指端创面，以及手指中、远节的掌、背侧创面。

2. 具体步骤

(1) 皮瓣切口设计：根据创面的位置和形状，在手指侧方设计皮瓣。皮瓣的切取范围不超过手指掌、背侧中线。皮瓣轴线为指掌侧固有动脉的体表投影，旋转点分别为中节中点或 PIP 关节近端 1cm 处。

皮瓣设计为网球拍状，以便于皮瓣旋转后血管蒂部的覆盖（图 3-3-5）。

（2）皮瓣的切取：首先切开皮瓣掌侧和蒂部的皮肤切口，在指屈肌腱鞘管的浅面向背侧剥离皮瓣，至显露血管神经束。切开血管神经束的包膜，紧贴指神经锐性游离，并将指神经牵开。继续向背侧剥离皮瓣，皮瓣近端结扎指掌侧固有动脉近端后，将皮瓣和指掌侧固有动脉血管蒂一起向远端剥离，直至旋转点部位，无须显露指掌侧固有动脉的动脉弓。

（3）创面修复：皮瓣和血管蒂经开放隧道向远端移位至受区创面，血管蒂部的皮肤可以在真皮下适当剥离，避免缝合时血管蒂部受压。

（4）供区处理：取全厚皮片覆盖供区，打包加压固定。

3. 术后处理　术后松软敷料包扎，也可以石膏固定 2 周。密切观察皮瓣血运，术后 2 周拆线拆包，开始手指的屈伸功能锻炼。

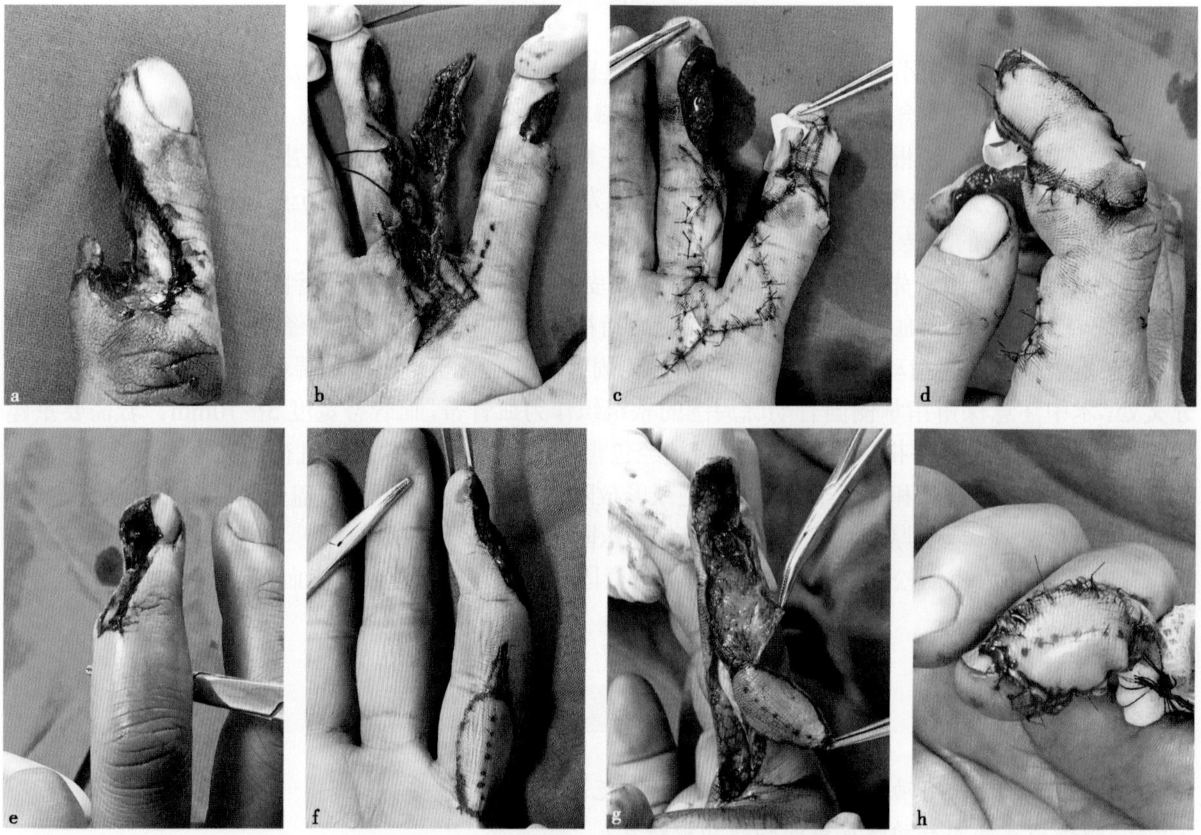

图 3-3-5　指掌侧固有动脉顺行和逆行皮瓣

a. 示指桡侧远节和中节创面；b. 切取中指以桡侧指掌侧固有动脉为蒂的侧方顺行岛状皮瓣；c、d. 修复示指桡侧创面；e. 示指远节桡侧创面；f. 设计示指桡侧逆行指掌侧固有动脉皮瓣；g、h. 皮瓣逆行翻转后修复远节创面，供区取全厚皮片移植修复

问 题 分 析

逆行指掌侧固有动脉皮瓣的轴线和旋转点？

六、掌背动脉皮瓣

腕关节背侧血管网发出第二～四掌背动脉，上述动脉走行于相应掌骨间隙的背侧骨间肌浅层。掌背动脉在掌骨头间水平与掌侧动脉间存在交通支，因此可以将该交通支作为皮瓣的血管蒂，设计逆行岛状皮瓣修复PIP关节和手指近节的创面。皮瓣选取时需要注意，第三、四掌骨间的第三掌背动脉可能细小或缺如。

手 术 要 点

（一）手术指征

手指PIP关节和近节水平的创面。

（二）具体步骤

1. 皮瓣切口设计　根据创面的位置和形状，在手掌的背侧设计皮瓣。皮瓣轴线为相应的掌骨间隙中线，旋转点为掌骨头间水平（图3-3-6）。

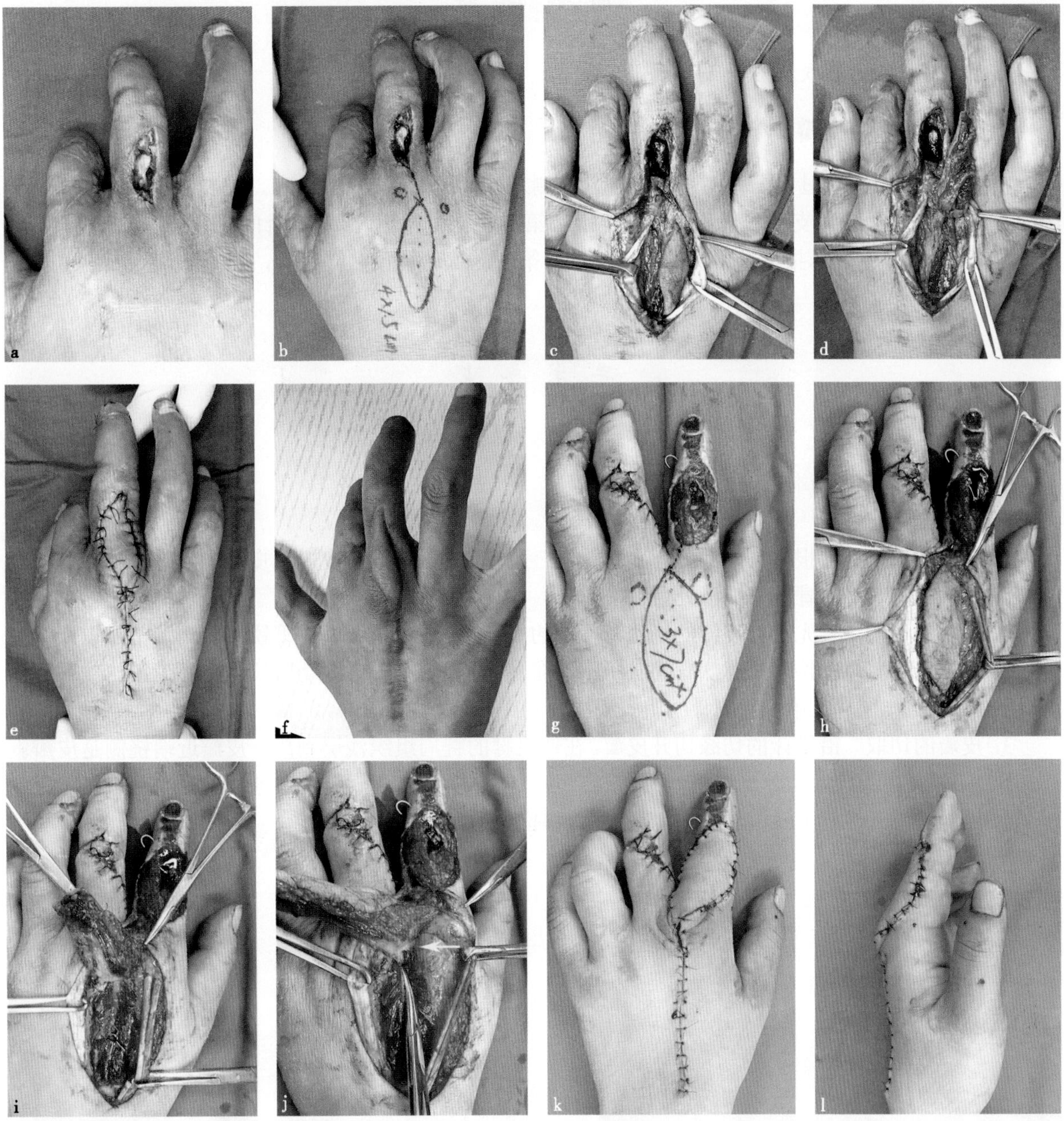

图3-3-6　掌背动脉皮瓣

a. 中指近节背侧创面；b. 设计以第三掌背动脉为蒂的逆行岛状皮瓣；c～e. 以掌骨头间平面为旋转点，修复近节背侧创面，供区直接闭合；f. 术后3个月的体位像；g. 示指PIP关节及近节背侧创面；h、i. 设计并切取以第二掌背动脉为蒂的掌背动脉逆行皮瓣；j. 掌背动脉与掌侧动脉的交通支（箭头），该处为皮瓣的旋转点；k、l. 皮瓣修复后体位像

2. 皮瓣的切取 首先切开皮瓣的一侧，暴露指伸肌腱，牵开指伸肌腱，在肌膜深层剥离，向对侧掀起皮瓣。显露掌背动脉后，切开皮瓣的另一侧，牵开指伸肌腱，同样从肌膜深层掀起皮瓣。将皮瓣从近端向远端掀起，直至旋转点部位。当腱联合肌阻碍皮瓣的剥离时，需要切断再予以修复。

3. 创面修复 皮瓣逆行旋转后，经开放隧道移位至远端创面受区。

4. 供区处理 对于宽度小于 3cm 的皮瓣，供区可以直接缝合。若无法关闭供区，则取全厚皮片覆盖供区，打包加压固定。

（三）术后处理

术后松软敷料包扎，也可以石膏固定 2 周。密切观察皮瓣血运，术后 2 周拆线拆包，开始手指的屈伸功能锻炼。

问 题 分 析

掌背动脉皮瓣的轴线和旋转点？

七、示指背侧皮瓣

桡动脉腕背支在穿过第一背侧骨间肌进入掌侧之前，发出第一掌背动脉。第一掌背动脉随即又分为 3 支，即桡侧支、中间支和尺侧支。尺侧支紧邻第二掌骨桡背侧，于背侧骨间肌浅层走行，远端延续为示指指背动脉，营养示指近节背侧的皮肤。利用第一掌背动脉尺侧支为蒂，可以设计示指背侧皮瓣，用于修复拇指创面。

手 术 要 点

（一）手术指征

拇指掌侧、背侧和指端创面。

（二）具体步骤

1. 皮瓣切口设计 根据创面的位置和形状，在示指近节背侧设计皮瓣。皮瓣轴线为第二掌骨桡背侧，旋转点为第一、二掌骨基底交汇处（图 3-3-7）。

2. 蒂部的切取 首先切开皮瓣的桡侧和蒂部的皮肤，蒂部皮肤做真皮下锐性剥离。蒂部设计宽度 1～1.5cm，切开蒂部桡侧缘，在背侧骨间肌肌膜深面剥离，显露第一掌背动脉尺侧支。于第二掌骨背侧切开蒂部尺侧缘，同样在第一背侧骨间肌肌膜深面剥离，游离皮瓣蒂部。

3. 皮瓣的切取 沿设计的切缘切开皮瓣，在伸肌腱的腱周组织浅层剥离。皮瓣近端桡侧是皮瓣剥离的重点部位，由于该处动脉支细小，容易损伤，可以将伸肌腱的桡侧矢状束包含在皮瓣及血管蒂内。

4. 创面修复 经皮下隧道，将示指背侧皮瓣移位至拇指的受区创面。

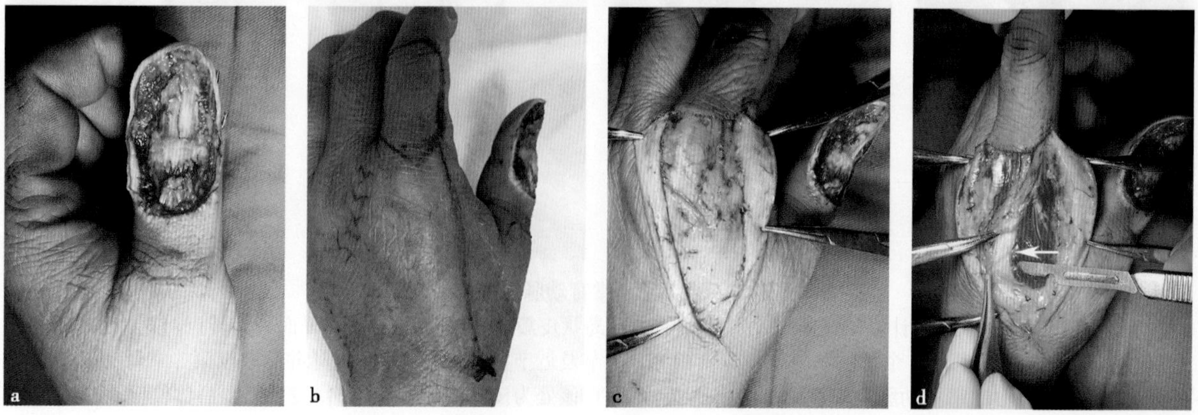

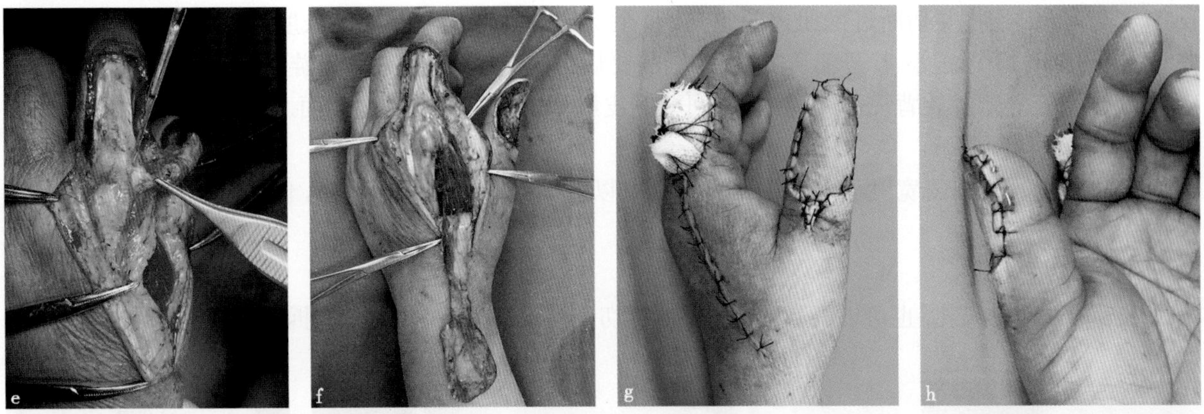

图 3-3-7　示指背侧皮瓣

a. 拇指远节及指间关节背侧创面；b. 设计以第二掌骨桡背侧为轴线的示指背侧岛状皮瓣；c. 蒂部皮肤行真皮下锐性剥离；d. 切开蒂部桡侧，显露掌背动脉（箭头）；e. 皮瓣近端桡侧是皮瓣剥离的难点，可以将示指伸肌腱的桡侧半矢状束保留在皮瓣中；f. 皮瓣和蒂部完整剥离；g、h. 皮瓣修复拇指背侧创面，供区全厚皮片覆盖，打包加压

5. 供区处理　示指背侧供区，取全厚皮片覆盖，打包加压固定。

（三）术后处理

术后松软敷料包扎，也可以石膏固定 2 周。密切观察皮瓣血运，术后 2 周拆线拆包，开始手指的功能锻炼。

问 题 分 析

1. 示指背侧皮瓣的旋转点和轴线？
2. 术中的操作难点？

八、骨间背侧动脉皮瓣

前臂背侧的骨间背侧动脉皮瓣常用于修复手背和虎口处的创面。骨间背侧动脉走行于尺侧腕伸肌和小指固有伸肌之间，骨间背侧动脉与骨间掌侧动脉在尺骨茎突近端 2～3cm 处存在交通支。利用该交通支和骨间背侧动脉作为血管蒂，可以设计前臂背侧岛状皮瓣，逆行修复手部创面。该皮瓣不损伤前臂的主要血管，但术后前臂背侧会留有瘢痕。

手 术 要 点

（一）手术指征

手掌的背侧及虎口创面。

（二）具体步骤

1. 皮瓣切口设计　根据创面的位置和形状，在前臂背侧设计皮瓣。皮瓣轴线为前臂旋前位时，远侧桡尺关节（distal radioulnar joint，DRUJ）至肱骨外上髁的连线，旋转点为尺骨茎突近端 3cm（图 3-3-8）。

2. 蒂部的切取　首先切开皮瓣的尺侧和蒂部的皮肤，蒂部皮肤做皮下锐性剥离。蒂部设计宽度 2～3cm，切开蒂部尺侧缘，暴露尺侧腕伸肌腱。向尺侧牵开尺侧腕伸肌及肌腱，暴露位于尺侧腕伸肌和小指固有伸肌之间的血管蒂主干，以及多个进入血管蒂和皮瓣的皮支。

3. 皮瓣的切取　切开皮瓣尺侧缘，在尺侧腕伸肌肌膜深面分离，并牵开尺侧腕伸肌，显露骨间背侧神经和血管。保护骨间背侧神经及其分支，在皮瓣近端结扎并切断骨间背侧动脉。切开皮瓣的桡侧缘，牵开小指固有伸肌后，从桡侧显露血管蒂。从近端向远端掀起皮瓣和血管蒂，注意保护进入皮瓣和蒂部的皮支，仔细结扎并切断进入肌肉的肌支，直至旋转点。若皮瓣蒂部的长度足够，则无须显露骨间掌、背侧动脉间的交通支；若蒂部长度不足，则需要显露该交通支，并做适当游离。

4. 创面修复　经腕背皮下隧道，将骨间背侧皮瓣移位至手背的受区创面。若蒂部仍存在张力，可以部分适度背伸腕关节。

5. 供区处理　皮瓣宽度小于 4～5cm，供区可以直接缝合。若张力明显，供区取全厚皮片覆盖，打包加压固定。

（三）术后处理

术后松软敷料包扎，也可以石膏固定 2 周。密切观察皮瓣血运，术后 2 周拆线拆包，开始功能锻炼。

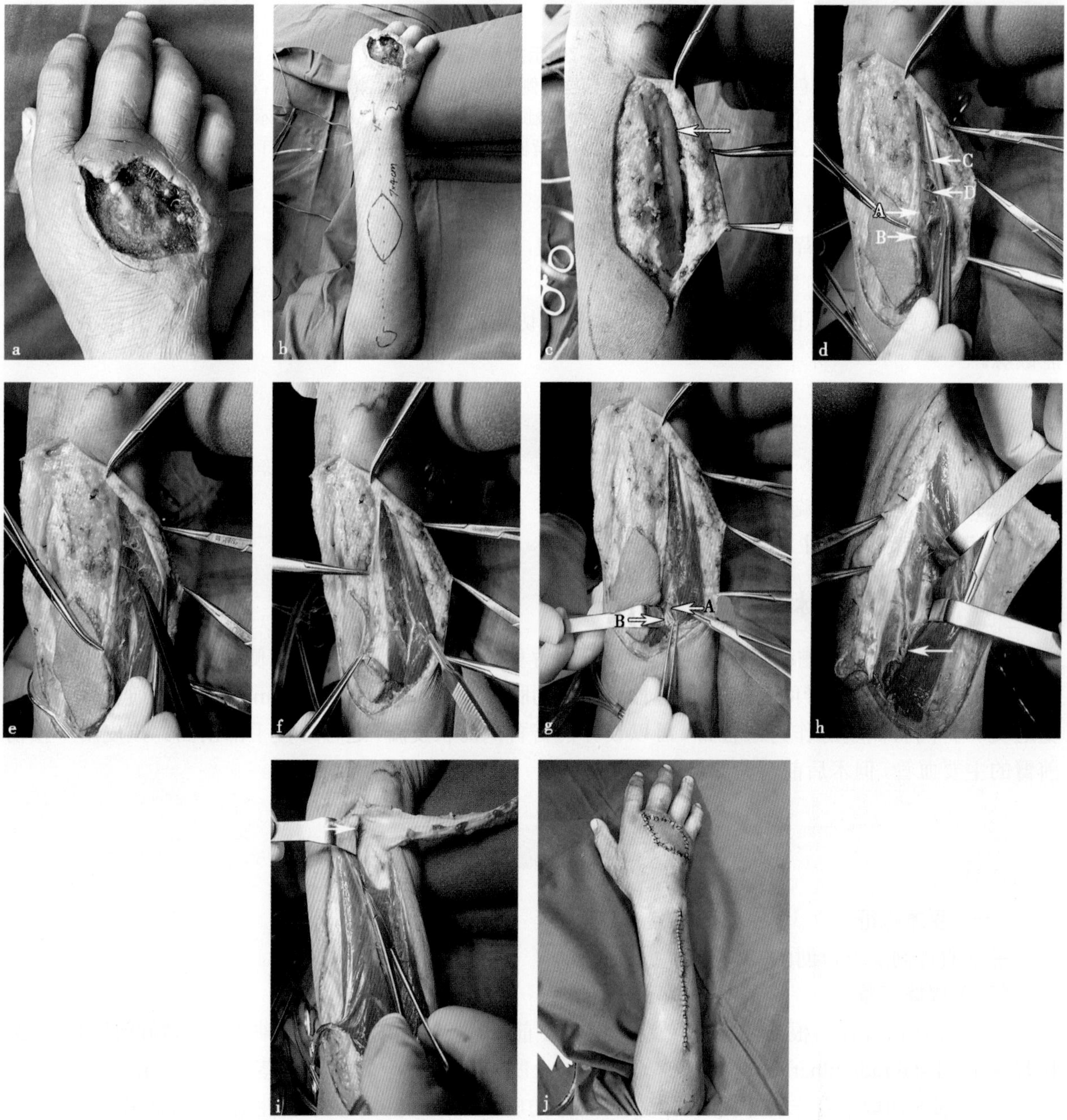

图 3-3-8　骨间背侧动脉皮瓣

a. 手掌的背侧创面；b. 设计骨间背侧动脉逆行岛状皮瓣；c. 切开蒂部皮肤，行皮下剥离，并显露尺侧腕伸肌腱（箭头）；d. 切开蒂部尺侧缘，牵开尺侧腕伸肌腱，暴露骨间背侧动脉主干（箭头 A）、皮支（箭头 B）和肌支（箭头 C、D）；e. 切断肌支；f. 保留皮支；g. 皮瓣近端显露骨间背侧动脉（箭头 A）和骨间背侧神经（箭头 B）；h. 皮瓣近端结扎并切断骨间背侧动脉（箭头）；i. 将皮瓣和血管蒂向远端剥离，直至旋转点，箭头所示为骨间掌侧和骨间背侧动脉的交通支；j. 皮瓣经皮下隧道修复手背创面，供区直接闭合

问　题　分　析

骨间背侧皮瓣的旋转点和轴线？

九、腹部皮瓣

腹部皮瓣是经典的随意皮瓣，也是修复手部和前臂创面的重要皮瓣。该皮瓣操作相对简单、安全，供区损伤小。但患者的肢体需要长时间的固定，并且需要二期断蒂和皮瓣修整。

手　术　要　点

（一）手术指征

手部和前臂的创面，长宽比例小于1.5∶1。

（二）具体步骤

1. 皮瓣切口设计　根据创面的位置和形状，在腹部设计皮瓣。腹部皮瓣为随意皮瓣，因此，必须严格按照随意皮瓣的长宽比例，即1∶1或1.5∶1。此外，术前需要将肢体的摆放方式预先设计，体位不适，患者长期固定困难（图3-3-9）。

2. 皮瓣的切取　腹部的皮下脂肪较厚，对于小面积的皮肤缺损可以仅切取较薄的脂肪层，对于大面积的创面，则需要从深筋膜浅层掀起皮瓣。

3. 供区处理　小面积皮瓣，供区可以直接缝合。若皮瓣切取面积较大，供区取全厚皮片覆盖，打包加压固定。

4. 创面修复　皮瓣覆盖受区创面，若皮瓣较厚，可以将皮瓣修薄，但至少要保留真皮下毛细血管网。

（三）术后处理

1. 术后松软敷料包扎，腹带固定患肢，防止将皮瓣从创面撕脱。

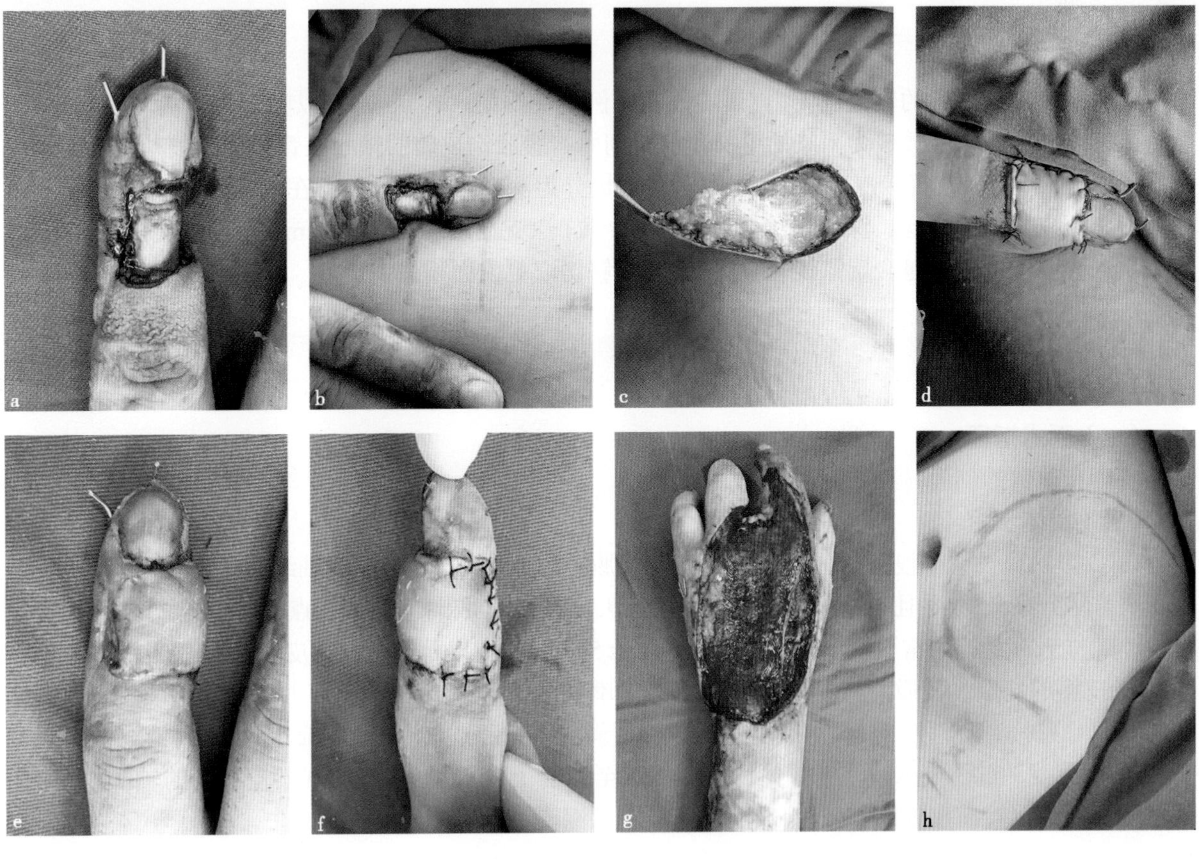

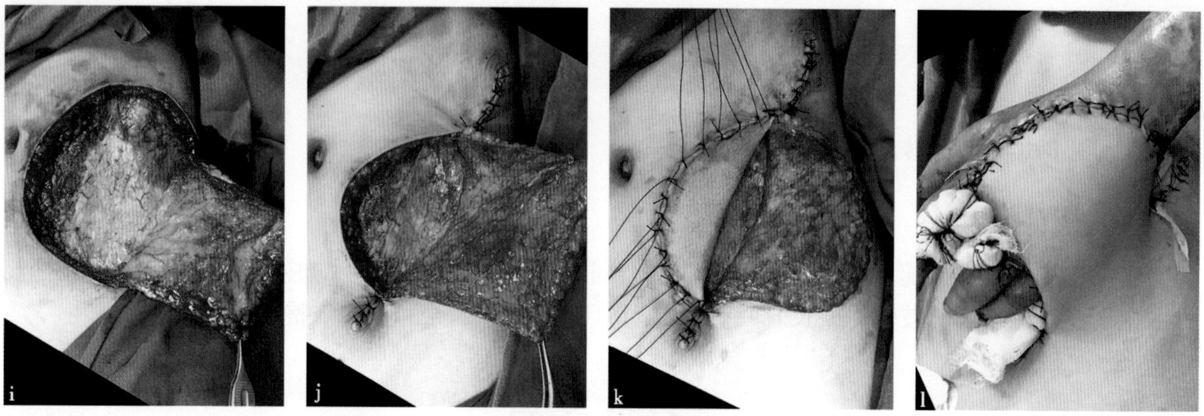

图 3-3-9 腹部皮瓣

a. 示指创面，长宽比例 1∶1.5；b. 设计腹部皮瓣；c. 皮瓣范围较小，仅带薄层的皮下组织；d. 皮瓣修复示指创面，供区直接缝合；e、f. 术后 4 周皮瓣断蒂；g. 手背较大面积创面；h. 设计腹部皮瓣；i. 自深筋膜浅层掀起皮瓣；j、k. 腹部供区部分创面闭合，残余创面取全厚皮片移植；l. 腹部皮瓣修复手背创面

2. 术后 2 天肢体感觉完全恢复后，可以白天松开腹带，晚上继续固定。
3. 术后皮瓣护理较为关键，若有渗出须加强换药，保持皮瓣蒂部的干燥。
4. 密切观察皮瓣血运，2～3 周拆线拆包。
5. 术后 4～6 周皮瓣断蒂。

问题分析

1. 腹部皮瓣的切取原则？
2. 腹部皮瓣的术后处理？

十、腹股沟皮瓣

腹股沟皮瓣是经典的轴型皮瓣，皮瓣的长宽比例不受约束，并且蒂部可以塑形为管状，适合修复长宽超比例或肢体体位摆放较为困难的手部和前臂创面。腹股沟皮瓣的轴心血管为旋髂浅动脉。旋髂浅动脉来源于股动脉，为直接皮动脉，主干发出后很快分为深支和浅支。浅支在深筋膜深面走行 1cm 左右即浅出至皮下浅筋膜层。深支与浅支走行方向一致，深支在距离股动脉 7cm 处穿出深筋膜至皮下浅筋膜层。腹股沟皮瓣中包含旋髂浅动脉深支，则能够切取更大面积的皮瓣。

手术要点

（一）手术指征

手部和前臂的创面。

（二）具体步骤

1. 皮瓣切口设计　根据创面的位置和形状，在腹股沟部设计皮瓣。皮瓣轴线为腹股沟韧带中点下方 2cm 至髂前上棘连线，并且轴线可以继续向外侧延伸。旋髂浅动脉深支的入皮点为沿皮瓣轴线，距离股动脉搏动部位 7cm 处。通常设计皮瓣的长度较创面长 5～6cm，留出蒂部塑形为皮管的长度（图 3-3-10）。

2. 皮瓣的切取　皮瓣的切取分为两个区域，即髂前上棘外侧区域和髂前上棘内侧区域。外侧区域在深筋膜（腹外斜肌腱膜、臀筋膜和股深筋膜）浅层剥离并掀起皮瓣，直至髂前上棘平面。

3. 旋髂浅动脉深支入皮点的显露　皮瓣掀起至髂前上棘水平后，仔细观察皮瓣内的轴心血管，在深筋膜深面沿血管向皮瓣内侧分离，直至旋髂浅动脉深支进入皮下浅筋膜的部位。

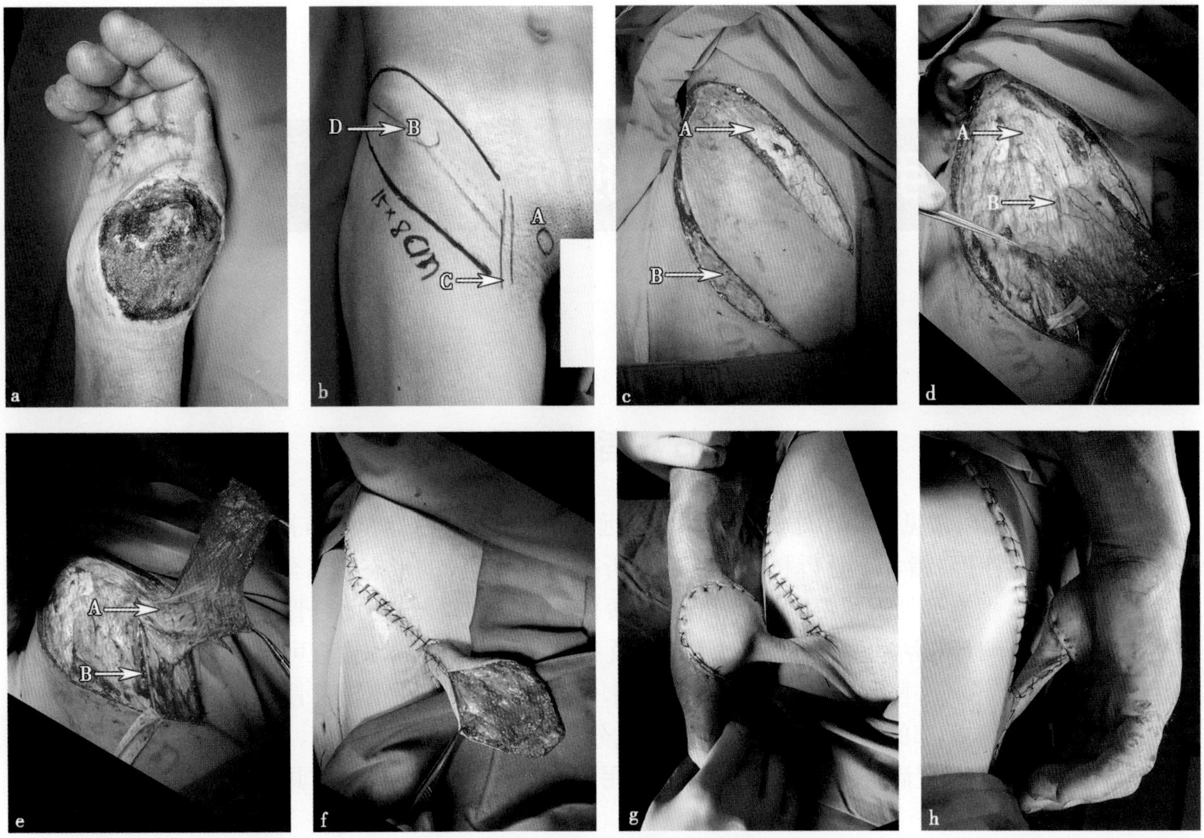

图 3-3-10　腹股沟皮瓣

a. 手部创面，长宽比例超出 1∶1.5；b. 设计腹股沟皮瓣，标记点 A：耻骨结节，标记点 B：髂前上棘，箭头 C：股动脉，箭头 D：皮瓣轴线；c. 髂前上棘（箭头 A）外侧区域，于腹外斜肌腱膜、臀筋膜和股深筋膜（箭头 B）浅层掀起皮瓣；d. 箭头 A：髂前上棘，箭头 B：显露皮瓣内的轴心血管；e. 箭头 A：旋髂浅动脉浅出的入皮点，箭头 B：股外侧皮神经；f. 屈髋屈膝后，供区直接关闭，皮瓣蒂部塑形为管状；g、h. 修复手部创面

4. 股外侧皮神经的显露　股外侧皮神经在髂前上棘的内侧，于腹股沟韧带的深面浅出，支配股外侧区域感觉，术中注意保护。

5. 制作皮管及供区处理　皮瓣宽度小于 9cm，通过屈髋屈膝供区可以直接缝合。若皮瓣切取面积较大，供区取全厚皮片覆盖，打包加压固定。将蒂部预留的皮瓣塑形成管状，皮管长度 3～5cm。皮管的塑形和关闭方向需要结合创面的方位，避免皮管的扭曲。

6. 创面修复　皮瓣覆盖受区创面，若皮瓣较厚，可以将皮瓣边缘修薄，注意避免伤及皮瓣中的轴心血管。

（三）术后处理

1. 术后松软敷料包扎，腹带固定患肢。术后 2 天患者肢体感觉完全恢复后，可以白天松开腹带，晚上继续固定，防止皮瓣撕脱。

2. 保持屈髋屈膝体位，减少供区的张力。

3. 患肢体位妥善放置，避免皮管蒂部扭曲受压。密切观察皮瓣血运。

4. 2～3 周拆线。术后 4～6 周皮瓣断蒂，若要提前断蒂，需提前 1 周进行皮管的夹闭训练。

问题分析

1. 腹股沟皮瓣与腹部皮瓣的区别？

2. 腹股沟皮瓣的轴线和血管入皮点？

第四章 手部骨与关节损伤

第一节 指骨骨折

指骨骨折是临床常见的手部外伤。指骨分为远节指骨、中节指骨和近节指骨，按照骨折的部位可以分为指骨髁部骨折、指骨干骨折和指骨基底骨折；按照骨折线的形态可以分为横行骨折、短斜行骨折、长斜行骨折、螺旋形骨折和粉碎骨折；根据是否伴有皮肤创口，分为闭合骨折和开放骨折。结合外伤史，局部肿痛、畸形和活动受限的临床表现，以及手指正、侧位 X 线片检查可以明确诊断。指骨骨折的治疗原则为解剖复位、坚强固定和早期功能锻炼。尤其需要强调纠正指骨骨折的成角畸形和旋转畸形，否则将显著影响手部的外观和功能。治疗方式分为保守治疗和手术治疗。保守治疗适用于骨折无明显移位，闭合复位位置满意并且稳定的骨折，采用的固定方式包括石膏、支具等。其他类型骨折则需要手术治疗。

手术分为闭合复位和切开复位，内固定物及选择标准如下所述（图 4-1-1）。

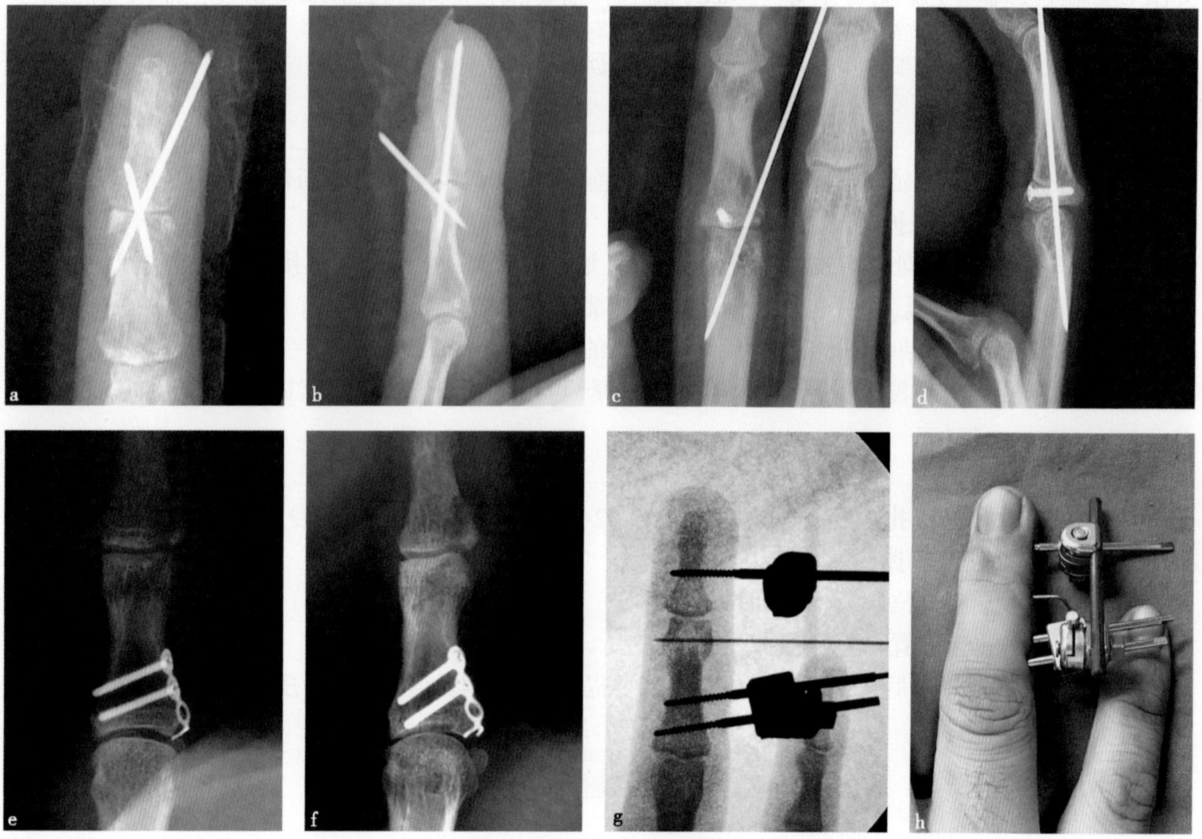

图 4-1-1 常用的固定方式

a、b. 克氏针；c、d. 螺钉（IP 克氏针固定）；e、f. 微型接骨板；g、h. 微型外固定架

1. 克氏针　适用于各种类型的骨折。优点：操作简单，创伤小，可用于经皮固定；缺点：固定强度有限，需要辅以较长时间的外固定。

2. 螺钉　适于大块的撕脱骨折、长斜行骨折和长螺旋骨折。优点：坚强内固定；缺点：需要切开置入。

3. 微型接骨板　适于骨干、髁部和基底骨折。优点：坚强内固定；缺点：手术创伤相对较大，多数需要二次手术取出。

4. 微型外固定架　适用于关节内粉碎骨折和开放骨折。优点：对骨折部位和周围软组织损伤小，固定强度较大；缺点：位于皮肤外，舒适度欠佳，需要术后进行针道护理。

具体治疗方式的选择要结合骨折部位、骨折类型和患者的要求等因素进行综合考虑。

一、远节指骨骨折

远节指骨骨折按照部位可以分为爪粗隆骨折、指骨干骨折和基底骨折（图 4-1-2）。

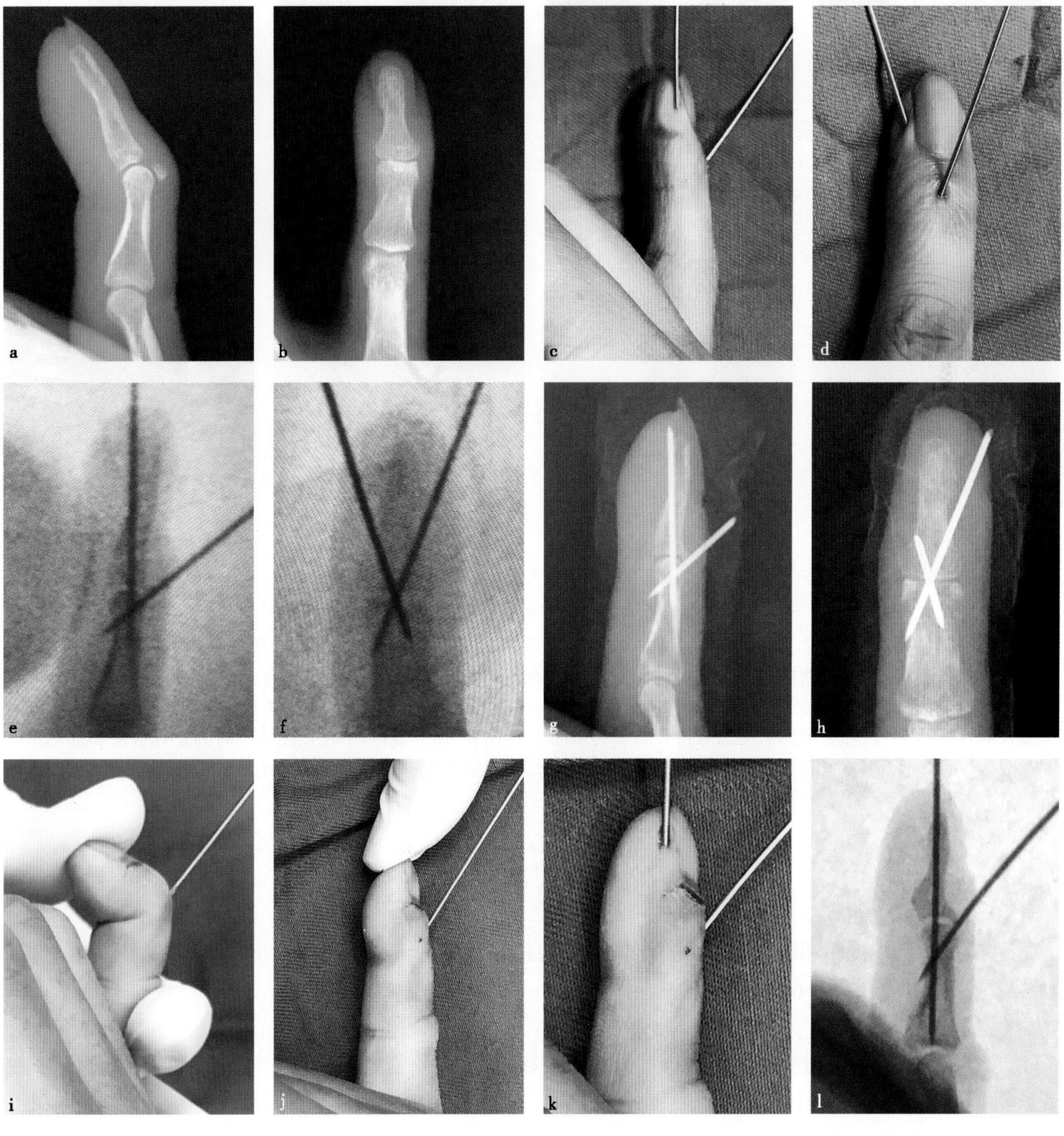

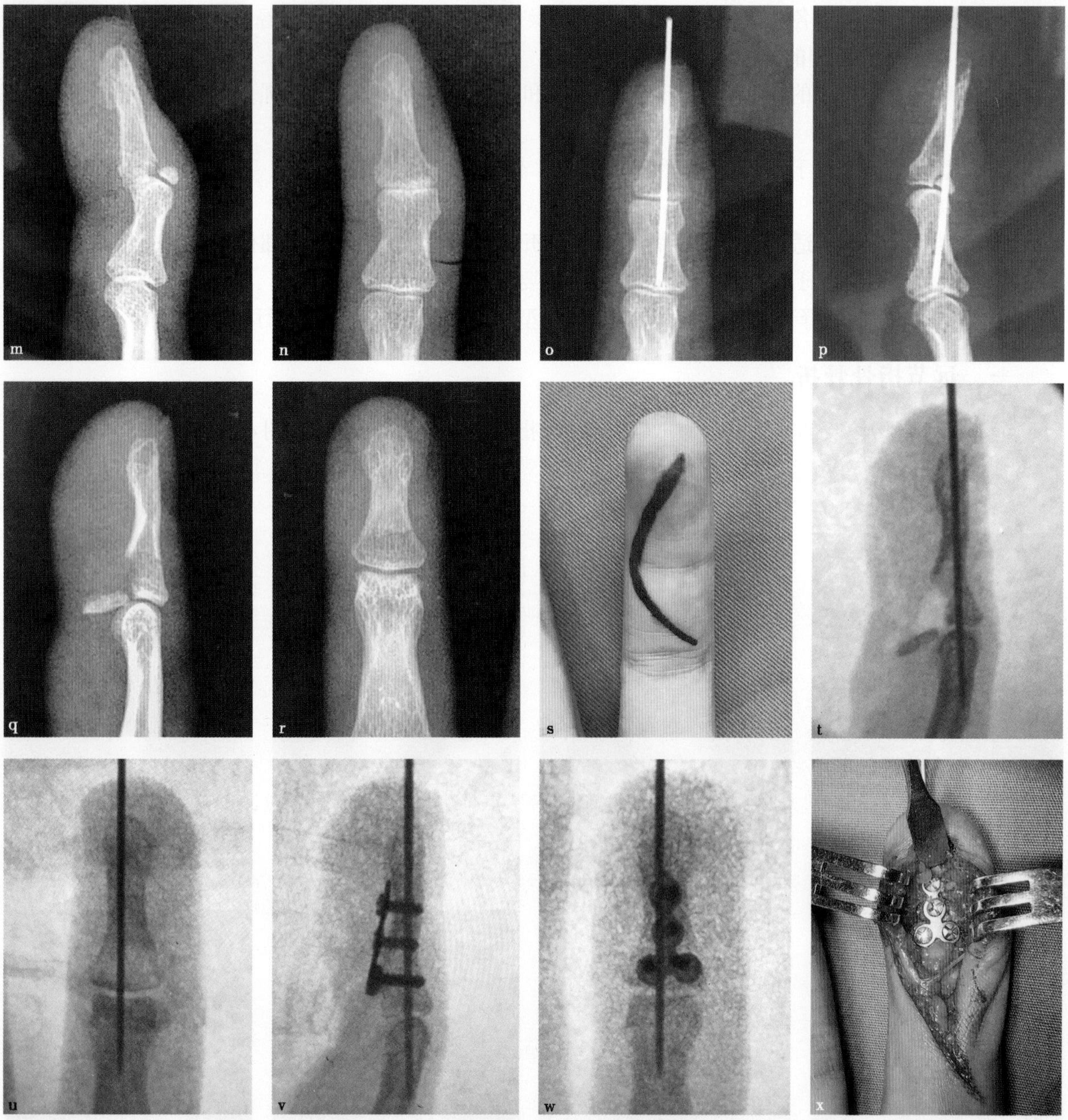

图 4-1-2 远节指骨骨折的治疗

a、b. 远节指骨基底背侧骨折，骨折块在矢状面小于远节指骨基底关节面 1/3；c～h. 闭合复位，石黑法固定；i～l. 石黑法的具体操作步骤，屈曲远侧指间关节，在骨折块近端将 1.0mm 克氏针斜行置入中节指骨头，作为阻挡针；伸直远侧指间关节，阻挡针将骨折块向远节指骨基底推挤复位，此后另一枚 1.0mm 克氏针固定指间关节维持复位；m、n. 远节指骨基底背侧骨折，骨折块在矢状面大于远节指骨基底关节面 1/3；o、p. 切开复位，1 枚克氏针同时固定骨折块和远侧指间关节；q、r. 远节指骨基底掌侧骨折；s～x. 切开复位，克氏针固定远侧指间关节，此后复位骨折，微型钛板从掌侧固定

（一）爪粗隆骨折

远节指骨远端的爪粗隆骨折多为挤压伤造成的粉碎骨折。该型骨折的骨折块小、多数无明显移位，可以行指托支具固定 4～6 周。

（二）指骨干骨折

远节指骨的指骨干骨折多数为横行骨折，对于移位明显且不稳定的指骨干骨折，需要闭合复位，2 枚克氏针固定，术后辅以指托外固定。

（三）指骨基底骨折

1. 远节指骨基底背侧骨折　多为撕脱骨折。轴向应力屈曲远侧指间关节时，终腱牵拉止点造成远节指骨基底背侧撕脱骨折。对于骨折块在矢状面小于远节指骨基底关节面 1/3 的病例，建议行闭合复位，克氏针经皮间接复位和固定的方式，即石黑法；对于大于关节面 1/3 的病例，尤其是合并远侧指间关节脱位的病例，建议切开复位，采用背侧横弧形切口显露骨折端，1 枚克氏针同时固定骨折块和远侧指间关节。常规术后固定 6 周。

2. 远节指骨基底掌侧骨折　多为指深屈肌腱强烈收缩时造成的片状撕脱骨折，骨折块可以和指深屈肌腱回缩至近侧指间关节水平，即 Camper 交叉的远端。该型骨折需要切开复位，采用掌侧锯齿状切口显露骨折端，克氏针或微型钛板固定，同时克氏针固定远侧指间关节。在使用微型钛板时，注意螺钉长度，避免螺钉过长损伤背侧的甲基质和甲床。

问 题 分 析

远节指骨基底背侧骨折治疗方案的选择？

二、中节指骨骨折

按照骨折的部位可以分为髁部骨折、指骨干骨折和基底骨折（图 4-1-3）。

（一）中节指骨髁部骨折

髁部骨折分为单侧髁部骨折和双侧髁部骨折。单侧髁部骨折多采用闭合复位，经皮克氏针固定的方式；而双侧髁部骨折为粉碎骨折，建议行闭合复位，微型外固定架辅以经皮克氏针固定。

（二）中节指骨干骨折

由于肌腱的牵拉，多数骨折存在掌侧成角。指骨干骨折采用闭合复位或切开复位，多采用交叉克氏针固定，以尽量减少对伸肌腱装置的影响。切开复位时，采用手指中节的侧正中切口，显露骨折端，固定可以选择克氏针或侧方微型钛板。

（三）中节指骨基底骨折

1. 中节指骨基底背侧骨折　多为伸肌腱中央束止点的撕脱骨折。骨折移位明显需要行切开复位内固定术，采用背侧弧形切口显露骨折端。骨块较大时可以选择螺钉或克氏针固定，骨块较小则需要进行止点重建，骨锚固定骨折块和中央束。

2. 中节指骨基底掌侧骨折　根据累及关节面的范围和骨折的粉碎程度，选择合理的固定方式。骨折块很小的掌板撕脱骨折，选择背侧阻挡支具固定患指 4 周；对于较大的骨折块，采用掌侧锯齿状切口，切开指屈肌腱鞘管 A3 滑车，牵开指屈肌腱显露骨折端，骨折复位后行螺钉固定；对于累及范围大，骨折块粉碎，并且指间关节脱位的病例，可以考虑半钩骨移植。

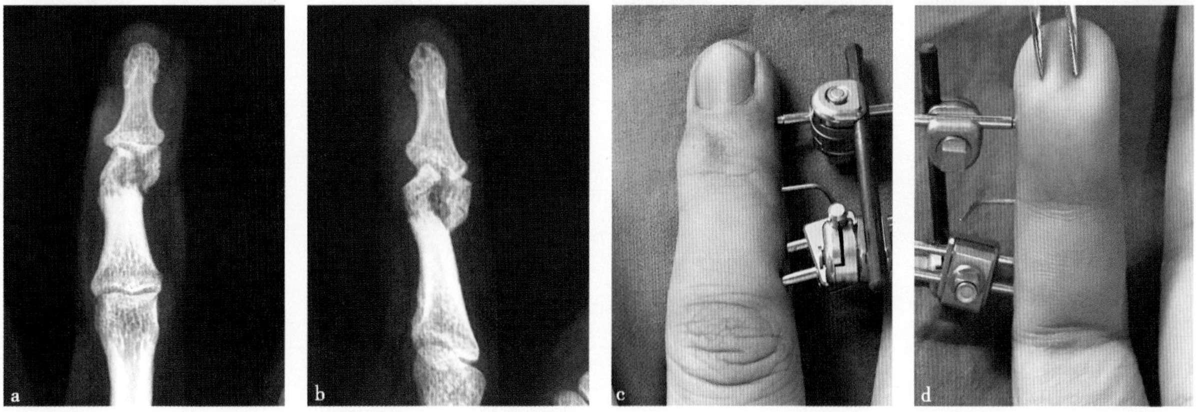

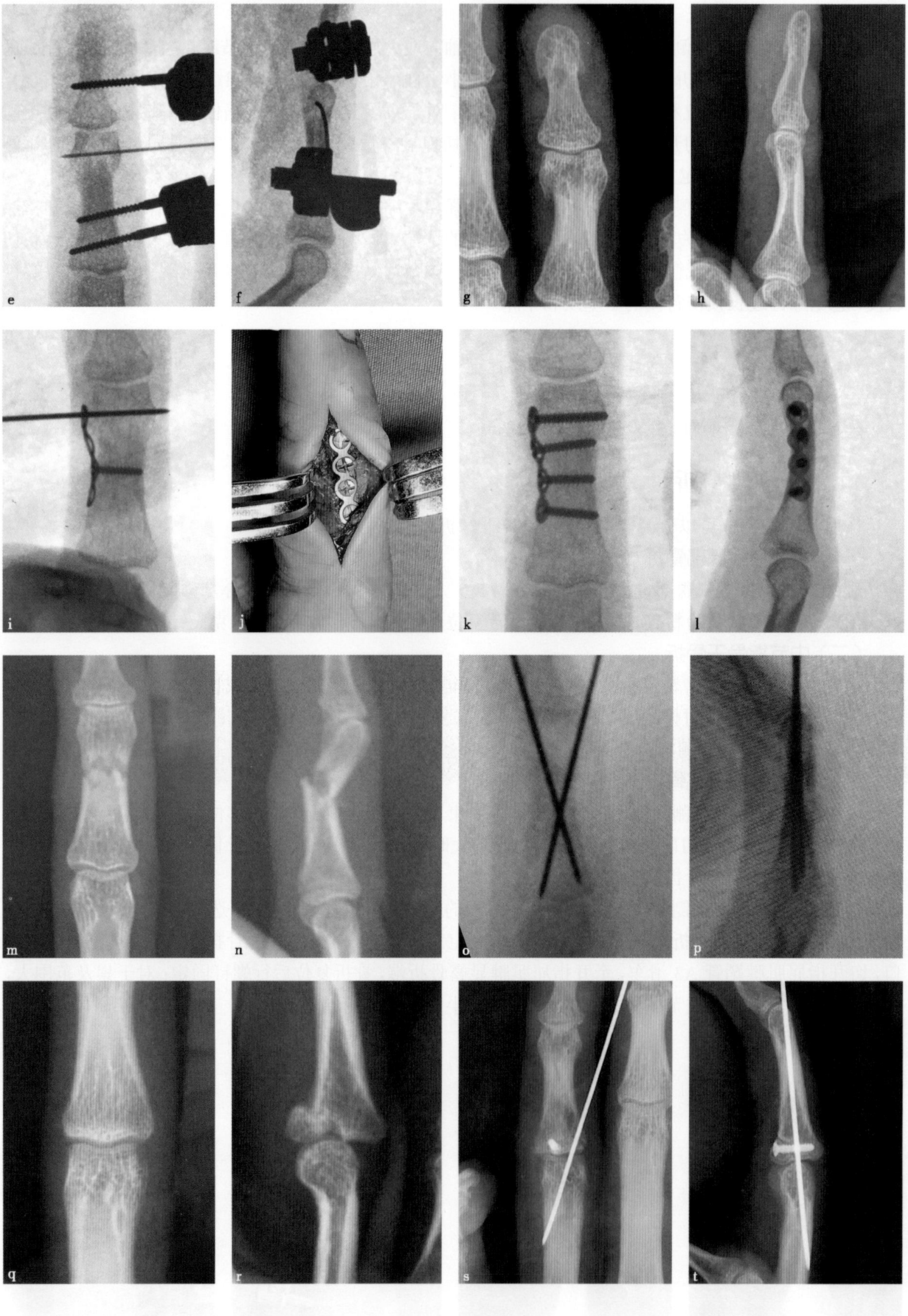
e
f
g
h
i
j
k
l
m
n
o
p
q
r
s
t

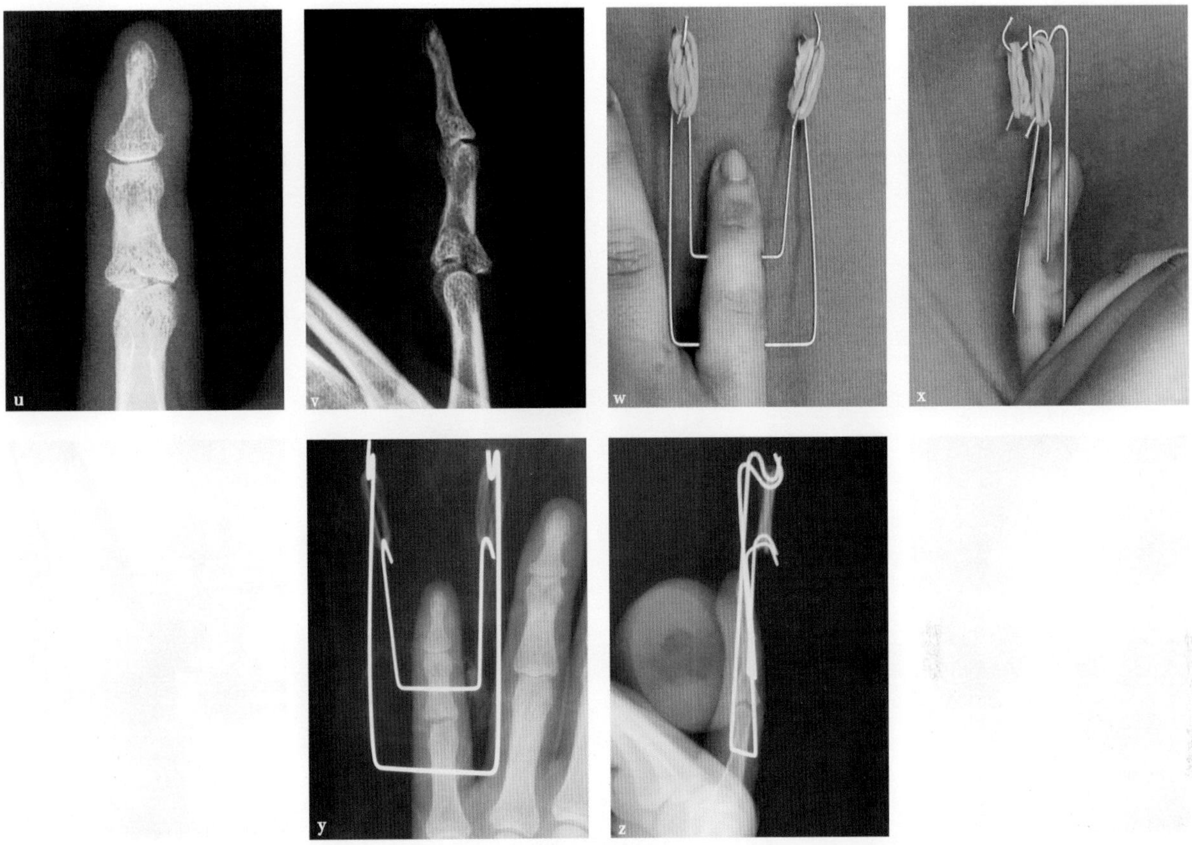

图 4-1-3　中节指骨骨折的治疗

a、b. 中节指骨双侧髁部粉碎骨折；c～f. 闭合复位，微型外固定架辅以克氏针固定；g、h. 中节指骨单侧髁部骨折；i～l. 切开复位，侧方置板固定；m、n. 中节指骨干横行骨折；o、p. 闭合复位，交叉克氏针固定；q、r. 中节指骨基底掌侧骨折合并近侧指间关节脱位，骨折块较大；s、t. 骨折切开复位，螺钉固定，指间关节克氏针固定；u、v. 中节指骨基底粉碎骨折；w～z. 闭合复位，弹性牵引支架固定（近节指骨克氏针的固定位置应当位于近节髁部的中心，即 PIP 关节的旋转轴心处）

3. 中节指骨基底 Pilon 骨折　粉碎骨折伴关节面塌陷，结合患者的条件和意愿，选择弹性外固定架复位固定或切开复位微型外固定架固定。

问 题 分 析

中节指骨基底掌侧骨折的治疗方案？

三、近节指骨骨折

按照骨折的部位可以分为髁部骨折、指骨干骨折和基底骨折（图 4-1-4）。

（一）近节指骨髁部骨折

髁部骨折分为单侧髁部骨折和双侧髁部骨折。单侧髁部骨折多采用闭合复位，经皮克氏针固定的方式；而双侧髁部骨折为粉碎骨折，建议行闭合复位，微型外固定架辅以经皮克氏针固定。髁部骨折闭合复位不能达到解剖复位时，建议行切开复位，从侧方入路显露骨折端，克氏针固定或侧方微型钛板固定。

（二）近节指骨干骨折

由于肌腱的牵拉，多数存在掌侧成角。指骨干骨折采用闭合复位或切开复位，交叉克氏针或微型钛板固定。采用背侧弧形或侧正中切口显露骨折端，微型钛板可以放置于指骨背侧或侧方。

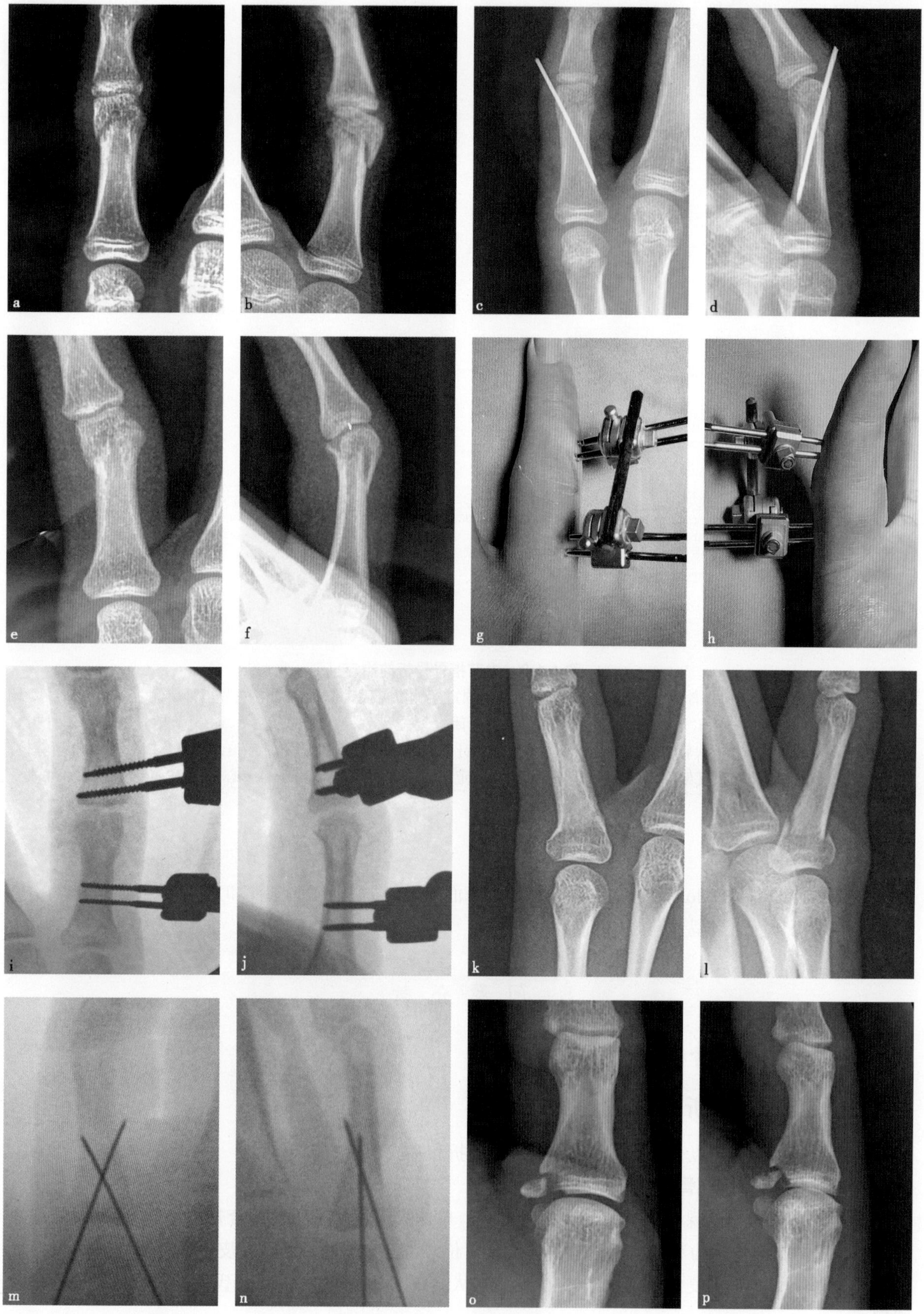
a
b
c
d
e
f
g
h
i
j
k
l
m
n
o
p

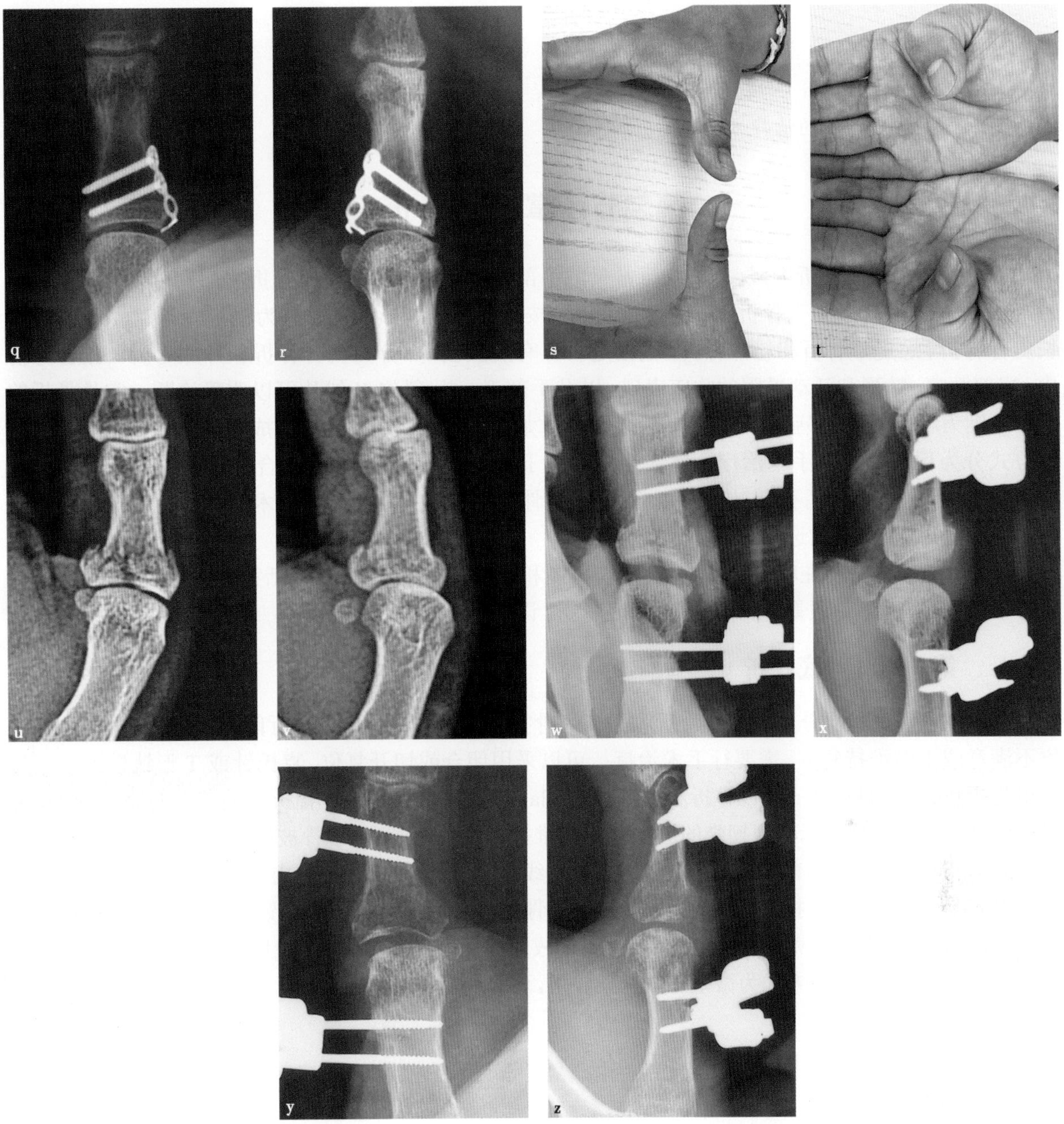

图 4-1-4 近节指骨骨折的治疗

a、b. 近节指骨髁部骨折；c、d. 骨折闭合复位，1 枚克氏针固定，并辅以外固定；e、f. 近节指骨髁部骨折；g～j. 骨折闭合复位，微型外固定架固定；k、l. 近节指骨基底骨折，成角明显；m、n. 骨折闭合复位，交叉克氏针固定；o、p. 近节指骨基底侧方骨折；q～t. 骨折切开复位，钩形钛板固定，术后 6 个月的体位像；u、v. 近节指骨基底粉碎骨折；w～z. 闭合复位，微型外固定架固定，术后即刻与术后 2 个月的 X 线片

（三）近节指骨基底骨折

根据骨折块的部位和骨折类型，可以选择不同的固定方式。对于骨折块较大的关节内或关节外骨折，可于采取切开复位，近节背侧弧形或直行切口，克氏针或背侧微型钛板固定；对于骨折块较大累及关节面较多的撕脱骨折，首先试行闭合复位，若骨折位置满意，选择微型外固定架固定，否则可以于近节侧方切开复位，利用钩板固定。

问题分析

近节指骨基底骨折的治疗方案？

第二节 掌骨骨折

掌骨骨折和指骨骨折类似，均为临床常见的手部外伤。掌骨骨折按照骨折的部位可以分为掌骨头骨折、掌骨颈骨折、掌骨干骨折和掌骨基底骨折；按照骨折线的形态可以分为横行骨折、短斜行骨折、长斜行骨折、螺旋形骨折和粉碎骨折；根据是否伴有皮肤创口，分为闭合骨折和开放骨折。结合外伤史，局部肿痛、畸形和活动受限的临床表现，以及手部正、侧、斜位X线片可以明确诊断。掌骨骨折的治疗原则为解剖复位、坚强固定和早期功能锻炼。尤其需要强调纠正骨折的成角畸形和旋转畸形。治疗方式分为保守治疗和手术治疗。保守治疗适用于骨折无明显移位，或闭合复位满意并且稳定的骨折，采用的固定方式包括石膏、支具等。其他类型骨折则需要手术治疗。手术分为闭合复位和切开复位，固定物和固定方式的选择与指骨骨折相似。

下述几类掌骨骨折在临床上常见，其致伤机制和治疗方案特征明显，包括第一掌骨基底骨折、第四掌骨干骨折、第五掌骨颈骨折、第五掌骨基底骨折，详述如下。

一、第一掌骨基底骨折

第一掌骨基底骨折分为关节外骨折和关节内骨折。关节外骨折可以试行闭合复位石膏固定，若复位不满意或不能维持复位，需要行手术治疗。可以采用闭合或切开复位，克氏针或T形钛板固定。关节内骨折包括贝内特（Bennett）骨折和罗兰多（Rolando）骨折。Bennett骨折为关节内的简单骨折，掌骨基底掌尺侧骨折块由于喙肩韧带的固定作用而维持在原位，而第一掌骨被拇长展肌牵拉向桡背侧移位。Rolando骨折为关节内粉碎骨折，常见的骨折线呈Y形或T形。关节内骨折均为不稳定骨折，复位相对容易，但外固定维持复位困难。因而，该类骨折多采用闭合复位克氏针固定或微型外固定架固定。克氏针固定时，一枚克氏针固定骨折端，另一枚克氏针固定腕掌关节，并且术后需辅以石膏外固定6周。另一种常用的固定方式为微型外固定架固定，具体步骤详述如下。

手术要点

（一）手术指征

新鲜的Bennett骨折和Rolando骨折。

（二）具体步骤

1. 微型外固定架预置　分别于第一掌骨干和大多角骨置入2枚螺钉，透视确定螺钉位置满意，放置钉夹和连杆（图4-2-1）。

2. 闭合复位　术中在轴向牵引拇指同时，另一只手的拇指向掌尺侧推挤第一掌骨基底进行骨折复位，并拧紧钉夹和连杆进行固定。分别透视正位、侧位和Robert位（拇指旋前，指腹面向球管方向），确定骨折复位情况。

3. 若多次尝试闭合复位未能达到复位要求，须行切开复位。切取第一腕掌关节背侧切口，显露第一掌骨基底关节面，直视下复位骨折，克氏针固定，并辅以微型外固定架固定。

（三）术后处理

微型外固定架固定2个月，拍片确定骨折愈合后，拆除外架。

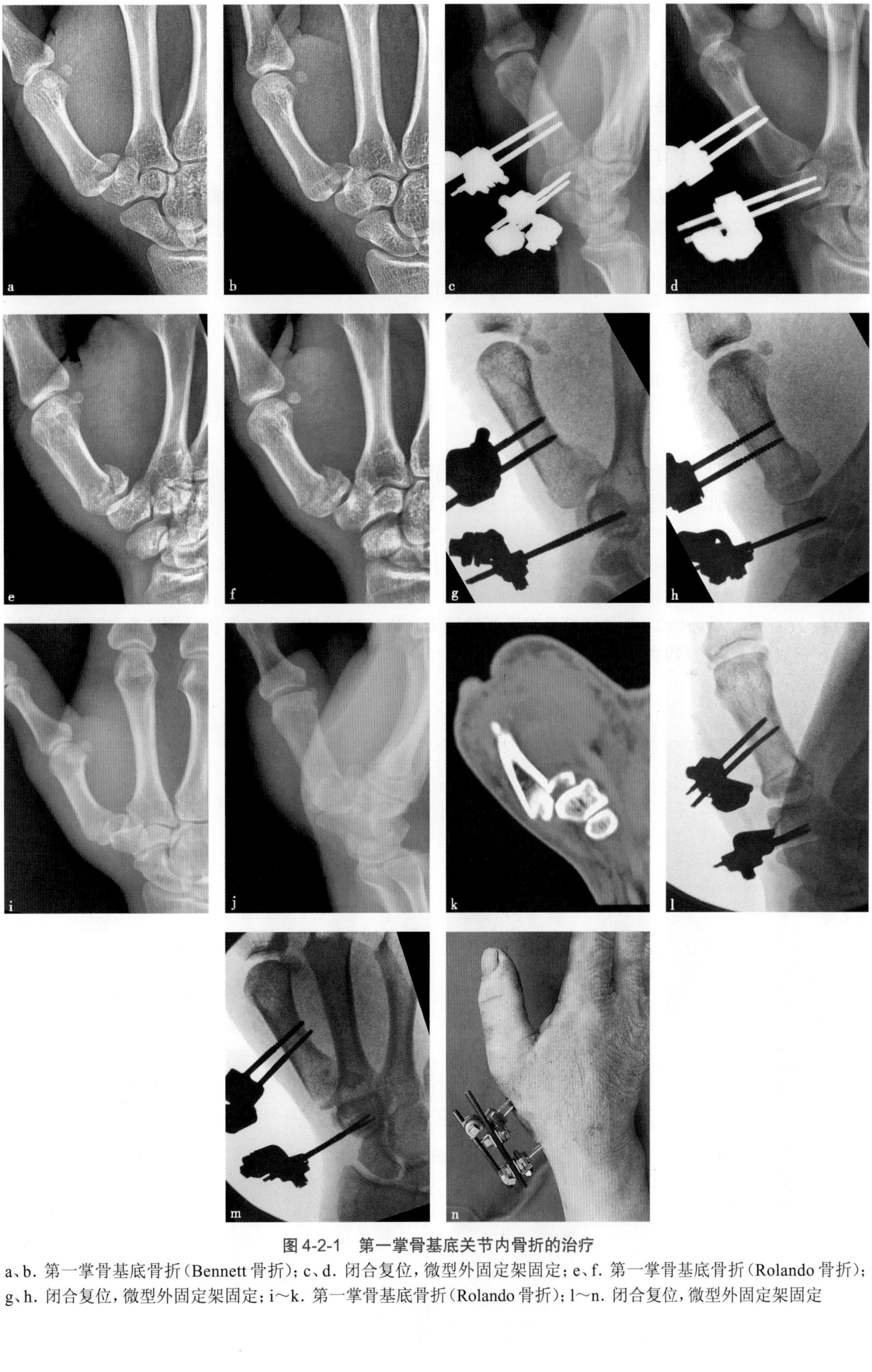

图 4-2-1　第一掌骨基底关节内骨折的治疗

a、b. 第一掌骨基底骨折(Bennett 骨折)；c、d. 闭合复位，微型外固定架固定；e、f. 第一掌骨基底骨折(Rolando 骨折)；g、h. 闭合复位，微型外固定架固定；i～k. 第一掌骨基底骨折(Rolando 骨折)；l～n. 闭合复位，微型外固定架固定

问题分析

第一掌骨基底骨折的分类和治疗方式？

二、第四掌骨干骨折

第四掌骨干骨折多见于环指遭受旋转暴力所致，由于第四掌骨是直径最细的掌骨，因此容易造成掌骨干的螺旋形或长斜形骨折。该型骨折不稳定，多伴有明显的移位和旋转，通常需要切开复位内固定。

手术要点

（一）手术指征

1. 骨折端明显移位和旋转。

2. 粉碎骨折。

（二）具体步骤

1. 切口　第四掌骨干背侧弧形或纵行直切口（图 4-2-2）。

2. 显露　伸肌腱浅层向两侧掀起皮瓣，环指指总伸肌腱通常为 2～3 束，于束间间隙切开，剥离骨膜，显露骨折端。

3. 复位　牵开骨折端，清理血肿和瘢痕，直视下确定骨折解剖复位，尤其是远、近两端的骨折复位后，两把蚊式钳夹持掌骨维持复位。

4. 固定　可以选择 2～3 枚螺钉垂直骨折线固定，或 1～2 枚螺钉垂直骨折线固定后辅以微型钛板固定。透视位置满意后，关闭切口。

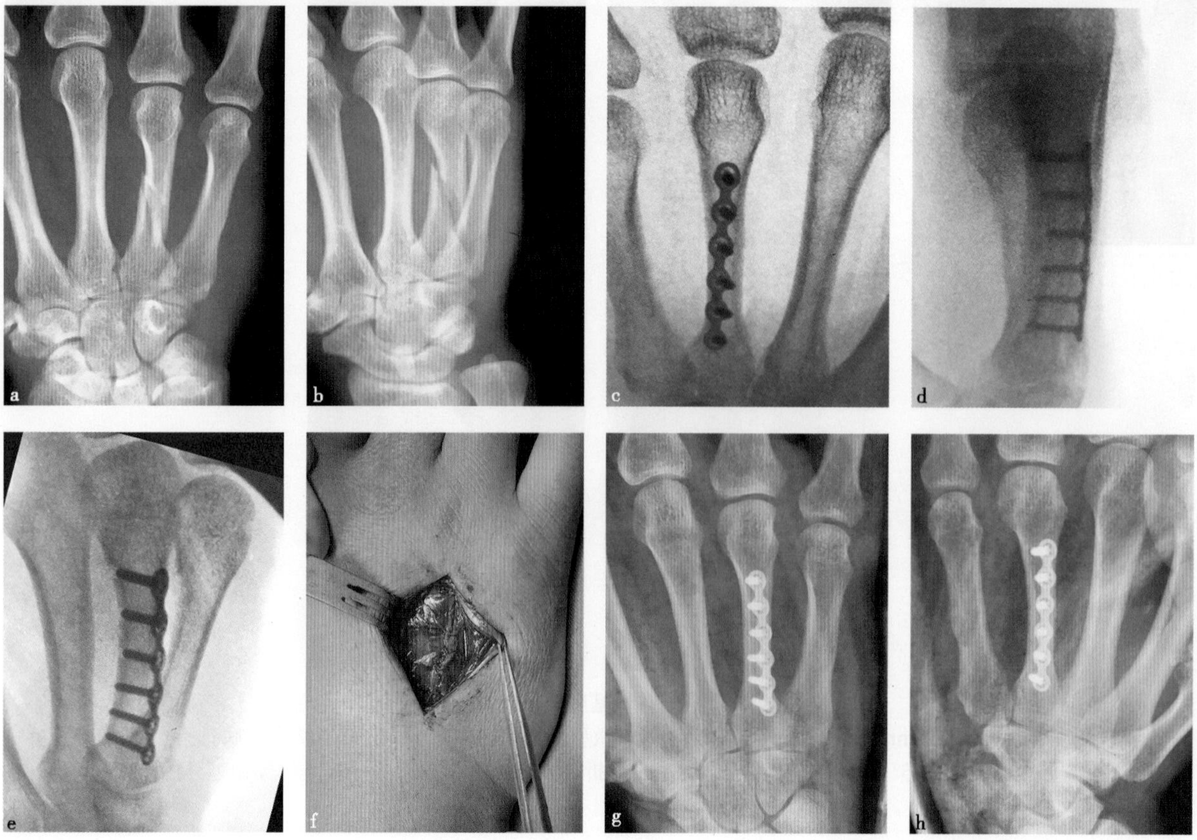

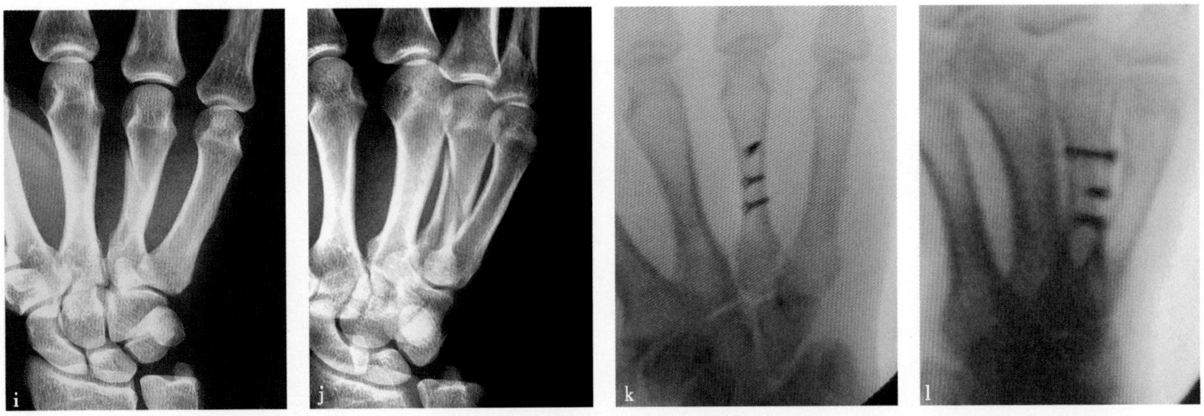

图 4-2-2　第四掌骨干骨折的治疗

a、b. 第四掌骨干骨折；c～h. 骨折切开复位后，微型钛板固定；固定后缝合骨膜和背侧骨间肌肌膜，避免伸肌腱粘连；i、j. 第四掌骨干长螺旋骨折；k、l. 骨折切开复位后，多枚螺钉垂直骨折线固定

（三）术后处理

1. 术后前臂掌托固定 1～3 周。

2. 拆除石膏后开始非持重功能锻炼。

3. 术后 6～12 个月内固定物取出。

问 题 分 析

术中如何确定并维持长斜行或螺旋形骨折的解剖复位？

三、第五掌骨颈骨折

第五掌骨颈骨折多由于握拳位的轴向暴力所致，常见于握拳击打硬物，因此也称为拳击手骨折。患者表现为手掌尺侧远端肿痛，X 线检查可以明确诊断。第五掌骨颈骨折多为嵌插骨折，存在不同程度的背侧成角。成角 30° 以内的稳定骨折对手部外观功能影响小，无需复位，外固定维持 4～6 周。成角大于 30° 的病例，急诊室首先试行闭合复位，若复位满意，石膏或支具固定；但由于骨折端相互嵌插，多数患者复位困难，建议手术室在臂丛麻醉下试行闭合复位。若能够复位，经皮交叉克氏针或髓内针固定；若不能复位，需要切开复位，克氏针或微型钛板固定。

手 术 要 点

（一）手术指征

1. 骨折端背侧成角大于 30°，闭合复位无法纠正。

2. 粉碎不稳定骨折。

（二）具体步骤

1. 经皮克氏针

（1）闭合复位：保持小指轴线牵引的同时，屈曲掌指关节，通过小指近节基底向背侧推挤掌骨头以纠正背侧成角（图 4-2-3）。

（2）固定：透视下证实复位满意后，2 枚 1.0mm 克氏针，于掌骨头侧方，经皮交叉置入，固定骨折端。

2. 髓内针

（1）切口：在第五掌骨基底尺背侧做纵行长 1cm 皮肤切口，分离皮下组织，直至掌骨骨面。

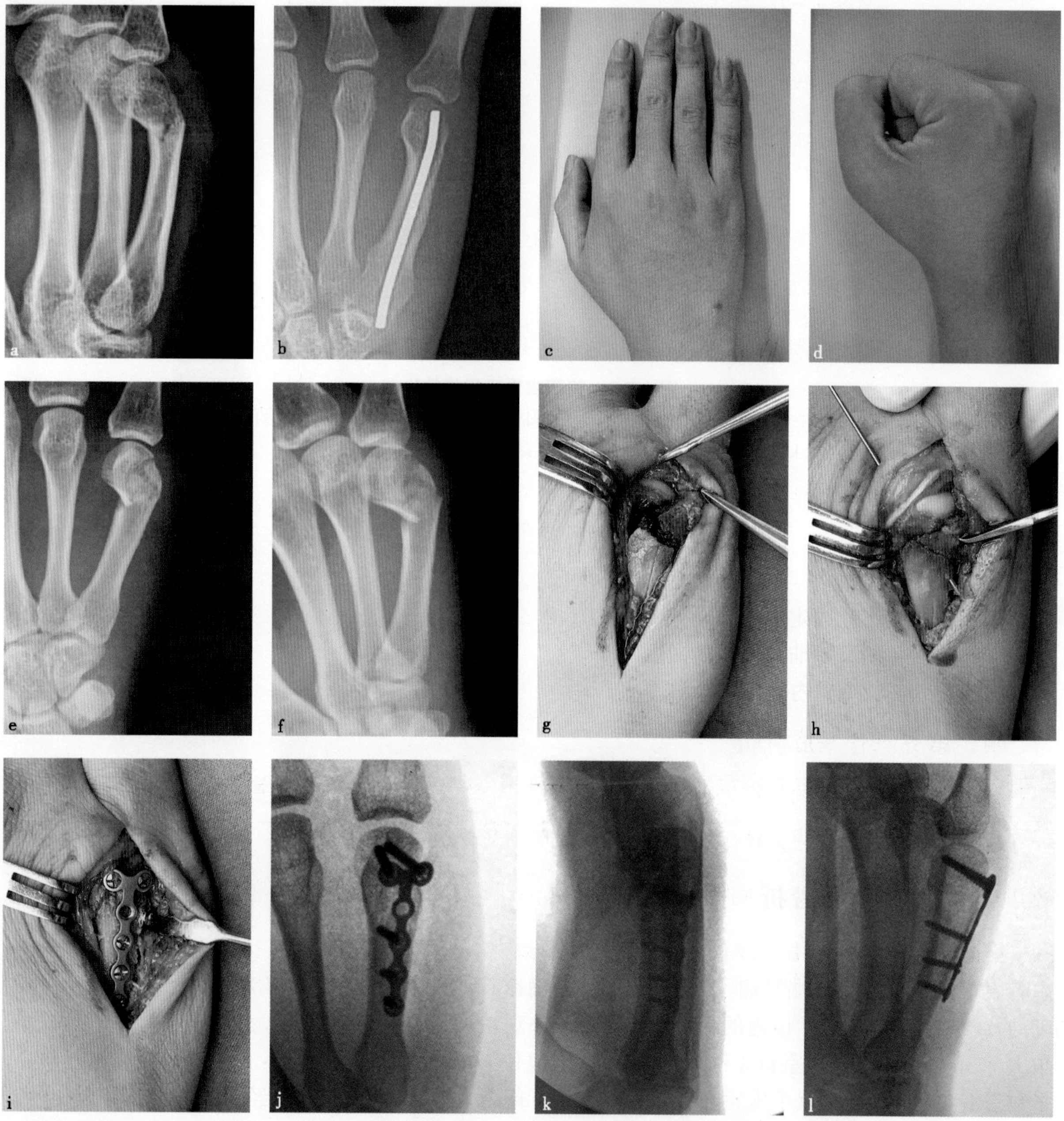

图 4-2-3　第五掌骨颈骨折的治疗

a. 第五掌骨颈骨折；b. 闭合复位经皮髓内针固定；c、d. 术后功能恢复情况；e、f. 第五掌骨颈粉碎骨折；g～l. 骨折切开复位，克氏针临时固定，微型钛板和螺钉固定骨折

（2）闭合复位和固定：在第五掌骨基底尺背侧，直径 2.5mm 克氏针钻开掌骨髓腔。髓内针通常选择直径 2.0mm 的克氏针，将克氏针钝头作为远端，距离钝头远端 1.0cm 处预弯 15°～20°。克氏针另一端折弯成弧形，便于把持。髓内针通过开髓处置入掌骨髓腔，向远端推进，透视显示接近骨折端时，将骨折闭合复位，若复位困难，可以利用髓内针对远骨折端进行撬拨复位。复位后继续推进髓内针通过骨折端，直至掌骨头下。透视确定骨折复位及髓内针位置满意后，剪除针尾，仅在骨皮质外保留 5mm，并将针尾置于皮下。

3. 微型钛板

（1）切口：第五掌骨颈背侧弧形或纵行直切口。

(2) 显露：伸肌腱浅层向两侧掀起皮瓣，沿小指指总伸肌腱和小指固有伸肌腱的间隙分离，并牵开伸肌腱。剥离骨膜，显露骨折端。

(3) 复位：牵开骨折端，清理血肿和瘢痕。利用骨膜起子撬开嵌插的骨折端，直视下复位，纠正骨折背侧成角。

(4) 固定：T 形钛板固定，透视位置满意后，关闭切口。

(三) 术后处理

1. 经皮克氏针固定术后，前臂尺侧 U 型石膏制动 4～6 周，掌指关节固定于屈曲 30°。通常术后 6 周拔针，开始免持重的功能锻炼。

2. 髓内针固定术后，前臂尺侧 U 型石膏制动 3～4 周，掌指关节固定于屈曲 30°。此后拆除石膏，开始非持重的功能锻炼，术后 6～8 周，X 线显示骨折初步愈合后门诊局麻下拔除髓内针，3 个月后开始正常持重。

3. 微型钛板固定术后，前臂掌托或尺侧 U 形固定 1～3 周。拆除石膏后开始非持重功能锻炼。多数钛板固定的患者存在不同程度的关节活动受限和肌腱粘连，术后 6 个月～1 年进行内固定物取出时，需要同时进行伸肌腱和背侧关节囊松解。

问 题 分 析

1. 第五掌骨颈骨折的手术指征？
2. 髓内针和微型钛板固定各自的优缺点？

四、第五掌骨基底骨折

第五掌骨基底骨折的受伤机制同第五掌骨颈骨折，均为轴向暴力所致。第五掌骨基底骨折也分为关节外骨折和关节内骨折。关节外骨折的治疗同第一掌骨基底关节外骨折。关节内骨折类似 Bennett 骨折，为不稳定骨折。掌骨基底的桡掌侧骨折块被掌骨基底间韧带和腕掌韧带固定并维持在原位，而第五掌骨由于尺侧腕伸肌的牵拉，向尺背侧脱位。关节内骨折闭合复位相对容易，但骨折复位维持困难。因此，多采用闭合复位克氏针固定或微型外固定架固定。克氏针固定时，1 枚克氏针固定骨折端，另 1 枚克氏针固定腕掌关节，并且术后需辅以石膏外固定 6 周。另一种常用的固定方式为微型外固定架固定，具体步骤详述如下。

手 术 要 点

(一) 手术指征

新鲜的第五掌骨基底关节内骨折，骨折端移位。

(二) 具体步骤

1. 微型外固定架预置　分别于第五掌骨干和钩骨置入 2 枚螺钉，透视确定螺钉位置满意，放置钉夹和连杆(图 4-2-4)。

2. 闭合复位　术中在轴向牵引小指同时，另一只手的拇指向桡掌侧推挤第五掌骨基底，并拧紧钉夹和连杆。分别透视正位、侧位和斜位，确定骨折复位情况。

3. 若未能达到解剖复位，需行切开复位。第五腕掌关节背侧切口，显露第五掌骨基底关节面，直视下复位骨折，克氏针固定，并辅以微型外固定架固定。

(三) 术后处理

微型外固定架固定 2 个月，拍片确定骨折愈合后，拆除外固定架。

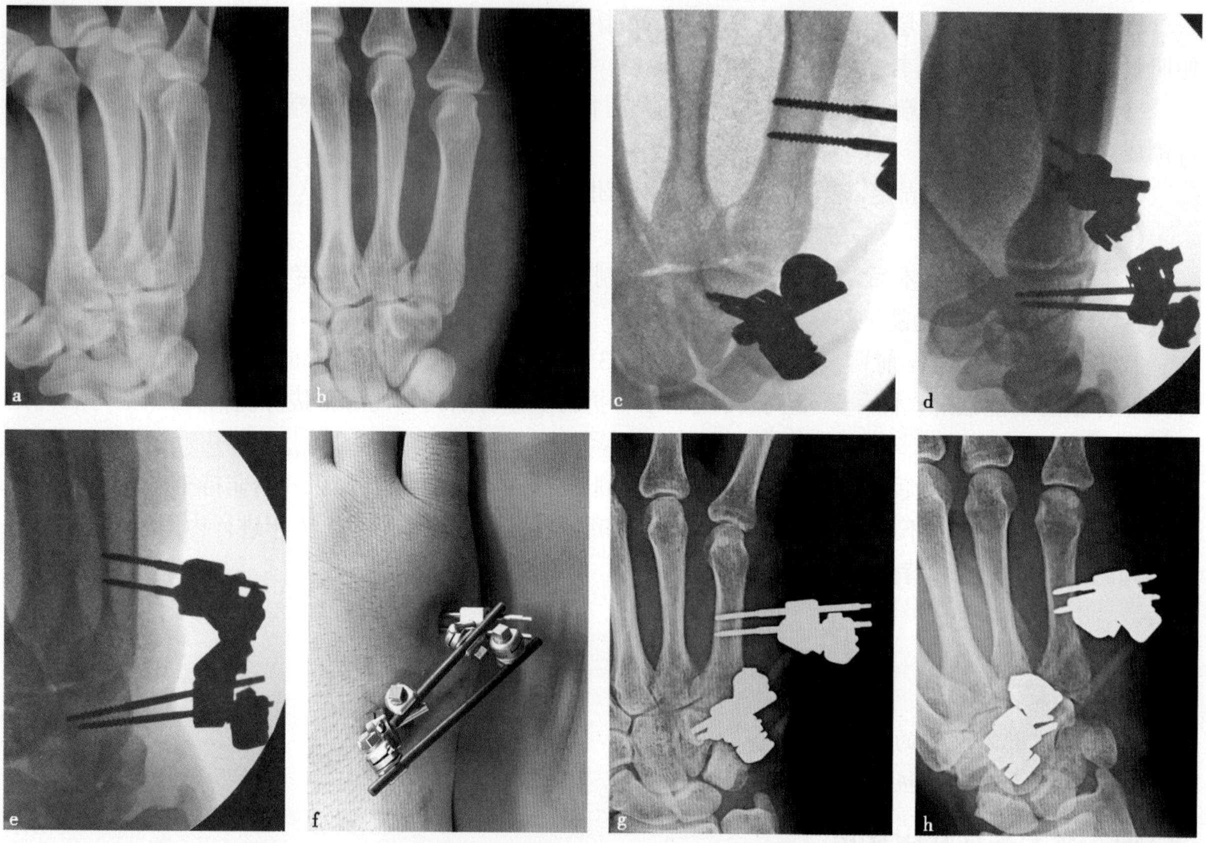

图 4-2-4 第五掌骨基底关节内骨折的治疗
a、b. 第五掌骨基底骨折；c～h. 骨折闭合复位，微型外固定架固定

问 题 分 析

第五掌骨基底关节内骨折的治疗原则？

第三节 指间关节脱位和侧副韧带损伤

一、指间关节脱位

指间关节为铰链关节，稳定装置包括骨关节的骨性结构、侧副韧带和掌板。指间关节脱位是急诊常见的创伤，近侧指间关节脱位较远侧指间关节脱位更为多见。临床表现为手指畸形，关节部位肿胀、疼痛，弹性固定，活动不能。部分患者在脱位后能够自行牵拉复位，就诊时仅表现为局部肿痛和活动受限。X 线显示多数指间关节脱位为背侧脱位（图 4-3-1、图 4-3-2），或背侧合并侧方脱位（图 4-3-3）。绝大多数指间关节脱位可以通过闭合复位外固定进行治疗。闭合复位时，术者一只手轴向牵拉脱位关节远端指节，同时另一只手的拇指向远端推挤脱向背侧的指骨基底。复位后疼痛和畸形明显减轻，指间关节能够主动屈伸活动。复位后需拍片证实，并排除合并撕脱骨折。多数指间关节背侧脱位并不合并侧副韧带损伤，因而复位后关节稳定，侧方开口试验阴性。复位后，石膏或支具伸直位固定手指 3 周，此后开始非持重的功能锻炼。对于背侧脱位合并侧方脱位的病例，复位后需要检查侧副韧带的损伤情况。若出现侧方开口试验阳性，则说明侧副韧带完全断裂，常需要手术治疗。另外，对于软组织嵌顿等因素所造成无法闭合复位的病例，也需要进行手术切开复位。

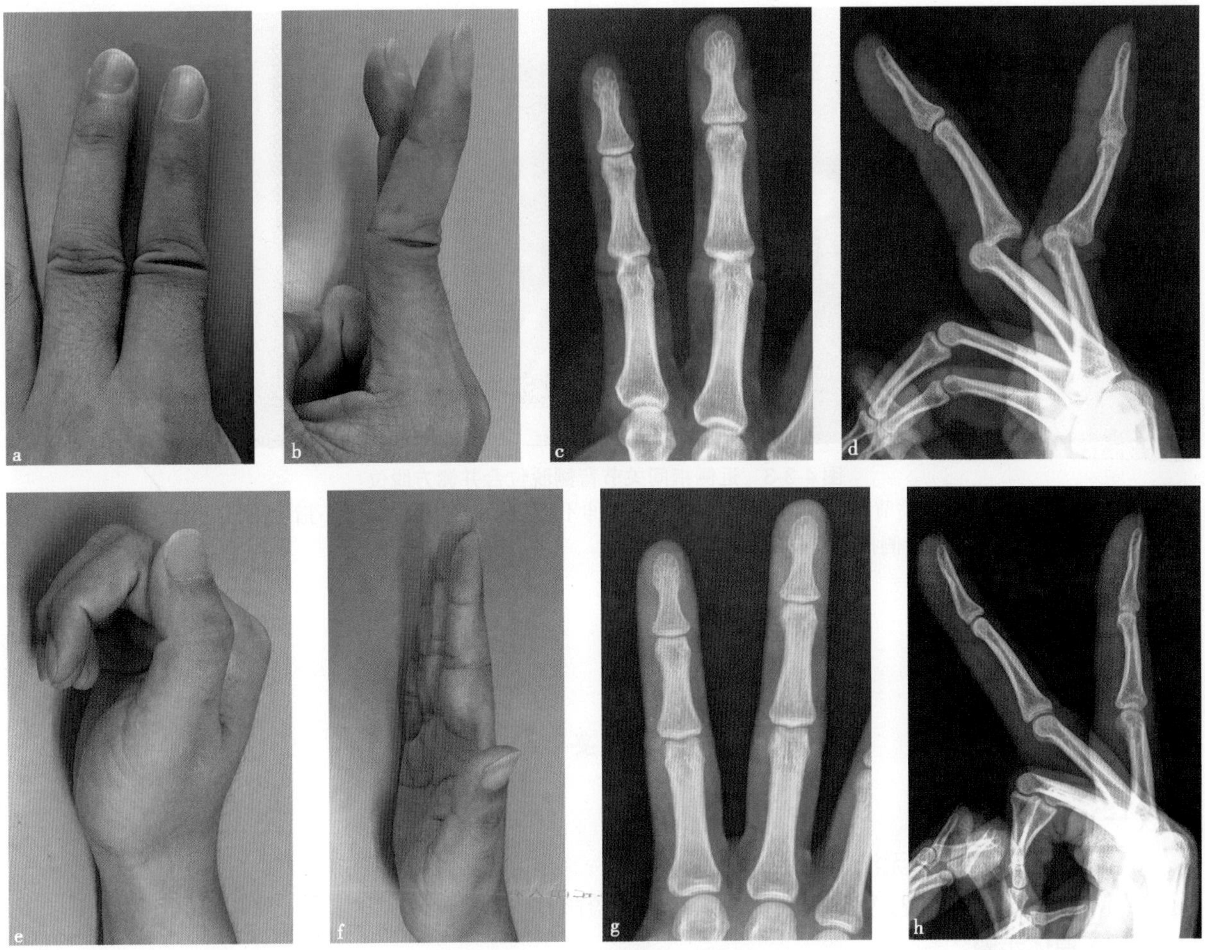

图 4-3-1　近侧指间关节背侧脱位

a、b. 示、中指近侧指间关节脱位，关节弹性固定，屈伸不能；c、d. X 线片显示，示、中指近侧指间关节背侧脱位；e、f. 脱位复位后，患者能够主动屈伸手指；g、h. X 线片显示复位后近侧指间关节恢复正常解剖关系

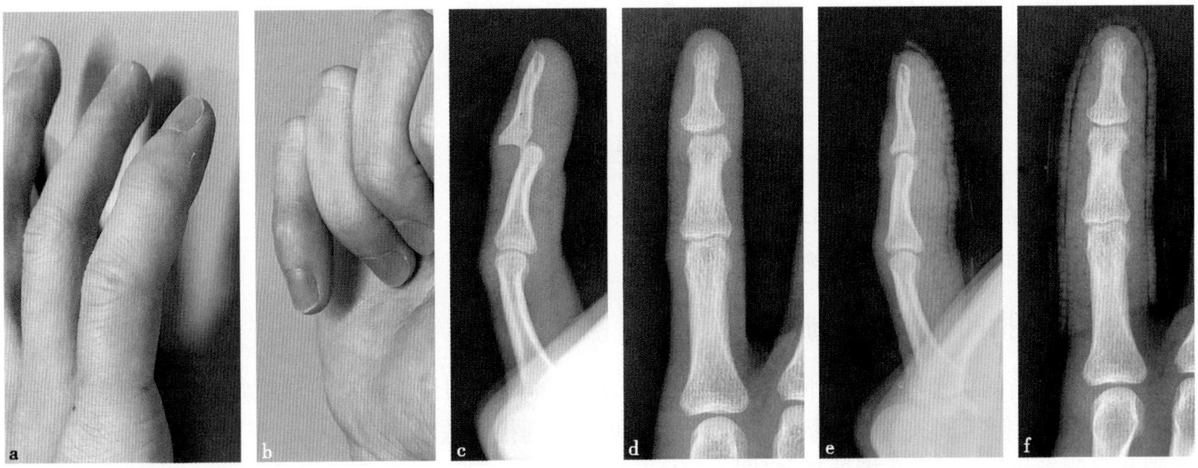

图 4-3-2　远侧指间关节背侧脱位

a、b. 小指远侧指间关节脱位，关节弹性固定，屈伸不能；c、d. X 线片显示小指远侧指间关节背侧脱位；e、f. X 线片显示复位后远侧指间关节恢复正常解剖关系

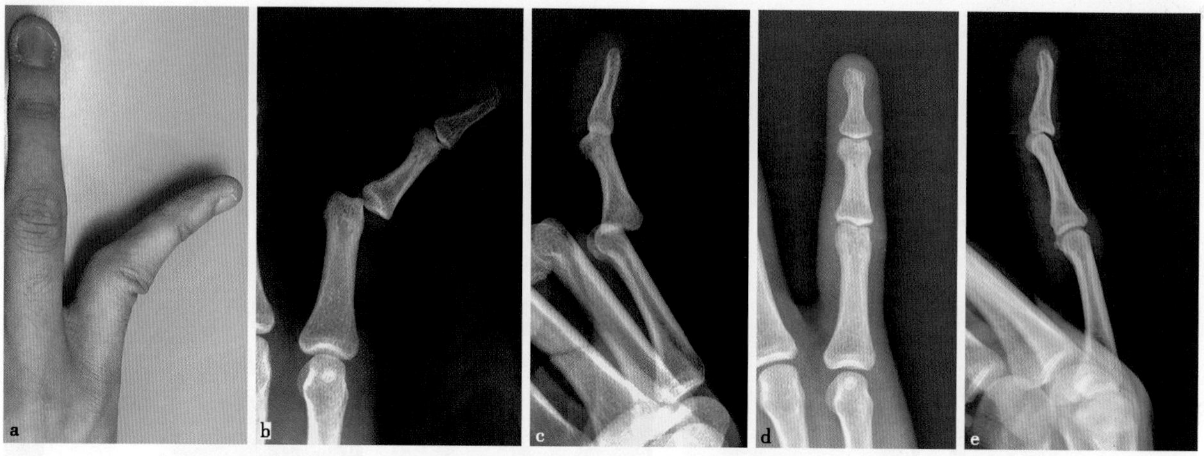

图 4-3-3　近侧指间关节背侧脱位合并侧方脱位

a. 小指近侧指间关节脱位，关节弹性固定，呈偏斜畸形，屈伸不能；b、c. X 线片显示小指近侧指间关节背侧和尺侧脱位；d、e. X 线片显示复位后近侧指间关节恢复正常解剖关系

手 术 要 点

（一）手术指征

1. 关节内组织嵌顿，无法闭合复位。

2. 侧副韧带完全断裂，复位后关节侧方开口试验阳性。

（二）具体步骤

1. 选择手指指间关节受累侧的侧正中切口。

2. 对于侧副韧带损伤的病例，行侧副韧带修复或韧带止点重建，具体见本节第 2 部分。

3. 对于关节内嵌顿软组织的病例，可以从关节囊背侧的破损处置入骨膜起子，将嵌顿的掌板、籽骨或关节囊复位，同时复位指间关节。

（三）术后处理

1. 侧副韧带损伤的患者术后处理见本节“二、近侧指间关节侧副韧带损伤”。

2. 软组织嵌顿患者复位后石膏或支具固定患指于伸直位 3 周。

问 题 分 析

1. 指间关节的稳定装置有哪些？

2. 闭合复位后，还需要进行哪些特殊检查？

二、近侧指间关节侧副韧带损伤

对于远侧指间关节和近侧指间关节而言，关节两侧的侧副韧带是维持关节稳定性的重要因素。在临床工作中，近侧指间关节侧副韧带损伤更为常见。近侧指间关节侧副韧带起于近节指骨髁部，斜向远端和掌侧走行，止于中节指骨基底（图 4-3-4）。

指间关节侧副韧带损伤分为部分损伤和完全损伤。部分损伤主要表现为局部肿痛，关节活动受限，但关节的侧方稳定性好，侧方开口试验阴性。完全损伤时，除局部肿痛和关节活动受限外，关节侧方稳定性差，侧方开口试验阳性，即冠状面折弯指间关节时，关节侧偏成角大于 20°（图 4-3-5）。X 线检查时，部分损伤患者无明显异常，而完全损伤患者可能出现指间关节半脱位。

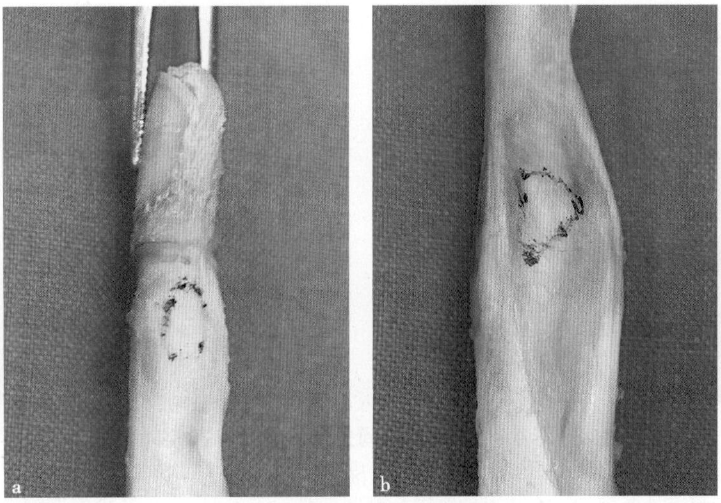

图 4-3-4　指间关节侧副韧带解剖

a. 远侧指间关节侧副韧带；b. 近侧指间关节侧副韧带，标示部分为大体所见的侧副韧带范围

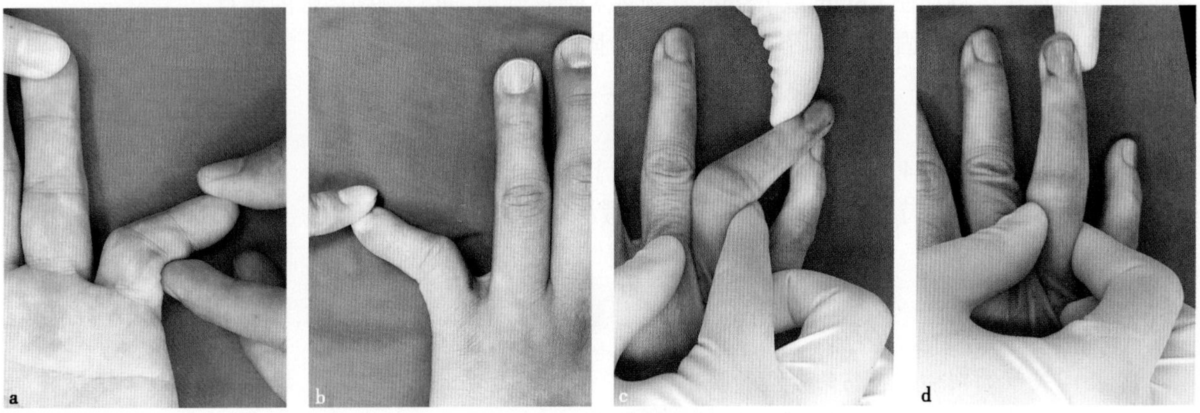

图 4-3-5　侧方开口试验

a、b. 小指近侧指间关节桡侧侧副韧带完全损伤，桡侧侧方开口试验阳性；c、d. 环指近侧指间关节桡侧侧副韧带完全损伤，桡侧侧方开口试验阳性，尺侧侧方开口试验阴性

部分韧带损伤的患者需行石膏或支具固定患指 3～4 周。完全损伤的患者多于指骨髁部起点部位撕脱，由于损伤后韧带回缩，瘢痕愈合的强度有限，患者远期可能残存局部疼痛，关节不稳定和过早出现关节退行性改变。因此，完全损伤患者需行手术治疗进行韧带修复。

手术要点

（一）手术指征

1. 新鲜损伤，受伤时间＜6 周。
2. 侧副韧带完全断裂，侧方开口试验阳性。

（二）具体步骤

以近侧指间关节侧副韧带完全性损伤的修复为例（图 4-3-6）。

1. 切口　以近侧指间关节为中心的手指侧正中切口。
2. 显露　向掌、背侧掀起皮瓣，显露侧副韧带的起点和止点，明确韧带损伤部位。

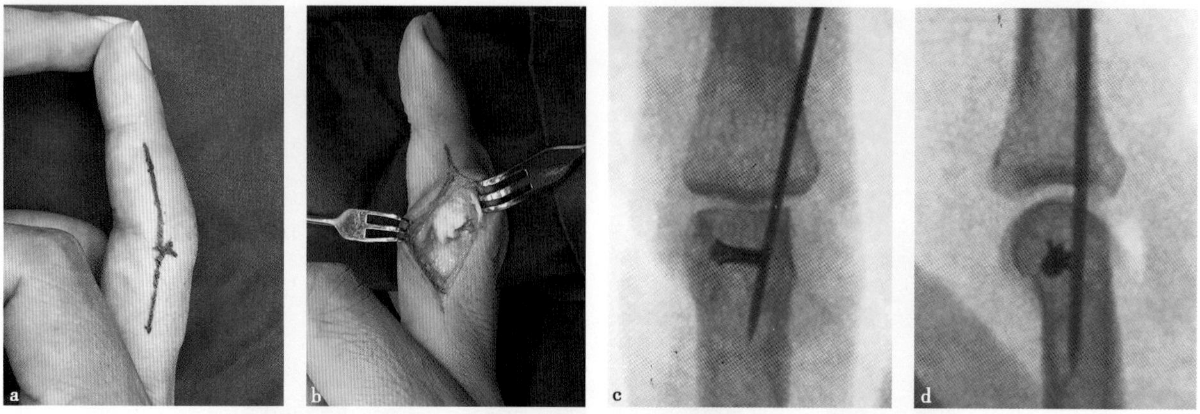

图 4-3-6 近侧指间关节侧副韧带修复

a. 标注点为术前查体压痛最显著部位，对应侧副韧带起点，皮肤切口为以近侧指间关节为中心的手指侧正中切口；b. 清除瘢痕，显示侧副韧带于起点处断裂；c、d. 利用骨锚进行侧副韧带起点重建，克氏针固定近侧指间关节于伸直位

3. 断端处理 清理侧副韧带断端处瘢痕和指骨髁部的瘢痕，使断端部位新鲜化。

4. 结构重建 将直径 1.6mm 或 1.8mm 骨锚置入指骨髁部，重建侧副韧带的起点。

5. 关节固定 检查固定牢固后，1.0mm 克氏针固定指间关节于伸直位。

6. 术毕石膏固定。

（三）术后处理

1. 石膏或支具固定 4 周，同时拔除固定指间关节的克氏针。

2. 术后 4 周开始免持重的指间关节屈伸功能锻炼，术后 3 个月正常使用。

问 题 分 析

1. 指间关节侧副韧带损伤的分型和临床特点？

2. 指间关节侧副韧带损伤的治疗原则？

第四节 掌指关节及腕掌关节损伤

一、掌指关节侧副韧带损伤

掌指关节侧副韧带损伤多见于拇指，可以分为部分损伤和完全损伤。伤后主要表现为掌指关节侧方，尤其是侧副韧带在起点部位的疼痛和肿胀，局部压痛明显。韧带部分损伤的患者，掌指关节在 0° 和屈曲 40° 位时，侧方开口试验均为阴性（成角小于 20°），关节稳定。对于该型病例，通过支具或石膏于伸直位固定 4～6 周，多数预后良好。

当拇指掌指关节侧副韧带为完全断裂时，按照受伤至就诊时间，分为新鲜和陈旧 2 种类型。新鲜拇指掌指关节侧副韧带损伤，伤后＜6 周，查体可见局部压痛和侧方开口试验阳性，X 线可以出现掌指关节半脱位（图 4-4-1）。当尺侧侧副韧带完全断裂后，拇收肌及其腱膜常间隔在韧带断端之间，影响愈合。掌指关节侧副韧带的新鲜损伤，多数可以直接修复，利用骨锚将侧副韧带的断端重新固定。陈旧的侧副韧带损伤是指伤后＞6 周的病例，此时韧带断端回缩，直接修复困难。可以采用的手术方式包括掌长肌腱移位侧副韧带重建、拇收肌止点前移，以及掌指关节融合等。本节主要介绍新鲜拇指掌指关节侧副韧带完全断裂的修复方法。

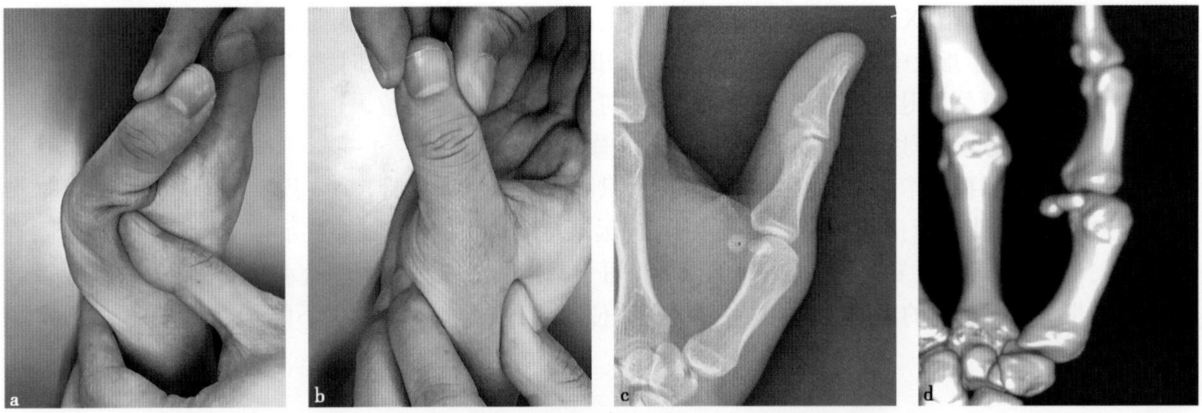

图 4-4-1　拇指掌指关节桡侧侧副韧带完全损伤的临床表现

a. 拇指掌指关节桡侧侧方开口试验阳性；b. 尺侧开口试验阴性；c、d. 掌指关节半脱位

手术要点

（一）手术指征

1. 新鲜损伤，受伤时间 <6 周。

2. 韧带完全断裂，侧方开口试验阳性。

（二）具体步骤

修复方式与指间关节侧副韧带的修复方式类似（见图 4-3-6）。本节以拇指掌指关节尺侧侧副韧带修复为例。

1. 切口　以拇指掌指关节为中心的尺侧侧正中切口。

2. 显露韧带断端　向掌、背侧掀起皮瓣，显露拇收肌及其止点。向掌尺侧牵开拇收肌，显露韧带的起点和止点。多数情况下，尺侧侧副韧带从位于掌骨头侧方的起点部位撕脱。

3. 韧带修复　在侧副韧带起点处，即距离掌指关节面 7～8mm，距离掌骨背侧缘 3～4mm 部位，清理骨面瘢痕及软组织，并在该部位置入 1.6～1.8mm 直径的骨锚 1 枚；清理侧副韧带断端瘢痕，利用骨锚上的缝线，采用水平褥式缝合的方法，将侧副韧带重新固定于韧带起点。

4. 关节固定　被动活动关节，确定韧带修复牢固后，掌指关节用 1 枚克氏针固定于伸直位。

5. 缝合皮肤切口　术毕行石膏或支具固定。

（三）术后处理

1. 术后石膏固定，术后 2 天拔除引流条。

2. 术后 4 周，拆除石膏并拔除克氏针，开始掌指关节屈伸功能锻炼。

3. 术后 3 个月，可以正常使用。

问题分析

拇指尺侧侧副韧带完全损伤后的临床表现和手术要点？

二、掌指关节绞索

掌骨头发育异常或退行性改变后，容易造成掌骨髁部和侧副韧带间发生嵌顿，导致掌指关节的伸直受限，这种情况称为掌指关节绞索。掌指关节绞索多见于示指，常见的诱发因素包括拧瓶盖、抓握把手等掌指关节屈曲尺偏的动作。按照发病机制，可以分为发育型和退变型。发育型多见于 30～40 岁女性，主要发生在示指，X 线可见掌骨髁部较正常人凸出或膨大（图 4-4-2）。退变型多见于 60 岁以上的老年女性，多累及示指及中指，X 线可见掌指关节明显的关节间隙变窄和骨赘生成（图 4-4-3）。

绝大多数发育型和退变型的掌指关节绞索均可通过手法进行复位。但复位后部分患者可能复发。对于反复绞索的患者，可以手术切除突出的骨赘和修整过大的髁部。

手法复位以示指掌指关节绞索为例。术者一只手固定手掌和掌骨，另一只手用拇指指腹按压掌指关节桡侧，其余四指将示指掌指关节偏向桡侧，向远端持续牵引的同时，伸直示指掌指关节。复位困难的掌指关节绞索，可以反复尝试。若仍不能复位，可于掌指关节内注入生理盐水 2ml，撑开关节囊，以解除侧副韧带与掌骨髁部的嵌顿，并再次进行手法复位，多可获得成功。若仍不能复位，考虑手术治疗。

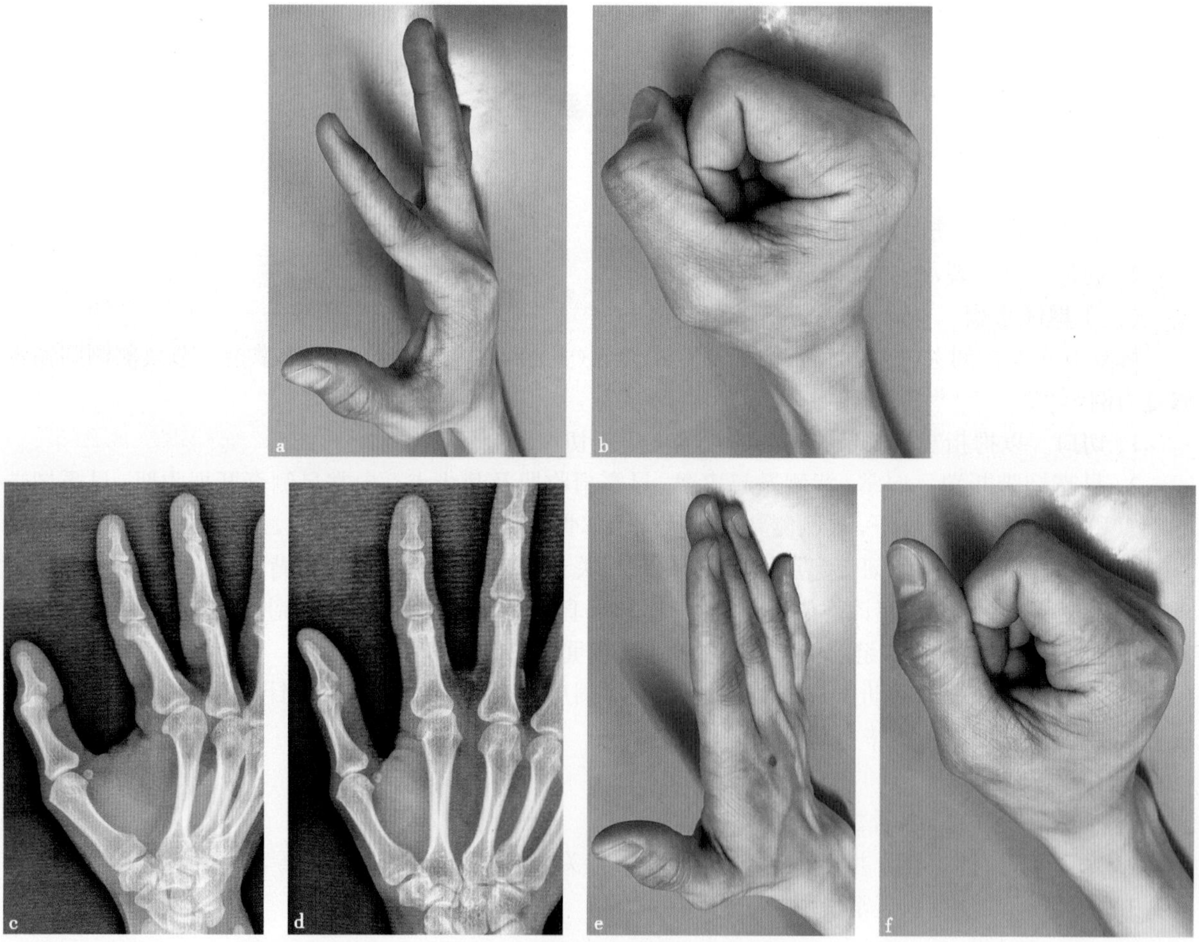

图 4-4-2 发育型掌指关节绞索

患者，女性，33 岁。a. 示指掌指关节主动和被动伸直受限；b. 掌指关节屈曲正常；c、d. X 线显示掌骨头的髁部较大，凸出明显；e、f. 手法复位后，示指掌指关节屈伸活动正常

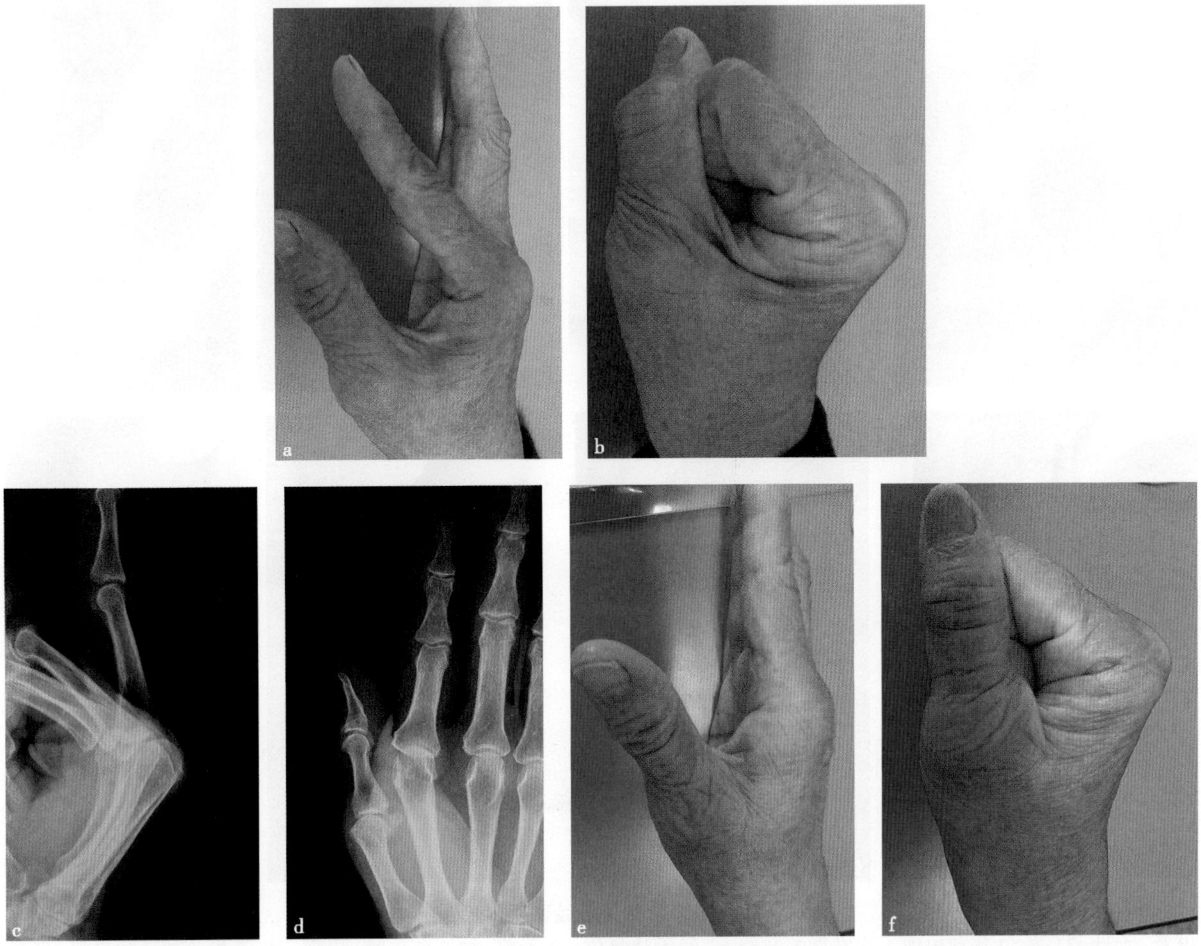

图 4-4-3　退变型掌指关节绞索

患者，女性，71 岁。a. 示指掌指关节主动和被动伸直受限；b. 掌指关节屈曲正常；c、d. X 线显示，示指掌指关节退变明显，关节间隙变窄，掌骨髁部骨赘生成；e、f. 手法复位后，示指掌指关节屈伸活动正常

手 术 要 点

（一）手术指征

1. 保守治疗不能复位。

2. 反复发生绞索，明确存在异常的解剖因素。

（二）具体步骤

1. 切口　设计并切取掌指关节桡侧侧方正中切口，或以压痛明显处为中心设计侧方正中切口（图 4-4-4）。

2. 显露侧副韧带　切开皮肤及皮下组织，暴露侧腱束，向背侧牵开侧腱束，显露侧副韧带。

3. 修整髁部　手指触及掌骨头髁部明显的凸出部分，用咬骨钳咬除该骨性突起。分别在手指桡偏和尺偏的情况下被动屈伸掌指关节，确定是否还存在绞索的因素。

（三）术后处理

术后无须制动，免持重保护 6 周。

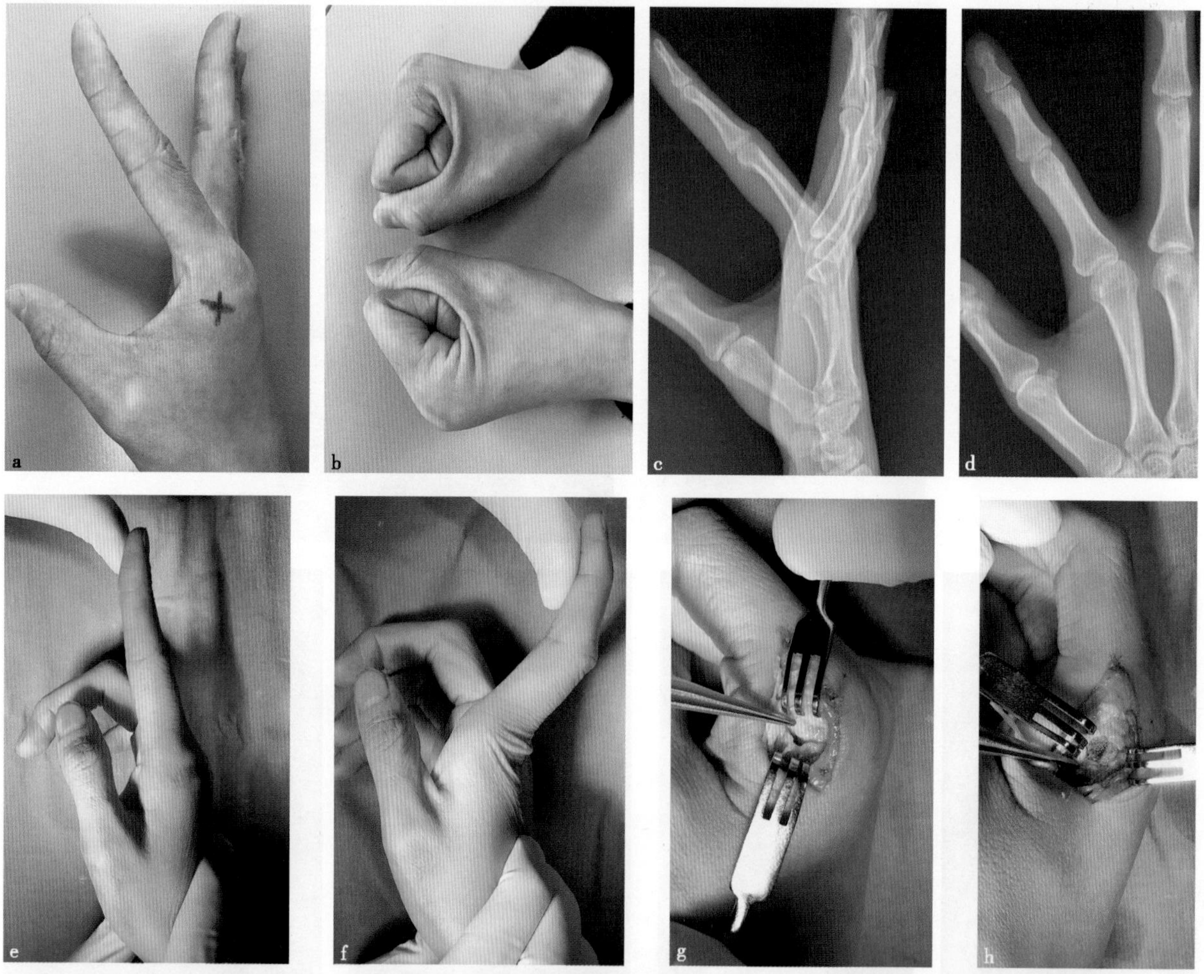

图 4-4-4 掌指关节绞索手术治疗

患者，女性，31 岁，2 年前出现 1 次掌指关节绞索，经手法复位。3 天前，拧开瓶盖时，出现示指掌指关节活动受限，经多次手法复位未能纠正。a. 示指掌指关节主动和被动伸直受限，掌骨头桡侧局部压痛；b. 掌指关节屈曲正常；c、d. X 线显示第二掌骨头的髁部较大，凸出明显；e. 臂丛麻醉后，绞索仍未复位，示指掌指关节背伸受限；f. 掌指关节关节腔注射 2ml 生理盐水，关节绞索解除，掌指关节能够充分背伸。然而，当手指尺偏时，掌指关节仍出现绞索和弹响；g. 切取掌指关节桡侧侧方正中切口，显露掌骨头髁部，探查见局部凸出明显；h. 咬除凸出的骨性部分，掌指关节活动无障碍

问题分析

1. 掌指关节绞索的病因及分型？
2. 手法复位的动作要领？

三、腕掌关节脱位

腕掌关节的脱位主要见于第五腕掌关节。由于第五掌骨基底对应的钩骨远端关节面向尺侧倾斜，因此当握拳位击打硬物或其他机制导致轴向应力沿第五掌骨向近端传导时，第五腕掌关节容易发生尺背侧脱位。

结合病史、查体和 X 线片可以确诊，患者主要表现为手掌尺侧肿痛，腕掌关节水平压痛。X 线正位显示第五掌骨基底向尺侧移位，腕掌关节间隙消失；斜位和侧位可见掌骨不平行征，即第五掌骨干和其他第二～四掌骨的夹角大于 15°。

多数情况下，通过手法复位和 4 周左右的外固定能够获得满意的疗效（图 4-4-5），但对于无法闭合复位或复位后位置无法维持的病例，需要进行手术治疗。

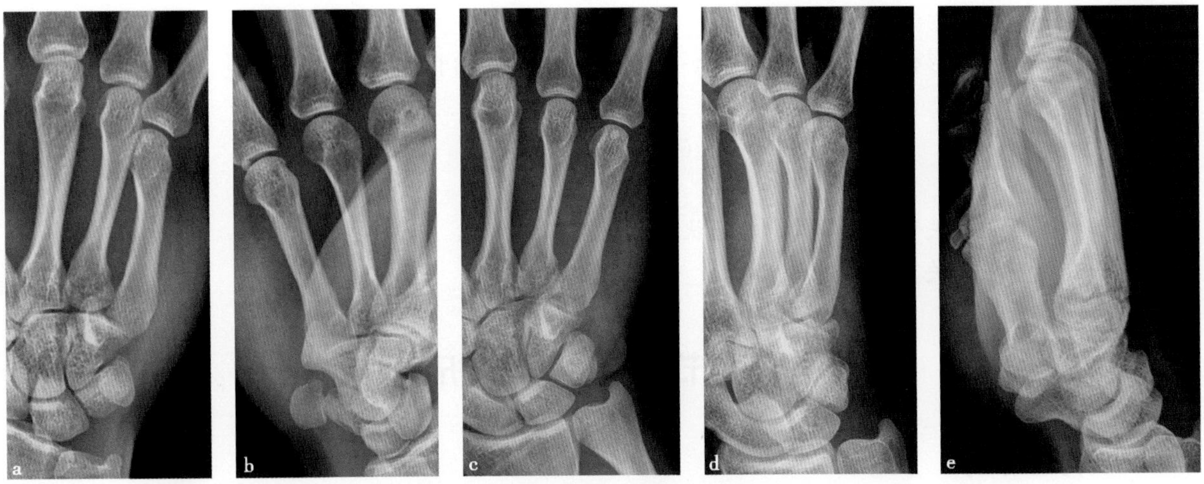

图 4-4-5　第五腕掌关节脱位手法复位

a. 正位显示腕掌关节间隙消失，第五掌骨基底向尺侧移位；b. 斜位可见腕掌关节间隙消失；c. 复位后，正位显示腕掌关节恢复正常对位和腕掌关节间隙；d、e. 斜位和侧位显示掌骨干“平行”恢复

手术要点

（一）手术指征

1. 闭合复位位置不满意。

2. 闭合复位后，位置无法维持。

3. 陈旧腕掌关节脱位。

（二）具体步骤

1. 试行闭合复位　轴向牵引小指同时向桡掌侧推挤第五掌骨基底，若透视位置满意，1 枚或 2 枚克氏针经皮固定第五腕掌关节（图 4-4-6）。

2. 若闭复不成功，则需行切开复位。第五腕掌关节尺背侧弧形或纵行切口，保护并牵开尺神经腕背支和小指固有伸肌腱，暴露第五腕掌关节，直视下清理关节内的软组织和瘢痕，关节复位后，1 枚或 2 枚克氏针固定第五腕掌关节。

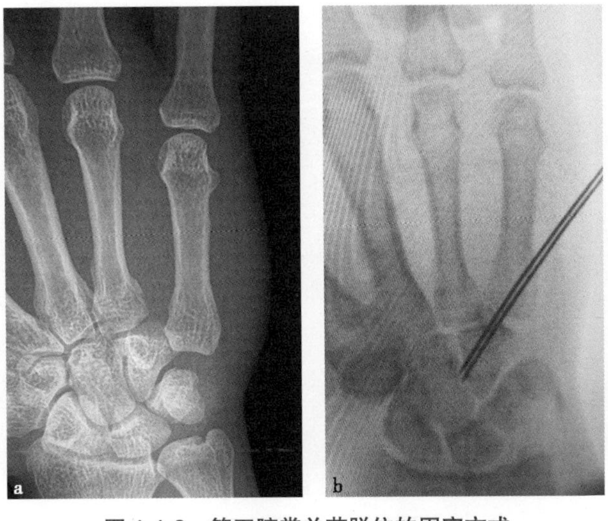

图 4-4-6　第五腕掌关节脱位的固定方式

a. 第五腕掌关节脱位，复位前正位；b. 复位后，2 枚克氏针经皮固定第五腕掌关节

（三）术后处理

术后辅以尺侧U形石膏或支具固定，4～6周拔针，此后开始非持重功能锻炼。

问题分析

1. 如何鉴别腕掌关节脱位与钩骨的冠状面骨折？
2. 如何判断腕掌关节是否复位？

第五节 腕骨骨折

一、舟骨骨折

舟骨位于近排腕骨桡侧，是远、近排腕骨的枢纽和桥梁，其形态学、运动学和生物力学地位特殊（图4-5-1、图4-5-2）。舟骨骨折是腕部最常见的骨折，占所有腕部骨折的50%～60%。

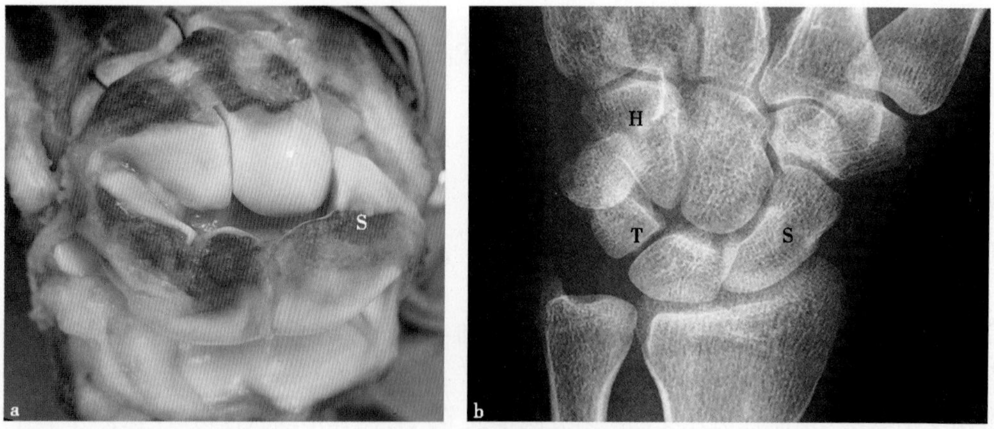

图4-5-1 舟骨的位置

a、b. 舟骨（S）位于近排腕骨桡侧，H：钩骨；T：三角骨

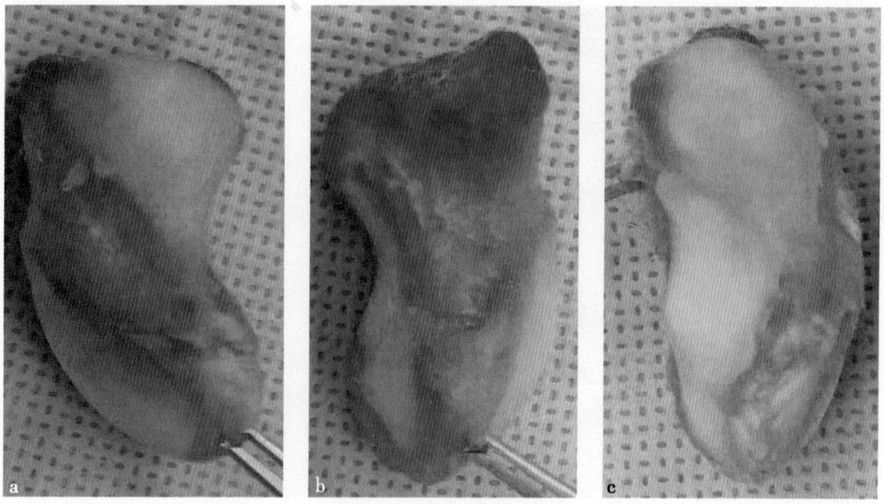

图4-5-2 舟骨的形态

舟骨形态不规则。a. 舟骨背侧观；b. 舟骨掌侧观；c. 舟骨尺侧观。图上方为舟骨远端，下方为舟骨近端

舟骨的血供主要来源于桡动脉，滋养血管分别从舟骨腰部的背侧脊和舟骨结节部的滋养孔进入舟骨。舟骨近端 70% 血供来自舟骨腰部背侧脊的滋养血管，舟骨远端 30% 血供来自掌侧舟骨结节部的滋养血管。因此当舟骨腰部或近 1/3 骨折时，可能会伤及舟骨腰部的滋养血管，导致舟骨近极的缺血坏死和骨折的延迟愈合。

舟骨骨折患者多有明确的腕部外伤史，就诊时主诉腕部桡侧疼痛、肿胀和活动受限，少数骨折稳定的患者疼痛症状相对较轻。查体可见腕关节桡侧肿痛，绝大多数患者解剖鼻烟壶处压痛明显。X 线检查时需要进行多个体位的投照，包括：正位、侧位、舟骨位、旋前斜位和旋后斜位。舟骨骨折中 20% 为隐匿性骨折，若 X 线检查仍不能确诊，但临床高度怀疑存在舟骨骨折时，则需要进一步行腕关节 CT 检查，扫描的平面包括：冠状面、横断面、矢状面、舟骨轴位，其中舟骨轴位对于判断骨折的部位和形态最为重要（图 4-5-3）。

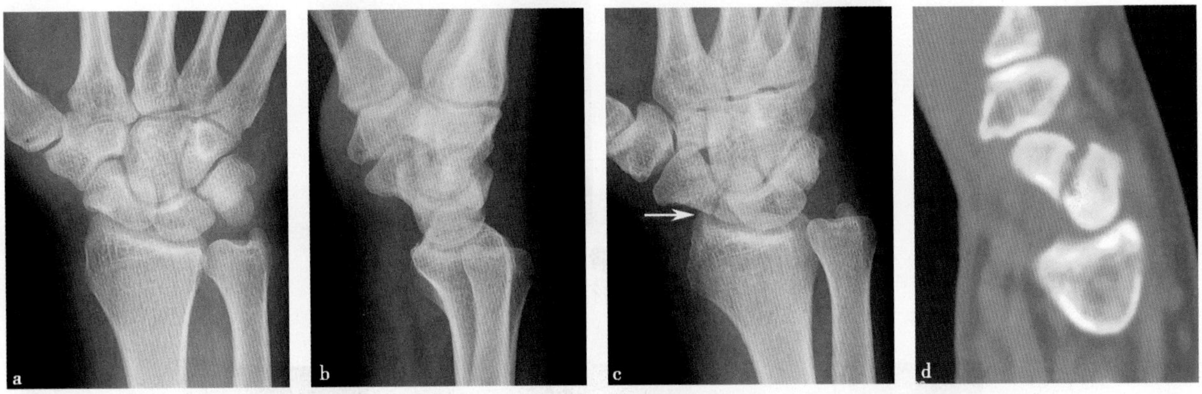

图 4-5-3 舟骨骨折的影像学诊断

多体位 X 线片和 CT 是诊断舟骨骨折的重要依据。a、b. 该病例中，腕关节后前位和侧位并未见明显舟骨骨折；c、d. 旋前斜位和 CT 可见舟骨腰部骨折（箭头）

舟骨骨折治疗方案的选择与舟骨骨折的类型有关。目前临床最常用的舟骨骨折分型为 1984 年 Herbert 和 Fisher 进行的分型。该分型将舟骨骨折分为四型，A 型为急性稳定型，包括舟骨结节骨折和没有移位的舟骨腰部骨折；B 型为急性不稳定骨折，包括舟骨远 1/3 斜行骨折、移位的舟骨腰部骨折、舟骨近极骨折、舟骨骨折脱位，以及粉碎骨折；C 型为骨折延迟愈合，是指舟骨骨折超过 6 周仍无愈合迹象；D 型为骨折不愈合，包括纤维性不愈合和硬化性不愈合。此外，1980 年 Cooney 有关不稳定舟骨骨折的定义也具有很强的临床指导意义。其不稳定舟骨骨折的类型包括：任何形式骨折移位≥1mm；舟月角 > 60° 或头月角 > 15°；侧位舟骨曲度 > 35°；骨缺损或粉碎性骨折；背侧嵌入体不稳定（dorsal intercalated segment instability，DISI）；近极骨折；经舟骨月骨周围脱位。

稳定新鲜的舟骨骨折多采用保守治疗的方式。利用拇人字管型石膏或支具固定 6～8 周，定期拍摄 X 线片，直至 CT 和查体明确骨折愈合（图 4-5-4）。

不稳定新鲜舟骨骨折需要行手术治疗，手术方式包括闭合复位内固定、关节镜辅助下复位内固定、切开复位内固定。目前临床上常用的内固定物为克氏针和无头加压螺钉，其中后者固定牢固，对骨折断端具有加压作用，便于患者进行早期的功能锻炼，可以作为不稳定新鲜骨折首选的固定方式。通常情况下，舟骨远极和腰部骨折选择从掌侧的舟骨远端置入螺钉，舟骨近极骨折选择从背侧的舟骨近端置入螺钉。

当舟骨骨折 6 个月仍无愈合迹象，骨折线清晰，并且骨折端出现硬化时，称为舟骨骨折不愈合。舟骨骨折不愈合通常表现为腕关节桡背侧肿痛，腕关节屈、伸活动受限（图 4-5-5）。随着病程的进展，逐渐出现创伤性骨关节炎，即舟骨骨折不愈合进行性塌陷（scaphoid nonunion advanced collapse wrist，SNAC 腕）。长期舟骨骨折不愈合的病例中，由于舟骨骨折端掌侧缘存在不同程度的骨质缺损，常常表现为“驼背畸形”。因此，治疗时在清除硬化端的同时，需要进行充分植骨和掌侧的支撑。多数情况下，我们选择掌侧入路，清除硬化骨端后，取髂骨松质骨填充两侧，并将带有皮质骨的髂骨块从掌侧置入骨折端。选择 2～3 枚克氏针或无头加压螺钉固定。若舟骨骨折不愈合出现创伤性关节炎表现，治疗方式详见第十五章第四节“腕关节骨关节炎”。

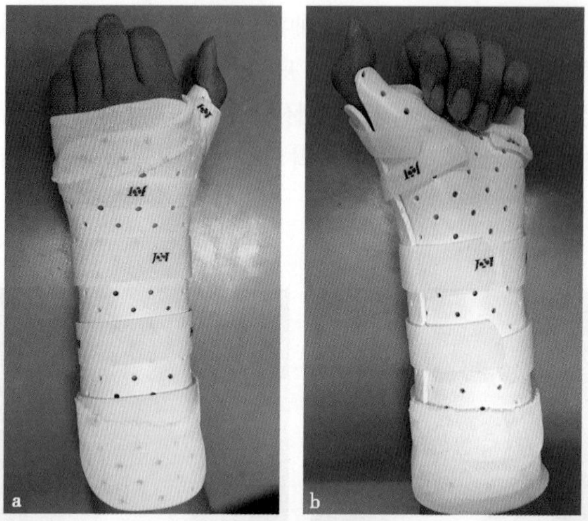

图 4-5-4 舟骨骨折的保守治疗

a、b. 舟骨骨折保守治疗需行拇人字石膏或支具固定

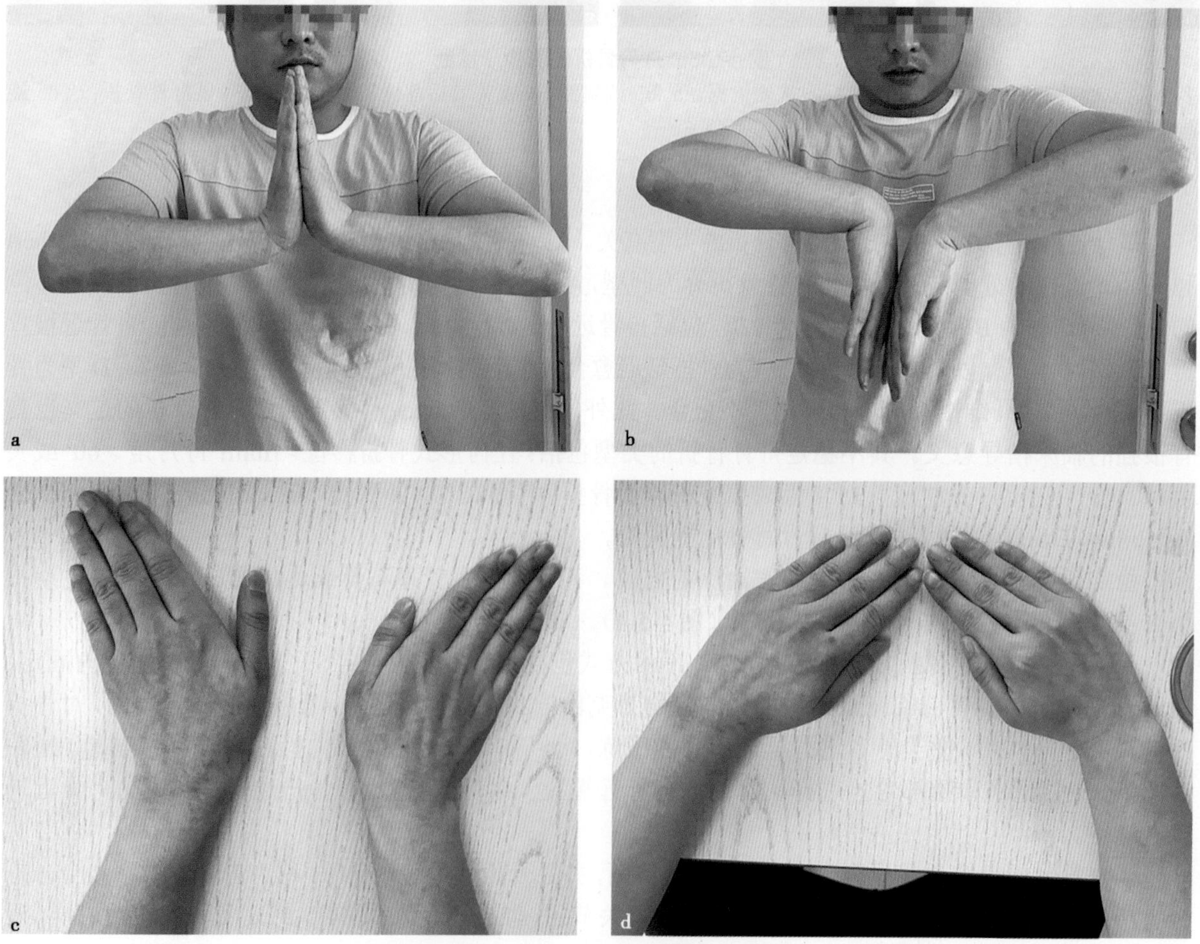

图 4-5-5 舟骨骨折不愈合的临床表现

a～d. 腕关节桡背侧肿痛，腕关节屈、伸活动受限。若合并创伤性骨关节炎，则疼痛和活动受限将进一步加剧

手术要点

(一) 掌侧经皮无头加压螺钉固定

1. 手术指征　不稳定的新鲜舟骨骨折。

2. 具体步骤

(1) 闭合复位：通过背伸和旋后腕关节多可以复位舟骨骨折(图 4-5-6)。

(2) 置入导针和防旋针：透视下确定骨折复位后，经大多角骨从舟骨远端平行置入两枚导针，术中多体位透视，选择位置更为居中的导针作为无头加压螺钉的导针，另一枚导针作为防旋针。

(3) 置入螺钉：将无头加压螺钉的导针进一步钻入至桡骨远端或穿出桡骨远端，避免后续操作中不慎将该导针拔出。透视下，空心钻头沿导针钻孔，直至通过骨折端 2～3mm。选择直径 3.5mm，长度 16～22mm 的无头加压螺钉固定骨折。固定完毕需要多体位透视，包括后前位、侧位、旋前斜位和旋后

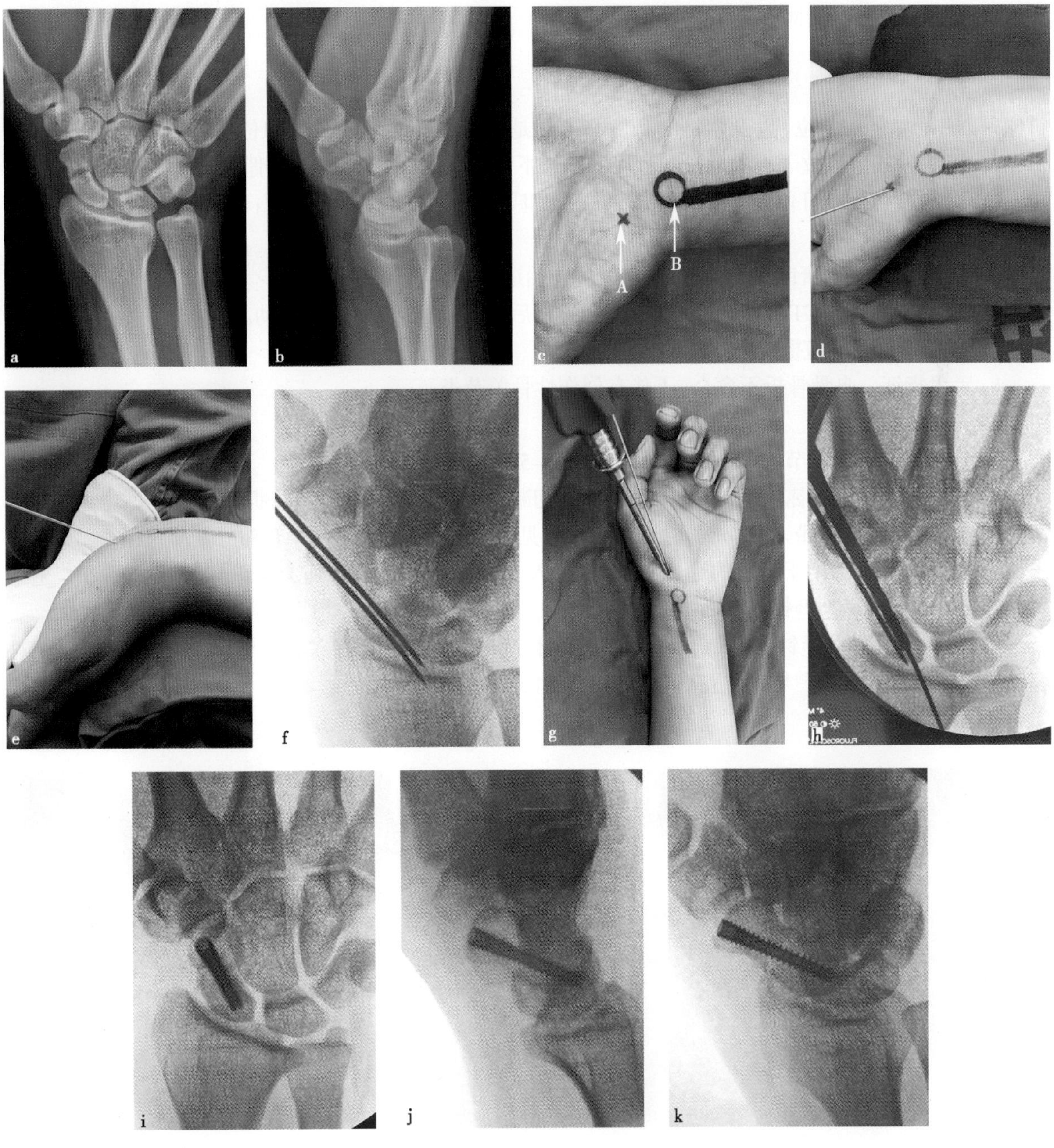

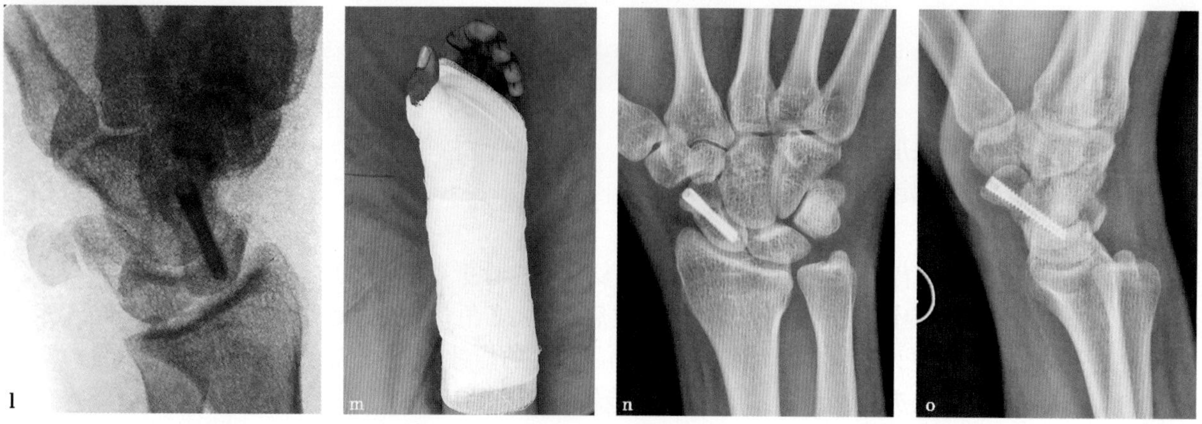

图 4-5-6 掌侧经皮无头加压螺钉固定

a、b. 舟骨腰部骨折，轻度移位；c. A：导针的进针点，B：舟骨结节；d、e. 腕关节背伸和旋后，骨折复位后，平行置入 2 枚克氏针，一枚作为导针，另一枚作为防旋针；f. 导针和防旋针要求完全平行，并且间距大于 2mm；g、h. 空心钻头沿导针钻孔，直至通过骨折端 2～3mm；i～l. 拧入螺钉后，分别于后前位、侧位、旋前斜位和旋后斜位多体位透视，确定螺钉的长度和位置；m. 拇人字石膏固定；n、o. 术后 X 线片

斜位，以明确骨折的复位，以及螺钉的长度和位置是否合适。螺钉的长度和位置需要满足以下条件，①长度：螺钉两端分别位于舟骨远极和近极的软骨下骨水平；②位置：位于舟骨轴线的中部 1/3 区域。

（4）骨折复位和螺钉位置满意后，拔除防旋针和导针，包扎伤口，拇人字石膏固定。

3. 术后处理

（1）术后拇人字石膏或支具固定 6 周，此后开始进行非持重的功能锻炼。

（2）术后 3 个月行 CT 检查，证实骨折完全愈合后，可以逐步恢复正常活动。

（二）掌侧切开复位植骨内固定

1. 手术指征　舟骨骨折不愈合，不伴有创伤性骨关节炎。

2. 具体步骤

（1）切口：以舟骨结节为中心的弧形切口（图 4-5-7、图 4-5-8）。

（2）显露骨折端：显露桡动脉掌浅支，并结扎切断。向尺侧牵开桡侧腕屈肌腱，显露腕掌侧关节囊。切开关节囊及关节囊韧带，显露舟骨骨折断端。可见骨折端明显硬化，并伴有部分骨质缺损。

（3）骨端处理：分别于舟骨的远、近端掌侧置入 1 枚 1.2mm 克氏针作为操纵杆，向两端牵开，充分暴露硬化端。利用微型磨钻切除两端硬化的骨质，直至正常松质骨，并用微型摆锯修整骨折边缘。

（4）置入导针和防旋针：植骨前首先经大多角骨从舟骨远端平行置入 2 枚导针，从骨折端可以相对容易地判断导针的位置。导针位置满意后，将其撤回至舟骨远断端备用。

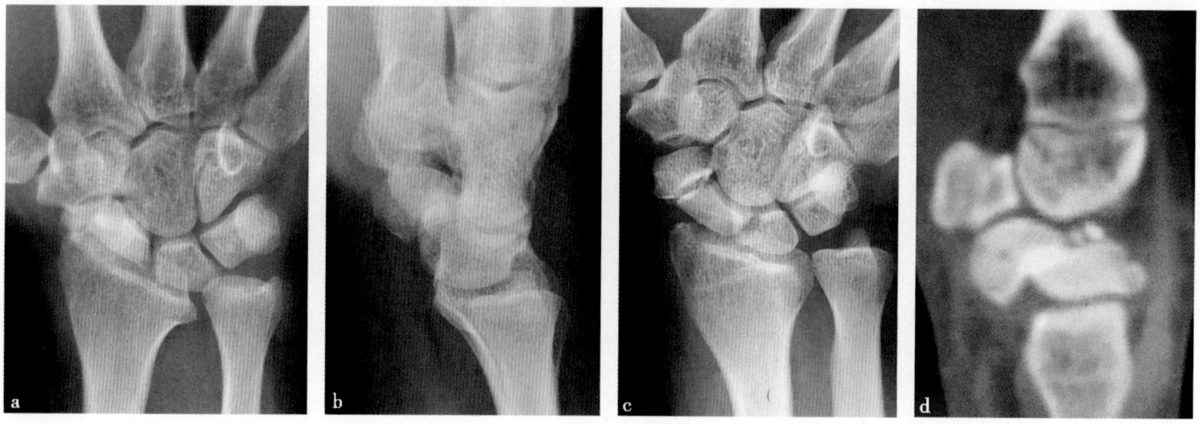

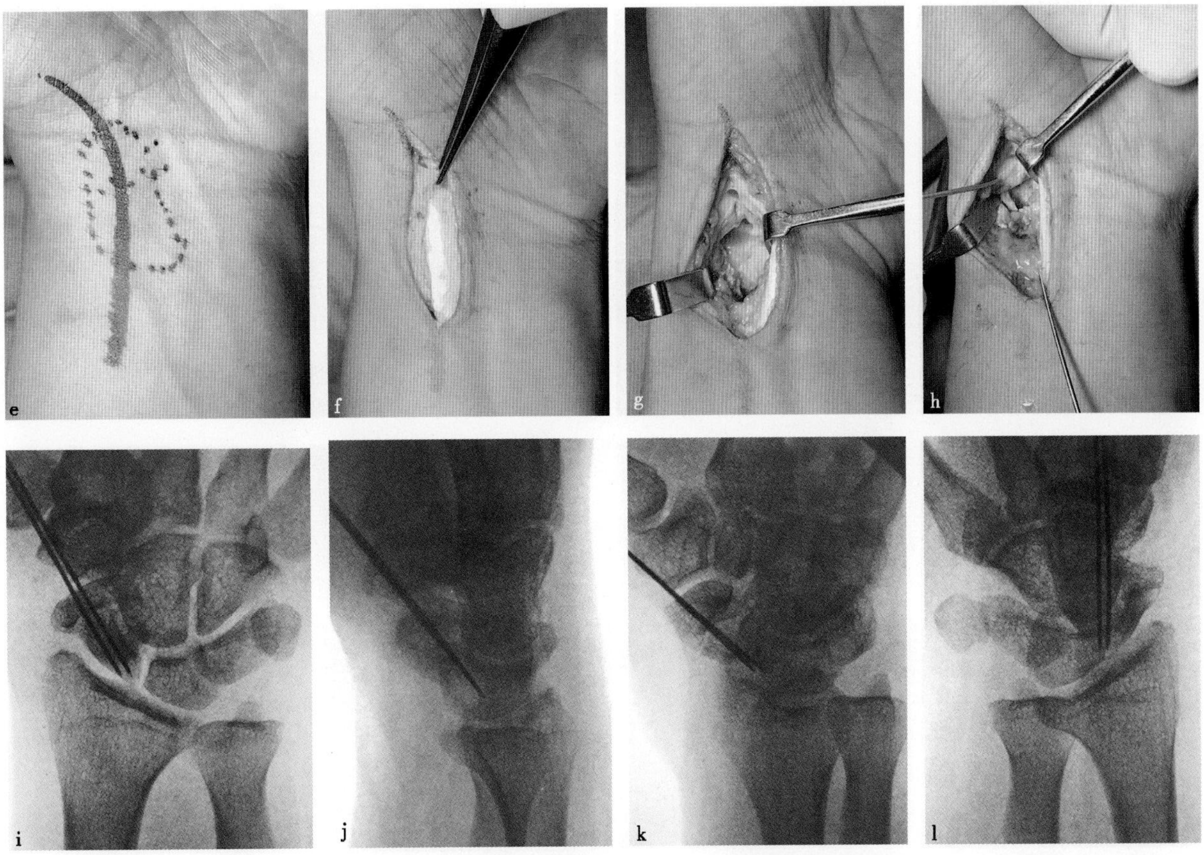

图 4-5-7　舟骨骨折不愈合掌侧切开复位植骨克氏针固定

a～d. 舟骨腰部骨折不愈合，骨折端硬化明显；e. 以舟骨结节为中心的掌侧弧形切口；f. 结扎切断桡动脉掌侧支，暴露桡侧腕屈肌腱；g. 将桡侧腕屈肌腱向尺侧牵开，切开腕掌侧关节囊和关节囊韧带，暴露骨折端，探查见骨折端明显硬化；h. 微型磨钻打磨硬化端至正常骨质；i～l. 植骨并行克氏针固定后，分别从后前位、侧位、旋前斜位和旋后斜位多体位透视，确定克氏针的长度和位置

（5）植骨：取对侧髂骨植骨。首先将松质骨植入舟骨的远、近端，填充压实。根据舟骨掌侧的缺损范围，将带皮质的髂骨块修整为厚度 5～6mm，宽度 8～10mm。髂骨块植入，皮质骨部分置于掌侧作为结构性支撑。

（6）固定：可以选择多枚克氏针固定或 1 枚无头加压螺钉固定。克氏针选择直径 1.0mm，2～3 枚固定。无头加压螺钉选择直径 3.5mm，长度 16～22mm。螺钉置入时，注意保持髂骨块的复位，利用螺钉对舟骨远、近段的加压作用，进一步将髂骨块牢固的固定。植骨块固定后，可以用微型摆锯修整突出的髂骨块。

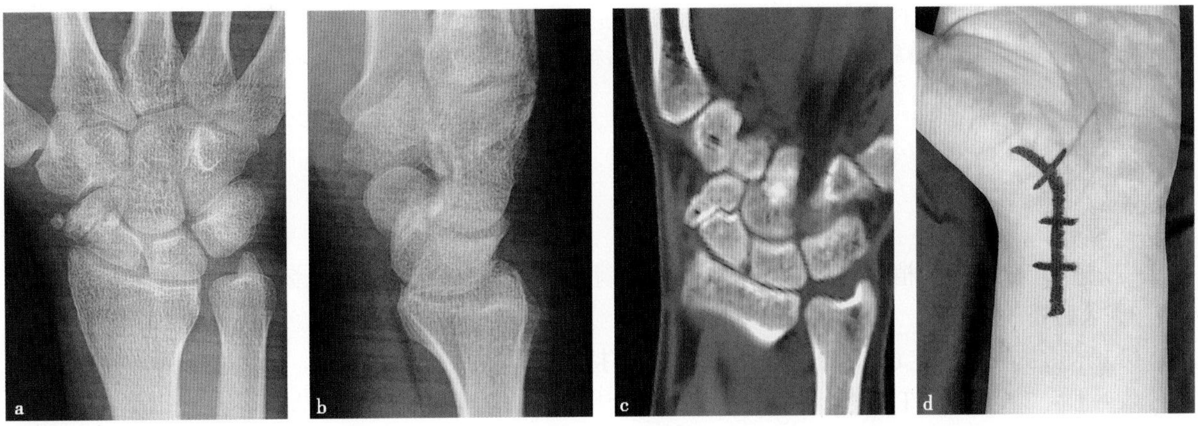

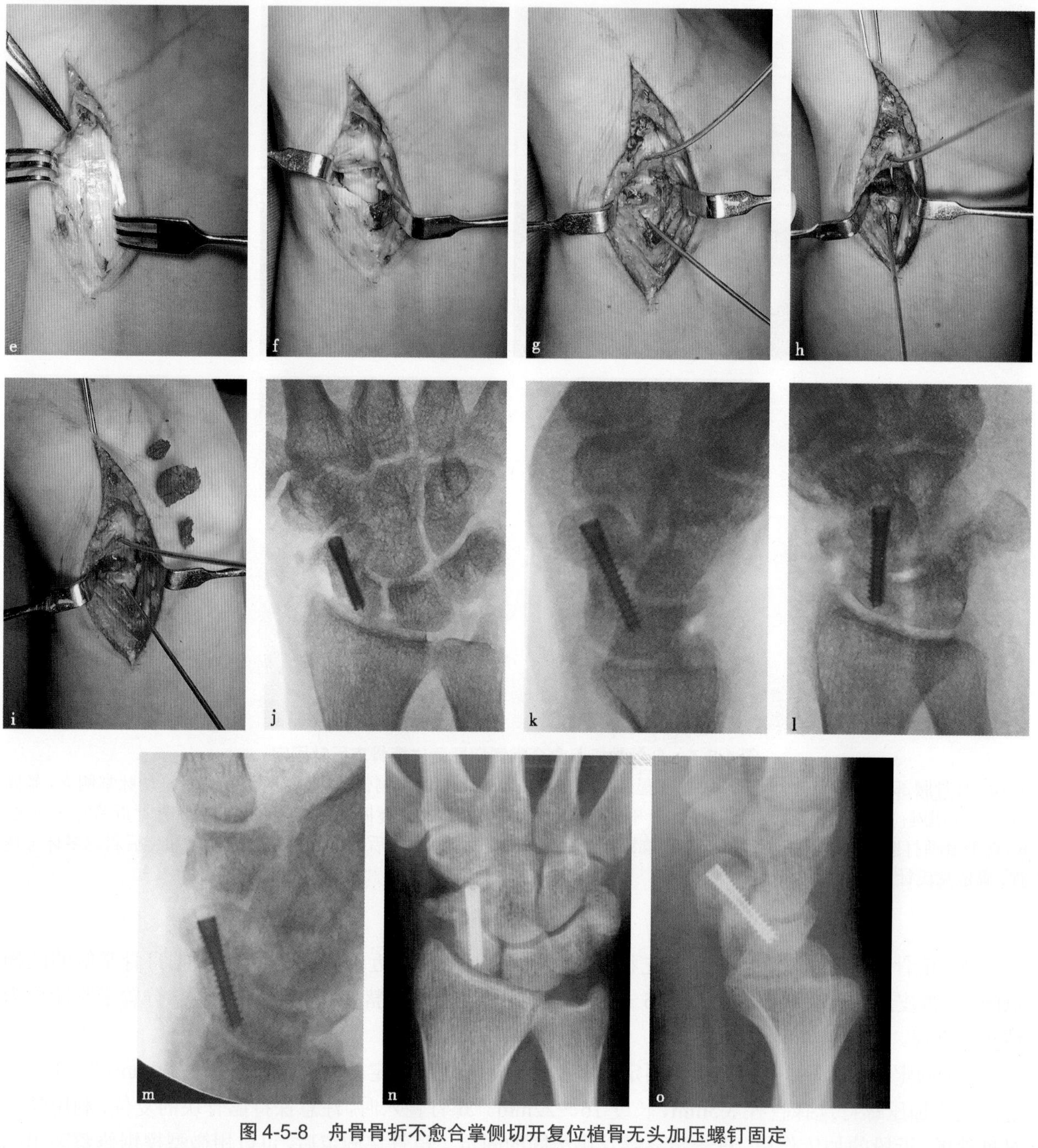

图 4-5-8　舟骨骨折不愈合掌侧切开复位植骨无头加压螺钉固定

a～c. 舟骨腰部远端骨折不愈合，骨折端硬化明显；d. 以舟骨结节为中心的掌侧弧形切口；e. 结扎切断桡动脉掌浅支，暴露桡侧腕屈肌腱，并向尺侧牵开；f. 切开腕掌侧关节囊和关节囊韧带，暴露骨折端，探查见骨折端明显硬化；g. 置入 2 枚 1.2mm 克氏针作为操纵杆，牵开骨折端，微型磨钻打磨硬化端至正常骨质；h. 经大多角骨从舟骨远端置入两枚导针，直视下确定位置满意后，导针回撤至舟骨远断端；i. 将松质骨植入舟骨的远、近端，填充压实，带皮质的髂骨块修整后从掌侧置入；j～m. 固定完毕后，分别从后前位、侧位、旋后斜位和旋前斜位多体位透视，确定无头加压螺钉的长度和位置；n、o. 术后 X 线片

（7）透视确定舟骨、植骨块和内固定物的位置满意后，修复掌侧关节囊及韧带，关闭切口。

3. 术后处理

（1）术后常规外固定 6～8 周，此后开始进行非持重的功能锻炼。

（2）术后 3 个月行 CT 检查，证实骨折完全愈合后，可以逐步恢复正常活动。

问 题 分 析

1. 舟骨的血供来源？
2. 导针和防旋针位置的具体要求？
3. 如何判断无头加压螺钉的位置是否合适？

二、三角骨骨折

三角骨骨折的发生率在腕骨骨折中排第 2 位，也是急诊常见的腕关节损伤。多数为跌倒时手部撑地致伤。三角骨骨折分为三角骨体骨折和三角骨背侧撕脱骨折，其中绝大多数骨折类型为三角骨背侧撕脱骨折，两者比例约为 1∶5。

三角骨体骨折多见于跌倒致伤或腕尺侧的直接暴力。三角骨背侧撕脱骨折的致伤机制在临床上仍有争论，一部分学者认为三角骨背侧为桡腕背侧韧带和腕骨间背侧韧带的附着点，当跌倒时，腕骨间发生急剧的相对运动导致韧带紧张，造成三角骨背侧撕脱骨折（图 4-5-9）；另一部分学者认为跌倒致伤时，尺骨茎突对三角骨背侧的直接穿凿（chisel）作用，导致三角骨背侧撕脱骨折。

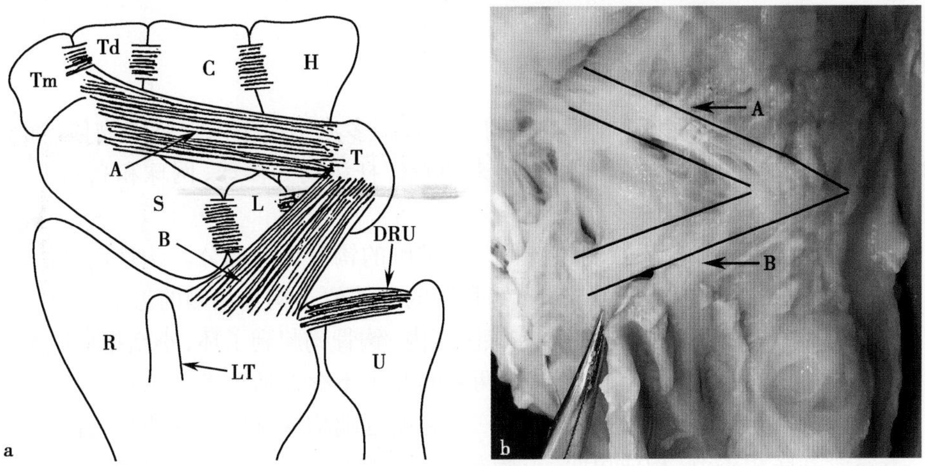

图 4-5-9　腕背韧带的解剖

a、b. 三角骨背侧为桡腕背侧韧带和腕骨间背侧韧带的附着点。箭头 A：腕骨间背侧韧带；箭头 B：桡腕背侧韧带；T：三角骨；Tm：大多角骨；Td：小多角骨；C：头状骨；H：钩骨；S：舟骨；L：月骨；R：桡骨；U：尺骨；LT：Lister 结节；DRU：远侧桡尺韧带

影像学检查时，由于腕骨重叠较多，且骨折块小，因此三角骨骨折在急诊的漏诊率较高。经常被误诊为腕关节扭伤。多数情况下，三角骨骨折表现为腕尺侧肿痛，腕背尺侧局部压痛明显。腕关节侧位和旋前斜位 X 线片可见三角骨背侧撕脱骨折。对于三角骨体骨折和隐匿的三角骨背侧撕脱骨折可进一步行 CT 检查，明确诊断（图 4-5-10）。

三角骨血运丰富，骨折愈合率高。大多数情况下，三角骨骨折移位较小，骨折稳定，可以行保守治疗。中立位掌托固定 4～6 周，骨折愈合后逐渐开始正常的活动。对于移位明显的三角骨体部骨折，可以行通过腕背入路行骨折切开复位内固定。

问 题 分 析

三角骨背侧撕脱骨折的诊断和治疗？

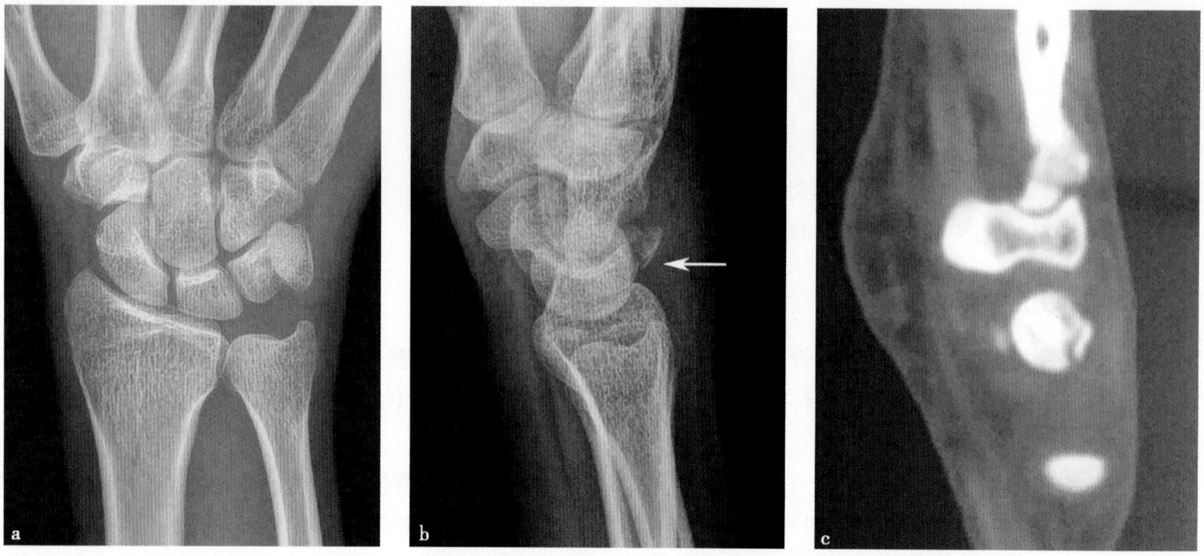

图 4-5-10 三角骨背侧撕脱骨折的影像学诊断

a. 后前位主要用于排除其他的骨折脱位，三角骨背侧撕脱骨折显示困难；b、c. 侧位 X 线片和 CT 是诊断的关键，可以明确诊断（箭头）

三、钩骨骨折

钩骨骨折分为钩骨钩骨折和钩骨体骨折。钩骨体骨折多见于握拳击打坚硬物体，如墙壁、户门和地面等。钩骨钩骨折既往多见于直接暴力，近年来随着挥杆运动如棒球、网球和高尔夫等项目的逐渐普及，钩骨钩骨折的发生率也逐年增多。

钩骨位于远排腕骨的尺侧，分为背侧的钩骨体和掌侧的钩骨钩两部分。钩骨钩是位于钩骨体掌侧的骨性突起，体积平均 1.3cm × 1.0cm × 0.5cm。钩骨钩的主体位于钩骨尺侧的远端部分，钩骨钩远端轻度弧向桡侧，构成腕管的尺侧壁（图 4-5-11）。在该区域内，钩骨钩起到了环、小指指屈肌腱滑车的作用。

钩骨体桡侧以坚韧的韧带和头状骨相连接，两者间几乎不存在活动度。钩骨体的近端和尺侧部分均为关节软骨覆盖，分别与月骨远端的尺侧半和三角骨的远端构成腕中关节的尺侧部分。钩骨体远端分别与第四、五掌骨基底相关节，构成第四、五腕掌关节。第四腕掌关节和第五腕掌关节分别存在 15° 和 30° 的屈伸活动度。

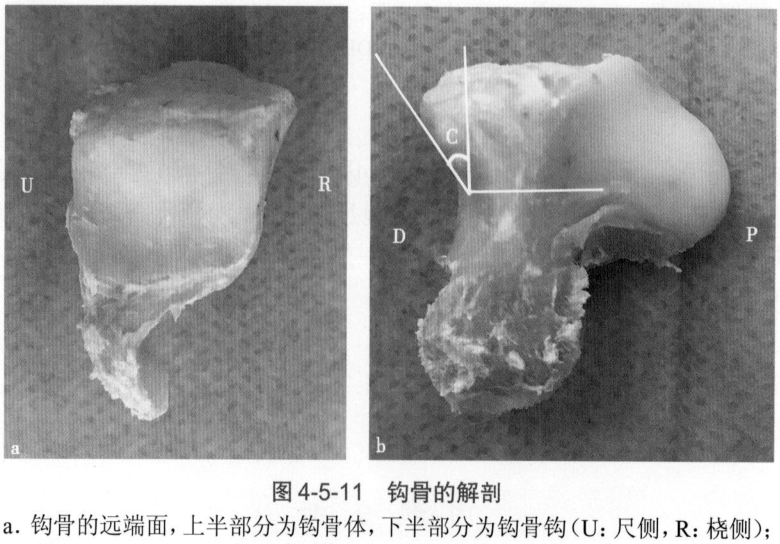

图 4-5-11 钩骨的解剖

a. 钩骨的远端面，上半部分为钩骨体，下半部分为钩骨钩（U：尺侧，R：桡侧）；
b. 钩骨的侧面观，钩骨体远端的背侧部分存在约 28° 的掌倾角∠C（D：远端，P：近端）

（一）钩骨钩骨折

1934年，Milch将钩骨骨折分为两大类，即钩骨体骨折和钩骨钩骨折。钩骨钩骨折的分型是根据骨折线所在的位置，分为近端1/3、中段1/3，以及掌侧1/3。其中76%的钩骨钩骨折发生在近端1/3部分。

钩骨钩骨折占腕骨骨折的2%～4%。钩骨钩骨折的发生通常由于直接暴力或间接暴力导致。直接暴力的常见原因包括小鱼际部位挤压撞击，以及跌倒时手掌部位撑地。此外，在挥杆运动如棒球、高尔夫，以及网球等运动中，当用力挥拍或挥杆时，把手直接撞击钩骨钩部可能会导致钩部骨折。间接暴力导致钩骨钩骨折可能见于下述情况。首先，钩骨钩处附着多个肌肉或韧带的止点，当腕部体位急剧变化或肌肉猛烈收缩时，可以造成钩骨钩的牵拉骨折。其次，当用力握拳时，环、小指指屈肌腱会发生急剧收缩，肌腱对钩骨钩所造成的从桡侧向尺侧的剪切应力可能造成钩骨钩骨折。这种间接暴力可能更多的导致应力性骨折，如用力地反复挥杆运动时，钩骨钩长期所受的应力作用不断地导致骨小梁中断，最终造成钩骨钩骨折。此外，钩骨钩骨折部分愈合也是钩骨钩骨折的一种特殊类型。该类型骨折在临床上表现为小鱼际部位的持续性疼痛，通常经过进一步的影像学检查可以发现钩骨钩的尺侧部分愈合，而桡侧部分骨折不愈合。

钩骨钩骨折典型的表现为小鱼际部位持续的疼痛和压痛，当腕关节向尺侧背伸时疼痛加剧。手部用力握持时局部疼痛加剧，并伴有手部的握力下降。小指抗阻力屈曲可以诱发小鱼际部位的疼痛，并且小指屈指力量减弱。其他可能出现的症状包括环、小指的屈指不能和尺神经的卡压症状，偶见正中神经的卡压表现。腕关节正、侧位和腕管切线位的X线检查可以显示钩骨钩骨折，进一步的腕关节CT检查可以证实诊断，并观察骨折的类型和移位情况（图4-5-12）。

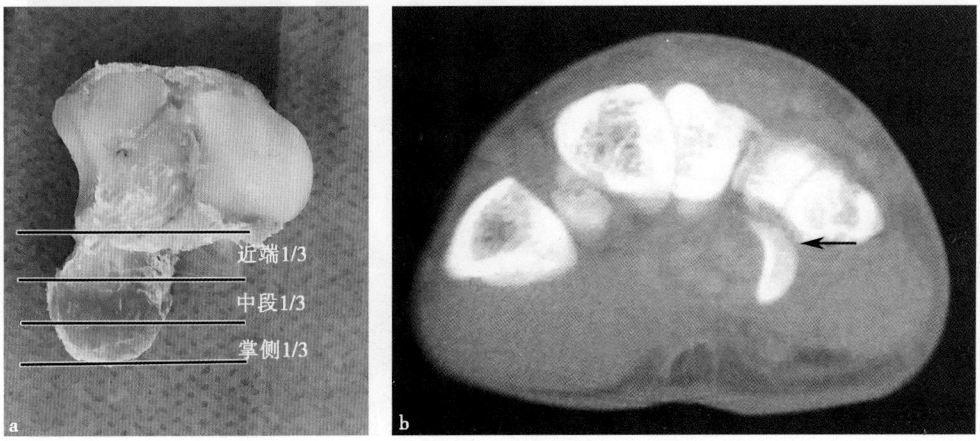

图4-5-12 钩骨钩骨折

a. 钩骨钩骨折的分型；b. 最常见的钩骨钩基底骨折（箭头所指为骨折部位）

无明显移位稳定的钩骨钩骨折，可以行保守治疗。由于环、小指屈指肌腱对钩骨钩部的剪切应力，因而固定体位多采用腕关节轻度桡偏位，固定6～8周。若钩骨钩骨折移位不稳定或合并神经症状，则需要手术治疗。钩骨钩骨折的手术治疗方式中，钩骨钩切除术仍然是手术治疗的金标准。该术式操作简单，疗效肯定，避免了骨折不愈合的风险，并且有助于患者早日恢复正常的工作和生活。

手 术 要 点

1. 手术指征

（1）明显移位的钩骨钩骨折。

（2）钩骨钩粉碎骨折。

（3）钩骨钩骨折不愈合或部分愈合，局部疼痛症状明显。

（4）钩骨钩骨折合并神经症状。

2. 具体步骤

(1) 切口：设计以钩骨钩为中心的腕掌尺侧S形切口。

(2) 显露骨折端：暴露钩骨钩后，进行骨膜下剥离。分别向两侧牵开指屈肌腱和尺神经及深支和浅支，尤其需要注意保护尺神经及其深、浅支。

(3) 切除钩骨钩：完整切除钩骨钩远端的骨折块，并将钩骨钩的基底打磨平整，以避免骨折残端刺激和损伤尺神经以及环、小指指屈肌腱。

3. 术后处理　术后腕掌托固定3周，此后开始正常活动。

（二）钩骨体骨折

钩骨体骨折的分型相对较为复杂。临床中最多见的钩骨体骨折为冠状面骨折，因此该型骨折的致伤机制研究较多。Ebraheim等将钩骨体的冠状面骨折分为三型，A型骨折的骨折线通过钩骨体的中部；B型骨折的骨折线为斜行，从钩骨体远端的中部斜向背侧，累及钩骨远端大部分的腕掌关节面；C型骨折为钩骨远端背侧缘的撕脱骨折(图4-5-13)。

Cain和Ebraheim认为，由于第四、五腕掌关节分别存在15°和30°的活动度，因此，腕关节在处于不同的屈伸角度时，可以造成不同类型的冠状面骨折。我们通过解剖学研究发现，钩骨体远端的背侧部分存在约28°的掌倾角(见图4-5-11)，因此推测在腕掌关节处于中立位时，轴向应力向近端传导作用于钩骨，可能造成Ebraheim的A型；而当腕掌关节处于不同程度的屈曲位时，轴向应力向近端传导则可

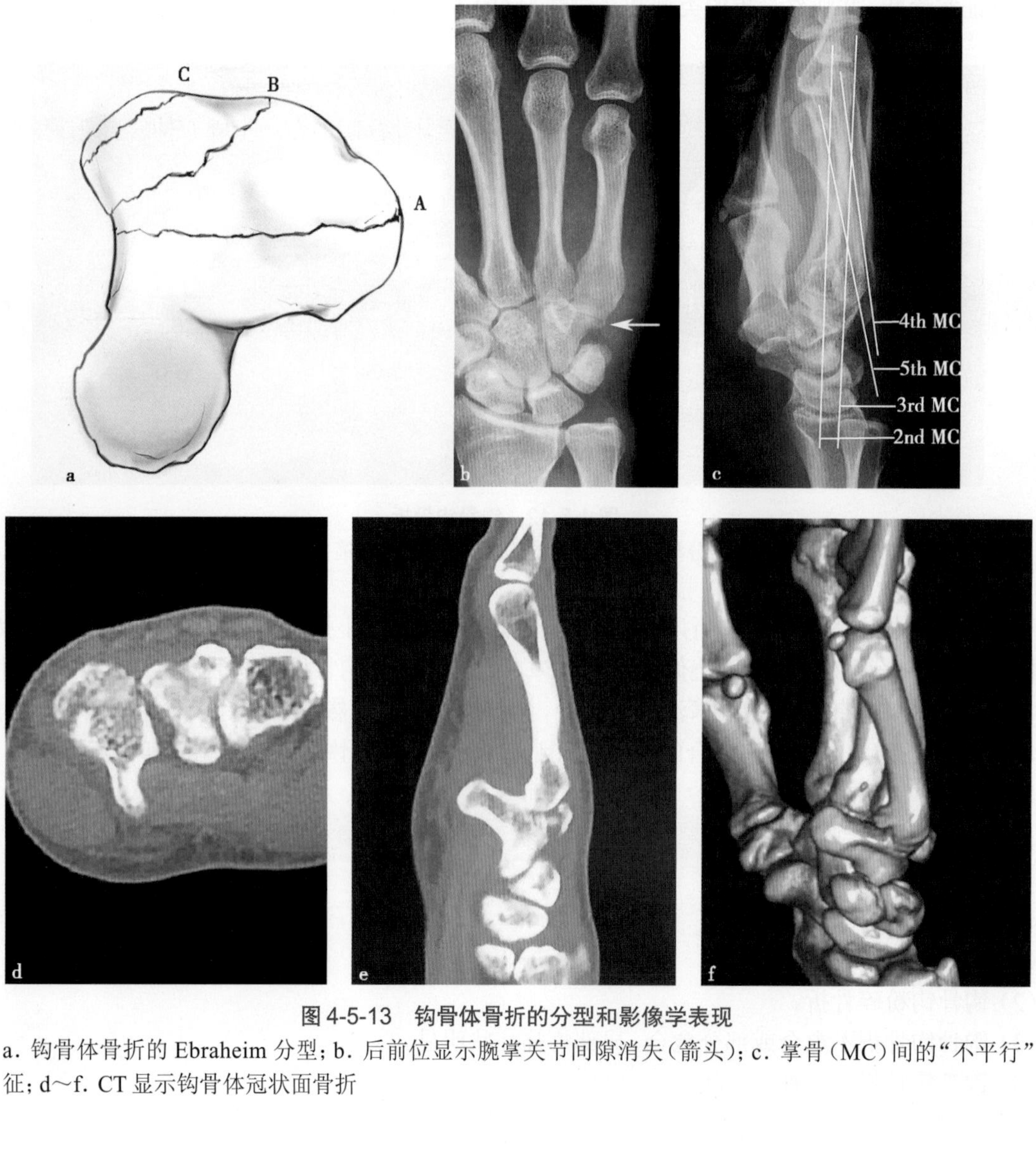

图4-5-13　钩骨体骨折的分型和影像学表现

a. 钩骨体骨折的Ebraheim分型；b. 后前位显示腕掌关节间隙消失(箭头)；c. 掌骨(MC)间的“不平行”征；d～f. CT显示钩骨体冠状面骨折

能导致 Ebraheim 的 B 或 C 型。由于第四、五腕掌关节的屈曲程度与环、小指握拳的力度相关，环、小指握拳的力度越大，则第四、五腕掌关节的屈曲角度越大，因此，更可能造成 Ebraheim 的 B 型或 C 型骨折。

钩骨体骨折常表现为腕关节尺侧肿痛，腕掌关节水平的尺背侧可有明显的隆起，用力握拳时局部疼痛加剧。腕关节正、侧位和旋前斜位 X 线检查可以显示钩骨体骨折和腕掌关节脱位。在腕关节侧位片中，掌骨间的“不平行”征也是诊断腕掌关节骨折脱位的重要征象，当第五或第四、五掌骨的轴线和第二、三掌骨的轴线明显形成夹角（大于 15°）时，表明腕掌关节存在脱位。CT 检查仍然是钩骨体骨折诊断的金标准，CT 在不同平面的断层扫描不但可以准确地诊断钩骨体骨折，还能够显示骨折的类型和范围（图 4-5-13）。

稳定的钩骨体骨折多采用腕关节中立位固定。固定期间定期拍摄腕关节正、侧位和旋前斜位。通常固定 6～8 周，12 周后患肢可以开始正常活动。钩骨体骨折的手术指征主要包括明显移位的骨折、不稳定骨折，尤其是合并腕掌关节脱位的钩骨体骨折。手术方法包括：闭合复位经皮克氏针固定术和切开复位内固定术。目前，我们使用较多方式的是切开复位微型钛板跨腕掌关节固定术。

手 术 要 点

1. 手术指征

（1）钩骨体骨折明显移位、不稳定。

（2）合并腕掌关节脱位。

2. 具体步骤

（1）切口：以第五腕掌关节为中心，纵行直切口或弧形切口（图 4-5-14）。

（2）显露骨折端：分离并保护牵开尺神经腕背支，于钩骨背侧切开小指固有伸肌腱鞘管，牵开肌腱后显露钩骨体背侧的骨折端。

（3）复位骨折和脱位：清理钩骨体骨折端的血肿和瘢痕，直视下复位钩骨体骨折和腕掌关节脱位，1.0mm 克氏针临时固定腕掌关节。

（4）微型钛板固定：微型钛板（2.3mm 系统）跨腕掌关节固定钩骨体和掌骨干。远、近端分别拧入 1 枚螺钉临时固定后，透视确定骨折端和内固定物位置。通常钩骨体上需置入 2 枚螺钉，掌骨干需置入 2～3 枚螺钉。位置满意后，拧入其他螺钉。

3. 术后处理

（1）术后腕掌托石膏固定 3 周。

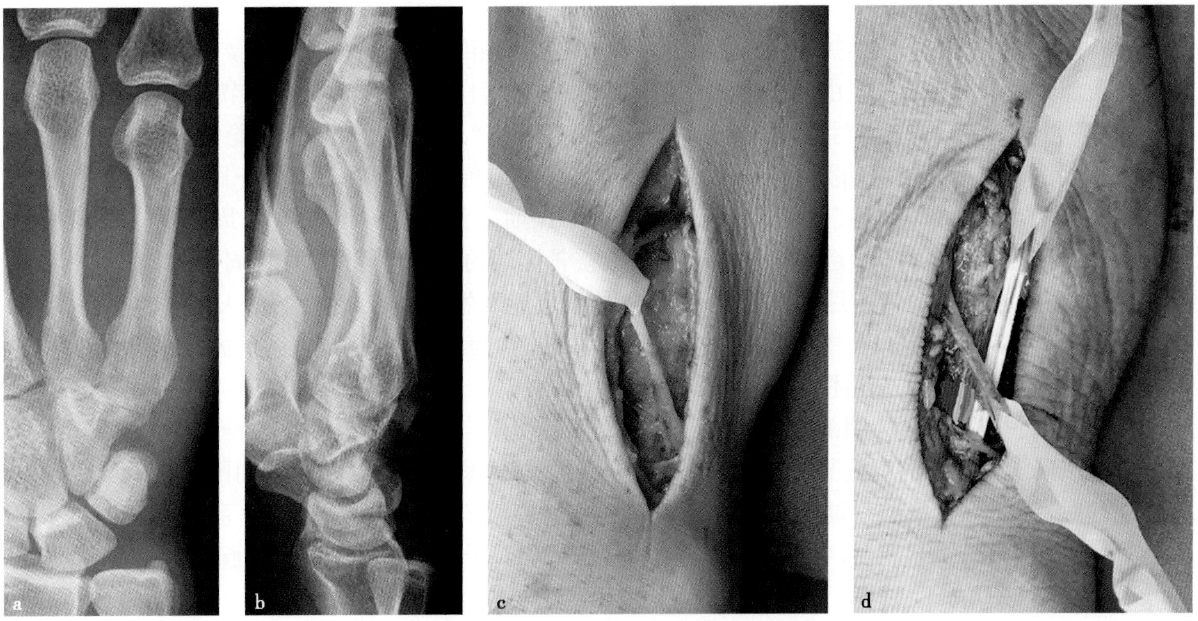

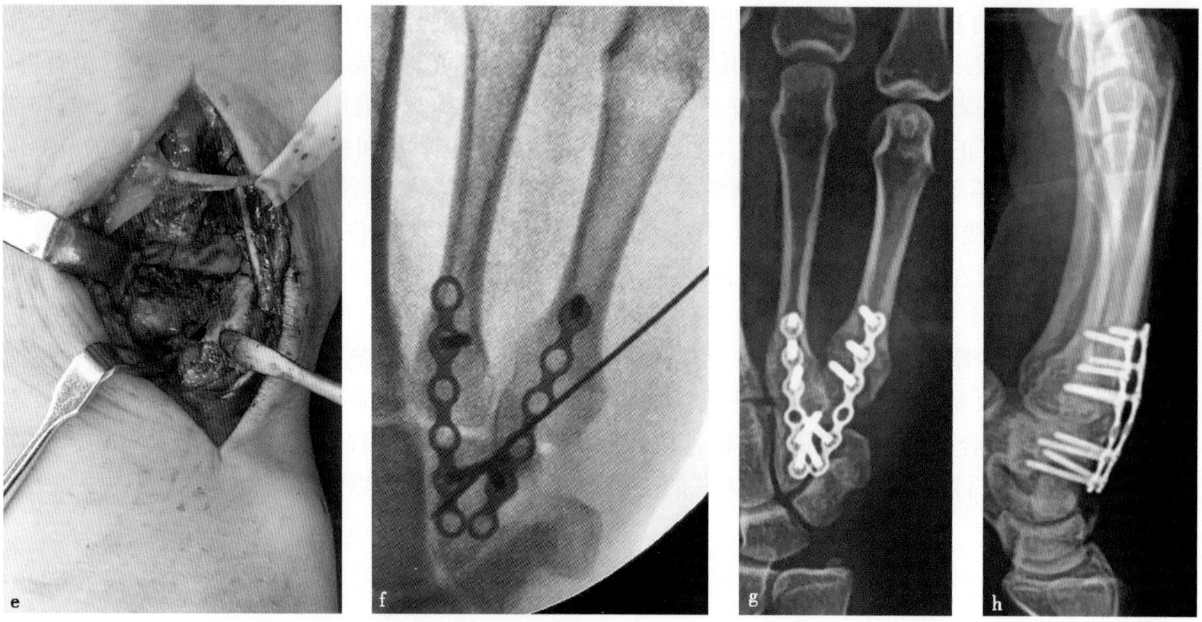

图 4-5-14　钩骨体骨折切开复位微型钛板跨腕掌关节固定的手术步骤

a、b. 钩骨体冠状面骨折；c. 牵开尺神经腕背支；d. 牵开小指固有伸肌腱；e. 显露钩骨体背侧的骨折端；f～h. 骨折复位后，微型钛板跨腕掌关节固定钩骨体和掌骨干

（2）术后 4～6 个月，拍片明确骨折愈合后，将微型钛板取出。

问 题 分 析

1. 钩骨钩骨折的治疗？
2. 钩骨体骨折的诊断和治疗？

第六节　月骨周围骨折脱位

一、月骨周围脱位

月骨周围脱位是指桡月关系相对正常，月骨周围的腕骨相对于月骨发生脱位，多数情况下向背侧脱位。大部分月骨周围脱位是由于过伸暴力造成，如高处坠落伤和车祸伤时，腕关节过伸并伴有不同程度尺偏和腕中关节旋后，导致月骨周围脱位。Mayfield 等提出“进行性月骨周围不稳定”的概念，并用以解释月骨周围脱位韧带损伤的类型。进行性月骨周围不稳定可分为四期，Ⅰ期：舟月分离或舟骨骨折；Ⅱ期：头月关节脱位；Ⅲ期：月三角分离或三角骨骨折；Ⅳ期：月骨脱位。部分月骨周围脱位的病例，致伤时应力分布至邻近的骨骼，造成月骨周围腕骨或桡骨远端的骨折。因此，月骨周围的骨间韧带称为“小弧”，主要包括舟月韧带和月三角韧带；而月骨周围可能发生骨折的部位称为“大弧”，包括舟骨、头状骨、三角骨和桡骨远端。其中合并舟骨骨折最为常见，称为经舟骨月骨周围脱位，其特点将在本节“二、经舟骨月骨周围脱位”详述。

月骨周围脱位后表现为腕部的肿胀、疼痛，以及活动受限，部分患者合并正中神经损伤症状。影像学检查可以确诊。正常的腕关节后前位可见 3 条光滑的弧线，即 Gilula 线。月骨周围脱位后弧线中断；舟骨屈曲时，可见环形征；近排腕骨间可能存在间隙增宽。腕关节侧位显示桡月关系基本正常，但由于头状骨的挤压，月骨多呈屈曲，并被挤向掌侧；其他腕骨相对于月骨向背侧脱位。腕关节 CT 有助于进一步明确诊断（图 4-6-1、图 4-6-2）。

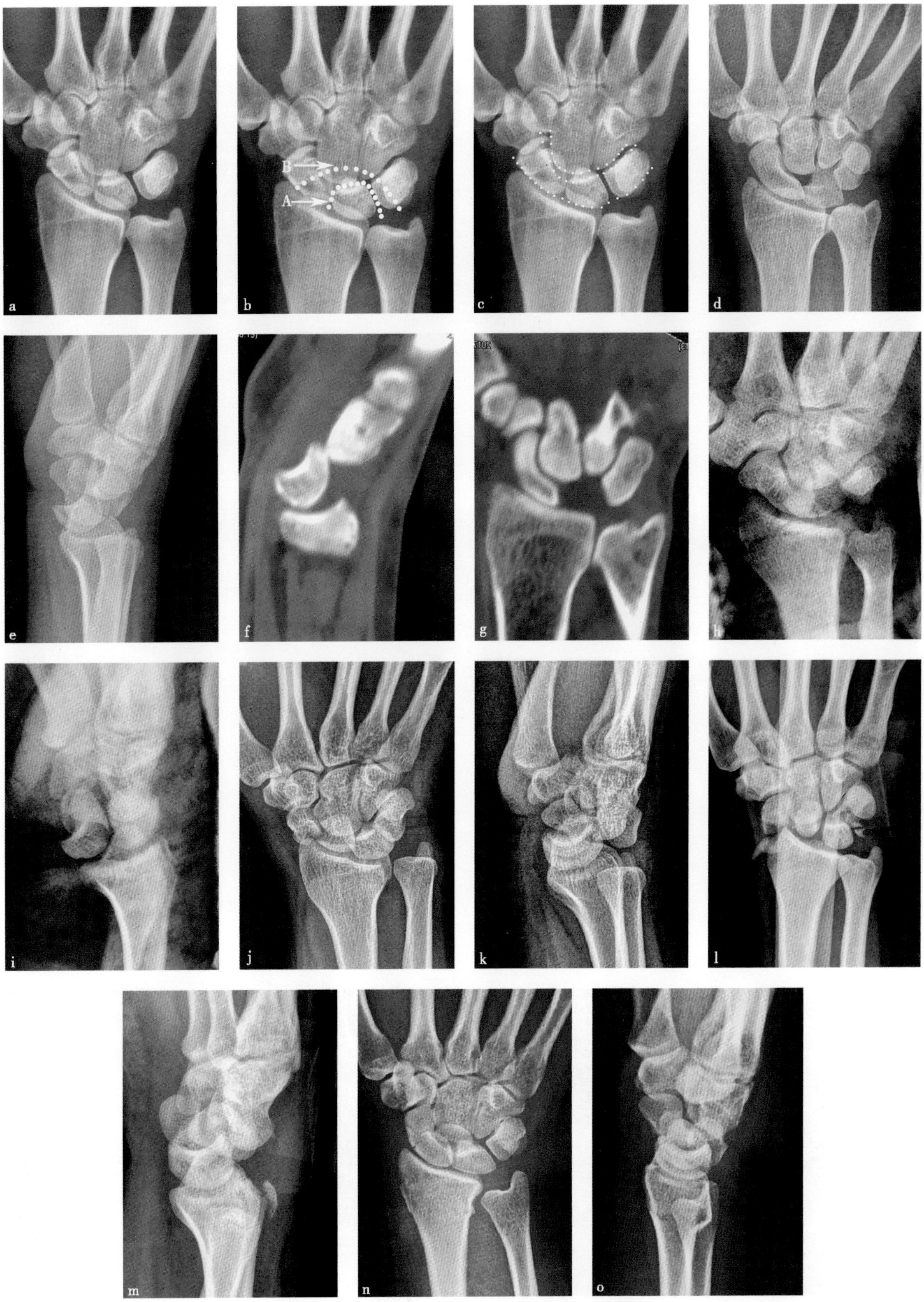

图 4-6-1 月骨周围脱位的机制和常见类型

a. 正常后前位；b. 箭头 A：小弧，箭头 B：大弧；c. 正常后前位可见 Gilula 线光滑；d～g. 月骨周围脱位；h、i. 经桡骨茎突月骨周围脱位；j、k. 经舟骨月骨周围脱位；l、m. 经舟骨三角骨月骨周围脱位；n、o. 经舟骨头状骨月骨周围脱位（舟头综合征）

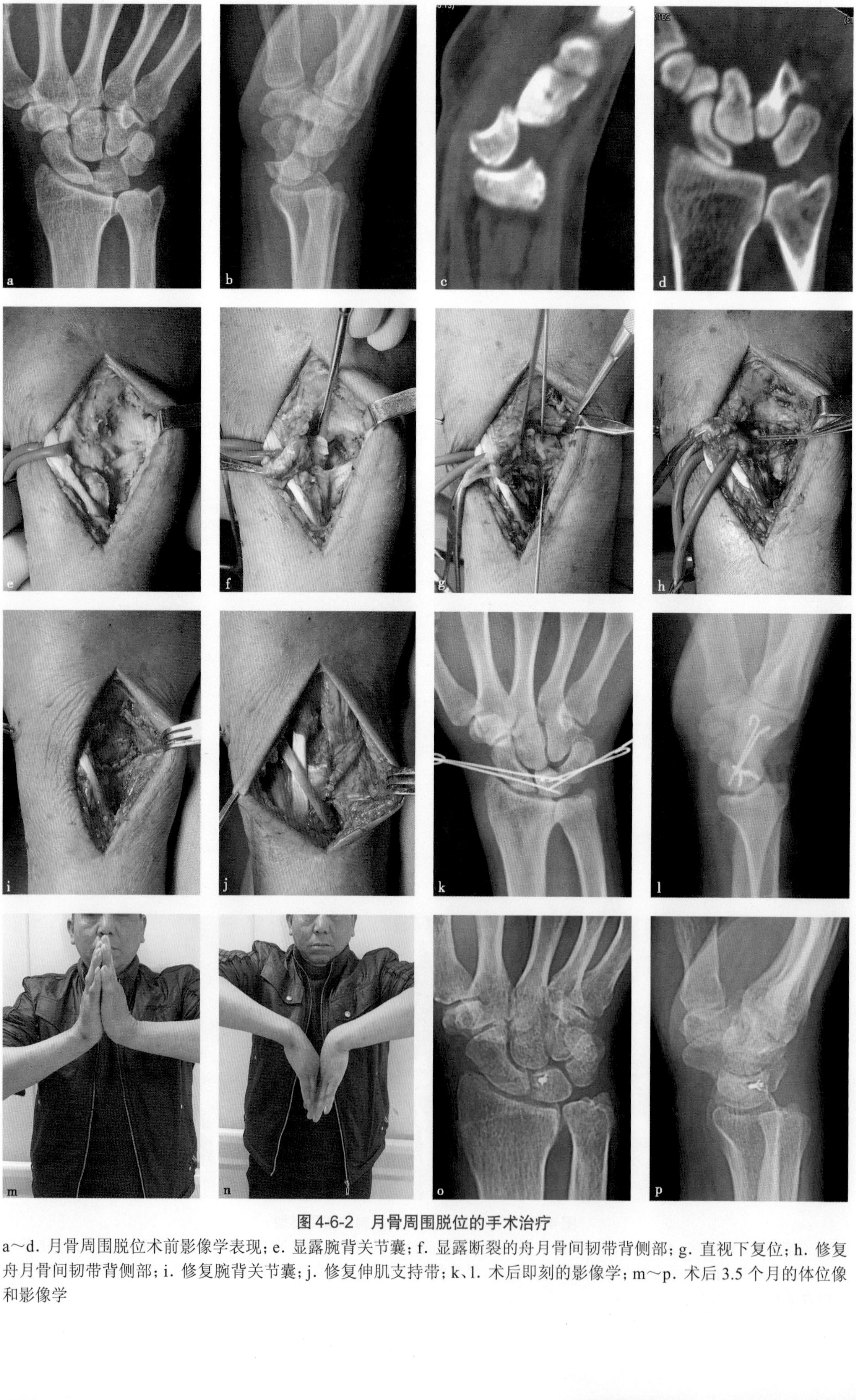

图 4-6-2 月骨周围脱位的手术治疗

a～d. 月骨周围脱位术前影像学表现；e. 显露腕背关节囊；f. 显露断裂的舟月骨间韧带背侧部；g. 直视下复位；h. 修复舟月骨间韧带背侧部；i. 修复腕背关节囊；j. 修复伸肌支持带；k、l. 术后即刻的影像学；m～p. 术后 3.5 个月的体位像和影像学月骨周围脱位的病理特征包括：月骨周围腕骨脱位，舟月韧带损伤和月三角韧带损伤。尽管可以通过闭合复位纠正脱位，但无法修复腕骨间韧带，尤其是舟月骨间韧带，因而将会造成显著的腕关节不稳定。因此，月骨周围脱位建议手术治疗，行切开复位内固定，韧带修复（图 4-6-1、图 4-6-2）。

手术要点

（一）手术指征

急性期月骨周围脱位。

（二）具体步骤

1. 切口　腕背正中切口，8cm（图 4-6-3）。

2. 显露腕骨　纵行切开腕背第 2、3 间室，向桡侧牵开伸肌腱；第 4 间室深面剥离，向尺侧牵开第 4 间室。显露腕背关节囊，并辨别桡腕背侧韧带和腕骨间背侧韧带。Berger 入路切开腕背关节囊，并向桡侧掀开，显露腕骨。

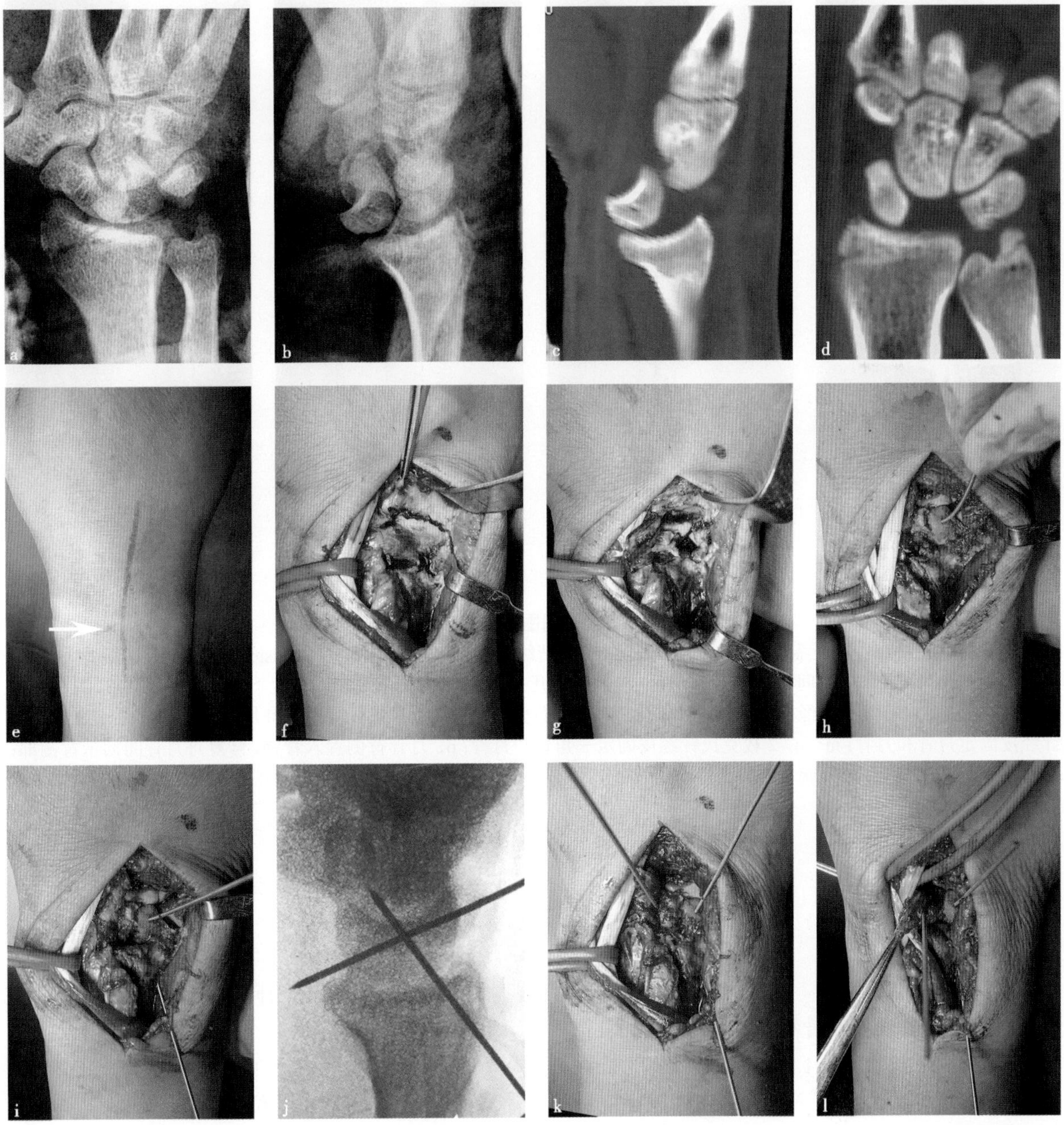

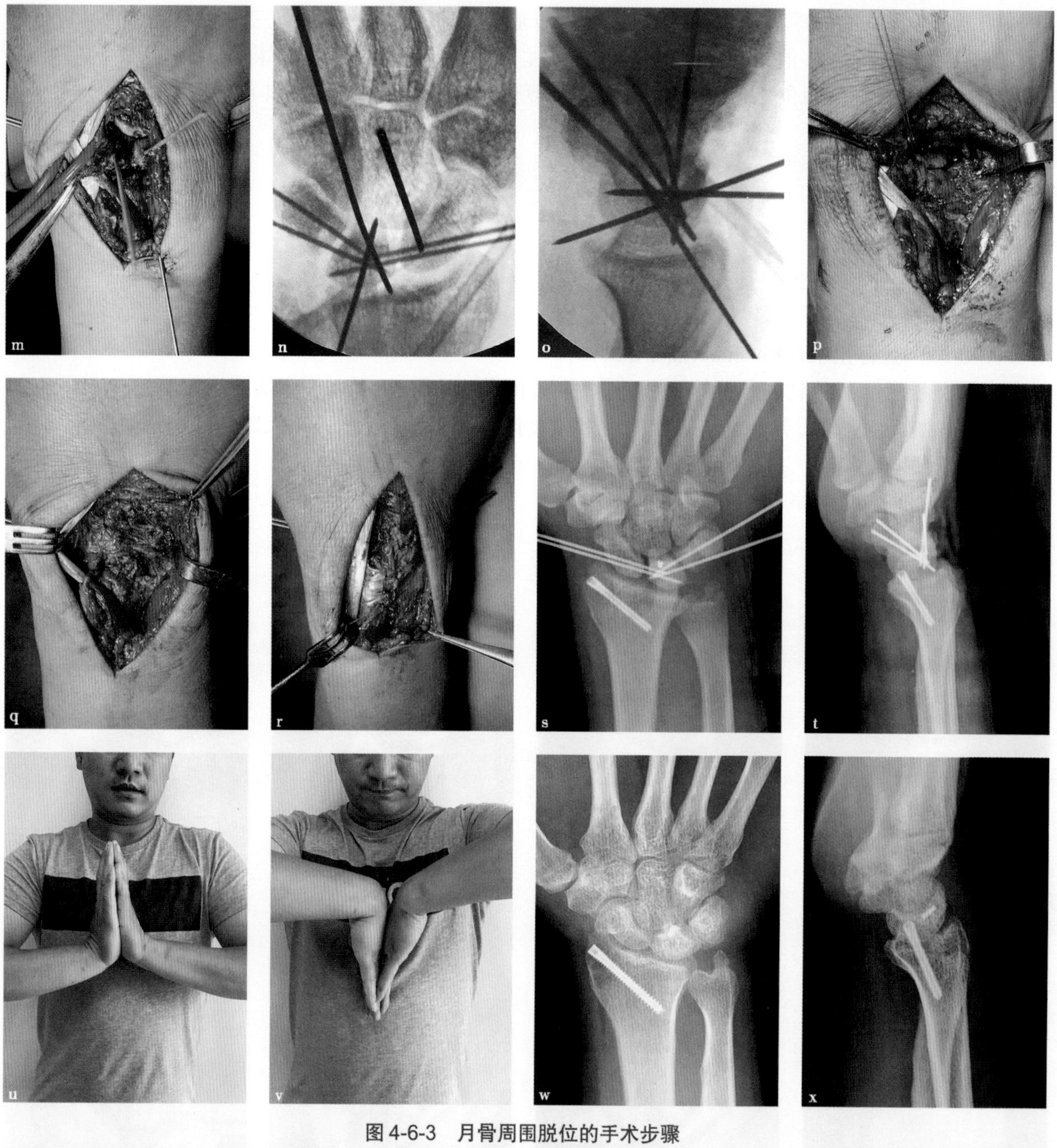

图 4-6-3 月骨周围脱位的手术步骤

a～d. 月骨周围脱位（经桡骨茎突）术前影像学表现；e. 腕背纵行直切口，箭头标记点为 Lister 结节；f. 显露腕背关节囊，并标记桡腕背侧韧带和腕背间背侧韧带；g. Berger 入路掀开关节囊瓣，显露腕骨；h. 直视下腕骨大体复位后，月骨利用操纵杆纠正 DISI 畸形；i、j. 经桡骨背侧进针维持桡月正常位置；k. 舟骨近极操纵杆恢复舟月正常解剖关系；l. 2 枚克氏针经皮固定舟骨和月骨；m～o. 2 枚克氏针经皮固定三角骨和月骨；p. 月骨背侧置入骨锚，修复舟月骨间韧带背侧部；q. 修复腕背关节囊；r. 修复腕背伸肌支持带；s、t. 术后即刻 X 线（桡骨茎突骨折行无头加压螺钉固定）；u～x. 术后 6 个月体位像及 X 线表现

3. 腕骨脱位的复位 术中可见头状骨位于背侧，月骨位于其掌侧。适当向远端牵引腕关节，直视下用骨膜起子撬拨头状骨和月骨，即可顺利复位。

4. 纠正月骨 DISI 1.2mm 克氏针作为操纵杆，从背侧置入月骨。利用该克氏针纠正月骨 DISI 畸形，并经桡骨远端背侧置入 1 枚克氏针固定桡骨和月骨，维持桡月关节的正常位置。

5. 修复舟月骨间韧带　舟骨近端置入克氏针作为操纵杆，纠正舟骨屈曲，并复位舟月之间的正常解剖关系。2 枚 1.2mm 克氏针经皮固定舟骨和月骨。在月骨背侧紧邻舟月间隙部位置入 1.6mm 或 1.8mm 骨锚，修复断裂的舟月骨间韧带背侧部。

6. 固定月三角间隙　复位月三角之间的正常解剖关系，2 枚 1.2mm 克氏针经皮固定月骨和三角骨。

7. 拔除操纵杆和固定桡月关节的克氏针。透视观察内固定和腕骨位置满意后，修复关节囊和腕背支持带。留置引流，拇人字石膏掌托固定。

（三）术后处理

1. 石膏固定 6～8 周后，拔针并拆除石膏。之后开始非持重的腕关节功能锻炼。

2. 术后 3 个月，可以正常使用。

问题分析

1. 月骨周围脱位的影像学特征？

2. 月骨周围脱位的手术要点？

二、经舟骨月骨周围脱位

月骨周围骨折脱位中，经舟骨月骨周围脱位最为常见。经舟骨月骨周围脱位的发生机制与月骨周围脱位相同，但为“大弧”部位损伤。经舟骨月骨周围脱位的主要病理特征包括月骨周围腕骨脱位、舟骨骨折，以及月三角韧带损伤。舟骨骨折多发生在腰部，并且粉碎骨折常见，移位明显。因此，经舟骨月骨周围脱位建议手术治疗，行切开腕骨复位内固定，舟骨骨折复位内固定，韧带修复内固定（图 4-6-4、图 4-6-5）。

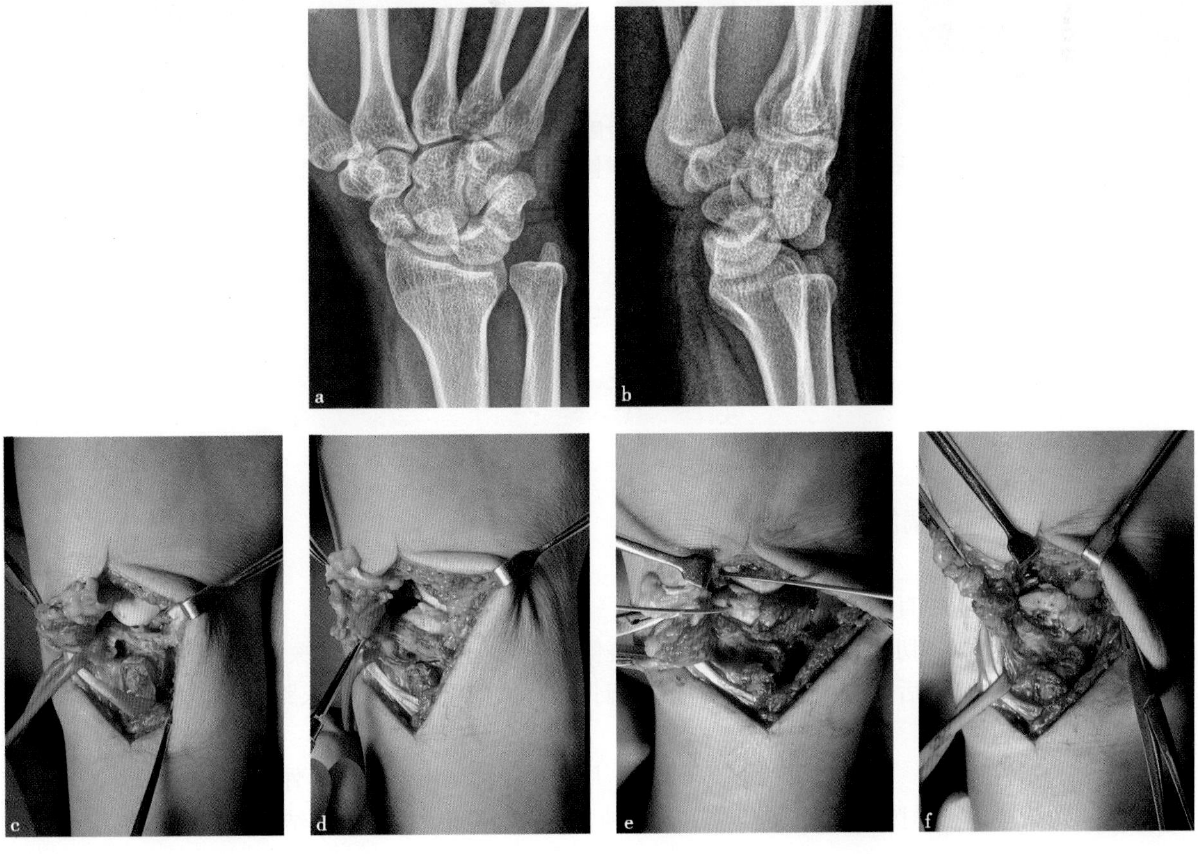

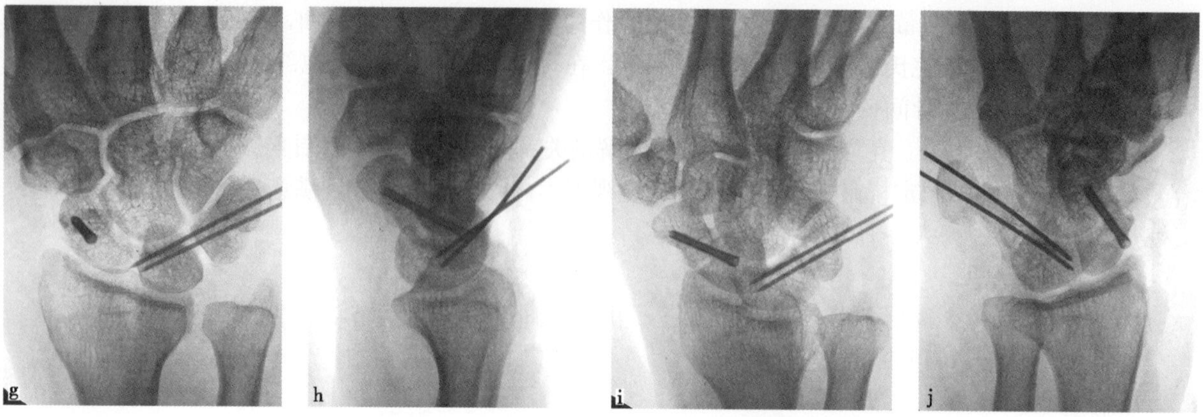

图 4-6-4 经舟骨月骨周围脱位的典型病例 1

a、b. 经舟骨月骨周围脱位的后前位和侧位；c. 掀起腕背关节囊瓣后，可见背侧脱位的头状骨近极；d. 大体复位后显露月骨和舟骨近极；e. 舟骨近断端和远断端分别置入操纵杆，舟骨骨折复位后可见部分骨质缺损；f. 从舟骨背侧置入螺钉固定舟骨骨折；g～j. 复位固定后的 X 线表现

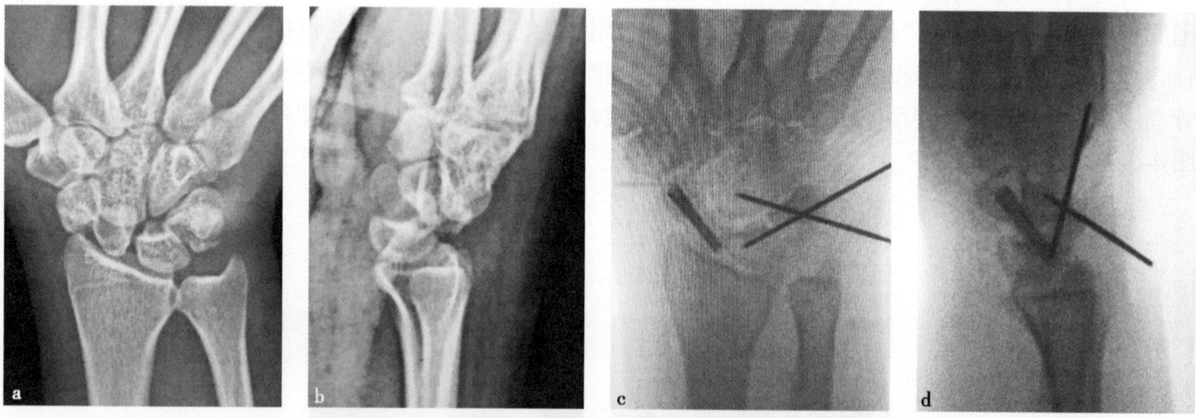

图 4-6-5 经舟骨月骨周围脱位的典型病例 2

a、b. 经舟骨月骨周围脱位的后前位和侧位；c、d. 从舟骨掌侧置入螺钉固定舟骨骨折，2 枚克氏针分别固定月三角和腕中关节

手术要点

（一）手术指征

急性期经舟骨月骨周围脱位。

（二）具体步骤

1. 切口　腕背正中直切口，8cm（图 4-6-6）。

2. 显露腕骨　纵行切开腕背第 2、3 间室，向桡侧牵开伸肌腱；第 4 间室深面剥离，向尺侧牵开第 4 间室。显露腕背关节囊后，辨认桡腕背侧韧带和腕骨间背侧韧带。Berger 入路切开腕背关节囊，并向桡侧掀开，显露腕骨。

3. 腕骨脱位的复位　术中见头状骨位于背侧，月骨和舟骨近极位于头状骨掌侧。向远端牵引腕关节，直视下用骨膜起子撬拨，即可顺利复位。若单纯背侧入路复位困难，可以结合腕掌侧入路。

4．舟骨骨折复位内固定　2 枚 1.2mm 克氏针作为操纵杆，从背侧置入舟骨的远断端和近断端。由于舟骨骨折常为粉碎骨折，骨折端可能存在少量的骨质缺损。直视下舟骨骨折复位后可以从背侧用直径 2.5mm 的无头加压螺钉固定，或从掌侧利用直径 3.5mm 的无头加压螺钉固定。

5．纠正 DISI　部分病例在舟骨骨折同时，仍存在舟月韧带的损伤。若此时月骨仍存在背倾，可以在复位桡月关系后，从桡骨远端背侧缘置入 1 枚克氏针固定桡月关节。

6．固定月三角间隙　复位月三角之间的正常解剖关系，2 枚 1.2mm 克氏针经皮固定月骨和三角骨。

7．透视观察内固定和腕骨位置满意后，拔除固定桡月关节的克氏针。修复关节囊和腕背支持带。留置引流，拇人字石膏掌托固定。

（三）术后处理

1．石膏固定 6～8 周后，拔针并拆除石膏。之后开始非持重的腕关节功能锻炼。

2．术后 3 个月，明确舟骨骨折愈合后，可以正常使用。

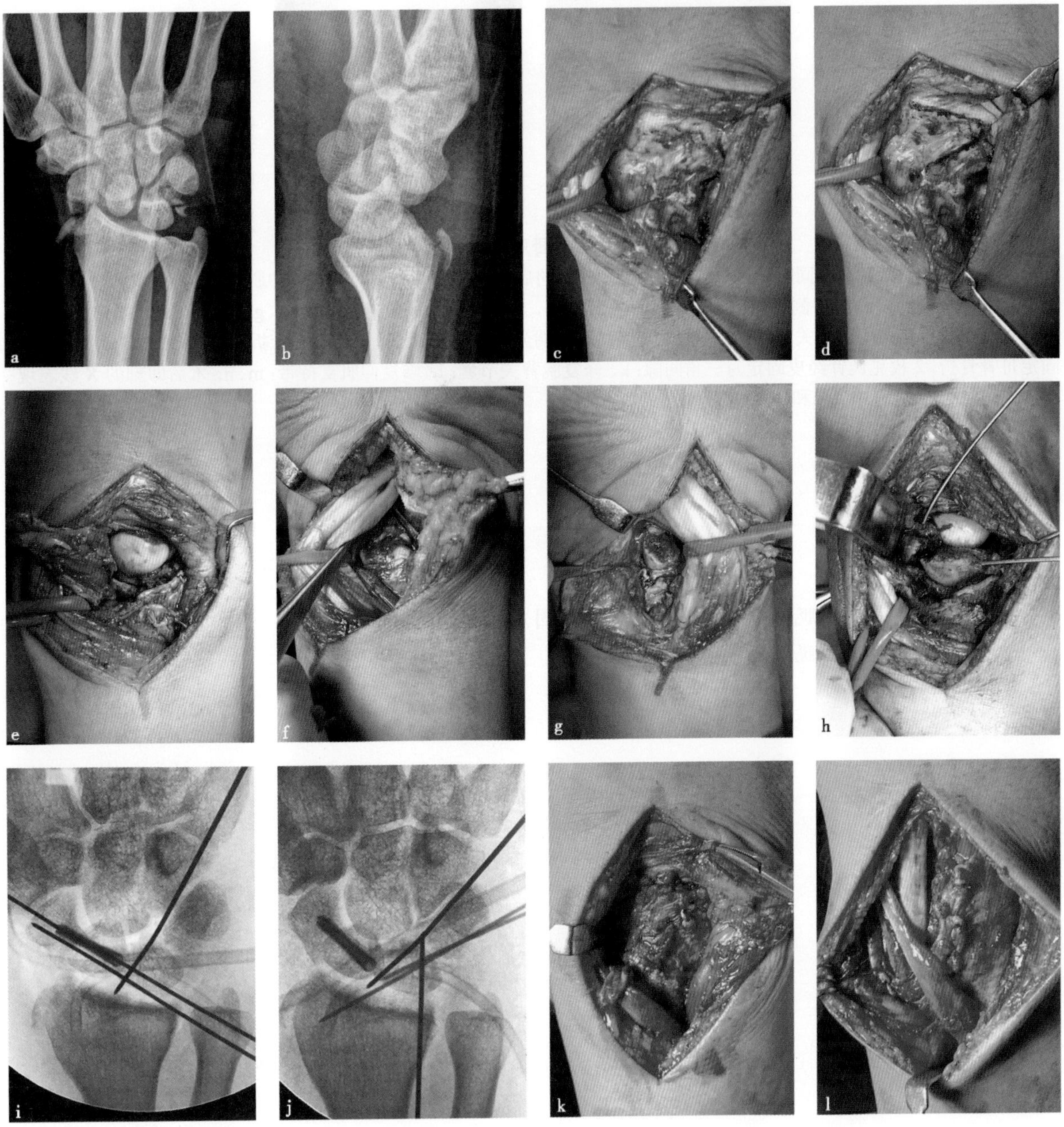

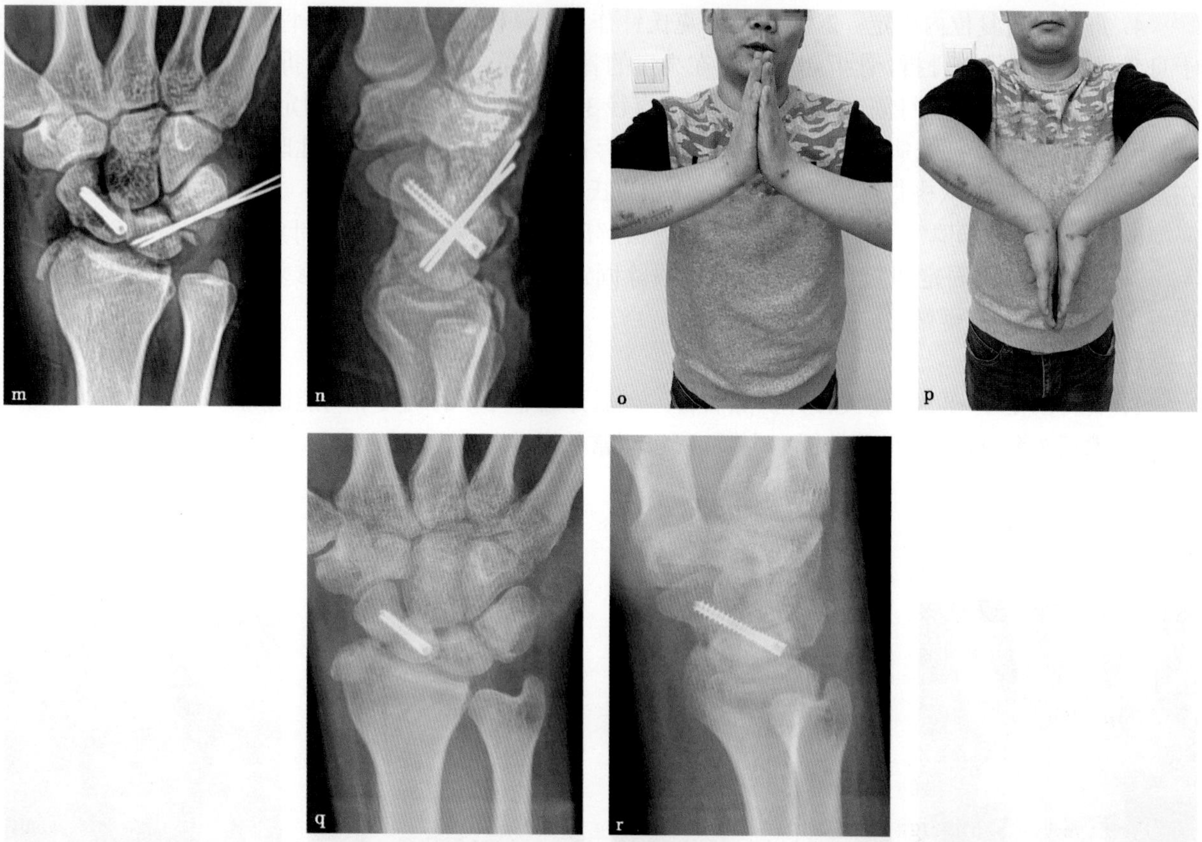

图 4-6-6　经舟骨月骨周围脱位的手术步骤

a、b. 经舟骨月骨周围脱位（同时还经桡骨茎突和三角骨）的后前位和侧位；c. 牵开腕背伸肌腱，显露腕背关节囊；d. 标记桡腕背侧韧带和腕骨间背侧韧带；e. 掀起腕背关节囊瓣，显露向背侧脱位的头状骨；f、g. 掌侧入路显露向掌侧移位的月骨和舟骨近极；h. 在腕关节背侧，舟骨近断端和远断端分别置入操纵杆，复位舟骨骨折；i、j. 从舟骨背侧置入螺钉固定舟骨骨折，2 枚克氏针经皮固定月三角间隙；k. 修复腕背关节囊；l. 修复伸肌支持带；m、n. 术后即刻的 X 线表现；o～r. 术后 3.5 个月的体位像和影像学表现

问 题 分 析

1. 经舟骨月骨周围脱位中舟骨骨折的特点和固定方式的选择？
2. 经舟骨月骨周围脱位的手术要点？

第五章 肌腱损伤

第一节 肌腱的解剖和修复方法

肌腱是由肌腱细胞和细胞外基质（extracellular matrix，ECM）构成，其中细胞外基质是肌腱组织的主要成分，决定了肌腱的生物和物理特性。肌腱细胞合成细胞外基质，ECM 的主要构成物质包括胶原蛋白、蛋白多糖、弹性蛋白等。手部肌腱按照位置分为掌侧的屈肌腱和背侧的伸肌腱，两者在形态、解剖、功能、损伤机制和修复方法上各具特点。

一、屈肌腱解剖

屈肌腱位于手部及前臂的掌侧，屈曲手指和屈曲拇指的肌腱共 9 根，2～5 指掌侧 2 根指屈肌腱分别为指浅屈肌（flexor digitorum superficialis，FDS）腱和指深屈肌（flexor disitorum profundus，FDP）腱，拇指掌侧 1 根肌腱为拇长屈肌（flexor pollicis longus，FPL）腱。掌侧屈腕肌腱 3 根，从桡侧至尺侧依次为桡侧腕屈肌（flexor carpi radialis，FCR）腱、掌长肌（palmaris longus，PL）腱和尺侧腕屈肌（flexor carpi ulnaris，FCU）腱。指浅屈肌有 2 处起点，尺侧头起自肱骨内上髁前方及尺骨近端，桡侧头起自桡骨近端掌侧。在前臂中段经腱腹交界延伸为腱性结构，分别止于 2～5 指中节指骨基底掌侧，主要功能为屈曲近侧指间关节，此外还同时屈曲掌指关节和腕关节。指深屈肌起自尺骨近端和骨间膜，延伸为腱性结构后，向远端分别止于 2～5 指远节指骨基底掌侧，主要功能为屈曲远侧指间关节，此外还能够屈曲近侧指间关节、掌指关节和腕关节。拇长屈肌为半羽肌，起自桡骨中段掌侧和骨间膜，止于拇指远节指骨基底的掌侧，主要功能为屈曲拇指指间关节，此外还能够屈曲拇指的掌指关节。屈腕的 3 块肌肉均起自肱骨内上髁，桡侧腕屈肌腱止点位于第二掌骨基底掌侧，掌长肌腱于腕部延伸并止于掌腱膜，尺侧腕屈肌腱止于豌豆骨。

滑车和分区是诊断和治疗指屈肌腱损伤和病变的重要解剖基础。在指屈肌腱的行程中，存在多个滑车结构对肌腱的位置进行固定，防止肌腱在滑动过程中发生滑脱和移位。滑车结构包括腕部的腕横韧带、手指鞘管的 5 处环形滑车和 3 处斜行滑车。手指的环形滑车功能重要，包括：A1 滑车（掌指关节）、A2 滑车（近节指骨）、A3 滑车（近侧指间关节）、A4 滑车（中节指骨）、A5 滑车（远侧指间关节）（图 5-1-1）。A1、A3 和 A5 分别起自掌指（metacarpophalangeal，MP）关节、近侧指间（proximal interphalangeal，PIP）关节和远侧指间（distal interphalangeal，DIP）关节的掌板，A2 和 A4 分别起自近节和中节指骨，其中 A2 和 A4 滑车作用尤为重要。依据滑车部位，指屈肌腱全程可以分为 5 区（图 5-1-2）。Ⅰ区为指浅屈肌腱止点以远的部分，该区中仅存指深屈肌腱；Ⅱ区为 A1 近端至指浅屈肌腱止点远端，也称为“无人区”；Ⅲ区位于手掌部分，从腕横韧带的远端至 A1 的近端；Ⅳ区为腕横韧带范围；Ⅴ区为指屈肌腱的前臂部分。

Ⅱ区结构相对特殊，该区域指屈肌腱完全被肌腱鞘管包绕。在Ⅱ区中，指浅屈肌腱分为两束，于 A2 水平由浅层走向深层，止于中节指骨基底的掌侧。同时，指深屈肌腱穿过指浅屈肌腱的两束之间，继续向远端走行，两者穿插的部位称为 Camper 交叉。肌腱鞘管内指深、浅屈肌腱的营养来源于血供和滑液两方面。腱周组织和肌腱通过滑液进行物质交换，同时肌腱还可通过腱纽、肌腱的骨性止点，以及腱鞘血管等直接获得血供（图 5-1-3）。

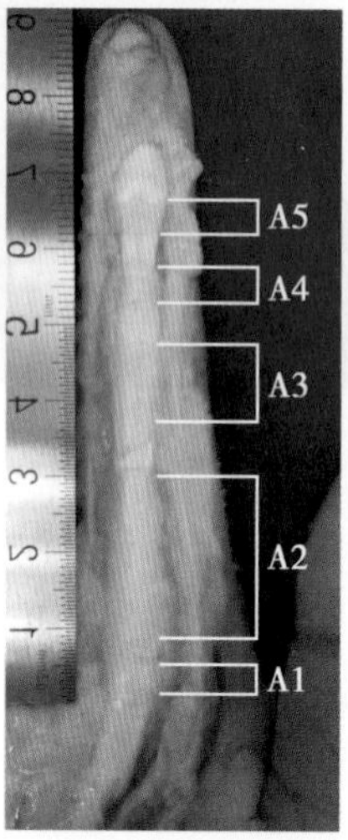

图 5-1-1 手指指屈肌腱鞘管和环形滑车
从近端到远端依次为 A1～A5 滑车

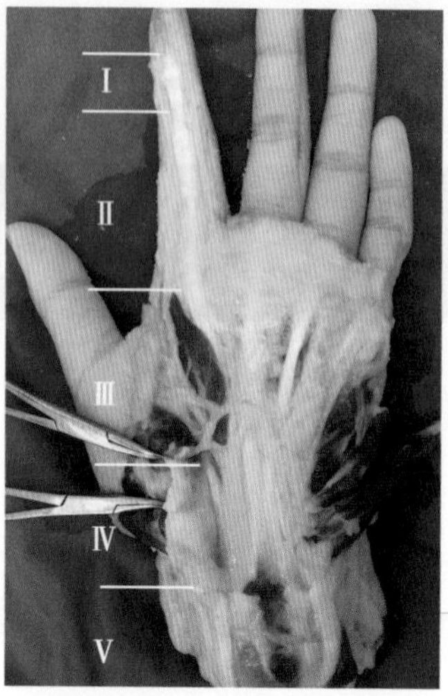

图 5-1-2 指屈肌腱分区
指屈肌腱共分为 5 区，从远端到近端依次为Ⅰ区至Ⅴ区

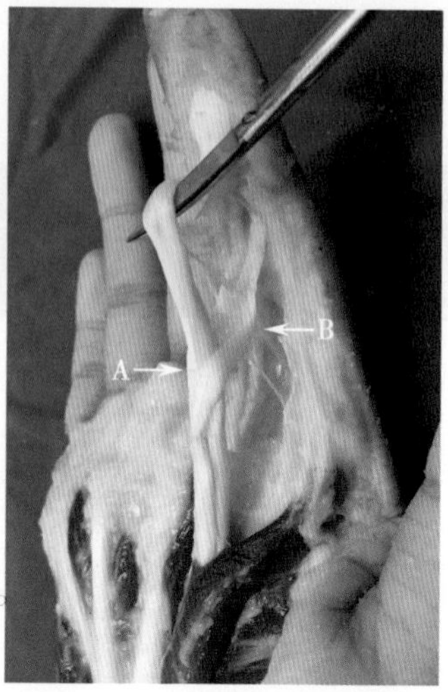

图 5-1-3 Camper 交叉和腱纽
箭头 A：Camper 交叉；箭头 B：腱纽

二、伸肌腱解剖

伸肌腱位于手部及前部的背侧，主要由指伸肌腱和腕伸肌腱构成。共分为 8 区：Ⅰ区对应 DIP 关节，Ⅲ区对应 PIP 关节，Ⅴ区对应 MP 关节，Ⅶ区对应腕关节，中间的区域依次为Ⅱ区、Ⅳ区和Ⅵ区。Ⅷ区对应前臂区域伸肌腱（图 5-1-4）。除分区外，伸肌腱的解剖中有两个重要的结构需要掌握，即：①腕背的伸肌支持带和腕背间室；②伸肌腱装置。

腕背伸肌支持带和腕部的骨性结构共同构成了 6 个腕背间室，其中 5 个为骨纤维鞘管，1 个为纤维性鞘管（第 5 间室，不附着于骨面）（图 5-1-5）。从桡侧至尺侧依次为第 1 间室（拇长展肌腱、拇短伸肌腱）、第 2 间室（桡侧腕长、短伸肌腱）、第 3 间室（拇长伸肌腱）、第 4 间室（指总伸肌腱、示指固有伸肌腱）、第 5 间室（小指固有伸肌腱）和第 6 间室（尺侧腕伸肌腱）。各间室和骨性标记点的对应关系如下：桡骨茎突对应第 1 间室，Lister 结节位于第 2、3 间室之间，第 5 间室对应远侧桡尺关节。掌握腕背间室及其内容物的解剖对于该区域创伤修复、腕背手术入路、关节镜入路等方面具有重要的意义。

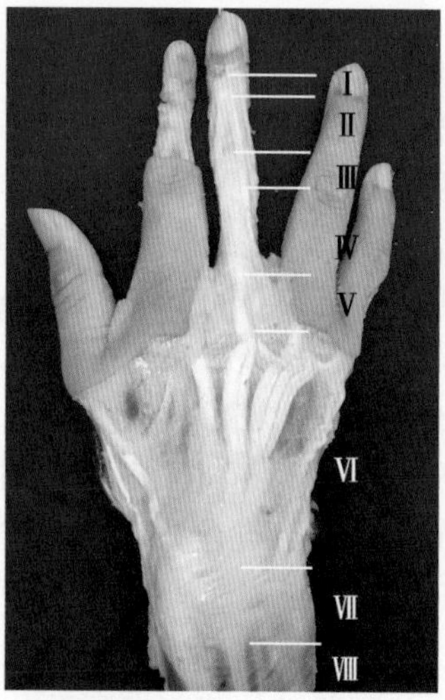

图 5-1-4 指伸肌腱分区
指伸肌腱共分为 8 区，从远端到近端依次为Ⅰ区至Ⅷ区

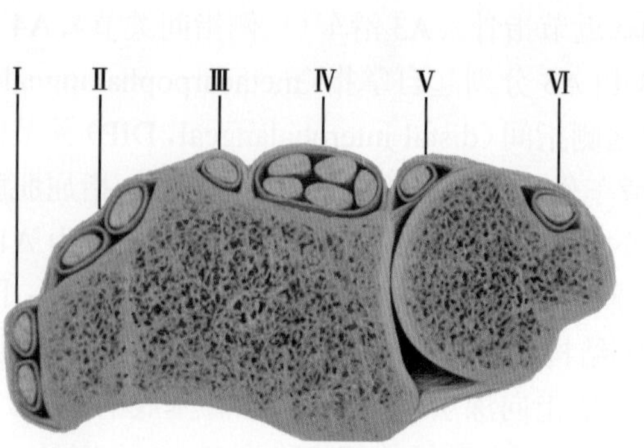

图 5-1-5 腕背间室
从桡侧至尺侧依次为第 1 腕背间室至第 6 腕背间室

伸肌腱装置是指Ⅰ区至Ⅴ区的指伸肌腱结构，该区域肌腱装置复杂、精致，呈分层排列，修复和重建困难。指伸肌腱在PIP关节近端水平分为3束，中间部分为中央束，止于中节指骨背侧基底；外侧两束参与构成侧腱束。侧腱束主要由骨间肌和蚓状肌的腱性部分构成，在近节指骨水平由掌侧走向背侧，至PIP关节水平时，侧腱束位于手指背侧。但当PIP关节屈曲时，侧腱束向掌侧滑动，PIP关节伸直时，侧腱束向背侧复位。侧腱束在中节指骨背侧汇合成终腱，止于远节指骨背侧基底。伸肌腱装置除主要的腱性结构外，还有维持其正常解剖关系的辅助结构，包括矢状束、斜行支持带、横行支持带和三角韧带（图5-1-6）。

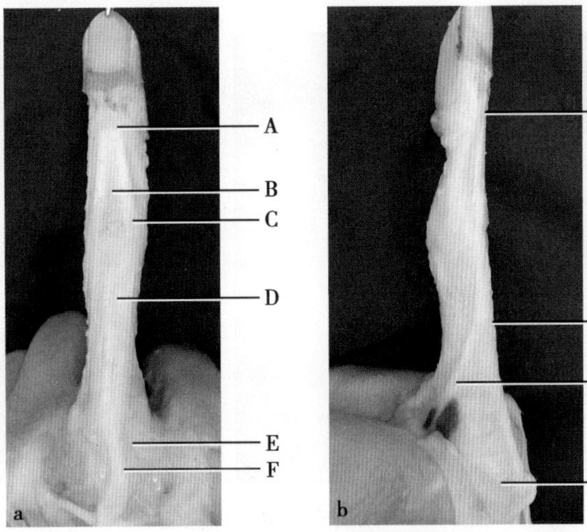

图5-1-6 伸肌腱装置

A：终腱；B：三角韧带；C：侧腱束；D：中央束；E：矢状束；F：指伸肌腱

三、肌腱的修复方式

肌腱修复早期，肌腱断端的对合完全依靠缝线缝合的强度，直至3～4周肌腱初步愈合后，对缝线缝合强度的依赖才开始逐渐下降。因此，肌腱的缝合方法和缝线强度对肌腱顺利愈合非常关键。肌腱修复除了满足强度的要求外，肌腱修复后还应当保持吻合端光滑和平整，以避免肌腱与滑车的嵌顿和肌腱与周围组织的粘连。肌腱断端有多种修复方式，包括止点重建、中心缝合、周边缝合、编织缝合、缠绕缝合等（图5-1-7）。需要根据肌腱的形态、修复部位、强度要求和周围鞘管情况，进行修复方式的合理选择。

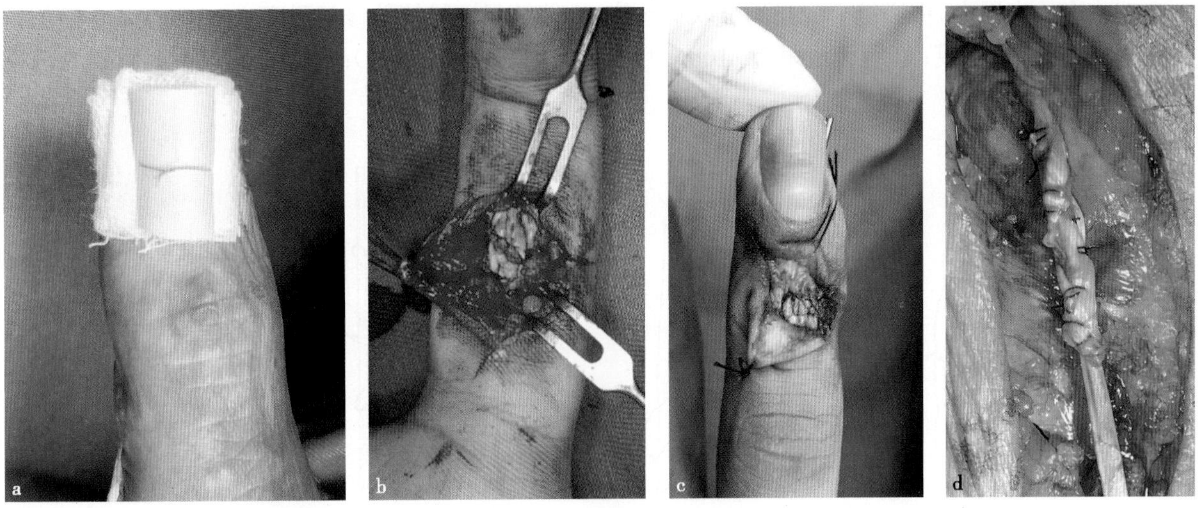

图5-1-7 肌腱的修复方式

a. 肌腱止点重建；b. 中心缝合；c. 周边缝合（连续锁边绞索缝合）；d. 编织缝合

（一）止点重建

肌腱止点发生撕脱性损伤时，需要将肌腱止点重新固定于骨面，但肌腱和骨骼两种组织的性质差异很大，因此止点重建后两者的顺利愈合存在一定困难。常用的止点重建方式包括抽出式止点重建和骨锚固定止点重建。抽出式止点重建是利用细钢丝将肌腱断端缝合后，从对侧皮肤抽出钢丝，从而将肌腱断端固定于骨面进行止点重建（图 5-1-8）。骨锚固定重建止点时，先将直径 1.6mm 左右的锚钉拧入肌腱止点部位的骨质中，利用锚钉上自带的缝线，将肌腱固定于止点处的骨面。肌腱和骨质愈合时间较长，初步愈合需要 6 周。

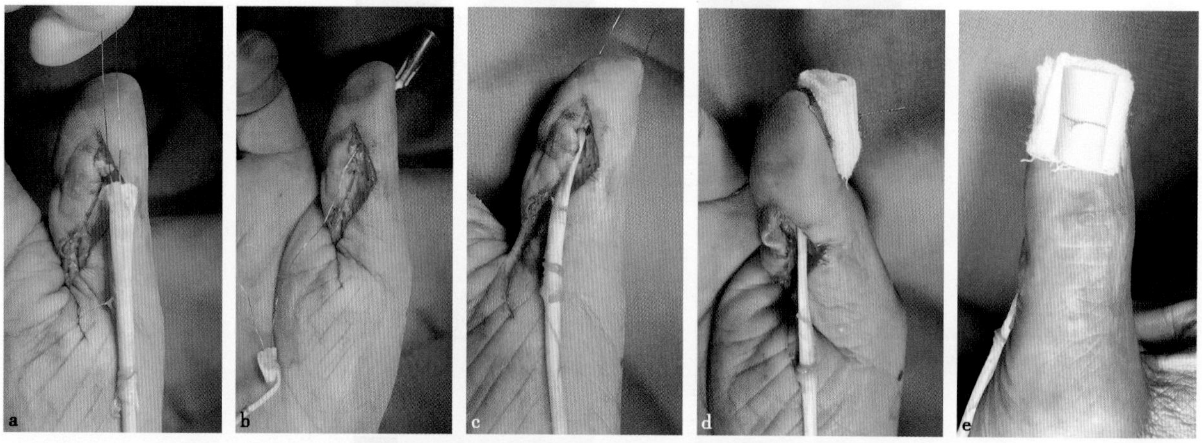

图 5-1-8　抽出式肌腱止点重建

a. 利用细钢丝采用改良 Bunnell 法缝合肌腱断端；b. 通过注射器针头将细钢丝紧贴远节指骨两侧从掌侧穿至背侧；c. 抽紧钢丝，将肌腱断端固定于骨面；d、e. 利用纱布块和胶垫或纽扣进行固定

（二）中心缝合

中心缝合主要用于截面积较大的肌腱，如指屈肌腱和掌指关节以近的指伸肌腱。中心缝合的方式很多，包括 Kessler 缝合、Tsuge 套圈缝合、交叉缝合、Strickland 缝合、Savage 缝合、Becker 缝合和 Tang 缝合方式等。根据缝线通过肌腱断端的股数，可以将中心缝合分为两股、四股和六股修复。体外和体内的研究已经证实，中心缝合的强度大致与股数呈正比。以 4-0 的尼龙缝线为例，两股修复强度为 20～25N，四股为 35～45N，六股为 50～70N。除了股数之外，肌腱与缝线之间的固定方式也会影响肌腱的修复强度。肌腱与缝线的固定方式包括抓握和锁定两种方式，锁定方式的强度大于抓握方式。

在临床的应用中，中心缝合应当满足以下条件，方能够保证足够的修复强度：① 3-0 或 4-0 尼龙缝线；②四股或六股修复；③缝合边距 7～10mm（进针点距离断端的位置）；④锁定或抓握肌腱束的直径 2～3mm（图 5-1-9）。

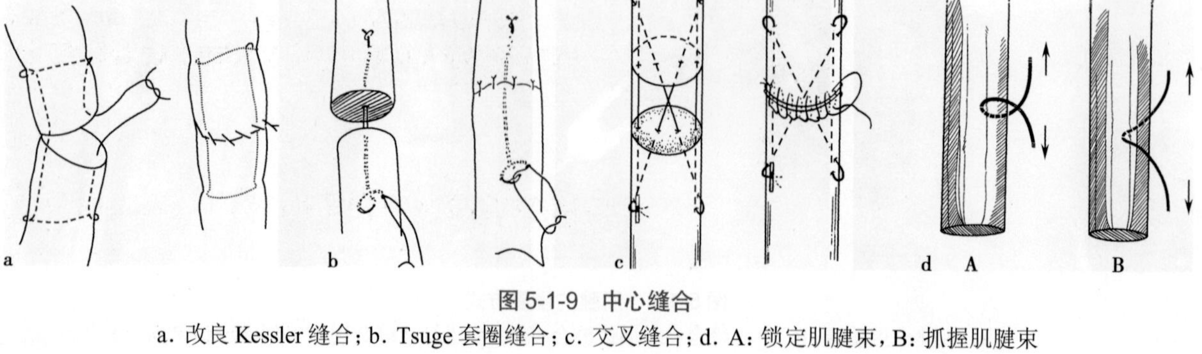

图 5-1-9　中心缝合

a. 改良 Kessler 缝合；b. Tsuge 套圈缝合；c. 交叉缝合；d. A：锁定肌腱束，B：抓握肌腱束

（三）周边缝合

周边缝合主要用于修复肌腱的部分损伤（25%～50%）、伸肌腱装置，以及中心缝合后的肌腱外周。常用的周边缝合方式包括：多个“8”字缝合、连续锁边缝合和连续交叉缝合（Silfverskiold 缝合）等（图 5-1-10）。

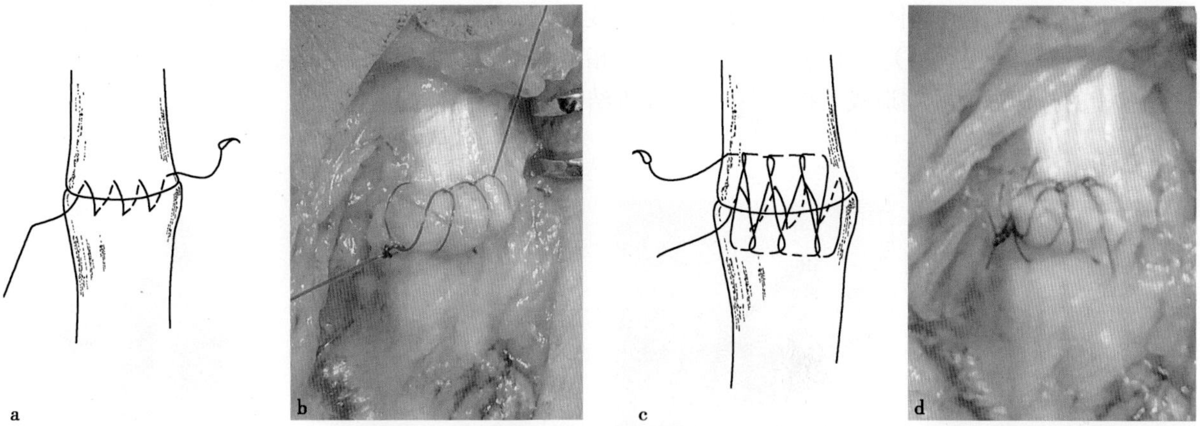

图 5-1-10　周边缝合

a. 连续缝合；b. 连续锁边缝合；c、d. 连续交叉缝合

（四）编织缝合和缠绕缝合

编织缝合和缠绕缝合的强度较大，但缝合后局部粗大，主要用于非鞘管区域的肌腱缝合，尤其常用于肌腱移植修复、肌腱移位功能重建，以及肌腱直径差异较大的修复。直径较大的肌腱适合编织缝合，直径较小的肌腱相互穿插困难，可以采用缠绕缝合。编织缝合时，可以利用肌腱穿插装置或尖刀穿插肌腱，肌腱之间通常需要穿插 2～3 次。缠绕缝合时，肌腱应当至少缠绕 2～3 圈后缝合，才能保证肌腱的缝合强度（图 5-1-11）。

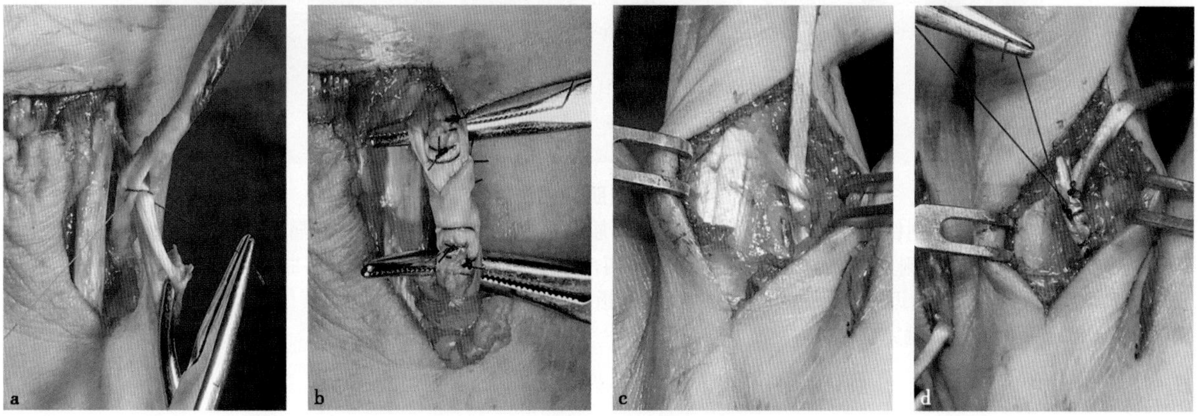

图 5-1-11　编织缝合和缠绕缝合

a. 编织缝合时肌腱相互穿插并进行缝合；b. 肌腱之间通常穿插 2～3 次；c、d. 缠绕缝合，直径较细的肌腱，缠绕多圈后，缝合固定

问 题 分 析

1. 屈肌腱和伸肌腱的分区？
2. 常用的肌腱缝合方式有哪些？

第二节 屈肌腱损伤

屈肌腱损伤多见于切割伤，此外，牵拉伤容易导致肌腱自止点或腱腹交界处的撕脱性损伤。屈肌腱部分断裂时，查体多无明显功能障碍。屈肌腱完全断裂时，可出现相应的功能障碍，并且由于张力的改变，手指在休息位时的体位也将发生变化。如指浅屈肌腱断裂时，近侧指间关节不能主动屈曲；指深屈肌腱断裂时，远侧指间关节不能主动屈曲。检查指浅屈肌腱功能时，注意控制其他手指于伸直位，以避免患指的指深屈肌收缩造成手指屈曲，干扰检查结果（图 5-2-1）。

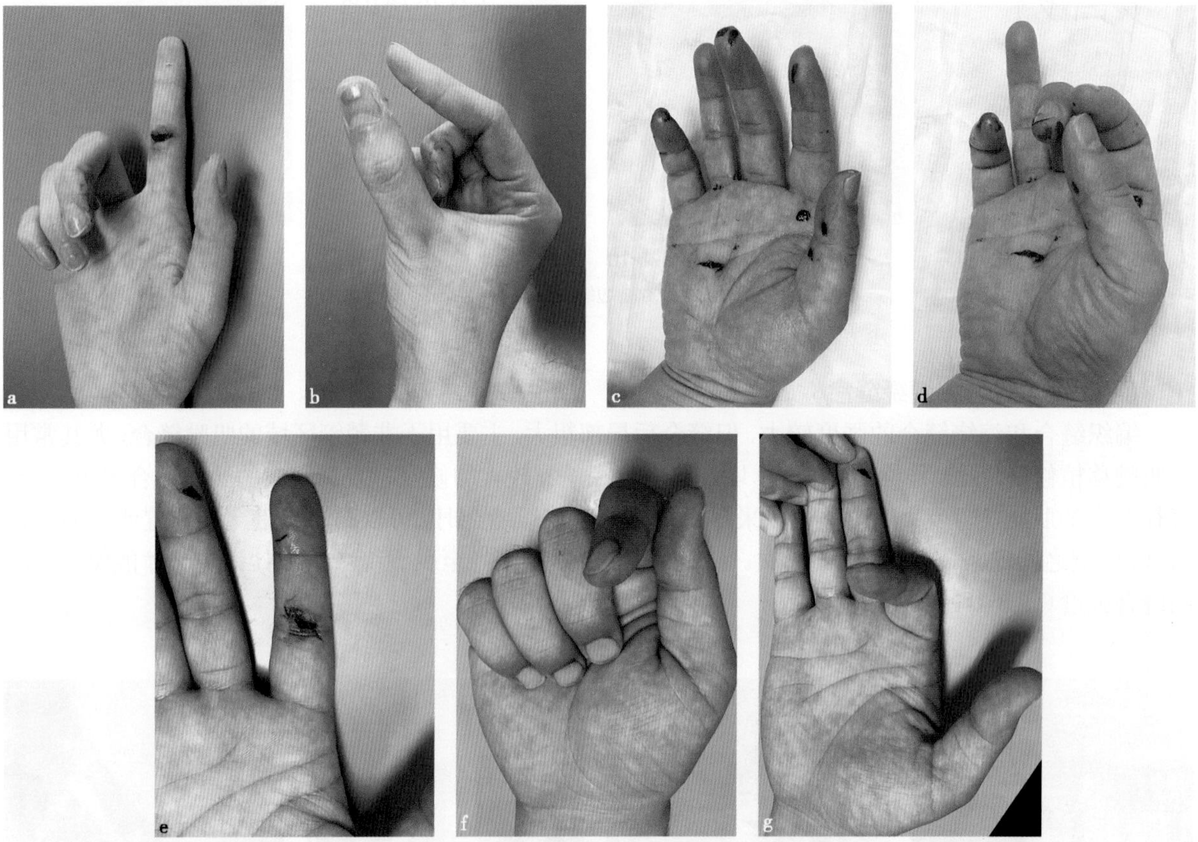

图 5-2-1 指屈肌腱损伤的检查

a、b. 近侧指间关节掌侧切割伤，近侧和远侧指间关节主动屈曲不能，指深屈肌腱和指浅屈肌腱均完全断裂；c、d. 手掌切割伤，环指在休息位时掌侧无张力，体位与其他手指不同，近侧和远侧指间关节主动屈曲不能，指深屈肌腱和指浅屈肌腱均完全断裂；e～g. 示指近侧指间关节掌侧创口，远侧指间关节主动屈曲不能，固定其他手指，近侧指间关节能够主动屈曲，可以明确指深屈肌腱完全断裂

若条件允许，屈肌腱损伤均应一期缝合修复；对于有缺损或晚期损伤的病例，可通过肌腱移位和移植进行修复。由于肌腱完全断裂后，肌腱断端会向远、近端回缩，尤其是近端。因此，需要进行切口延长，屈肌腱损伤手指掌侧多采用锯齿状延长切口，常规的延长方法见图 5-2-2。

Ⅰ区肌腱损伤时，远端残存肌腱短于 10mm，需要行止点重建。其他区域的指屈肌腱修复均采用中心缝合。指屈肌腱修复时的注意事项包括：①肌腱修复牢固光滑，采用四股或六股中心缝合；②指深屈肌腱和指浅屈肌腱同时进行修复；③在Ⅱ区损伤时，注意保护 A2 和 A4 滑车。

肌腱初步愈合的时间需要 3～4 周，肌腱止点重建初步愈合的时间为 6 周，在上述阶段内，均需要辅以石膏或支具外固定以避免肌腱吻合端张力过大。指屈肌腱损伤固定的体位为：前臂背托（前臂近段至指端)，腕关节屈曲 20°，掌指关节屈曲 45°，指间关节伸直位。固定期间，在康复师的指导下，可以利用弹性装置让患者进行被动屈曲，主动伸直的患指功能锻炼；或小范围的主动屈指功能锻炼，以避免肌腱粘连。

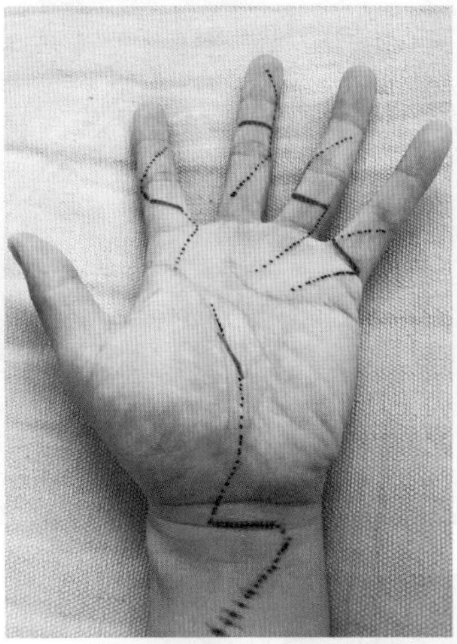

图 5-2-2 指屈肌腱损伤探查的切口
红线代表创口，蓝色虚线代表延长切口

手术要点

(一)手术指征

1. 肌腱完全断裂。

2. 肌腱部分断裂(断裂部分的直径大于总直径的 25%，需行周边缝合；超过 50%，需行中心缝合)。

(二)具体步骤

1. 切口 指屈肌腱断裂后，断端向两端回缩，通常需要延长皮肤切口来寻找肌腱断端。手指掌侧多采用锯齿状延长切口(Bruner 切口)(图 5-2-3)。

2. 显露肌腱断端

(1) 肌腱的远断端可以通过被动屈曲远端关节，显露肌腱远断端，若不能显露，则需要向远端延长皮肤切口。

(2) 肌腱的近断端在肌肉牵拉作用下，通常回缩更为明显。手指水平的肌腱损伤，尽管有腱纽阻碍肌腱向近端的回缩，但多数肌腱近断端可以回缩至掌指关节水平，拇长屈肌腱回缩至鱼际肌水平。首先可以通过挤压前臂肌肉和被动屈曲近端关节尝试显露回缩的肌腱近断端，若无法显露，则需要延长切口或增加辅助切口。指屈肌腱回缩可以在掌指关节水平切开显露，拇长屈肌腱回缩可以在腕横纹处切开显露。

3. 肌腱断端的对合 由于滑车结构的存在，肌腱断端对合前，需要穿经滑车。若没有特殊的肌腱牵引器械，可以利用钢丝套索牵引或输液管牵引。

(1) 钢丝套索牵引：以手指 PIP 关节水平指深屈肌腱损伤为例，在掌指关节掌侧辅助切口抽出指深屈肌腱的近断端，4-0 PDS-Ⅱ缝线缝扎肌腱近断端，缝线留长备用。细钢丝对折，对折处形成环状，将环状对折头的细钢丝从手指 PIP 关节创口处通过 A2 和 A1 滑车于掌指关节切口牵出，PDS-Ⅱ缝线穿过钢丝的环状部分。钢丝回抽，即可将 PDS-Ⅱ缝线牵引至 PIP 关节创口。通过牵拉 PDS-Ⅱ缝线，将肌腱回缩的近断端牵引至 PIP 关节创口。

(2) 输液管牵引：将输液管从创口，经 A2 和 A1 滑车，穿至掌指关节切口。将输液管口修整为斜面，并纵行切开 1cm。将肌腱断端插入输液管口，并缝合固定。通过抽出输液管，可以将肌腱近断端牵引至 PIP 关节创口(图 5-2-4)。

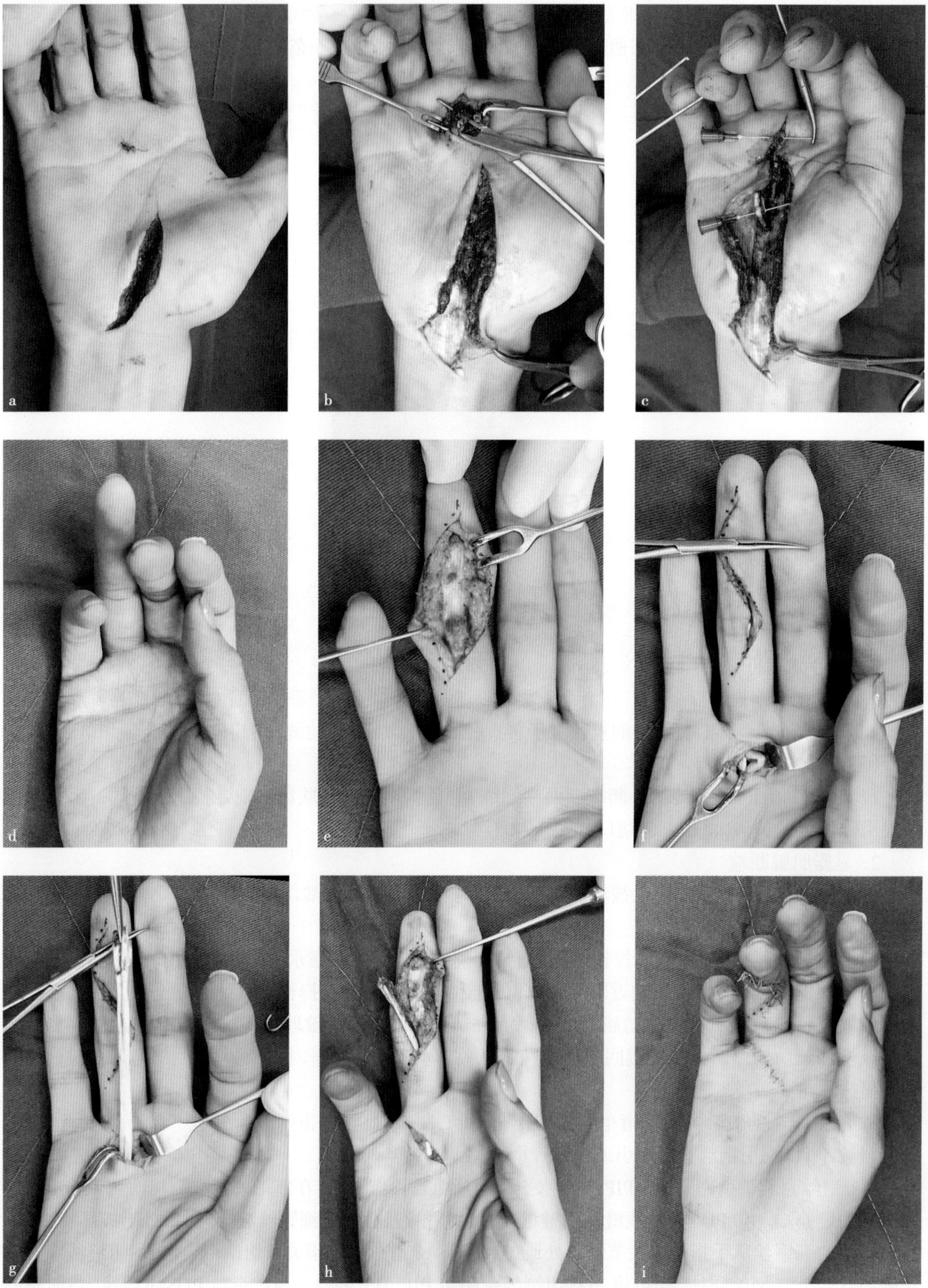

图 5-2-3 指屈肌腱损伤的修复

a. 鱼际纹和远侧掌横纹两处创口；b. 探查见中指指深屈肌腱和指浅屈肌腱于远侧掌横纹处损伤；c. 2 枚针头固定肌腱断端后进行修复；d. 患指指深屈肌腱止点撕脱；e. 术中手指部位探查未及回缩的肌腱断端；f. 掌指关节掌侧做辅助切口，探及指深屈肌腱断端；g. 向远端牵拉肌腱，证实肌腱长度足够；h. 利用细钢丝，将肌腱断端经过 A1 滑车、A2 滑车、Camper 交叉和 A4 滑车牵至止点处，并利用骨锚将其固定至骨面；i. 修复后的体位像

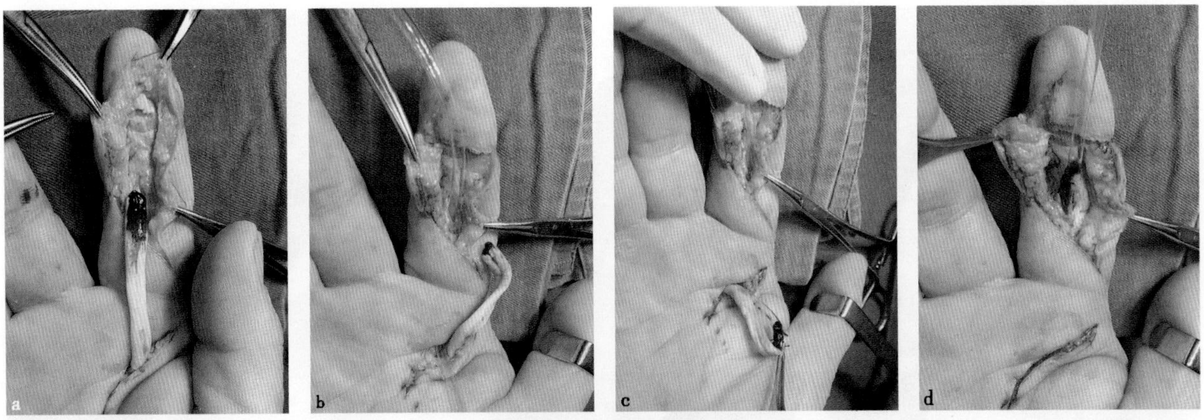

图 5-2-4 利用输液管引导指屈肌腱通过环形滑车

a. 从掌指关节切口抽出指深屈肌腱近断端；b. 将输液管从远端创口插入，经过 A2 和 A1 滑车，从掌指关节切口抽出；c. 肌腱近断端插入输液管内，并缝合固定；d. 从远端抽出输液管，将肌腱断端牵引至远端创口内

4. 肌腱断端的临时固定　利用 5ml 注射器针头距离断端 1cm 以远，穿经鞘管或皮肤固定肌腱的远、近断端，保证肌腱断端的无张力接触。

5. 肌腱修复　若 A2 滑车阻碍肌腱的修复，可以部分切除滑车结构，但至少保留 1cm。常用的中心缝合方式包括四股 Kessler 法和四股十字交叉法（见图 5-1-9）。

6. 肌腱止点重建　当指深屈肌腱的远断端小于 10mm 时，直接缝合的强度较差，需要行肌腱的止点重建（见图 5-1-8）。

7. 肌腱修复后检查　肌腱修复后被动伸直，观察肌腱吻合口是否存在明显的间隙，以及肌腱滑动时是否与环形滑车发生嵌顿。若吻合口间隙大于 2mm，则需要重新吻合；若吻合口与滑车嵌顿，可以部分切除环形滑车。

（三）术后处理

1. 术后前臂石膏背托制动，腕关节屈曲 20°，掌指关节屈曲 45°，指间关节伸直。肌腱端端吻合术后制动 3～4 周；肌腱止点重建术后制动 6 周。

2. 若缝合强度好，术后 2 天更换为背侧阻挡支具，在康复医师指导下开始功能锻炼。

3. 拆除石膏或支具后，开始非持重功能锻炼。

4. 术后 3 个月，可以逐步开始正常使用。

问 题 分 析

1. 屈肌腱断端如何显露和固定？

2. 屈肌腱修复后的固定体位？

第三节　伸肌腱和伸肌腱装置损伤

指伸肌腱按照解剖部位分为八个区域，其中从掌指关节至远侧指间关节水平为Ⅰ～Ⅴ区，掌指关节以近为Ⅵ～Ⅷ区。不同区域指伸肌腱完全损伤后，临床表现各具特征。指伸肌腱Ⅵ～Ⅷ区损伤后，表现为掌指关节背伸受限。指伸肌腱Ⅰ～Ⅴ区又称为伸肌腱装置，解剖结构复杂，损伤后可造成指间关节背伸受限以及特征性体征，如Ⅰ区损伤后的锤状指畸形、Ⅲ区损伤后的大锤状指畸形和远期继发的钮孔状畸形，以及伸肌腱装置不平衡所导致的鹅颈畸形等（图 5-3-1）。

掌指关节背侧的矢状束是维持伸肌腱位置的解剖结构，损伤后导致伸肌腱向侧方滑脱，造成掌指关节伸直受限。该类损伤常见于手指弹小件物品如头发等或甩手致伤。矢状束损伤表现为伸肌腱侧方

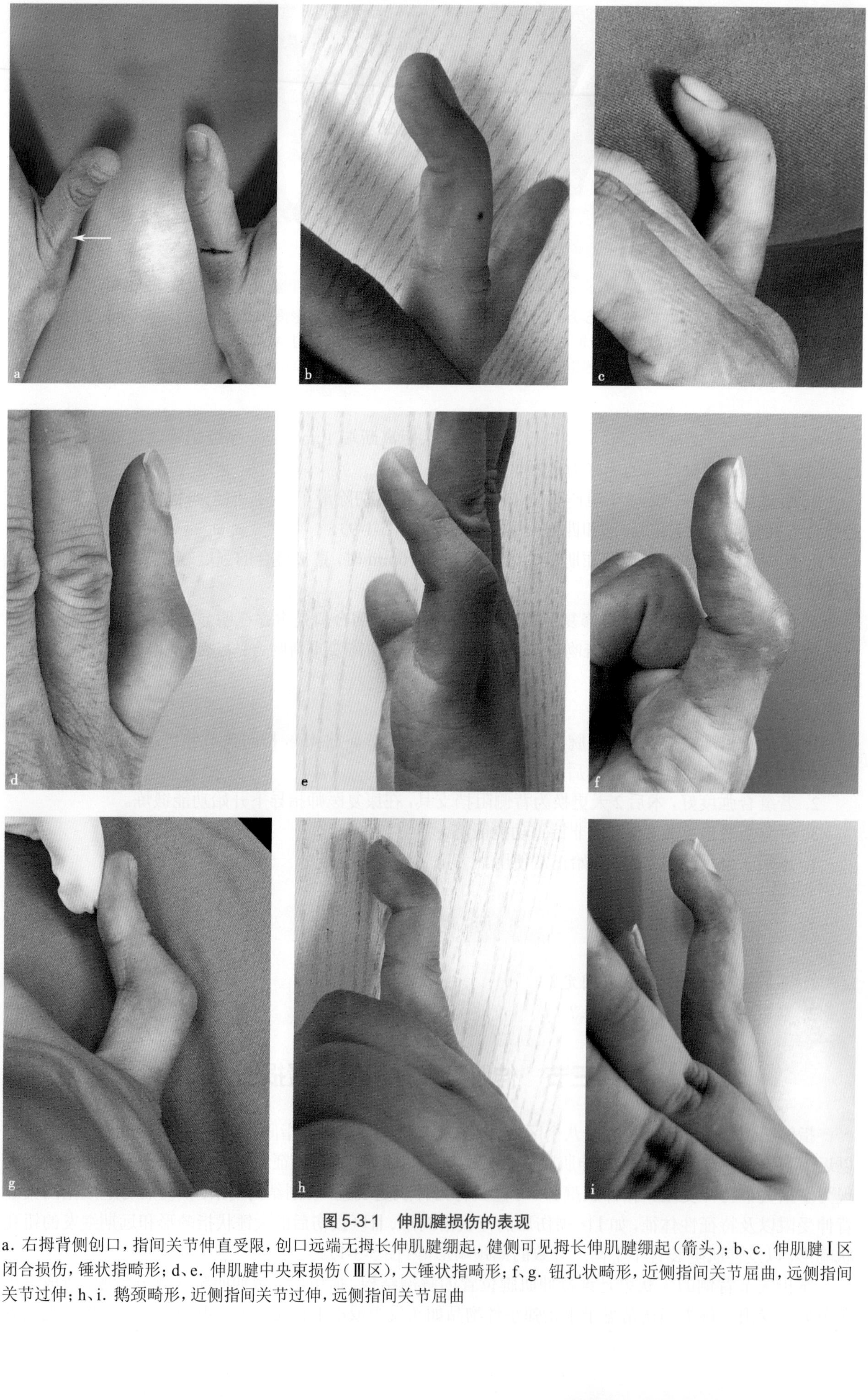

图 5-3-1 伸肌腱损伤的表现

a. 右拇背侧创口，指间关节伸直受限，创口远端无拇长伸肌腱绷起，健侧可见拇长伸肌腱绷起（箭头）；b、c. 伸肌腱Ⅰ区闭合损伤，锤状指畸形；d、e. 伸肌腱中央束损伤（Ⅲ区），大锤状指畸形；f、g. 钮孔状畸形，近侧指间关节屈曲，远侧指间关节过伸；h、i. 鹅颈畸形，近侧指间关节过伸，远侧指间关节屈曲压痛，可见伸肌腱于掌指关节背侧向侧方滑脱，以及手指伸直受限。新鲜的矢状束损伤需行伸直位掌侧T托固定4周（图5-3-2）。

指伸肌腱闭合性损伤的治疗仍存在一定的争议，例如新鲜的锤状指（Ⅰ区损伤）和大锤状指（Ⅲ区损伤），文献报道支具固定和手术修复均能够取得较好的效果。若选择保守治疗，锤状指需要伸直位掌侧指托固定，大锤状指行伸直位掌侧T托固定，常规固定6～8周（图5-3-3）。

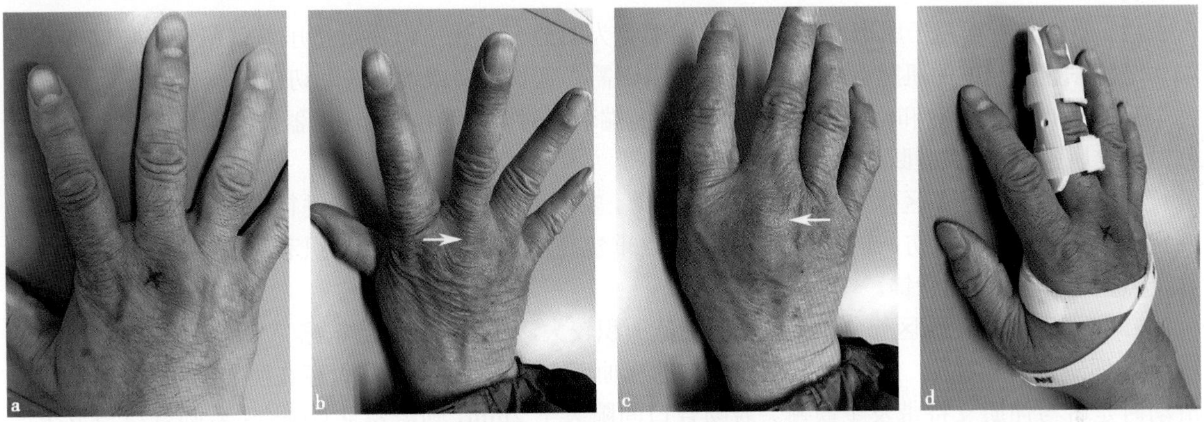

图5-3-2　伸肌腱矢状束损伤

a. 中指掌指关节桡侧标记点为压痛点，即桡侧矢状束损伤部位；b. 手指伸直时，伸肌腱复位（箭头）；c. 掌指关节屈曲时，伸肌腱滑向尺侧（箭头）；d. 掌侧T托固定掌指关节于伸直位

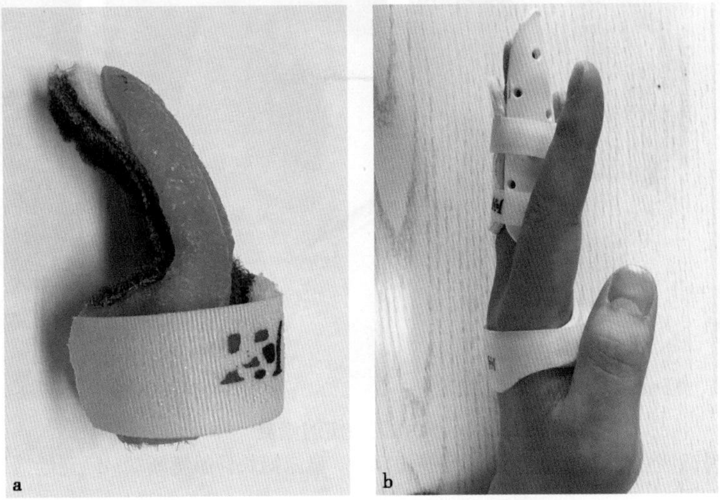

图5-3-3　伸肌腱装置损伤的固定方式

a. 锤状指畸形所用的指托，保持远侧指间关节轻度过伸；b. 中央束损伤（大锤状指）采用掌侧T托固定指间关节和掌指关节于伸直位

伸肌腱开放性损伤均需要进行伸肌腱探查修复。指伸肌腱Ⅰ～Ⅴ区肌腱扁薄，多采用周围缝合的方法进行修复，由于该区域肌腱修复的强度有限，常需辅以克氏针固定指间关节。指伸肌腱Ⅵ～Ⅷ区的修复方式同指屈肌腱，采用中心缝合。

手 术 要 点

（一）手术指征

1. 肌腱完全断裂。
2. 肌腱部分断裂（断裂部分的直径大于总直径的25%）。

（二）具体步骤

1．切口　伸肌腱断裂后，向两端回缩，需要延长皮肤切口来寻找肌腱断端和便于进行缝合操作。通常弧形或S形延长切口（图5-3-4）。

2．显露肌腱断端

（1）肌腱远断端可以通过被动伸直远端的关节，显露肌腱远断端，若不能显露，则需要向远端延长皮肤切口。

（2）肌腱近断端由于肌肉的牵拉，通常回缩更为明显。首先可以通过挤压前臂肌肉和被动伸直近端关节尝试显露回缩的肌腱近断端，若无法显露则需要延长切口或增加辅助切口。

3．肌腱断端的对合和临时固定　将肌腱两断端牵拉对合，利用5ml注射器针头距离断端1cm以远临时固定肌腱，保证肌腱断端的无张力接触。

4．指伸肌腱Ⅰ～Ⅴ区修复　该区域肌腱扁薄，多采用周围缝合的方法进行修复，同时辅以克氏针固定指间关节。Ⅰ区损伤，需要进行伸肌腱止点重建。由于指背皮下软组织菲薄，建议采用抽出法进行止点重建，避免使用骨锚。

5．指伸肌腱Ⅵ～Ⅷ区修复　该区域肌腱截面积较大，采用中心缝合修复。

6．肌腱修复后检查　肌腱修复后轻度被动屈曲，观察肌腱吻合口是否存在明显的间隙，以及肌腱滑动时是否与伸肌支持带发生嵌顿。若吻合口间隙大于2mm，则需要重新吻合；若吻合口与滑车嵌顿，可以部分切除伸肌支持带。

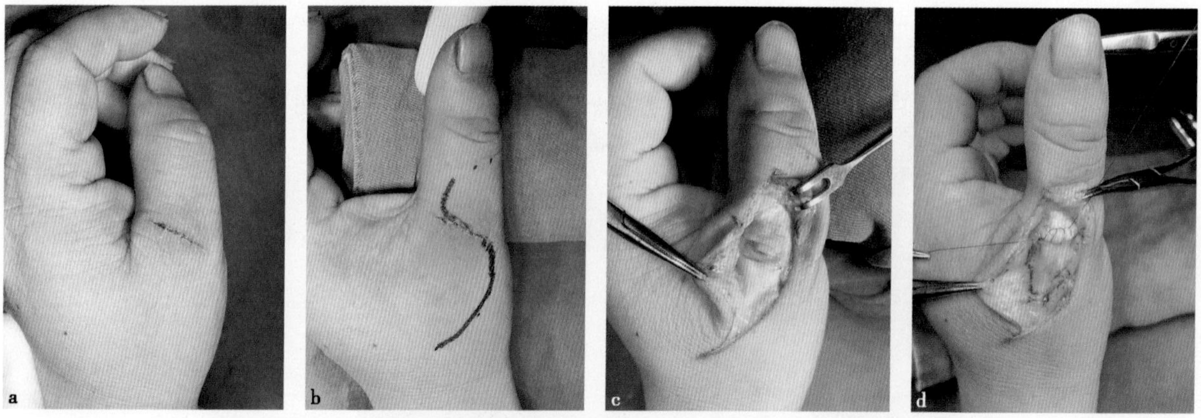

图5-3-4　伸肌腱损伤的修复

a．拇指掌指关节背侧创口，拇指伸直受限；b．S形延长皮肤切口；c．显露拇长伸肌腱断端；d．连续锁边缝合修复肌腱断端

（三）术后处理

1．术后前臂石膏掌托制动，腕关节背伸20°，掌指关节和指间关节伸直。肌腱端端吻合术后制动3～4周；肌腱止点重建术后制动6周。

2．若缝合强度可靠，术后2天更换为弹性支具，在康复医师指导下开始功能锻炼。

3．拆除石膏或支具后，开始非持重功能锻炼。

4．术后3个月，可以逐步开始正常使用。

问题分析

1．伸肌腱装置损伤后常见畸形？

2．指伸肌腱损伤的修复方式？

第四节 肌 腱 移 植

肌腱移植主要用于肌腱缺损和陈旧性肌腱损伤。移植的肌腱分为自体肌腱和同种异体肌腱。自体肌腱不存在免疫排斥反应，但会对供区造成一定的损伤，并且可供移植的肌腱数量有限。异体肌腱可能会存在免疫排斥反应，并且费用较高，但无供区损伤，不受数量限制。两者在肌腱修复的效果方面临床上并无显著差异。有研究认为，移植肌腱通过大量成熟的成纤维细胞不断修复、肌腱再血管化，使新生组织不断替代原有的胶原蛋白，从而完成肌腱的组织学重建过程。肌腱再血管化之前，肌腱营养来自于周围滑液。局部形成粘连后，局部的瘢痕组织给移植肌腱提供血供。因此，肌腱移植术后肌腱粘连显著，常常需要二次手术进行肌腱松解。

常用的移植肌腱包括：掌长肌腱、跖肌腱、2～4 趾趾长伸肌腱、示指固有伸肌腱等，其中前两者最为常用。当多根肌腱缺损时，可以切取趾长伸肌腱。

一、掌长肌腱的切取

掌长肌腱位于前臂中远段，位置表浅，容易切取，切取长度 10～15cm。15%～25% 的人掌长肌腱缺如，因此术前需要查体明确。术前嘱患者小指和拇指对捏，同时屈曲腕关节或握拳屈腕时，均可以看到和触及明显凸起的掌长肌腱。具体步骤见图 5-4-1。

（一）多切口切取

1. 根据掌长肌腱在腕部的体表投影，以该处为中心，腕横纹处 2cm 横行切口。

2. 探及并游离掌长肌腱，用血管钳将掌长肌腱绷起。此时体表可见掌长肌腱的走行。

3. 沿肌腱走行，在近端做 2～3 处横切口，直至腱腹交界部位。

4. 在各切口均确认为掌长肌腱后，于腕横纹处切断掌长肌腱。从各个切口由远及近，将掌长肌腱抽出，于最近端切口将肌腱切断备用。

（二）取腱器切取

1. 腕横纹处切取横行切口，探及掌长肌腱并向近端游离。

2. 于腕横纹水平切断掌长肌腱，肌腱断端用 4-0 缝线或 Kocher 钳固定，并将肌腱断端套入取腱器的圆环内，牵拉肌腱断端，并将取腱器向近端匀速扭转推进，到达腱腹交界时，环形刀片切断肌腱。抽出切取的肌腱，一般切取长度约 8～10cm。当取腱器推进遇到阻力时，可在该处做横行切口进行探查。

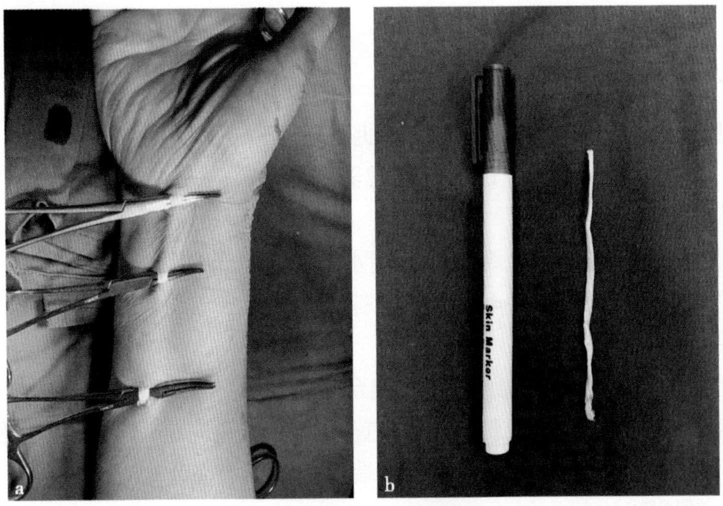

图 5-4-1 掌长肌腱的切取

a. 沿掌长肌腱体表投影，在腕横纹及前臂中远端做多个横行切口，显露掌长肌腱；b. 完整切取掌长肌腱

二、跖肌腱的切取

跖肌腱位于小腿后内侧，腱性部分很长，可以切取 30cm 左右，人群中大约 20% 的人跖肌腱缺如。具体切取步骤见图 5-4-2。

（一）多切口切取

1. 跟腱内侧缘纵行切开约 5cm，于跟腱内侧缘探及直径较细的跖肌腱。

2. 向近端充分游离跖肌腱，沿肌腱走行，向近端做 1～2 处纵切口，直至腱腹交界部位。

3. 在各切口均明确为跖肌腱后，于内踝水平切断跖肌腱。各个切口由远及近，将跖肌腱抽出，于最近端切口内将肌腱切断备用。

（二）取腱器切取

1. 跟腱内侧缘纵行切开约 5cm，于跟腱内侧缘探及直径较细的跖肌腱。

2. 于内踝水平切断跖肌腱，肌腱断端用 4-0 缝线或 Kocher 钳固定，并将肌腱断端套入取腱器圆环内，牵拉肌腱断端，并将取腱器向近端匀速扭转推进。推进过程中，取腱器的方向应与小腿的方向平行，膝关节伸直。到达腱腹交界时，环形刀片切断肌腱。抽出切取的肌腱。

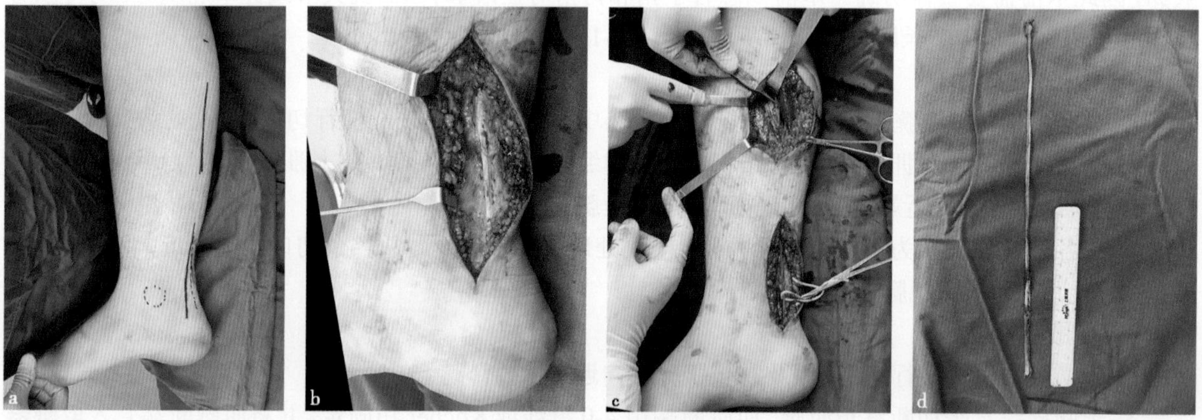

图 5-4-2 跖肌腱的切取

a. 沿跟腱内侧缘，在内踝后方做纵行切口；b. 显露位于跟腱内侧缘的跖肌腱；c. 沿跖肌腱走行，于小腿内侧做切口；d. 完整切取跖肌腱

三、趾长伸肌腱的切取

趾长伸肌腱移植适合多根肌腱缺损。趾长伸肌腱常于踝关节远端水平合并，其中第 2～4 趾长伸肌腱是常用的供区。切取方式包括切开切取和取腱器切取。

（一）切开切取

1. 足背正中切口，显露跖趾关节至踝关节远端水平的趾长伸肌腱。

2. 根据需要的数目和长度切取 2～4 趾长伸肌腱。

（二）取腱器切取

1. 足背跖趾关节水平横切口，分离趾长伸肌腱至腱帽近端。

2. 腱帽近端切断肌腱，缝线固定肌腱断端，并置入取腱器。向近端推进取腱器，当遇到阻力时，于该处做横切口，直视下分离软组织。切断肌腱近断端后抽出肌腱备用。

3. 其他趾长伸肌腱切取方法同前。

4. 踝关节远端的十字韧带可以切开。为了保证肌腱完整切取，可以在足背做多处横切口。

问题分析

1. 常用的移植肌腱有哪些？各有什么特点？
2. 取腱器使用的注意事项？

第六章 周围神经损伤

第一节 周围神经的解剖

一、周围神经的结构

周围神经由内至外的解剖结构依次为：神经纤维、神经束和神经。神经元的突起，即轴突，被绝缘的髓鞘和神经内膜包裹，构成神经纤维。多根神经纤维被结缔组织（神经束膜）包绕，构成神经束，即神经断面所见突出神经断端的“乳头”状结构。多根神经束构成神经，由神经最外层的神经外膜包裹（图 6-1-1）。

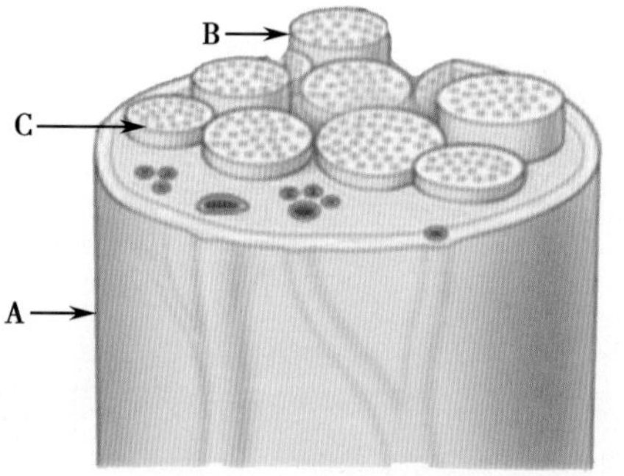

图 6-1-1 神经结构

箭头 A：神经；箭头 B：神经束；箭头 C：神经纤维

总体而言，周围神经的近端部分，即靠近脊髓的部分，如臂丛神经和腰骶丛神经等，其运动神经纤维和感觉神经纤维的排列并不是按照神经束分布。神经束中运动神经纤维和感觉神经纤维相互交错在一起。而周围神经的远端部分，即接近靶器官的部分，神经束中的神经纤维的功能相对单一，已经分为运动神经束和感觉神经束。

二、上肢周围神经的解剖

（一）臂丛

臂丛由 C_5～C_8 前支和大部分 T_1 前支构成。臂丛经前、中斜角肌之间穿出，继而从锁骨中段的后方进入腋窝。臂丛可以分为根、干、股、束、支五部分，其中锁骨上为根 - 干部，锁骨下为束 - 支部，股部位于锁骨后方。

C_5 和 C_6 神经根构成上干，C_7 构成中干，C_8 和 T_1 构成下干。干部长度均为 1cm 左右，此后上、中、下干分别发出前、后股，各股均位于锁骨平面。上干前股和中干前股构成外侧束，位于腋动脉外侧；下干前股构成内侧束，位于腋动脉内侧；上、中、下干的后股构成后侧束，位于腋动脉深面。束部的平均长度 2～3cm。外侧束分为肌皮神经和正中神经外侧头，内侧束分为尺神经和正中神经内侧头，后束分为腋神经和桡神经。

（二）五大终末支

1. 腋神经 由 C_5 和 C_6 的神经纤维构成（C_5 为主），从臂丛后束发出，向后外侧走行，与旋肱后血管伴行穿过四边孔后，绕肱骨外科颈至三角肌深面，发出肌支支配三角肌和小圆肌。部分神经纤维（后支）自三角肌后缘浅出延续为皮神经，分布于肩部和上臂近端外侧的皮肤。

2. 肌皮神经 由 C_5 和 C_6 的神经纤维构成（C_6 为主），从臂丛外侧束发出，向外下方走行，斜穿喙肱肌，后于肱二头肌和肱肌之间下行，沿途发出肌支支配上述 3 块肌肉。终末支在肘关节水平，肱二头肌远端外侧浅出，分布于前臂外侧皮肤，称为前臂外侧皮神经。

3. 正中神经　由 C_5～T_1 的神经纤维构成，外侧束发出正中神经外侧头，内侧束发出正中神经内侧头。两者在腋动脉前方汇合为正中神经主干后，先于肱动脉外侧下行，至喙肱肌止点处，斜行越过动脉转至肱动脉内侧。经肘窝向远端至前臂，穿旋前圆肌两头之间，经指浅屈肌腱弓深面，在指浅屈肌与指深屈肌之间下行至腕部。经腕管进入手掌，在腕管远端缘分为桡侧支和尺侧支，桡侧支发出鱼际支、拇指桡侧指掌侧固有神经和拇示指指掌侧总神经；尺侧支发出示中指和中环指指掌侧总神经。正中神经支配除肱桡肌、尺侧腕屈肌和指深屈肌尺侧半以外前臂掌侧的所有肌肉；支配手部鱼际拇短展肌、拇对掌肌、拇短屈肌浅头和第 1、2 蚓状肌，同时还支配手部桡侧三个半手指和手掌桡侧半的感觉。

4. 尺神经　由 C_8～T_1 的神经纤维构成，从内侧束发出，在肱二头肌内侧沟内走行于肱动脉内侧。至上臂中段，穿上臂内侧肌间隔，在臂后区内侧继续下行。经过肱骨内上髁后方的尺神经沟，在前臂近段穿过尺侧腕屈肌的两头之间，走行于尺侧腕屈肌深面，和尺动脉伴行。在腕部，穿经豌豆骨和钩骨钩所构成的腕尺管，并在腕尺管出口处分为浅支和深支。尺神经在前臂远段发出尺神经腕背支，分布于手背尺侧。尺神经支配尺侧腕屈肌、指深屈肌尺侧半、小鱼际肌、掌侧和背侧骨间肌、第 3、4 蚓状肌、拇收肌、拇短屈肌深头，以及手部尺侧一个半手指与手掌尺侧半掌侧和背侧的感觉。

5. 桡神经　由 C_5～T_1 的神经纤维构成，从臂丛后束发出。上臂段，桡神经与肱深动脉伴行，经肱三头肌长头和内侧头之间下行，沿桡神经沟绕肱骨中段后面向外下走行，于三角肌止点远端 4cm 处穿过外侧肌间隔至肱肌和肱桡肌之间。在肱骨外上髁前方，桡神经分为浅支和深支。桡神经浅支自肱骨外上髁前外侧向下，沿桡动脉外侧走行于肱桡肌深面，于前臂中下 1/3 处浅出皮下，分布至虎口背侧及桡侧三个半手指近节背侧皮肤。桡神经深支粗大，在桡骨颈外侧穿经旋后肌深面，至前臂背侧。桡神经深支出旋后肌远端缘后，发出多个肌支。桡神经深支的终末支走行于前臂背侧浅、深肌群之间，直至腕关节背侧。桡神经支配肱三头肌、肘肌、肱桡肌、前臂背侧肌群，以及手掌桡侧半背侧和桡侧三个半手指近节背侧的感觉。

问题分析

1. 周围神经的结构？
2. 五大终末支的走行？

第二节　周围神经损伤的分型、诊断和治疗

一、周围神经损伤的分型

周围神经多为混合性神经，损伤后将造成肢体相应部位运动和感觉功能障碍。周围神经损伤最常用的分型为 Seddon 分型和 Sunderland 分型。Seddon 将周围神经损伤分为 3 型：神经失用，轴突断裂和神经断裂。Sunderland 将 Seddon 分型中的轴突断裂细化，共分五型：Ⅰ型即神经失用，Ⅱ～Ⅳ型为轴突断裂，Ⅴ型为神经断裂。

神经失用，即 Sunderland Ⅰ型，在损伤的部位有传导中断，但不发生 Wallerian 变性，神经功能在数小时到数周内可以自发恢复。轴突断裂，即 Sunderland Ⅱ～Ⅳ型，神经轴突断裂，神经纤维远端发生 Wallerian 变性，但神经（神经外膜）的连续性存在。具体而言，Sunderland Ⅱ型为轴突断裂，但神经内膜、神经束膜和神经外膜均完整；Sunderland Ⅲ型为轴突和神经内膜断裂，但神经束膜和神经外膜完整；Sunderland Ⅳ型为轴突、神经内膜和神经束膜断裂，但神经外膜完整。Sunderland Ⅱ型损伤时，可能出现神经再生和神经功能的自发恢复，但需要数月甚至数年时间。Sunderland Ⅲ或Ⅳ型损伤时，神经可能有不同程度的恢复，但这种情况需要手术治疗。神经断裂，即 Sunderland Ⅴ型，神经完全断裂，该型损伤不可能自发恢复，需要手术治疗。

二、周围神经损伤的诊断

周围神经损伤后，将出现该神经支配区域运动和感觉的功能障碍。在急诊，感觉功能检查使用较多的是轻触觉检查，即用棉签在皮肤上轻轻滑动，检查患者相关区域是否能够感知。运动功能主要是分别对各块肌肉进行肌力的检查。各主要神经感觉和运动功能的区域，参见第一节的解剖部分。

对于闭合性损伤，可以通过B超检查神经的形态改变，外伤超过3周患者可以进行电生理检查以明确损伤的部位和程度。

三、周围神经探查修复的适应证

1. 开放性损伤　出现肢体远端的感觉和运动功能障碍。

2. 闭合损伤　保守治疗3～4个月，无任何神经功能恢复。

四、手术修复的方法

手术修复包括神经的直接缝合修复、神经移植修复和神经移位修复。神经直接缝合修复多用于开放性神经切割伤，在这种情况下，周围神经断裂或部分束支断裂，但无神经缺损，因此通过对两断端的游离，可以进行神经的直接缝合修复。神经直接修复时，多采用神经外膜缝合，注意神经缝合的无张力原则和神经束的精确对位原则。神经移植修复主要用于陈旧性神经损伤或神经病灶切除后，神经缺损，断端间无法直接修复。常用的移植神经包括不带血管蒂的供体神经（如腓肠神经）和带血管蒂的供体神经（如带有尺侧上副动脉的尺神经）。对于神经缺损较短（小于10cm）的病例，多采用腓肠神经移植。当需要修复的神经直径粗大时，可以进行多股腓肠神经的编织。对于神经缺损较长的病例，建议使用带血管蒂的神经移植，以避免移植神经发生缺血性坏死，影响神经的修复效果。神经移位主要用于神经近端损伤严重，无法使用（例如，臂丛神经的根性损伤）或神经损伤平面过于靠近近端，直接修复后靶器官预期无恢复（例如，尺神经高位损伤）。供体神经选择时需要遵循以下原则：①神经吻合部位尽可能接近靶肌肉；②供体神经支配广泛或过剩；③供体神经轴突数量充足，为单纯的运动或感觉轴突；④供体神经支配肌肉功能与靶肌肉协同；⑤供体神经与受体神经直径匹配。

（一）神经外膜缝合

神经外膜缝合是最常用的神经修复方法，其操作相对简单，并且不累及神经内部结构。适于周围神经的近端部分，如臂丛及腰骶丛等部位神经损伤的修复。神经外膜修复前首先要进行神经的准确对合。可以利用的解剖标记包括神经外膜表面的血管走行和神经束断面的形态和排列等。当神经断端在无张力条件下对合后，使用8-0～10-0的无创伤缝合线进行神经外膜的缝合。缝合的针数根据神经的直径决定。缝合后，要求吻合口平滑，无神经束外露（图6-2-1）。

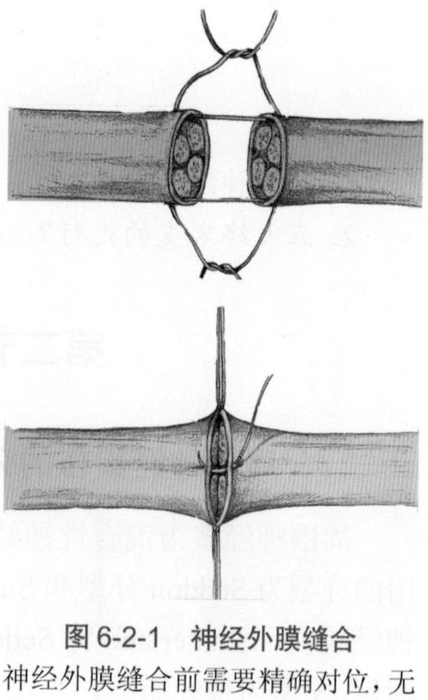

图6-2-1　神经外膜缝合
神经外膜缝合前需要精确对位，无张力缝合神经外膜

外膜缝合最大的缺点是神经束很难达到精确的对合。尽管神经外膜吻合后外观平滑，但内部的神经束仍不可避免存在间隙、重叠，以及扭曲等现象，进而影响神经的修复效果。

（二）神经束膜缝合

对于周围神经的远端部分，即接近靶器官的部分，神经已经明确的分出功能束。此时应当进行神经束膜的修复，使运动束和感觉束分别得到准确地对合。神经束膜缝合中最关键的步骤是远、近端神经束的准确对接。尽管有学者应用神经电刺激仪、组化染色，以及免疫组化等方法进行神经束的对位，但上述方法均存在步骤复杂和术中耗时过长等缺点。因此，目前临床上最常用的定位方法仍然是在显微镜下，根据神经束的直径和分布进行准确对接。神经束吻合需在无张力条件下，使用10-0～11-0的无创伤缝合线进行缝合。神经束膜缝合时，需要切除部分神经外膜，使神经束凸出，将神经束的远、近端准确对合后，逐束缝合。

神经束膜缝合的缺点是时间较长，例如正中神经在腕部约有20～30束；此外，广泛的神经束间解剖游离和大量缝线可能导致局部形成明显的瘢痕，上述缺点将影响神经束膜修复的效果。

（三）神经端侧缝合

神经端侧吻合是指将受损神经的远断端，缝合至正常神经干的侧壁上。缝合时，在正常的神经干外膜开窗，并以45°夹角将受区神经的断端缝合至正常的神经干侧壁的开窗处。由于周围神经端侧吻合的疗效在临床上仍存在争议，因此多数情况下，神经端侧吻合的方法仅用于肢体感觉功能的修复。

问 题 分 析

1. 周围神经损伤的分型？
2. 周围神经损伤的修复方式？

第三节　神 经 移 植

神经修复时要求无张力缝合，然而在临床实践中，无论是新鲜还是陈旧损伤，经常会遇到神经缺损的情况。当出现神经缺损时，常用的解决方式包括：神经远近端的适度游离、神经改道和关节位置的调整；神经缺损长度小于3cm的病例，自体静脉套接修复；以及神经移植修复。其中，长段的神经缺损需要进行神经移植修复。

当选择不带血管蒂的神经移植时，术后早期主要依赖周围组织提供营养。因此，最理想的移植神经供体应当为直径细小，并且切取后对供区影响较小的神经。常用的移植神经包括腓肠神经、前臂内侧皮神经和桡神经浅支等。其中腓肠神经最为常用。当修复直径粗大的神经缺损时，有两种选择，一种是将数股腓肠神经编成束状进行移植修复；另一种是选择带血管蒂的粗大神经进行移植。

腓肠神经是最常用于移植的供体神经。腓肠神经位于小腿后侧，由来自胫神经的内侧支和腓总神经的外侧支汇合而成，两者在小腿后正中线中点处汇合。腓肠神经与小隐静脉全程伴行，切取长度35～40cm（图6-3-1）。

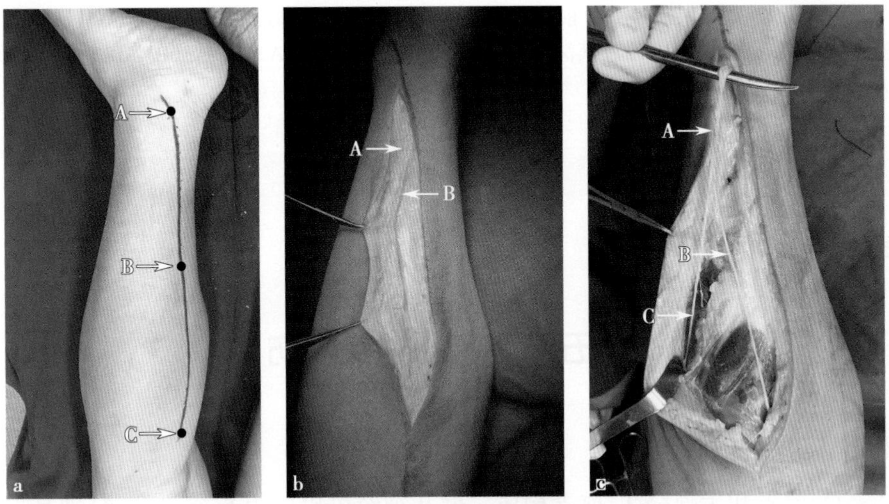

图6-3-1　腓肠神经的切取

a. 皮肤切口为外踝和跟腱间隙的中点（A）、小腿后正中线的中点（B）、腘窝中点（C）三点的连线；b. 腓肠神经（A）和小隐静脉（B）伴行；c. 腓肠神经，A：腓肠神经主干，B：来自胫神经的内侧支，C：来自腓总神经的外侧支

问题分析

1. 神经缺损的修复方式？
2. 腓肠神经的切取步骤？

第四节 神经移位

神经移位主要用于臂丛的根性损伤和周围神经的高位损伤。此外，患者年龄较大或受伤时间较长的患者，也适于行神经移位术。臂丛神经根性损伤时，神经移位的方式分为丛内神经移位和丛外神经移位，常用的臂丛内神经移位包括：同侧 C_7 移位、胸内侧神经移位、胸背神经移位、肱三头肌长头肌支移位，以及尺神经和正中神经的神经束移位。臂丛外神经移位的供体包括：副神经、膈神经、肋间神经，以及健侧 C_7 等。高位神经损伤具有代表性的神经移位方案为尺神经高位损伤时，前臂骨间前神经移位修复尺神经深支（图 6-4-1）。

神经移位的优点包括供体神经接近靶器官，使得靶器官能够获得更快的神经支配；多数情况下无须神经移植；根性损伤时，可能是唯一的神经修复方式。但神经移位也存在缺点，如供体神经支配肌肉功能的丧失；需要进行大脑对获得的功能进行转换；与神经修复比较，很难恢复肢体的整体功能；以及放弃了具备修复潜力的近端神经干等。

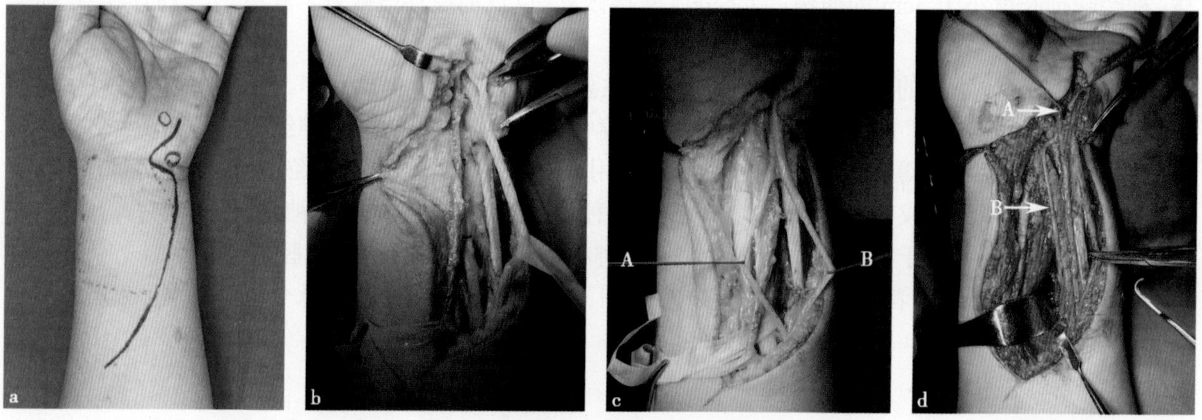

图 6-4-1 前臂骨间前神经移位修复尺神经深支

a. 前臂远端尺侧皮肤切口；b. 显露尺神经及其深浅支；c. 向近端游离深支（A）和浅支（B）；d. 骨间前神经（B）移位修复尺神经深支（A），本例采用端侧吻合修复

问题分析

神经移位的适应证？

第五节 臂丛神经损伤

一、臂丛神经的解剖特点

臂丛由 C_5～C_8 前支和大部分 T_1 前支构成。臂丛神经可以分为 5 个节段，分别是根、干、股、束、支。脊髓的腹侧根丝和背侧根丝在椎间孔处汇合成为神经根。背根神经节在椎管和椎间孔交界处，容纳感觉神经的胞体。每个神经根都发出一个很小的背侧支，支配椎旁肌。剩余的均为粗大的腹侧支（前支），在穿出椎间孔之后形成臂丛神经根的部分。

C_5和C_6神经根组成上干，C_8和T_1神经根组成下干。C_7神经根延续为中干，C_7和中干两者间没有明确的界限。C_5和C_6神经根的汇合点即Erb点，是肩胛上神经发出点的标志。每个神经干在锁骨水平又分别分为前股和后股。三个干的后股组成后侧束，上干和中干的前股组成外侧束，下干的前股延续为内侧束。外侧束有两个终支，即肌皮神经和正中神经外侧头；后侧束发出腋神经和桡神经；内侧束发出正中神经内侧头和尺神经。

臂丛神经根部的重要分支为C_5发出的参与组成膈神经的分支、肩胛背神经（C_5）和胸长神经（C_5～C_7）；干部的重要分支为肩胛上神经和锁骨下肌肌支，两者都从上干发出；束部的重要分支包括外侧束发出胸前外侧神经，后侧束由近及远发出上肩胛下神经、胸背神经和下肩胛下神经，以及内侧束发出胸前内侧神经、前臂内侧皮神经和臂内侧皮神经。

二、臂丛神经的损伤机制

臂丛神经损伤的机制包括牵拉伤、锐器切割伤或刺伤、火器伤，以及医源性损伤等，其中大多数臂丛神经损伤是由于牵拉伤造成。臂丛神经受到牵拉后，会产生不同范围和程度的损伤，从轻度牵拉伤至断裂伤和撕脱伤。低能量创伤不足以形成断裂伤或撕脱伤，常引起神经失用（Sunderland Ⅰ型）或轴突断裂伤（Sunderland Ⅱ型和Ⅲ型），这类损伤有自发恢复的可能。高能量创伤可以对神经造成更严重的伤害，即神经断裂伤（Sunderland Ⅴ型），甚至神经根从脊髓上撕脱。臂丛神经可能同时存在不同程度的损伤，即同时存在神经撕脱伤和不完全的神经断裂伤，此时可能出现一定程度的自发恢复，但总体而言，早期神经修复手术仍然能够改善预后。

颈肩分离型损伤，应力将造成肩颈夹角增大，损伤首先发生于上干（C_5、C_6）和（或）中干（C_7）。若为自下而上的上肢牵拉伤，将造成肩胛骨和肱骨的夹角增大，损伤则首先发生于下干（C_8、T_1）。若暴力严重，则可导致全臂丛神经损伤。解剖研究显示C_5和C_6神经根在椎间孔处的支持结构明显强于C_8和T_1。这提示下干神经根（C_8和T_1）容易从脊髓上撕脱，造成根性损伤，而上干神经根（如C_5、C_6）则容易发生椎孔外损伤。近2/3的臂丛神经损伤发生在锁骨上区域，1/3发生于锁骨后和锁骨下区域。部分病例存在双平面损伤，即锁骨上区和锁骨下区同时损伤。决定神经损伤范围的主导因素是暴力的强度，其次是暴力作用的方向和受伤时颈肩的相对位置。

暴力造成臂丛神经损伤的同时，也可能造成其他损伤。近75%的臂丛神经损伤合并有头部外伤、胸部创伤、颈椎或肢体的骨折和脱位，20%的患者合并有血管损伤。这些合并的损伤，如骨折、脱位、血管损伤（血肿、假性动脉瘤、动静脉瘘），可以进一步加重臂丛神经的损伤。

三、臂丛神经损伤的诊断

结合外伤史和查体结果，可以初步做出臂丛神经损伤的诊断，肌电图和影像学检查可以进一步明确诊断。

查体时，需要明确下述问题：①判断是否为根性损伤；②明确损伤的具体部位；③明确损伤平面；④是否合并血管损伤。若为根性损伤，可以出现耸肩的肌力下降，以及Honer综合征阳性。不同部位的臂丛神经损伤对应不同的功能障碍，如C_5对应肩关节外展外旋、C_6对应肘关节屈曲，C_7对应腕关节背伸，C_8和T_1对应手部功能。臂丛损伤平面分为锁骨上的根干部损伤和锁骨下的束支部损伤，检查胸大肌和背阔肌的肌力有助于判断损伤平面。颈肩部血管造影和B超有助于明确是否合并血管损伤。

高能量臂丛神经损伤需要拍片检查颈椎、肩关节和肱骨，以明确是否合并骨折脱位。拍呼气和吸气相的正位胸片，检查有无肋骨骨折，评估膈肌的活动度。膈肌麻痹（抬高）提示臂丛近端损伤（可能是节前），因为膈神经是由$C_{3\sim5}$神经根的近端发出。颈椎横突骨折与根性撕脱伤常常相关。如果考虑采用肋间神经移位的时候，就需要注意肋骨是否合并骨折，肋骨骨折的患者中，大约10%肋间神经存在损伤。

臂丛MRI、CT脊髓造影（CT myelography，CTM）和B超是诊断臂丛神经损伤的重要影像学手段。臂丛MRI为无创检查，可以清楚显示臂丛全程的形态学改变。CTM是有创检查，但目前仍然是诊断根性撕脱伤的最可靠的方法之一。CTM一般在伤后3～4周进行，此时撕脱部位的血肿吸收，假性硬膜囊肿形成，便于显影。B超则有助于诊断臂丛的束支部损伤（图6-5-1）。

电生理检查也是创伤性臂丛神经损伤的不可或缺的诊断手段。通过电生理检查可以明确损伤部位和损伤的特点，还可以观察亚临床阶段的神经恢复。通常在伤后3～4周进行第一次电生理检查，此时神经远断端已发生沃勒（Wallerian）变性，电生理检查能够真实地反映损伤状况。电生理检查的内容包括肌电图（electromyography，EMG）和神经传导检查（nerve conduction study，NCS）两部分。EMG记录肌肉在静息和活动状态下的电活动。失神经的征象包括休息时的纤颤电位，主动用力收缩时的电位消失（完全性损伤）和电位波幅降低（部分损伤）。随着时间推移，当出现运动单位新生电位（波幅低，多相波形，时限多变），提示出现再神经化。有些肌肉查体困难，可以通过电生理检查了解肌肉的情况，帮助神经损伤的诊断和定位。例如菱形肌、前锯肌、椎旁肌，如果EMG出现异常，提示损伤很靠近端，有可能是根性损伤。神经传导检查（NCS），特别是感觉神经动作电位（sensory nerve action potentials，SNAPs）的检查有助于判断神经损伤的部位。根性损伤时，背根神经节未受损，感觉神经胞体完好，远侧的轴突仍与胞体相连，不发生Wallerian变性，因此SNAPs仍然存在。但由于感觉神经元和中枢的连接中断，患肢感觉丧失。感觉丧失而SNAPs存在是根性撕脱伤的特征。节后损伤时，感觉神经纤维轴突退变，SNAPs消失。但有时损伤范围较广，出现节前伴节后损伤，该类神经根性撕脱伤时，SNAPs也消失。运动神经胞体位于脊髓前角，无论节前损伤还是节后损伤，运动神经的轴突都会发生Wallerian变性，所以运动传导均丧失。常规每个月复查1次肌电图，评估神经恢复的情况。

术中检测：术中直视或触摸均不能准确地判断神经损伤为节前或节后，也无法判断节后损伤时传导性神经瘤的功能。如一些节前损伤的患者，椎孔外臂丛神经也会存在瘢痕，容易误诊为椎孔外轻度损伤，而实际为椎管内根性损伤。此外，传导性神经瘤可能会有很好的恢复，但由于神经还没有长入肌

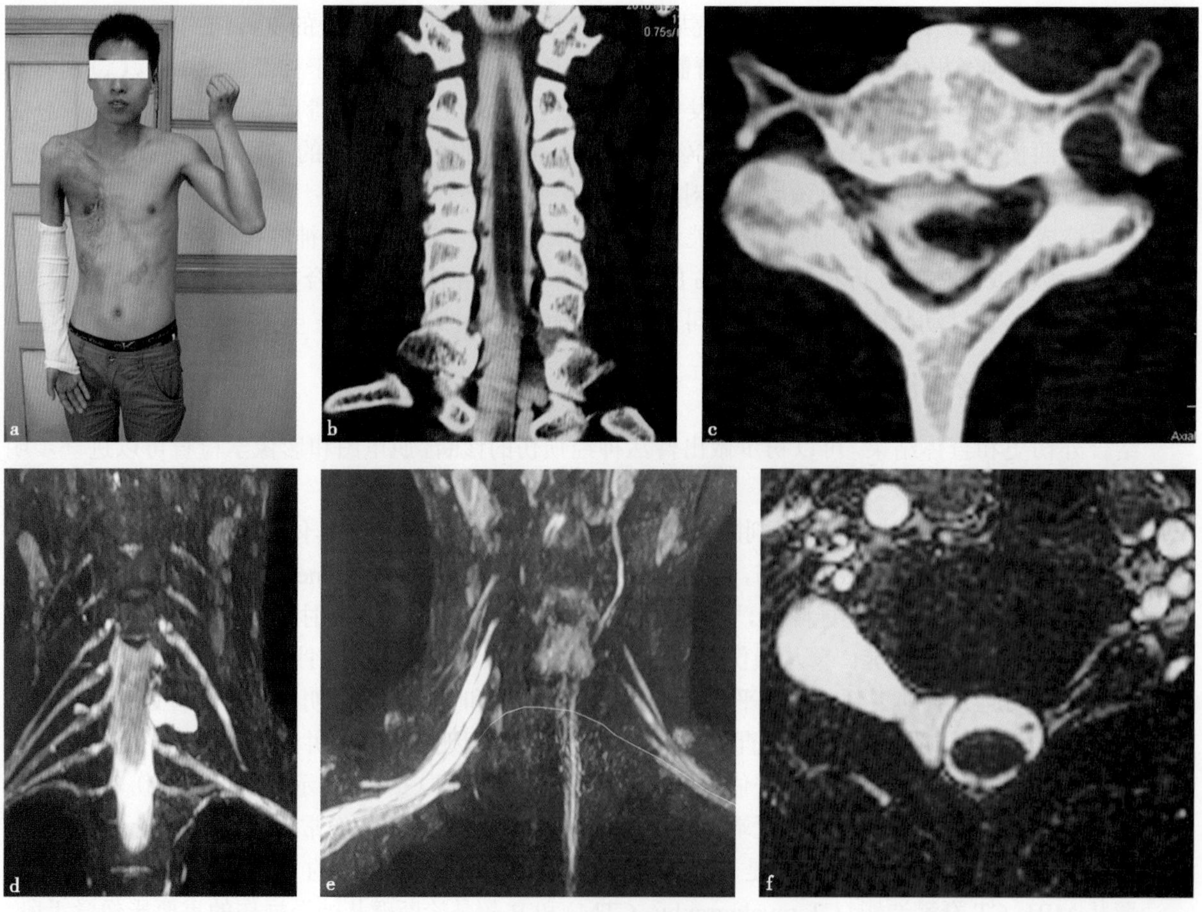

图6-5-1 臂丛神经损伤的查体和影像学诊断

a. 右侧全臂丛神经损伤患者的体位像；b、c. 臂丛神经损伤CTM检查的常见表现，根性撕脱伤导致假性硬膜囊肿形成和前后根的充盈缺损缺如；d～f. 臂丛神经损伤MRI的常见表现，神经根连续性中断，以及假性硬膜囊肿形成

肉终板，手术前肌电图可能显示并没有恢复。因此，应常规进行术中电生理检测。术中检测的内容包括体感诱发电位（somatosensory evoked potentials，SSEPs）、运动诱发电位（motor evoked potentials，MEPs）和神经动作电位（nerve action potentials，NAPs）。手术中通过 SSEPs 和 MEPs 检测可以判断损伤是否为根性撕脱伤。NAPs 用于检测节后连续性神经瘤，若神经瘤的 NAPs 波形良好，最终功能恢复结果就可能比较乐观，可以只做神经松解手术，而不用切除神经瘤。胆碱乙酰转移酶（choline acetyltransferase，ChAT）的活性检测可用以区分运动或感觉神经束，也可以利用 ChAT 的活性来判断近侧的神经残端是否适合作为动力神经。ChAT 的活性在运动神经中的活性要高于感觉神经，可以利用该特点来辨别运动神经束的质量。

四、臂丛神经损伤的手术指征及手术时机

1. 臂丛神经开放性损伤　急诊手术探查修复。
2. 臂丛神经根性损伤　尽早探查修复。
3. 臂丛神经节后损伤　保守治疗 3 个月，无恢复即可探查修复。

五、臂丛神经损伤的手术方法

（一）神经松解

神经松解术适用于神经连续性存在，或出现连续性神经瘤但术中 NAP 存在的情况。此时，大多数病例通过术中 SSEPs 和 MEPs 检测可以证实神经的近侧尚完整。松解时需要将神经从周围的瘢痕中完全游离。

（二）神经直接吻合

适于锐性切割伤早期修复的患者。术中充分地游离神经断端有助于直接缝合。

（三）神经移植

适用于残存近侧神经断端，并且神经质量较好的病例。切取腓肠神经，根据缺损长度和神经断端直径，将多股腓肠神经行电缆状移植修复神经缺损。

（四）神经移位

当臂丛神经为根性损伤，或近端无法进行吻合时，适合进行神经移位修复。此外，若患者年龄较大，或伤后时间较长时，也适合进行神经移位。神经移位分为臂丛内神经移位和臂丛外神经移位。臂丛内神经移位包括：同侧 C_7 移位、胸内侧神经移位、胸背神经移位、肱三头肌长头肌支移位，以及尺神经和正中神经的神经束移位。臂丛外神经移位包括：膈神经移位、副神经移位、肋间神经移位、健侧 C_7 移位、舌下神经移位、颈阔肌肌支移位、颈丛移位等。

六、臂丛神经手术入路

（一）锁骨上区

1. 切口　锁骨上一横指切口，从胸锁乳突肌外侧缘内侧至斜方肌前缘（图 6-5-2）。

2. 显露臂丛根干部　切开皮肤和颈阔肌，在颈阔肌深面剥离，并向两端掀起。充分游离并牵开胸锁乳突肌外侧缘的颈外静脉。辨认锁骨上方的肩胛舌骨肌，游离并牵开或切断。掀起三角形脂肪瓣，显露颈横动脉，结扎切断，向两侧牵开，显露臂丛的根干部。

3. 探查臂丛根干部　C_5 和 C_6 神经根的汇合点即 Erb 点，是肩胛上神经的发出部位。上干前股、后股和肩胛上神经也是辨别臂丛神经根干部结构的重要标记，即锁骨上区“三件套”。前、中斜角肌间隙中，C_7 神经根和中干更靠后下侧，比 C_6 的角度水平些。更靠后下侧是 C_8 和 T_1 神经根（下干），下干前方紧邻锁骨下动脉，牵开锁骨有助于显露下干。

（二）锁骨下区探查

1. 切口　锁骨中点经喙突内侧，沿三角肌胸大肌间隙至腋部，弧向腋窝，之后沿上臂内侧正中线向远端延伸至上臂中上 1/3 水平（图 6-5-3）。

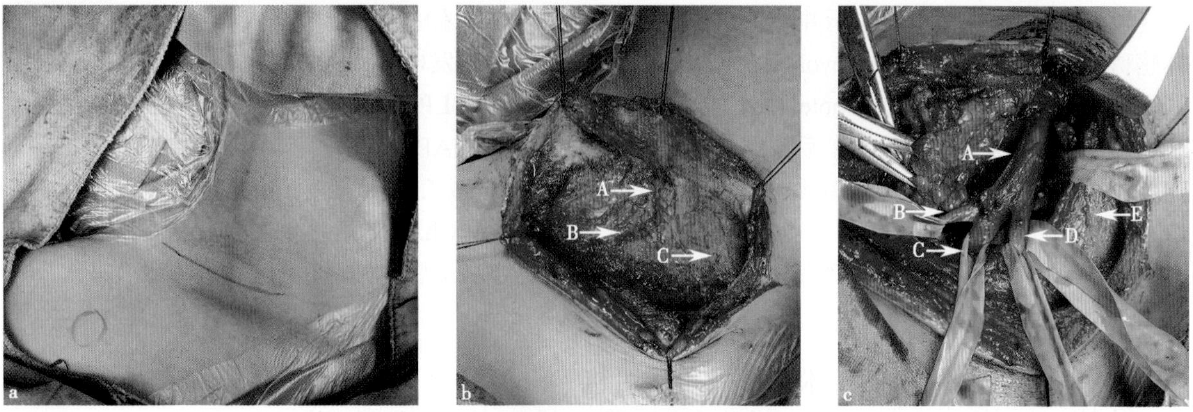

图 6-5-2 臂丛神经锁骨上手术入路

a. 锁骨上横切口；b. 颈阔肌深面游离，箭头 A：颈外静脉，箭头 B：臂丛浅层的脂肪垫，箭头 C：胸锁乳突肌；c. 上干的三件套结构（肩胛上神经、上干前股和上干后股），箭头 A：上干，箭头 B：肩胛上神经，箭头 C：上干后股，箭头 D：上干前股，箭头 E：胸锁乳突肌

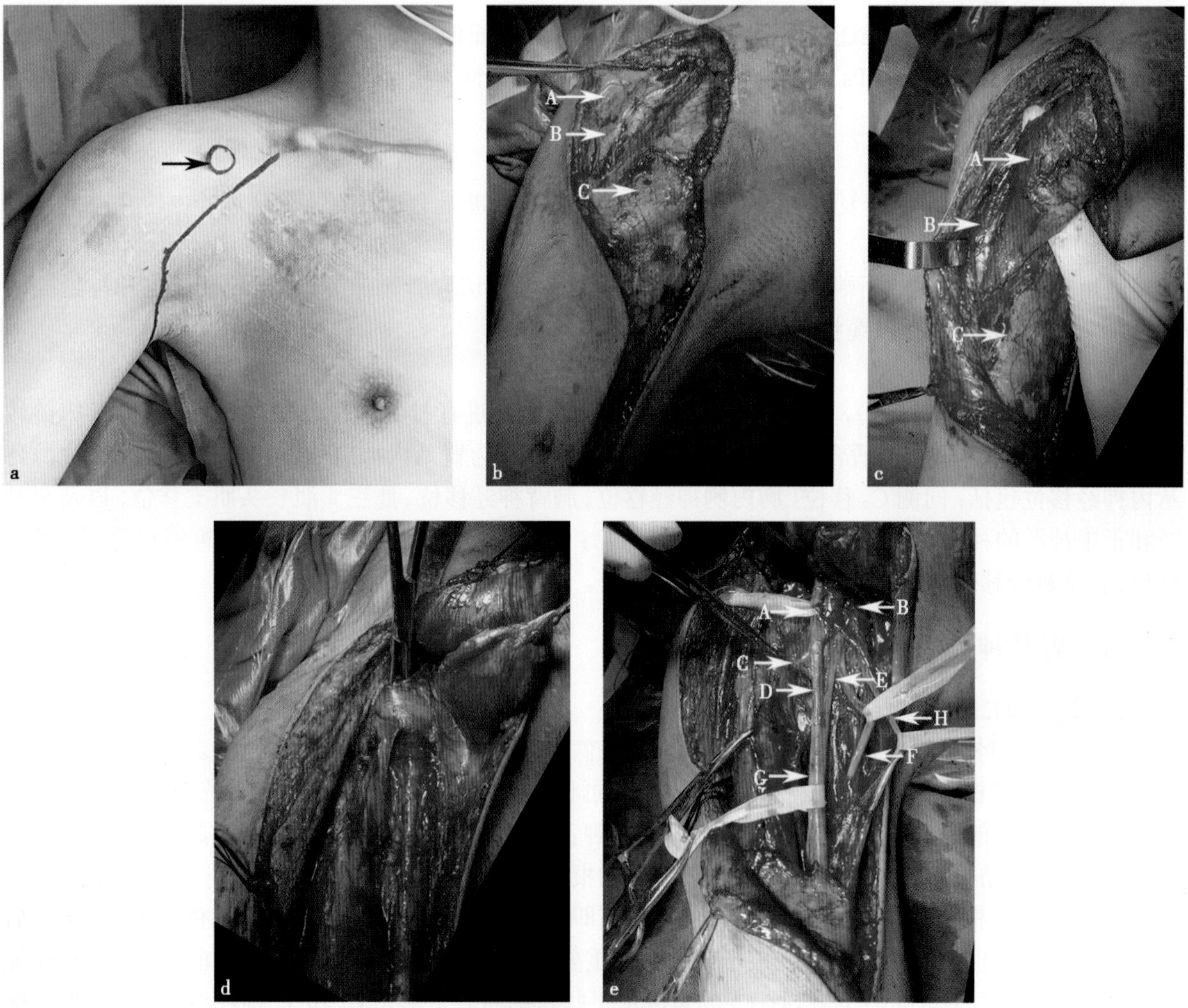

图 6-5-3 臂丛神经锁骨下手术入路

a. 锁骨下臂丛探查切口，箭头所指标记点为喙突；b. 显露三角肌胸大肌间隙，箭头 A：三角肌，箭头 B：头静脉，箭头 C：胸大肌；c. 显露胸大肌止点，箭头 A：胸大肌，箭头 B：三角肌，箭头 C：肱二头肌；d. 显露喙突和胸小肌，切断胸小肌止点，显露臂丛束支部；e. 臂丛束支部，箭头 A：外侧束，B：内侧束，C：肌皮神经，D：正中神经外侧头，E：正中神经内侧头，F：尺神经，箭头 C～F 结构构成“M”型，G：正中神经主干，H：前臂内侧皮神经

2. 显露臂丛束支部　三角肌胸大肌间隙显露头静脉，头静脉游离后向外侧牵开。胸大肌近止点部位切断胸大肌腱板，牵开后显露其深面的喙突和胸小肌。从喙突上切断胸小肌止点，牵开胸小肌，显露锁骨下臂丛神经的束支部和腋动脉。

3. 探查臂丛神经束支部　显露腋动脉外侧的外侧束，腋动脉外侧深层是后侧束，内侧深层是内侧束。保护胸前内侧神经和胸前外侧神经。沿正中神经外侧头向近侧游离至外侧束，肌皮神经从外侧束外侧发出，并穿过喙肱肌。沿正中神经内侧头向近侧游离至内侧束，内侧束还发出尺神经、臂内侧皮神经和前臂内侧皮神经。桡神经在腋动脉深层由内向外走行，沿桡神经可以找到后侧束，后侧束还发出腋神经。束支交界部位可见典型的M形结构，由肌皮神经、正中神经内侧头、正中神经外侧头和尺神经构成。

4. 探查臂丛神经股部　锁骨上区和锁骨下区都显露之后，可以显露锁骨后区。用手指在锁骨后从颈部向胸三角区域游离通道。剥离胸大肌在锁骨上最外侧的起点，切断锁骨下肌，结扎穿过术区的血管。用拉钩或绷带提起锁骨，显露臂丛神经股部。若需要锁骨截骨，可以在截断锁骨之前预先在锁骨上钻孔，方便放置钢板。当患者有锁骨骨折史时，锁骨后的分离非常困难，有损伤血管和胸膜的可能。

问题分析

1. 臂丛神经损伤的诊断？
2. 锁骨上入路和锁骨下入路的解剖要点？

第七章 血管损伤

第一节 上肢血管解剖

一、动脉解剖

上肢的主干动脉包括锁骨下动脉、腋动脉、肱动脉、尺动脉、桡动脉、指掌侧总动脉和指掌侧固有动脉。左侧锁骨下动脉起自主动脉弓，右侧锁骨下动脉起自头臂干。锁骨下动脉经胸锁关节的后方，斜向外侧呈弓状经胸膜顶前方，穿过斜角肌间隙，至第1肋外侧缘延续为腋动脉。腋动脉经腋窝的深部至背阔肌下缘移行为肱动脉。肱动脉与正中神经伴行，沿肱二头肌内侧至肘窝。在平桡骨颈高度，肱动脉分为桡动脉和尺动脉。桡动脉经肱桡肌和旋前圆肌后在肱桡肌深面下行；于桡骨茎突远端，经解剖鼻烟壶，穿第一掌骨间隙至手掌；其末端与尺动脉掌深支吻合形成掌深弓。尺动脉在尺侧腕屈肌深面下行，经腕尺管进入手掌，其末端与桡动脉掌浅支吻合形成掌浅弓。掌浅弓位于掌腱膜深面，从掌浅弓分别发出3条指掌侧总动脉和小指尺侧指掌侧固有动脉。指掌侧总动脉行至掌指关节水平，分为两支指掌侧固有动脉。掌深弓发出3条掌心动脉，于掌指关节水平注入指掌侧总动脉。拇主要动脉是桡动脉穿至手掌侧的重要分支，分为拇指桡侧、尺侧指掌侧固有动脉和示指桡侧指掌侧固有动脉。

多数情况下，手部的血供主要来源于桡动脉和尺动脉，少数人的骨间动脉比较粗大。有研究表明，正常人群中，主要由桡动脉提供手部血供的比例为57%，主要由尺动脉和掌浅弓提供血供的占21.5%，桡动脉和尺动脉共同提供血供的占21.5%。

二、静脉解剖

上肢静脉丰富，分为浅层静脉和深层静脉。浅层静脉位于浅筋膜层，又称皮下静脉。背侧浅静脉粗大，知名的浅层静脉包括头静脉和贵要静脉，分别位于上肢的桡侧和尺侧；掌侧浅静脉相对细小。浅静脉不与动脉伴行，最终汇入深层静脉。深层静脉位于深筋膜深面，与动脉伴行，也称为伴行静脉。

第二节 主干血管损伤的修复

开放性和闭合性创伤均可能导致主干血管的损伤，上肢动脉损伤占所有周围血管损伤30%～50%。多数动脉损伤累及肱动脉和腋动脉。锐器造成的开放性血管损伤诊断比较容易，但有时创口很小容易漏诊动脉损伤。闭合性损伤后，当肢体出现严重肿胀，合并肢端缺血表现时，需要高度怀疑伴发血管损伤。

主干动脉损伤后，损伤平面以远的肢体可能出现皮肤苍白、肢体肿胀、皮温降低，以及毛细血管反应时间延长或消失。肢体远端动脉搏动的存在并不能完全排除动脉损伤。肱动脉损伤时约25%的患者远端脉搏可以触及，桡动脉或尺动脉损伤时，50%的患者远端动脉搏动可以触及。多普勒和血管造影有助于明确诊断，其中血管造影是诊断血管损伤的金标准，而多普勒检查相对简单快捷（图7-2-1）。

主干动脉损伤后，理论上都应当进行急诊修复。通常肱深动脉发出部位以近的主干血管损伤，必须进行急诊修复，否则将导致远端肢体缺血坏死。而肱深动脉发出部位以远的肱动脉损伤、单根的尺动脉或桡动脉损伤后，肢体的血运通常存在，但远端肢体的血流量将会有不同程度的减少，因此也应当进行积极的修复。

血管损伤后需要应用显微器械和无创伤显微缝线进行血管吻合，最常用的修复方法为端端间断吻合。断端间张力过大时，需要行血管移植修复。除使用缝线进行血管吻合外，也可以采用血管吻合器进行损伤血管的修复（图 7-2-2）。

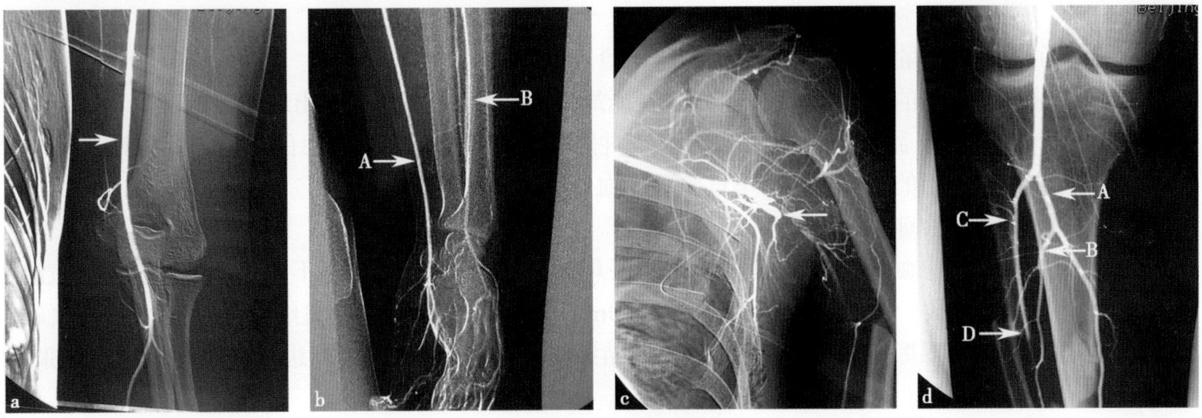

图 7-2-1　血管造影

a. 正常的肱动脉影像（箭头）；b. 箭头 A：尺动脉，箭头 B：桡动脉；c. 腋动脉损伤（箭头）；d. 胫前动脉损伤，箭头 A：胫后动脉，箭头 B：腓动脉，箭头 C：胫前动脉，箭头 D：胫前动脉损伤部位

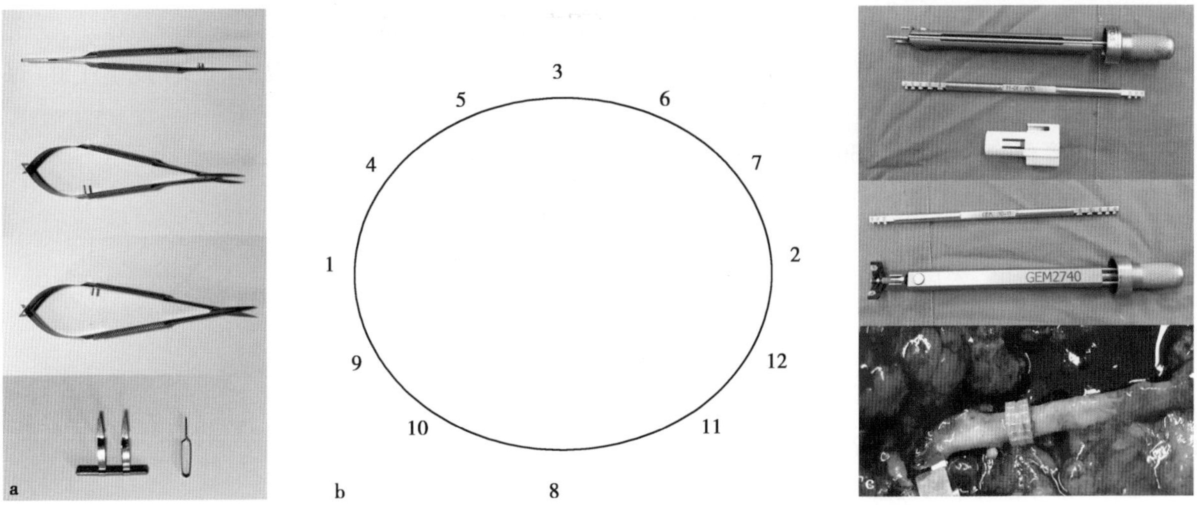

图 7-2-2　血管吻合常用的显微器械和吻合方法

a. 常用的显微器械，从上至下依次为显微镊子、显微针持、显微剪刀和血管夹；b. 端端吻合的两定点法；c. 血管吻合器及其应用

手 术 要 点

（一）手术指征

主干动脉损伤。

（二）具体步骤

1. 显露血管　以主干血管的体表投影为轴线，分别向远、近端延长皮肤切口。切开深筋膜，暴露主干血管的远、近端。

2. 修剪断端 显微外科剪刀锐性切除管壁周围疏松结缔组织，血管分支切断结扎。肝素盐水反复冲洗血管腔，将血管中的异物、血凝块和不稳定血栓等冲洗干净。正常的血管管壁柔软、有弹性，不分层；管腔内壁光滑，腔内无异常结构，管壁内无顽固性透明或红色附壁血栓。显微镊子或显微针持对血管吻合口进行轻柔的机械性扩张。动脉近断端放松血管夹后，动脉射血有力。

3. 吻合血管 常规使用端端吻合的两定点法(图 7-2-2b)。腋动脉损伤，使用 5-0 或 6-0 的无创伤缝线；肱动脉使用 6-0 或 7-0 无创伤缝线；尺动脉和桡动脉，使用 8-0 的无创伤缝线；手掌水平使用 9-0 无创伤缝线；手指近节和中节指掌侧固有动脉使用 10-0 无创伤缝线；手指远节指掌侧固有动脉使用 11-0 的缝线。

4. 检查血管吻合质量 包括外观检查和通血检查。

(1) 外观检查：成功的吻合口外观饱满圆润，无局部的凹陷，无漏血。若出现明显的凹陷，可能是由于缝至对侧管壁。此时，需要找到并剪除该线结，并进行重新缝合。明显漏血的部位需要加针。

(2) 通血检查：常用的方式包括抬举试验和勒血通畅试验。

5. 血管吻合中常见问题的处理

(1) 血管痉挛：术中血管痉挛常出现于动脉，表现为血管突然变细，通血不畅。术中可以升高室温，温热生理盐水纱布热敷。同时肌内注射罂粟碱 30mg，或痉挛血管周围软组织直接注射少量罂粟碱。也可以用显微外科组织镊或持针器夹持血管周围结缔组织，对血管挛缩部位进行轻柔的机械性牵张以解除血管解痉。

(2) 血管栓塞：术中血管栓塞时，吻合口近端的管径增粗，吻合口远端管腔充盈差，管壁塌陷。多数情况下，吻合口的栓塞与血流速度慢和内膜损伤有关。因此，血管栓塞后，在全身补充血容量的同时，建议积极探查，重新进行血管吻合。

(三) 术后处理

1. 药物 “三抗”，即抗生素、抗凝药和抗痉挛(解痉药)。

(1) 抗凝药物为低分子右旋糖酐，500ml 静脉点滴，每日 1 次；或低分子肝素钠，1 支，皮下注射，每日 1 次。

(2) 解痉药物为罂粟碱，30～60mg 肌注或微量泵泵入，每 6 小时 1 次。

(3) 常规静脉抗生素。

2. 适宜的温度 术后常规使用烤灯，保证患肢周围温暖恒定的温度。

3. 术后制动 术后严格卧床 7～10 天，患肢制动 3～4 周。

问题分析

1. 血管吻合的基本步骤？
2. 血管吻合的术后处理？

第三节 血管移植

当吻合的血管存在缺损时，应当进行血管移植。常用的移植材料包括：自体静脉、自体动脉和人工血管。其中，自体静脉移植最为常用(图 7-3-1)。

一、常用移植静脉的选择

1. 指固有动脉和(或)指总动脉 前臂掌侧皮下静脉。
2. 尺动脉和桡动脉 小隐静脉。
3. 胫后动脉和胫前动脉 大隐静脉小腿段。
4. 腘动脉和肱动脉 大隐静脉大腿段。

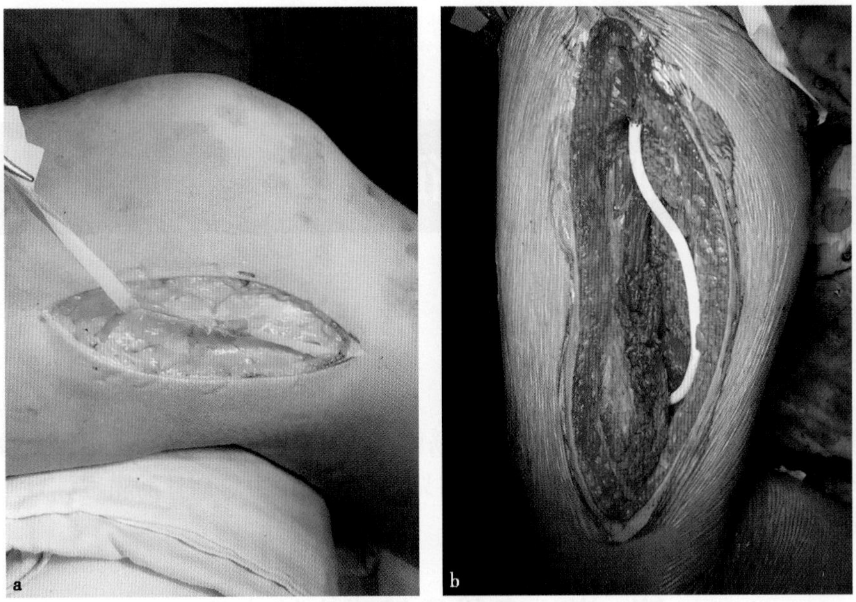

图 7-3-1　血管移植
a. 大隐静脉（膝关节内侧）；b. 人工血管

二、静脉移植中的注意事项

1. 无创操作　切取移植静脉时，注意无创操作，可以同时切取血管周围少量的软组织，以避免移植血管切取后出现顽固性痉挛。对于所有的血管分支均用细丝线或显微缝线逐一结扎。

2. 血管倒置　肢体静脉腔内存在静脉瓣，以防止血液反流。因此，当静脉移植修复动脉缺损时，应当倒置移植的静脉。血管切取时，通常在移植静脉的近心端进行结扎标记。

3. 当移植静脉切取后出现顽固的血管痉挛时，首选进行液体灌注扩张予以解痉。此外，还可以选用热敷或药物等解痉方法。

4. 移植血管长度　由于静脉切取后长度会有 30% 左右的回缩，但同时静脉本身又有 22% 的伸展性。因此，移植静脉切取的长度应略长于缺损的长度。

5. 血管直径匹配　移植静脉的选择见“一、常用移植静脉的选择”。

第八章　骨筋膜室综合征

上肢骨筋膜室综合征常见于前臂和手部。骨筋膜室为封闭的间室，当间室内压力增高进而导致肌肉和神经损伤时，称为骨筋膜室综合征。临床上常见的表现类型为急性骨筋膜室综合征和晚期的缺血性挛缩，又称福克曼挛缩（Volkmann contracture）。

第一节　急性骨筋膜室综合征

造成急性骨筋膜室综合征的病因很多，尽管病因不同，但病理过程基本一致。肱骨髁上骨折造成肱动脉损伤和前臂尺、桡骨骨折复位后石膏或夹板过紧的固定是最常见的病因。此外，昏迷或醉酒后肢体长时间受压、严重的机器挤压伤、抗凝患者的前臂外伤，以及烧伤患者皮肤的硬性包裹等也能够造成急性骨筋膜室综合征。

当骨筋膜室的压力增加超过30～40mmHg时，肌肉的血液循环和神经的传导受阻，若4～6小时内不能解除压力，肌肉即可发生不可逆的缺血坏死。当缺血同时合并挤压性损伤，则肌肉坏死可能发生更早。当神经缺血超过8小时，神经即可出现不可逆的病理改变。因此，只有早期的诊断和治疗才能避免肌肉和神经的损伤，进而避免出现晚期的Volkmann挛缩。

急性骨筋膜室综合征的诊断首先是基于肌肉及神经缺血的临床表现，其中最重要的症状为肢体肿胀和疼痛。典型的表现为肢体出现持续的，逐渐加重的肿胀和疼痛，通常超出损伤本身可能导致的疼痛；当被动牵拉手指时，疼痛加重。神经缺血时，将出现手部的感觉异常。尽管骨筋膜室内压力增加，但仍然低于动脉的收缩压，因此肢体远端的血运此时仍未被完全阻断，可触及桡动脉搏动。

急性骨筋膜室综合征治疗的关键是尽早切开减压，以减轻肌肉和神经的损伤。术中注意在治疗原发创伤和疾患的同时，彻底松解肌肉和神经的压迫因素，以避免造成远期的Volkmann挛缩。

手术要点

（一）手术指征

1. 明确外伤史。

2. 肢体严重肿胀、疼痛、手部感觉功能异常。

3. 骨筋膜室内压力大于30～40mmHg。

（二）具体步骤

1. 首先解除所有的外在压迫，包括过紧的石膏和绷带，如果合并骨折或关节脱位，首先应尝试复位，复位完毕后，应立即行筋膜间室切开减压术（图8-1-1）。

2. 若无血管损伤，不需要进行血管的修复时，可以不使用上臂止血带。

3. 前臂掌侧切开减张　多采用长S形切口。切口远端始于手掌鱼际纹尺侧，在腕部弧向前臂远端的尺侧；前臂中段，切口弧向桡侧，然后肘部再转向尺侧，于上臂的内侧正中向近端延伸。切开前臂掌侧的深筋膜，注意前臂浅层及深层的筋膜间室均行切开减压，尤其是深层筋膜间室，指深屈肌和拇长屈肌常常受累更为严重。若肌肉苍白、坚硬、缺乏血液供应，应进一步切开肌膜。在腕部需要切开腕横韧带，松解正中神经。若大、小鱼际间室的张力高，可以同时切开减压。

4. 前臂背侧切开减张　若前臂背侧张力很高，通常在前臂背侧肌肉丰富的近端部分设计背侧正中切口，切开深筋膜及肌膜。

5. 手部切开减张　手部通常采用背侧切口，分别在第二和第四掌骨背侧做纵切口，切开深筋膜和背侧骨间肌肌膜。

6. 合并损伤的处理　若合并肘部或肘上的血管和神经损伤，需要同期进行修复。

7. 减张切口的关闭　手部背侧和前臂背侧的皮肤切口常常可以一期关闭，关闭时仅缝合皮肤。前臂掌侧切口需要关闭肘部、前臂远端和腕部的皮肤切口，避免神经、血管、肌腱等重要深部结构的外露。前臂掌侧近端皮肤切口，可以行负压封闭引流（vacuum sealing drainage，VSD）临时覆盖，二期直接关闭切口或取中厚皮片植皮覆盖。

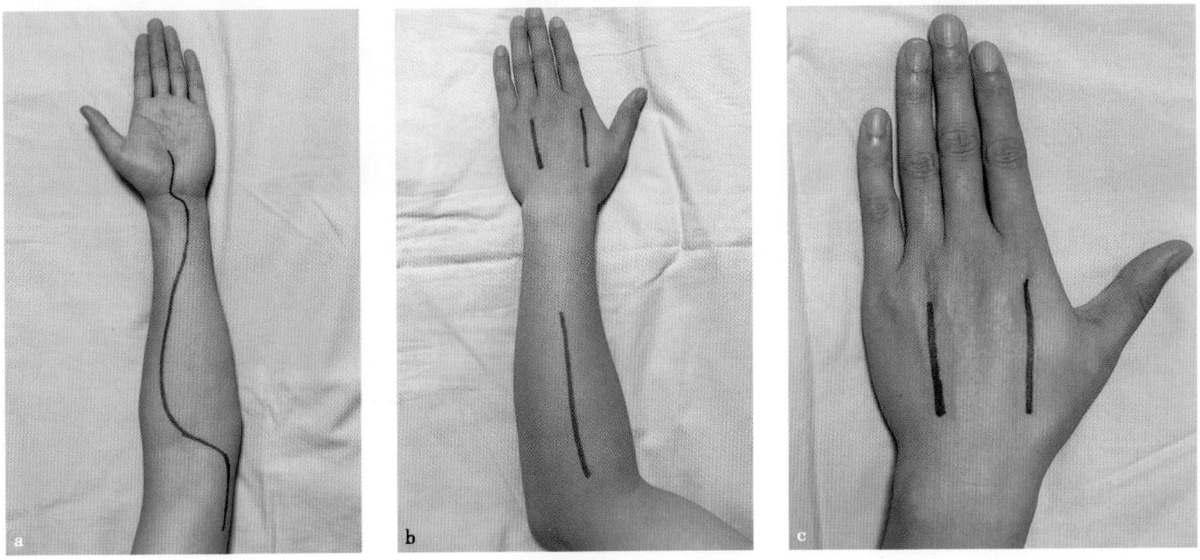

图 8-1-1　急性骨筋膜室综合征的减张切口

a. 前臂掌侧切口；b. 前臂背侧切口；c. 手背切口

（三）术后处理

1. 制动并抬高患肢，注意观察肢体的肿胀和手部的血运。
2. 术后可以应用氧自由基清除剂及甘露醇改善肢体肿胀和组织损伤。
3. 高压氧有助于肌肉功能的恢复。
4. 术后 3～5 天关闭前臂掌侧减张切口，若直接缝合困难，取中厚皮片覆盖创面。
5. 术后 1～2 周开始康复锻炼，预防继发挛缩畸形。

问 题 分 析

1. 急性骨筋膜室综合征的诊断和治疗时机？
2. 前臂和手部常用的减张切口？

第二节　缺血性挛缩

缺血性挛缩即 Volkmann 挛缩对手部的功能和外观影响显著。但不同的损伤机制和程度造成的挛缩类型存在差异，因此，需要对 Volkmann 挛缩进行分型以指导治疗。目前较为常用的分型包括：

Holden 分型和 Tsuge 分型。Holden 分型依据发生挛缩的部位分为两型：Ⅰ型损伤发生于挛缩部位的近端，典型代表为肱骨髁上骨折造成肱动脉损伤而导致的 Volkmann 挛缩；Ⅱ型损伤发生于挛缩部位，如局部挤压伤、前臂骨折、过紧的石膏或夹板压迫等。Tsuge 分型是根据肌肉累及的范围，将 Volkmann 挛缩分为轻、中、重度。因此，将 Holden 分型与 Tsuge 分型结合起来考虑治疗方案更为合理。

Holden Ⅰ型的中度损伤为临床最常见的经典类型，指深屈肌、拇长屈肌、旋前圆肌中度受累，腕屈肌和指浅屈肌部分受累。临床表现为腕关节处于屈曲位，手指表现为内在肌阴性征，正中神经分布区感觉功能障碍，少数病例累及尺神经支配区。若患者为儿童，还可能表现出明显的肢体不等长（图 8-2-1）。

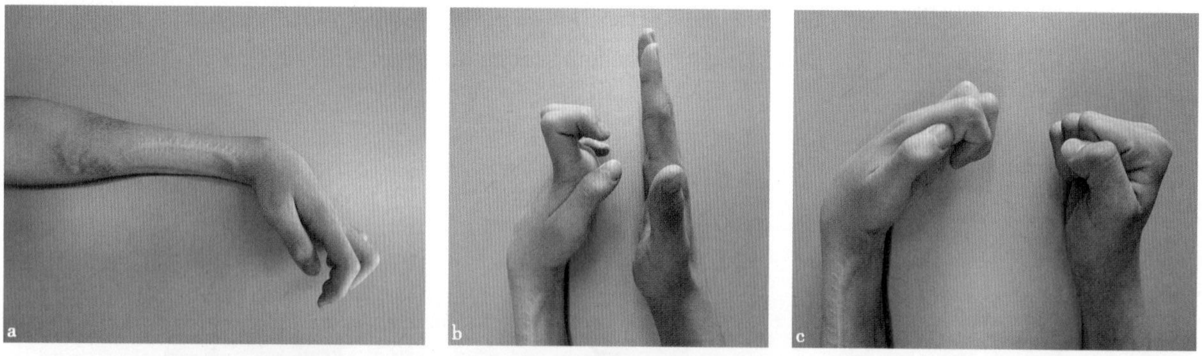

图 8-2-1 Volkmann 挛缩的典型表现

a. 休息位时手指和腕关节呈屈曲挛缩位；b. 伸指伸腕受限；c. 屈指受限

手术要点

（一）手术目的

重建运动及感觉功能。

（二）手术时机

伤后 3 个月。

（三）手术方案

1. 轻度 皮肤松解，肌腱松解及 Z 字延长。

通过指深屈肌腱松解及肌腱 Z 字延长通常可以有效地纠正肌腱悬吊固定的作用，恢复手指和腕关节至中立位，必要时也可以延长腕屈肌腱和拇长屈肌腱。该手术方案的缺点在于进一步减弱了损伤肌肉的肌力，因此仅只适用于轻度损伤的病例或指浅屈肌完好的病例。

2. 中度

（1）切除瘢痕化肌肉。

（2）肌腱移位术：可以利用指浅屈肌、腕屈肌、腕伸肌等重建指深屈肌功能，肱桡肌或小指固有伸肌改善拇长屈肌功能。

（3）屈肌起点下移（Holden Ⅰ型）：采用前臂掌侧减张切口，分别游离并保护尺神经、正中神经和肱动脉。从肱骨内上髁及尺骨松解游离屈肌及旋前圆肌起点，同时被动伸直手指及腕关节，直至伸腕伸指的体位改善。部分病例需同时松解拇长屈肌的起点，以改善拇指的屈曲挛缩。

（4）探查松解正中神经及尺神经。

（5）改善软组织覆盖。

3. 重度

（1）游离肌肉移植重建屈指功能：股薄肌的滑程较长，并且供区损伤小，是最常用的屈指功能重建肌肉供体。

（2）重建保护性感觉：神经松解或神经移植修复。

(3) 腕骨切除或腕关节融合，纠正内在肌挛缩(Holden Ⅱ型)。

4. 术后处理

(1) 对于不同类型术式术后的处理详见各章节。

(2) 肌肉止点下移术后，手部固定于内在肌阳性体位。

问 题 分 析

1. Volkmann 挛缩的分型？

2. 肌腱止点下移的适应证及手术要点？

第九章 特殊类型损伤

手部是人类的劳动器官，在生产劳动过程中由于特定的致伤因素常常造成一些特殊类型的外伤。该类外伤在致病原因、临床表现、治疗转归等方面具有规律性，详述如下。

第一节 高压注射伤

一、外伤特征

1. 创口通常较小，但累及范围广泛。常见的注入液体包括：油漆、涂料、机油等（图 9-1-1）。
2. 注入液体沿着肌腱鞘管侵犯近端组织，也可能在皮下组织中广泛分布，尤其在手掌背侧。
3. 术前需要进行影像学检查，有助于明确病灶累及的范围。
4. 创面污染严重，远期容易出现慢性感染和创面不愈合，需要反复清创，有坏死截指可能。

二、治疗要点

1. 急诊彻底清创。
2. 扩大切口，充分显露可能累及的所有结构和范围。
3. 注意保护血管、神经和肌腱等重要结构。
4. 清创后确保引流通畅，切口可以疏松缝合。

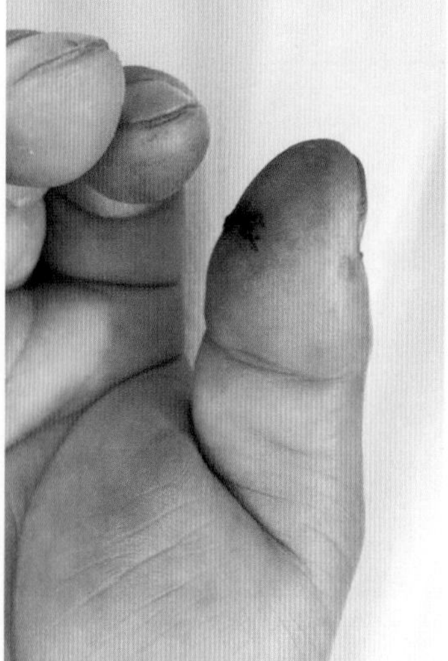
a

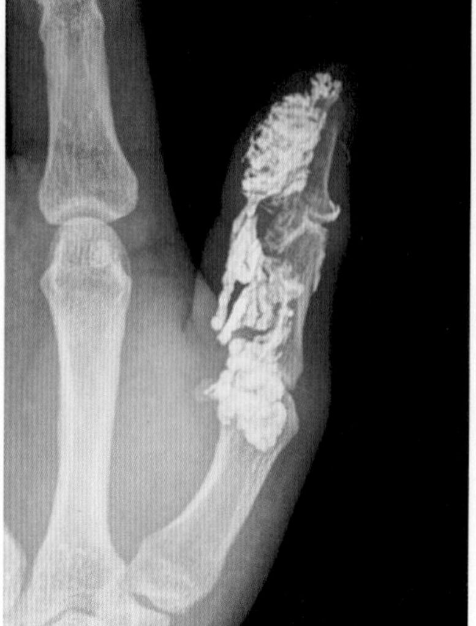
b

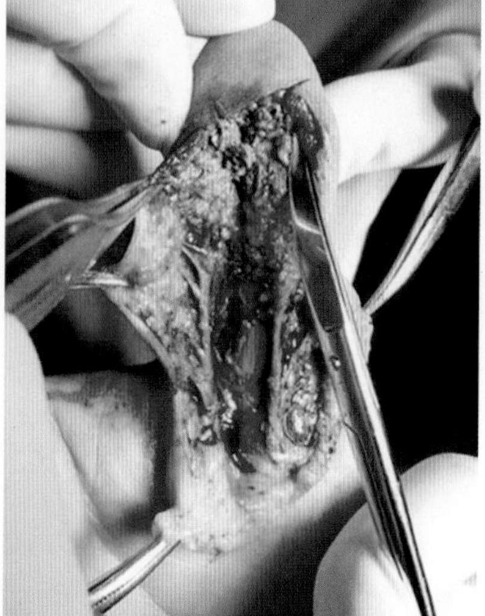
c

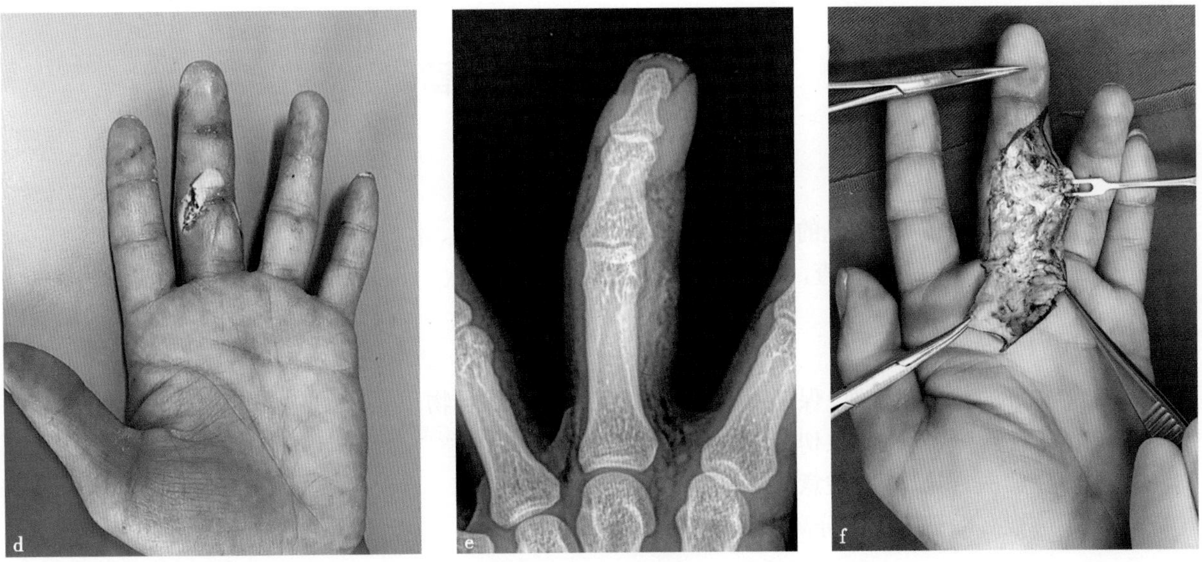

图 9-1-1　高压注射伤

a～c. 拇指指腹高压注射伤，可见注入异物沿皮下和拇长屈肌腱鞘管分布；d～f. 中指掌侧涂料高压注射伤，可见涂料广泛累及皮下组织

第二节　贯　穿　伤

一、外伤特征

1. 贯穿创口，具有入口和出口（图 9-2-1）。
2. 损伤范围广泛，可能累及掌侧至背侧所有的组织结构。
3. 术前仔细查体，结合影像学检查，明确损伤范围和结构。

二、治疗要点

1. 急诊彻底清创。
2. 需要延长掌侧和背侧切口，以充分显露深部结构，并进行清创和修复。

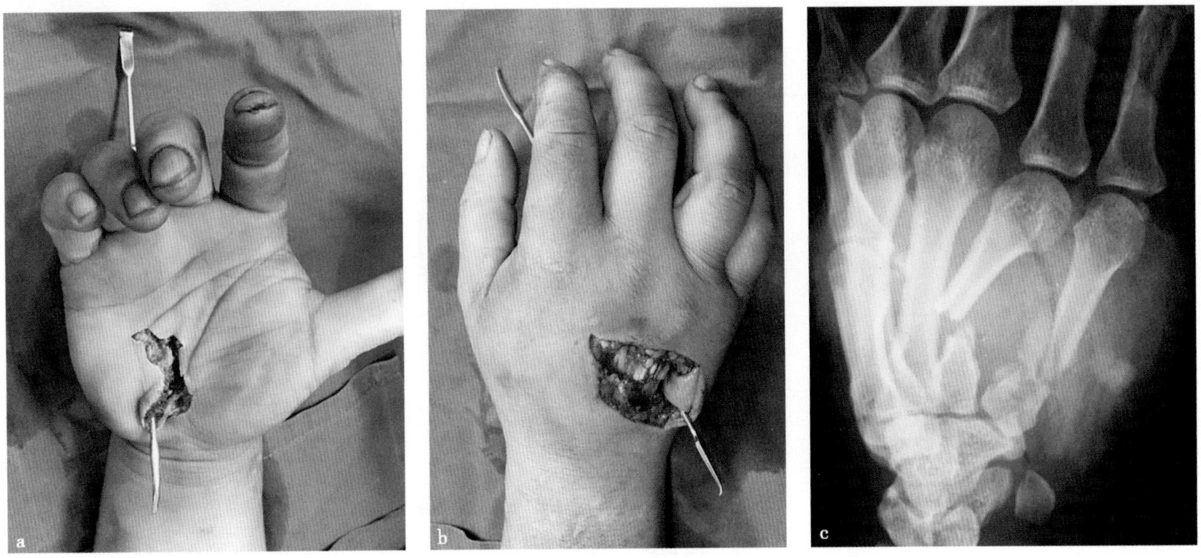

图 9-2-1　贯穿伤

a～c. 手掌部贯穿伤，掌、背侧创口贯通，合并多发掌骨骨折

第三节 体内异物残留

一、外伤特征

1. 创口有时可能较小，常见的体内异物存留包括金属、玻璃、木刺等（图 9-3-1）。
2. 术前需要进行影像学检查，有助于明确异物的位置和层次。

二、治疗要点

1. 术中良好的驱血和止血，保证术野的清晰，有助于寻找异物。
2. 依据术前定位，适当延长切口，充分显露。
3. 术中仔细探查异物，并注意保护和修复重要结构。
4. 术中透视有助于定位部分高密度异物。

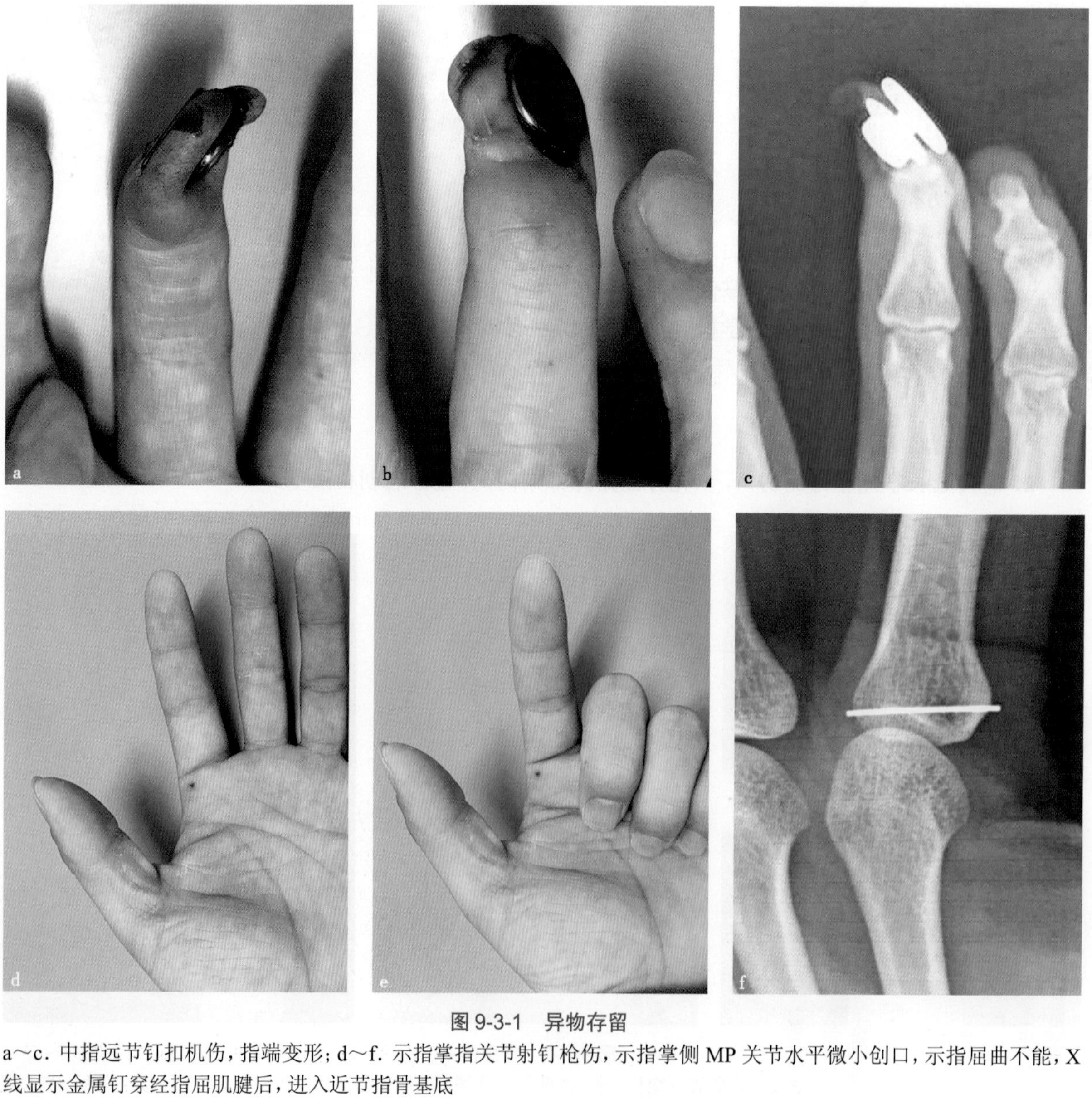

图 9-3-1 异物存留

a～c. 中指远节钉扣机伤，指端变形；d～f. 示指掌指关节射钉枪伤，示指掌侧 MP 关节水平微小创口，示指屈曲不能，X 线显示金属钉穿经指屈肌腱后，进入近节指骨基底

第四节　咬　　伤

一、外伤特征

1. 咬伤累及的层次较深，可能包括骨与关节（图 9-4-1）。
2. 口腔中细菌较多，容易导致混合感染。
3. 动物咬伤时可能造成中毒症状，以及组织坏死，甚至危及生命。
4. 术前需要进行影像学检查，明确骨与关节是否受累。

二、治疗要点

1. 急诊彻底清创，尤其是深部结构。
2. 若累及关节，需要打开关节，进行关节内清洗。

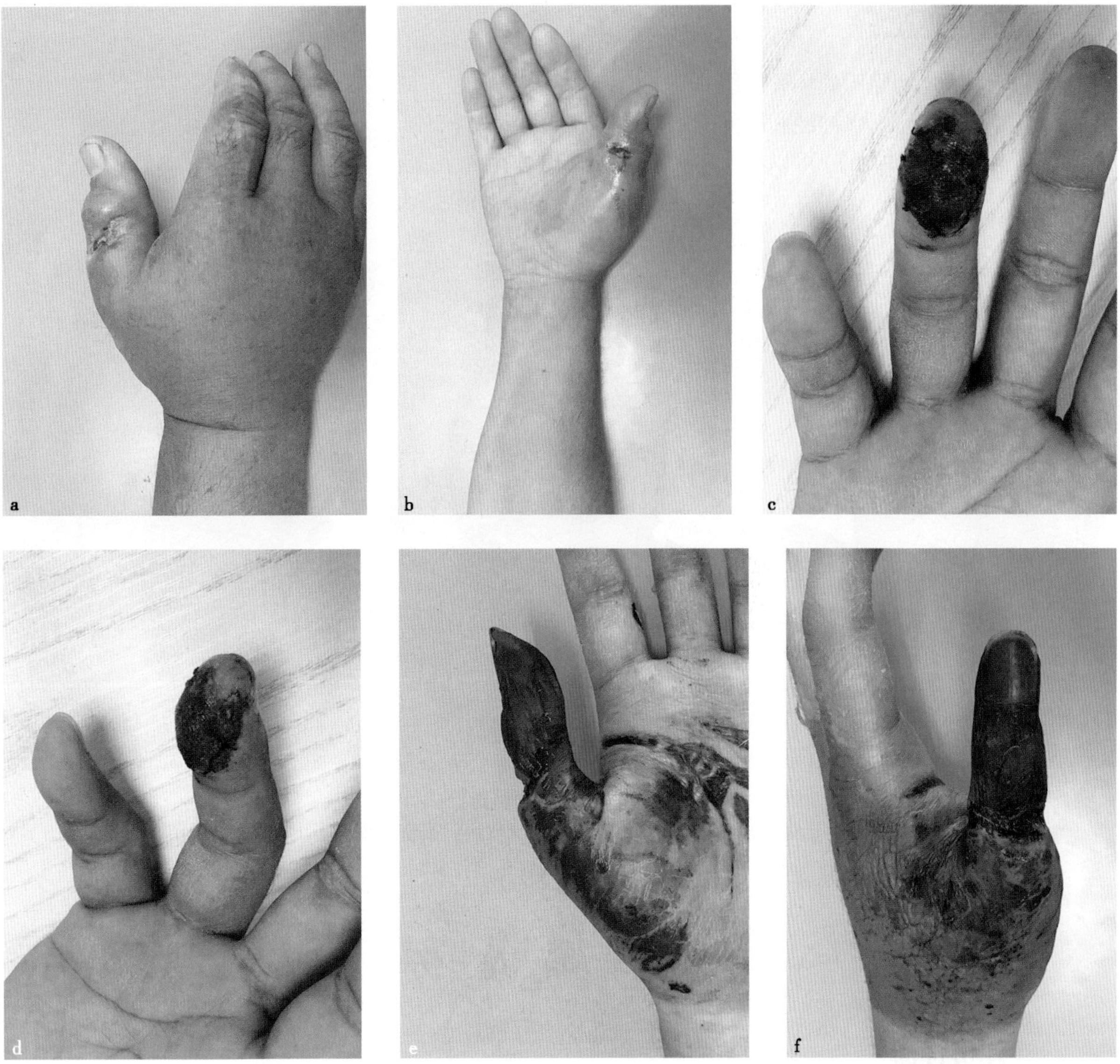

图 9-4-1　咬伤

a、b. 拇指近节人咬伤，伤后 5 天，创面感染；c、d. 环指指腹人咬伤，伤后 7 天，指腹皮肤坏死；e、f. 拇指毒蛇咬伤，伤后 2 周，拇指坏死

3. 当合并重要结构损伤时，若能够彻底清创，则可以同期修复；若污染较重，无法保证清创彻底，可以二期在明确没有感染的情况下修复重要结构。

4. 对于清创彻底的病例，可以疏松缝合，关闭创口；清创不彻底的病例，术后 5～7 天明确没有感染后，关闭创面。

第五节 压 面 机 伤

一、外伤特征

1. 压面机滚轴间有一定的间距，因此该类型损伤以软组织的广泛受损为主（图 9-5-1）。
2. 骨关节损伤概率较小，常见的骨折为远节指骨爪粗隆骨折。
3. 神经和肌腱的碾压损伤明显，但断裂概率很小。
4. 部分患者在抽出患肢时，可能造成不同程度的脱套伤。
5. 预后手指皮肤瘢痕挛缩明显，可能显著影响手功能。

二、治疗要点

1. 急诊清创，切除明确坏死组织。
2. 术中需探查血管、神经和肌腱的重要结构。
3. 若软组织条件允许，可以将跨越关节的纵切口进行 Z 字成形。

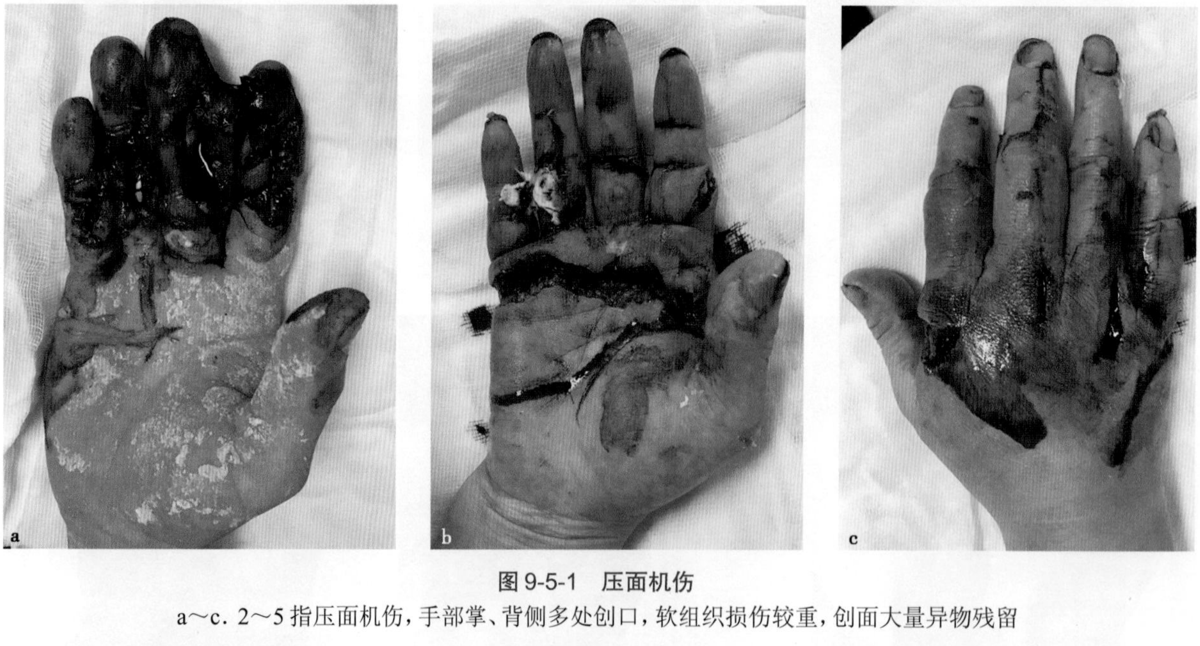

图 9-5-1 压面机伤
a～c. 2～5 指压面机伤，手部掌、背侧多处创口，软组织损伤较重，创面大量异物残留

第六节 爆 炸 伤

一、外伤特征

1. 损伤程度重、范围广泛、累及多种组织结构（图 9-6-1）。
2. 创面内污染重，可能有纸屑、金属、布料等异物存留。

3. 组织坏死范围界定困难，可能需要多次扩创。

二、治疗要点

1. 急诊彻底清创。
2. 二期皮瓣覆盖创面。
3. 待软组织条件稳定后，进行功能重建。

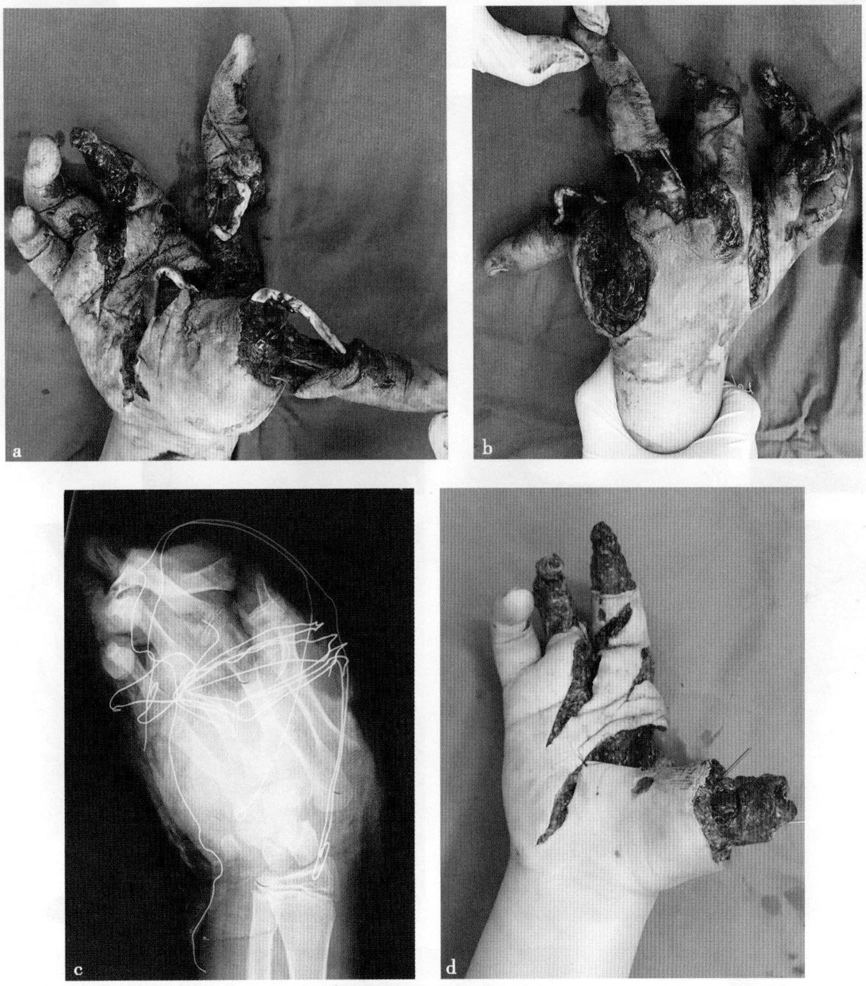

图 9-6-1　爆炸伤
a～d. 手部爆炸伤，示指毁损，多处掌指骨骨折，软组织缺损

第七节　皮肤脱套伤

上肢皮肤脱套伤多见于滚轴挤压伤或压砸伤。常见类型包括前臂脱套伤、手掌脱套伤和全手脱套伤。

一、外伤特征

（一）前臂脱套伤

创面范围大，但对手部的血运影响小，预后相对较好（图 9-7-1）。

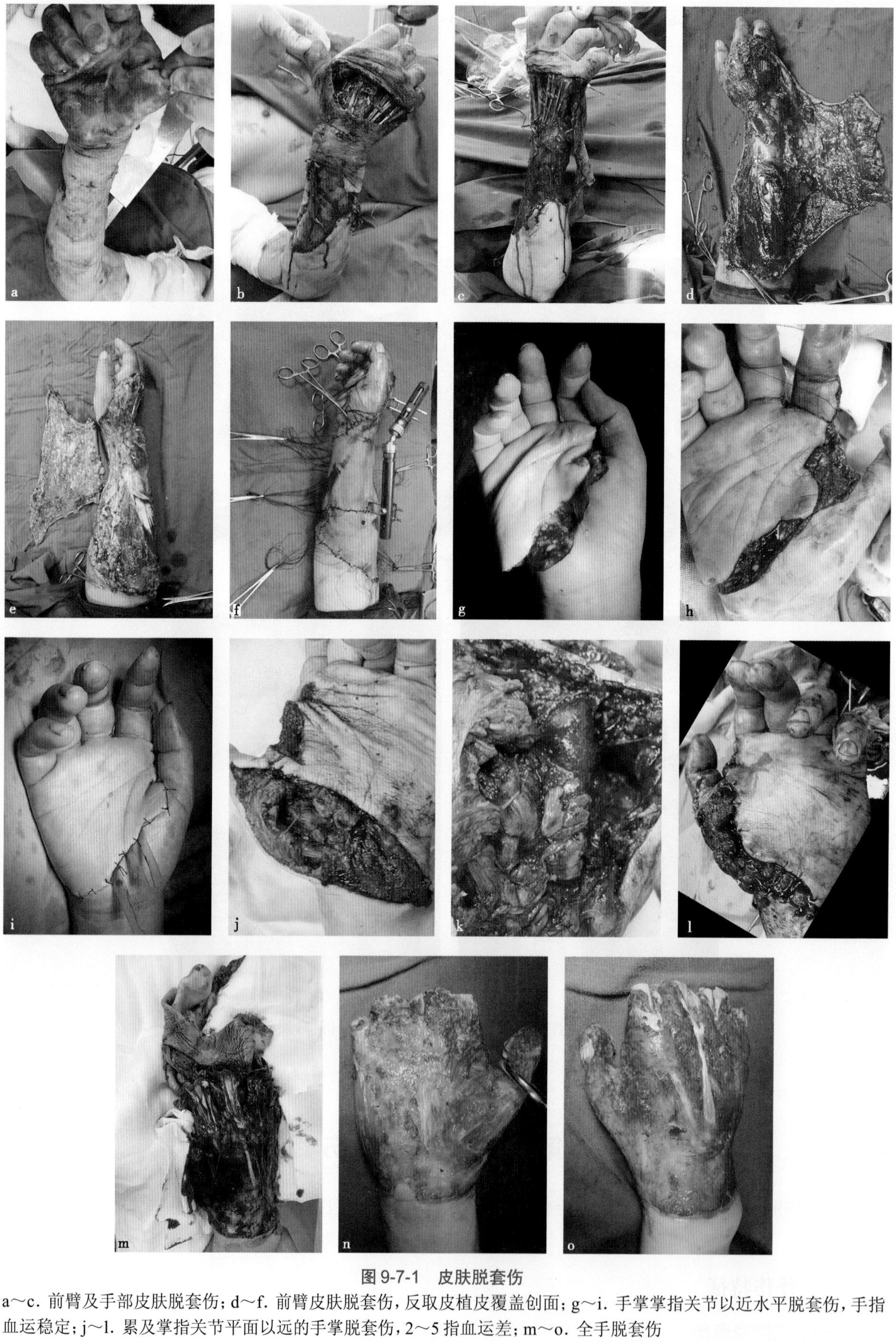

图 9-7-1　皮肤脱套伤

a～c. 前臂及手部皮肤脱套伤；d～f. 前臂皮肤脱套伤，反取皮植皮覆盖创面；g～i. 手掌掌指关节以近水平脱套伤，手指血运稳定；j～l. 累及掌指关节平面以远的手掌脱套伤，2～5 指血运差；m～o. 全手脱套伤

（二）手掌脱套伤

为手掌皮肤的逆行撕脱，若撕脱范围未及掌指关节平面，手指血运多数无需重建；若皮肤撕脱范围累及掌指关节平面以远，则需要重建手指血运，否则易出现手指坏死。

（三）全手脱套伤

为严重的手部外伤，预后差，对手部的外观和功能影响严重。

二、治疗要点

（一）前臂脱套伤

多采用反取皮植皮覆盖创面，若前臂远端深部组织外露，需行皮瓣覆盖。

（二）手掌脱套伤

1. 累及掌指关节平面以近　可以直接缝合修复创面，但手掌皮肤有坏死可能。

2. 累及掌指关节平面以远　手指的血运受累，必须重建手指血运，多行血管探查直接修复或血管移植修复。

（三）全手脱套伤

手指需要切除一节或一节半，手掌和手背行皮瓣覆盖，拇指植皮或拇甲瓣修复。

第八节　手指戒环卡压伤

一、外伤特征

1. 多为近侧指间关节外伤或佩戴型号过小的戒环所致（图 9-8-1）。

2. 近侧指间关节及周围组织肿胀后，戒环在指根部形成卡压，静脉回流受阻，加重手指进一步肿胀，导致戒环无法取出。

二、治疗要点

1. 首先局部涂抹润滑剂，如皂液等，试行戒环摘除。

2. 若不能摘除，急诊使用克丝钳或工兵大力钳剪断戒环，改善手指血液循环。

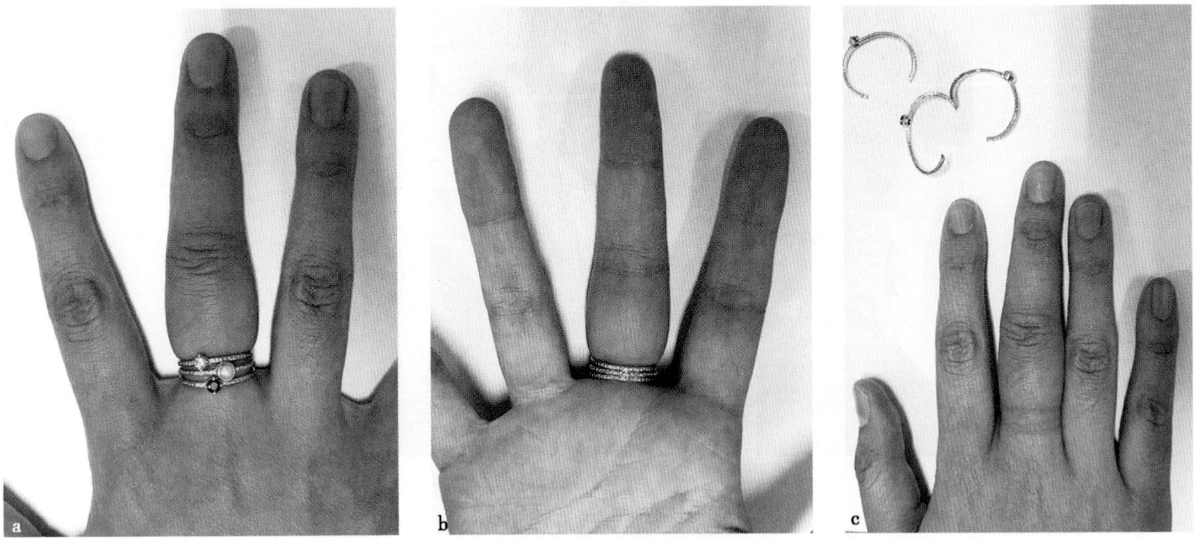

图 9-8-1　手指戒环卡压伤

a～c. 中指戒环卡压，局部肿胀明显，克丝钳剪断戒环后肿胀缓解

第九节 热 压 伤

一、外伤特征

1. 热压伤为严重的复合外伤，包括挤压伤和烧伤2种致伤机制（图9-9-1）。
2. 手部结构损伤严重，功能和外观预后差。
3. 前臂和手部皮肤的皮革样硬化，导致骨筋膜室综合征，并将进一步造成神经和肌肉损伤。
4. 组织坏死范围早期难以界定，需要多次扩创手术。

二、治疗要点

1. 急诊室需要观察是否存在骨筋膜室综合征，若存在，应在急诊室直接切开减张。
2. 急诊手术切除明显的坏死组织。
3. 多次扩创，待组织坏死范围界定后，进行创面覆盖和功能重建。

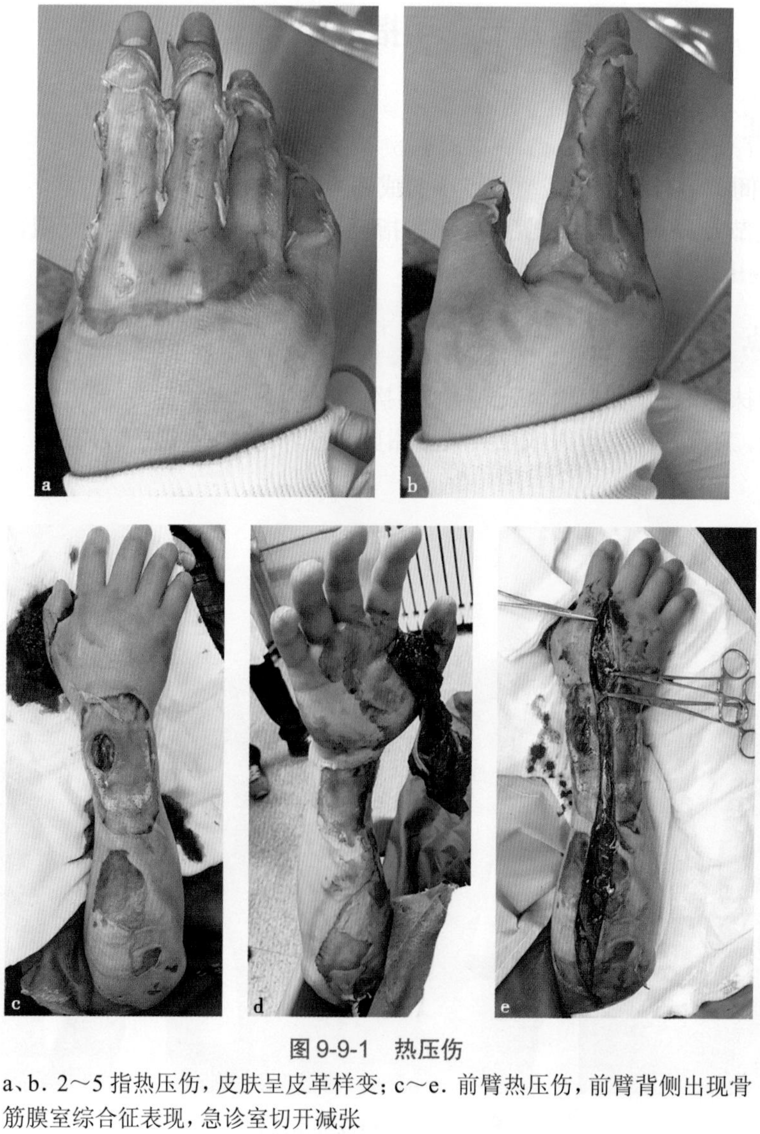

图9-9-1 热压伤

a、b. 2～5指热压伤，皮肤呈皮革样变；c～e. 前臂热压伤，前臂背侧出现骨筋膜室综合征表现，急诊室切开减张

第十章 手部感染

手部是常见的感染部位，作为劳动器官，工作和生活中的意外伤害容易造成手部外伤，处理不当易导致感染。金黄色葡萄球菌是的常见病原体，近年来，耐甲氧西林金黄色葡萄球菌（methicillin resistant Staphylococcus aureus，MRSA）的感染率也在逐渐增加。手部感染可以造成严重的手部失用，包括僵硬、挛缩、甚至截肢。通过细菌培养和药敏检测选择和应用合理的抗生素，以及通过外科的手术干预，手部感染的预后已经得到了显著改善。本章将主要介绍一些常见的手部感染类型。

第一节 甲沟炎

甲沟炎是手部的常见感染性疾病，主要累及指甲周围皮肤皱襞。常见致病因素包括：拔倒刺、指甲修剪过短，或啃咬指甲等。上述病因能够造成甲板和甲侧皱襞之间的密闭屏障遭到破坏，细菌侵入而引起感染。尽管大部分甲沟炎为混合感染，但是最常见的病原体仍为金黄色葡萄球菌。

甲沟炎的早期临床表现为指甲周围皮肤红肿，局部压痛。若未行处理，局部炎症将沿甲侧皱襞形成脓肿，脓肿可扩散至对侧，甚至累及指腹（图 10-1-1）。

急性甲沟炎的早期治疗包括：温水或聚维酮碘浸泡、局部涂抹和口服抗生素、患指制动。若形成脓肿，触诊有明确波动，则应当切开引流。

手术要点

（一）手术指征

局部脓肿形成。

（二）具体步骤

1. 麻醉和止血　指根阻滞麻醉，并放置指根止血带。
2. 切口　手指患侧甲侧皱襞侧方切口，一般切至指甲根水平，病灶范围大可延至 DIP 关节水平。
3. 彻底引流脓肿，并切除坏死组织。用生理盐水、过氧化氢溶液和聚维酮碘反复冲洗。
4. 若存在甲下脓肿，需要拔除部分或全部指甲。
5. 若累及对侧甲侧皱襞，需在对侧做甲侧皱襞纵行切口。
6. 术中避免伤及甲床和甲基质。
7. 术毕不要缝合切口，在切口中放置聚维酮碘纱布或油纱条引流。

（三）术后处理

1. 术后早期每日换药，更换引流的油纱条。
2. 根据感染程度，选择口服或静脉抗生素。
3. 待伤口基本干燥后，减少换药次数，直至创腔愈合，引流条无法塞入。

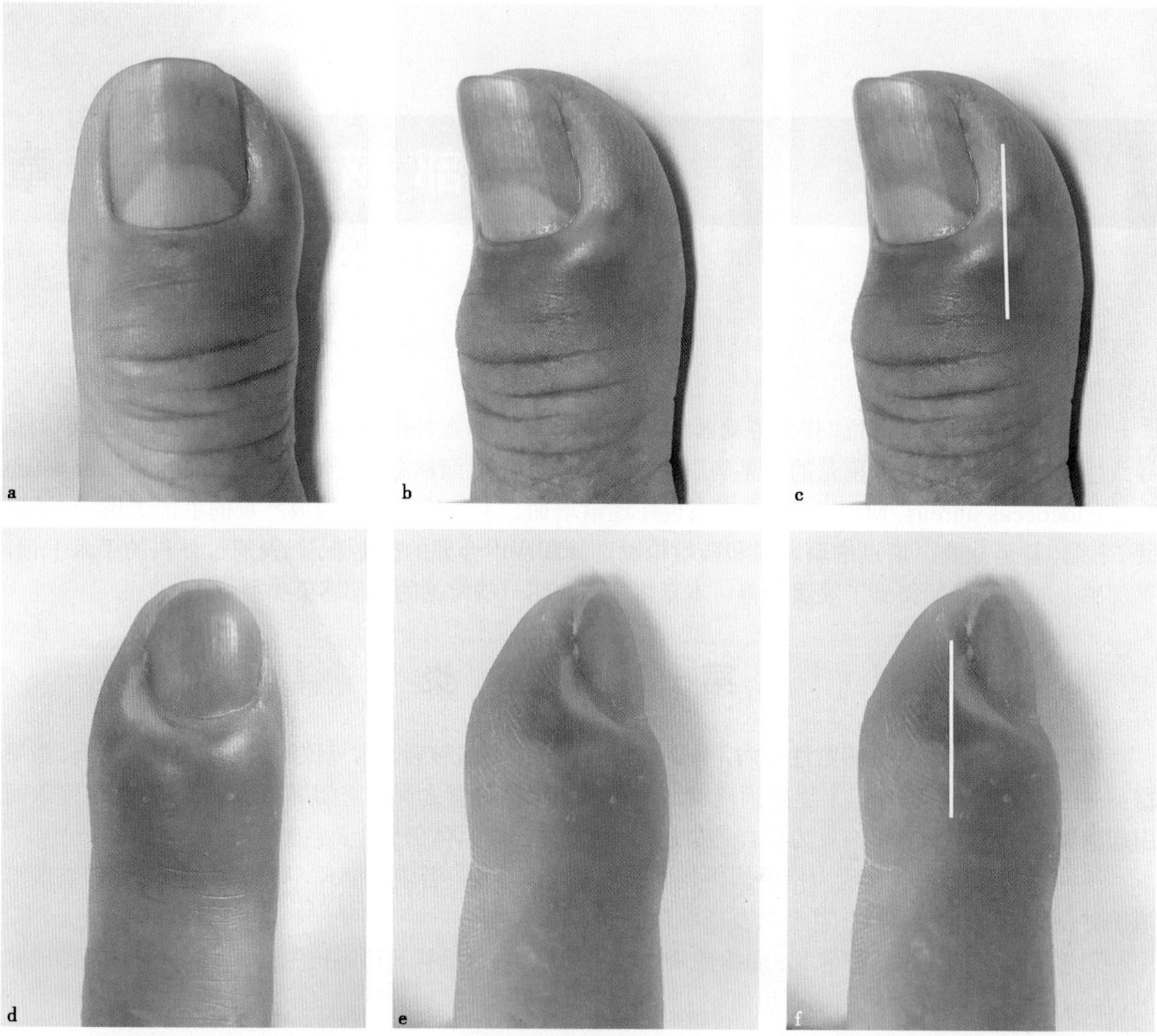

图 10-1-1 甲沟炎的临床表现及切开引流

a～c. 拇指桡侧甲沟炎，局部脓肿形成，甲侧皱襞侧方纵行切口；d～f. 示指桡侧甲沟炎，局部脓肿形成，甲侧皱襞侧方纵行切口

问题分析

1. 甲沟炎的切口有哪些？
2. 甲沟炎的术后处理？

第二节 化脓性指头炎

化脓性指头炎为指腹皮下组织的化脓性感染，最常见的病原体为金黄色葡萄球菌。病因多为穿刺伤，如木刺、玻璃片等扎伤所致。部分糖尿病患者，因反复采血测血糖也可以导致化脓性指头炎。手部感染中，化脓性指头炎占 15%～20%。临床主要表现为指腹的红肿和搏动性疼痛，指腹压痛明显。部分病例病灶突破筋膜间隔蔓延至指骨及 DIP 关节，造成骨髓炎或化脓性关节炎。

解剖研究证实指端和指腹为一个闭合性的囊带状结构，由纤维结缔组织构成其框架，多个垂直的纤维条索将指腹分隔成网格状，形成多个独立的间隔。当手指拿捏物体时，该结构起到支撑和稳定的作用。每个间隔由脂肪球和汗腺填充，汗腺开口于表皮，故皮肤表面的细菌也可由此进入深层组织。

当指端和指腹的创口造成感染后，随着病情进展，间隔内压力不断升高，最终会出现筋膜间室综合征。由于指腹和指端具有丰富的神经支配，缺血将造成指腹出现严重的缺血性疼痛，同时还影响骨膜和骨干的血供。

感染早期可行患指抬高、热敷，以及应用抗生素。若出现明显跳痛或可触及波动感，则应手术切开引流。

手术要点

（一）手术指征

局部脓肿形成或跳痛明显。

（二）具体步骤

1. 麻醉和止血　指根阻滞，并放置指根止血带，以保持术野清晰（图 10-2-1）。

2. 切口　根据脓肿或症状最显著的部位选择切口，常用的切口为手指远节侧方纵行切口和指腹正中纵行切口。两种切口均不跨越 DIP 关节。注意避免采用鱼口状或J形切口。

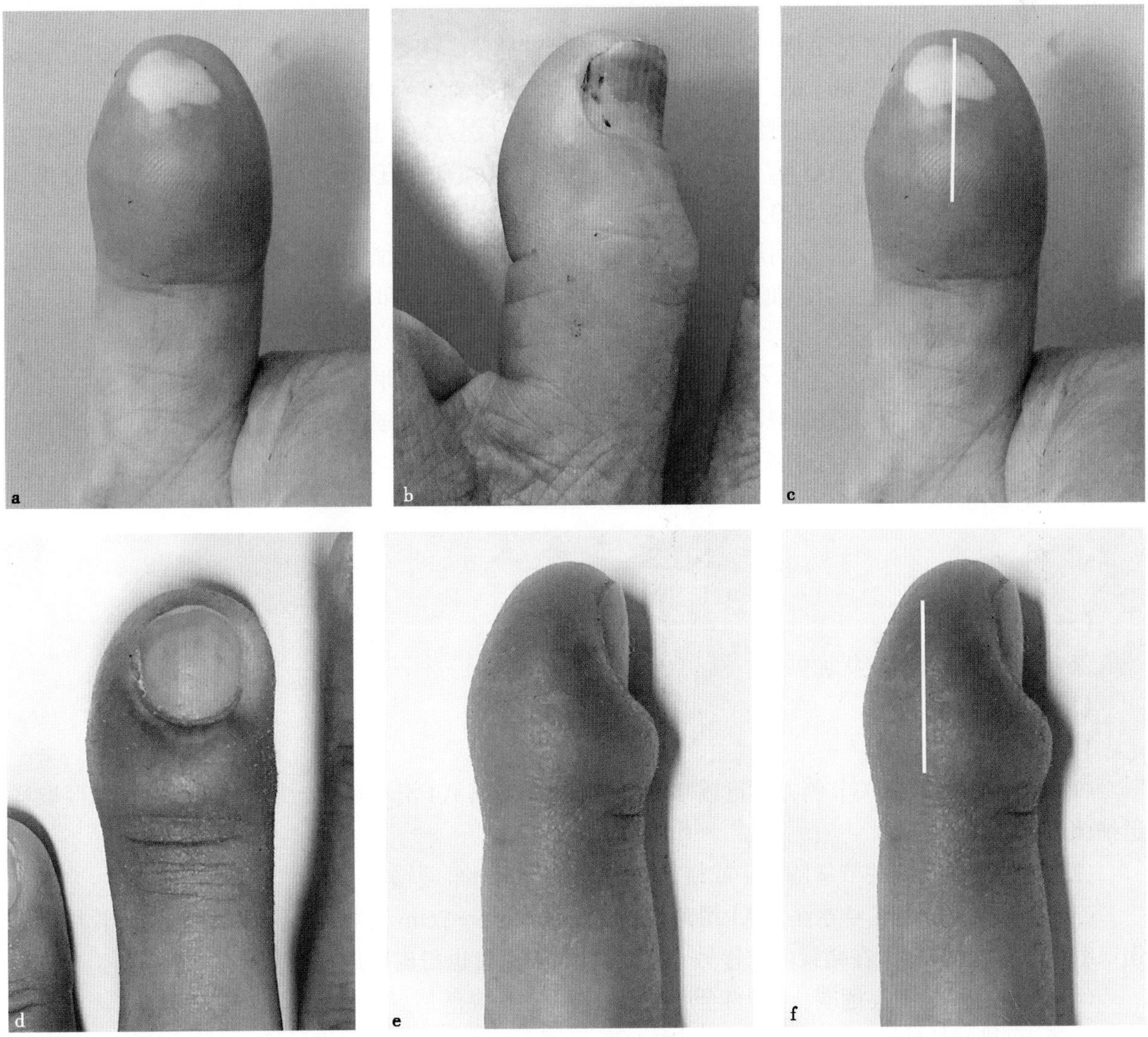

图 10-2-1　化脓性指头炎的临床表现及切开引流

a～c. 拇指化脓性指头炎，指腹远端脓肿形成，选择指腹正中纵行切口；d～f. 环指化脓性指头炎，局部跳痛明显，选择手指远节侧方纵行切口

3. 彻底引流脓肿，注意切开病灶内的所有间室，并切除坏死组织。用生理盐水、过氧化氢溶液和聚维酮碘进行反复冲洗。

4. 术中避免损伤指神经、指屈肌腱鞘管和DIP关节囊。

5. 术毕不要缝合切口，在切口中放置聚维酮碘纱布或油纱条引流。

（三）术后处理

1. 术后早期每日换药，更换引流的油纱条。

2. 根据感染程度，选择口服或静脉抗生素。

3. 待伤口基本干燥后，减少换药次数，直至创腔愈合，引流条无法塞入。

问 题 分 析

1. 化脓性指头炎的手术指征？

2. 化脓性指头炎的切口选择？

第三节 化脓性屈肌腱腱鞘炎

化脓性屈肌腱腱鞘炎是手指屈肌腱鞘管内的化脓性感染。多数病例是由于手指掌侧的刺伤引起，极少数病例是由血源性感染造成。常见的致病菌为金黄色葡萄球菌和溶血性链球菌。

Kanavel描述了化脓性屈肌腱腱鞘炎四个重要体征，分别为：①患指处于半屈曲位；②手指对称性增粗，呈纺锤形；③局部压痛显著，且局限在腱鞘范围内；④被动伸直手指，可诱发剧烈疼痛，疼痛沿屈肌腱腱鞘分布，而非局限在特定的关节或脓肿处（图10-3-1）。

由于感染位于肌腱鞘管中，病灶会破坏肌腱的滑动机制，造成肌腱粘连，导致关节功能受限。同时感染也将破坏肌腱的血运，引起肌腱坏死。因此，早期的正确诊断和治疗极为关键。部分患者由于病灶范围广泛，存在截指可能。

化脓性屈肌腱腱鞘炎发病24小时内，可应用静脉抗生素治疗，并抬高患肢，将患肢固定于休息位。若保守治疗12小时内症状无缓解，则应考虑手术治疗，对于糖尿病或免疫抑制患者应尽早手术治疗。常用手术方法包括鞘管内灌洗引流和切开引流。

手 术 要 点

（一）手术指征

保守治疗无改善或症状加重。

（二）具体步骤

1. 灌洗引流

（1）远端切口：DIP关节侧方纵行或掌侧Z字切口，显露A4滑车远端。脓性分泌物溢出后，取样送细菌培养。

（2）近端切口：MP关节掌侧Z字或横行切口，显露A1滑车近端。

（3）置管：将一根16号导管于A1滑车近端穿入鞘管1.5～2cm，并将导管与皮肤固定，导管周围的伤口缝合。远端切口内，在鞘管内放置另一根引流管，引流管也与皮肤进行缝合固定。

（4）灌洗：近端灌入，远端流出，直至灌洗流出液清亮。灌洗后导管保留，以用于重复灌洗。对于感染严重者，可进行持续灌洗，液体滴速保持在1滴/s，持续48小时后可拔出导管，开始功能锻炼。也可以术后48小时内，用50ml无菌生理盐水每2小时灌洗1次，密切观察患指的术后表现，若感染有减轻迹象，可拔除冲洗管和引流管，开始功能锻炼。

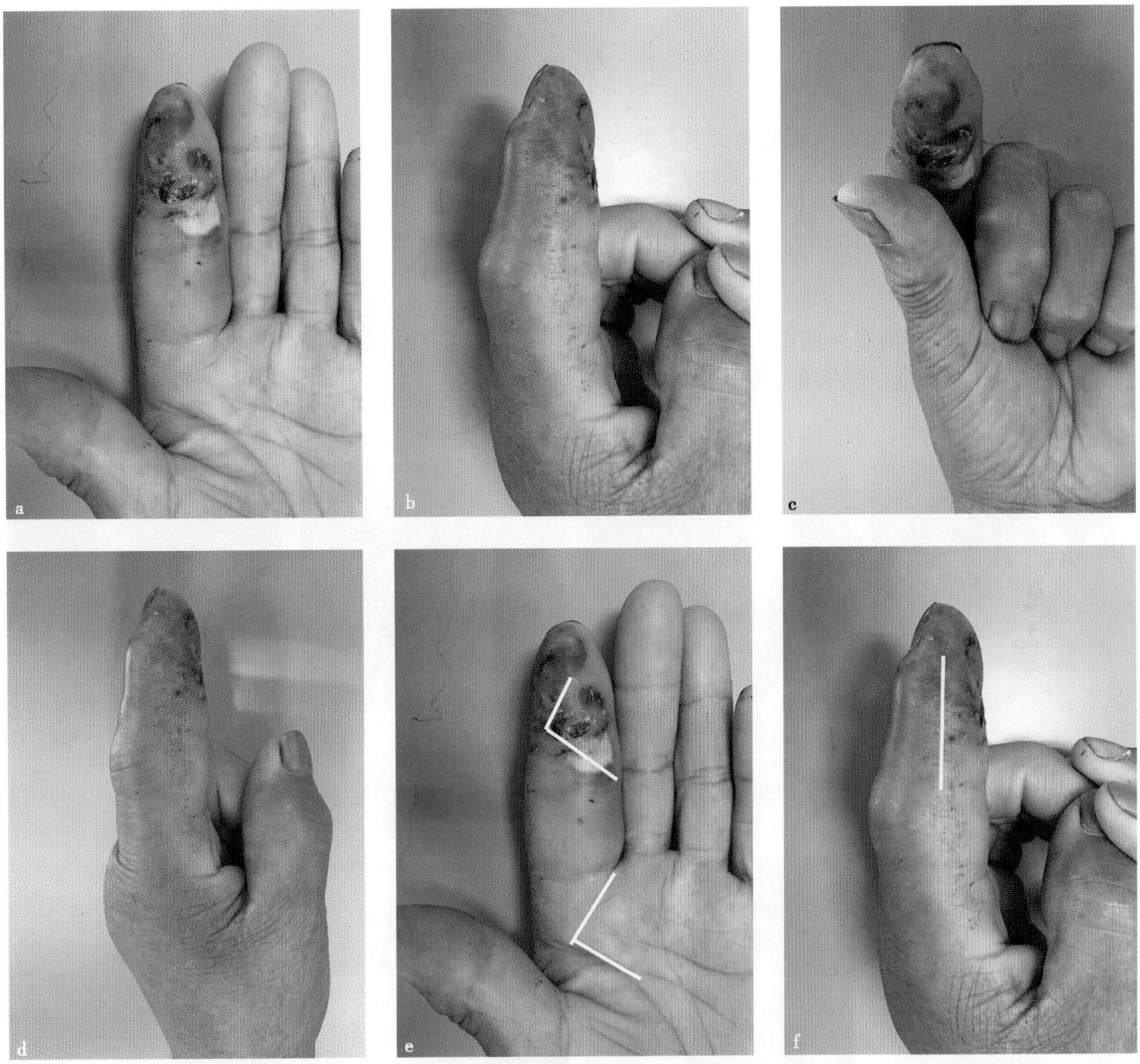

图 10-3-1 Kanavel 征及切开引流切口

a～d. 示指化脓性屈肌腱腱鞘炎，示指对称性增粗，呈纺锤状，手指半屈曲，屈伸活动明显受限；e. 远端切口和近端切口；f. 远端也可以采用侧方纵行切口

2. 切开引流

（1）远端切口：DIP 关节水平手指侧方正中切口，1.5～2cm。示、中、环指切口位于尺侧；拇指和小指切口位于桡侧。沿血管神经束深面分离皮下组织，显露指屈肌腱鞘管。A4 滑车以远切开腱鞘，切开长度 5mm，可见脓性分泌物溢出，取样送细菌培养。

（2）近端切口：MP 关节水平 Z 字掌侧切口，显露 A1 滑车。

（3）冲洗清创：将 16 号细导管从 A1 滑车近端插入鞘管内 1.5～2.0cm，用足量的含有抗生素的生理盐水冲洗腱鞘，直到远端切口流出液体清亮为止，一般用液 500ml 左右。

（4）聚维酮碘纱布或油纱条填塞远、近端切口。

（三）术后处理

1. 切开引流患者，纱布条保留 3～5 天，每日换药。

2. 根据细菌培养和药敏结果，选择静脉抗生素。

3. 症状缓解后，拔除纱布条，并开始功能锻炼。

4. 通常 3～4 周切口愈合。

问题分析

1. Kanavel描述的化脓性屈肌腱腱鞘炎的四个重要体征？
2. 切开引流的手术要点和术后处理？

第四节 咬伤感染

咬伤是常见的手部感染原因。由于口腔中存在多种细菌，并且咬伤通常累及深部结构，因此伤后若处理不当，极易造成手部感染（图10-4-1）。

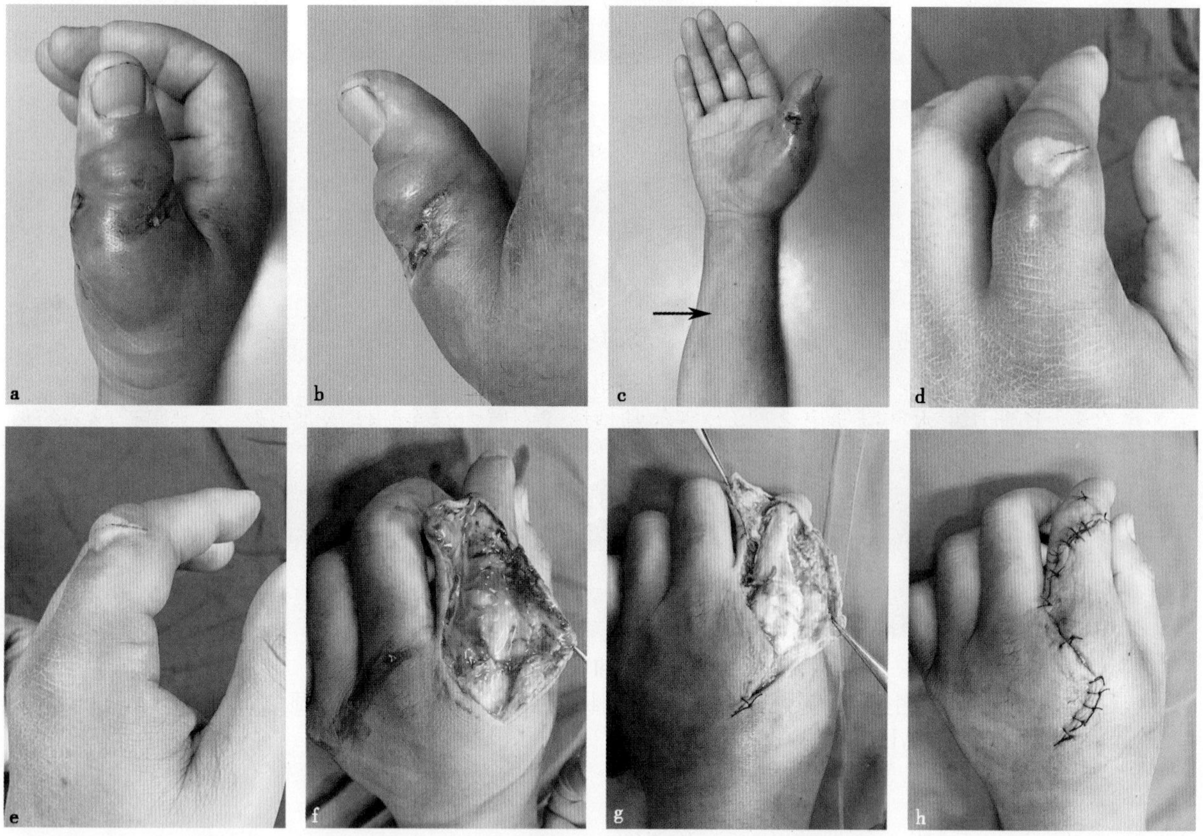

图10-4-1 咬伤感染的临床表现及切开引流

a～c. 拇指掌指关节水平咬伤后5天，局部脓肿形成并破溃渗出，箭头所示为前臂淋巴管炎；d～h. 示指近侧指间关节背侧咬伤后感染，指背及手部S形切口，彻底清创后，疏松缝合切口

手术要点

（一）手术指征

局部脓肿形成或伤口破溃，有脓性分泌物渗出。

（二）具体步骤

1. 麻醉和止血 臂丛麻醉，上臂放置止血带，以保持术野清晰。

2. 切口 根据脓肿或症状最显著的部位选择切口，手背选择弧形或S形切口，掌侧可以选择锯齿状切口。

3. 清创 彻底清除脓肿，仔细检查深部组织，尤其注意肌腱、关节囊和骨关节是否累及，并切除坏死组织。生理盐水、过氧化氢溶液和聚维酮碘进行反复冲洗。

4. 术中避免损伤血管、神经等重要结构。

5. 术毕不缝合或疏松缝合切口，在切口中放置聚维酮碘纱布或油纱条引流；创口面积较大的患者，可以使用VSD负压引流。

(三) 术后处理

1. 术后早期每日换药，更换引流的油纱条。
2. 根据细菌培养和药敏结果，选择静脉抗生素。
3. 待伤口基本干燥后，减少换药次数，直至创腔愈合，引流条无法塞入。
4. VSD覆盖创面患者，1周后若创面无感染迹象，可以疏松缝合伤口。

问题分析

咬伤感染病例有哪些结构需要重点探查和清创？

第五节 慢性感染

既往最常见的手部慢性感染为结核分枝杆菌感染，但是现在非结核分枝杆菌感染较结核分枝杆菌更为多见。非结核分枝杆菌感染造成的腱鞘感染远多于骨与关节感染。

慢性感染的临床表现无特异性，手部或上肢的任何的皮肤、皮下、腱鞘、神经、关节或骨的慢性病灶，包括结节、脓肿、溃疡、窦道、瘘管或包块等，均可以考虑存在慢性感染。对于免疫缺陷的患者、营养不良患者、长期从事水产行业患者，以及既往肺结核或家属中存在肺结核的患者，考虑慢性感染的可能性较大。

病原体感染后，预后取决于病原体的数量、毒力和宿主的免疫功能状态。抗生素可以减少菌量，但是要彻底清除病原体还依赖于患者自身的免疫（巨噬细胞、自然杀伤淋巴细胞、补体系统）及两种获得性免疫（体液免疫和细胞介导免疫）的加强。因此，对于慢性感染患者，需要综合手段进行治疗，包括：联合应用抗生素治疗、外科清创术和营养支持治疗。手术治疗的主要目的是彻底引流脓肿和清除坏死组织。

手术要点

(一) 手术指征

慢性感染患者局部出现脓肿、窦道，以及瘘管。

(二) 具体步骤

1. 麻醉和止血 臂丛麻醉，上臂放置止血带，以保持术野清晰（图10-5-1）。

2. 切口 根据病灶最显著的部位选择切口，手背选择弧形或S形切口，掌侧选择锯齿状切口。

3. 清创 切除窦道或瘘管，切除破坏的滑膜结构和米粒体结构。若骨关节受累，需要刮除坏死组织。用生理盐水、过氧化氢溶液和聚维酮碘进行反复冲洗。

4. 术中避免损伤血管、神经等重要结构。

5. 术毕疏松关闭切口，并留置引流条。

(三) 术后处理

1. 术后早期每日换药，术后2天拔除引流条。
2. 根据细菌培养和药敏结果，选择静脉抗生素。
3. 待伤口基本干燥后，减少换药次数，直至创面愈合。
4. 加强支持治疗，改善全身的免疫和营养状况。

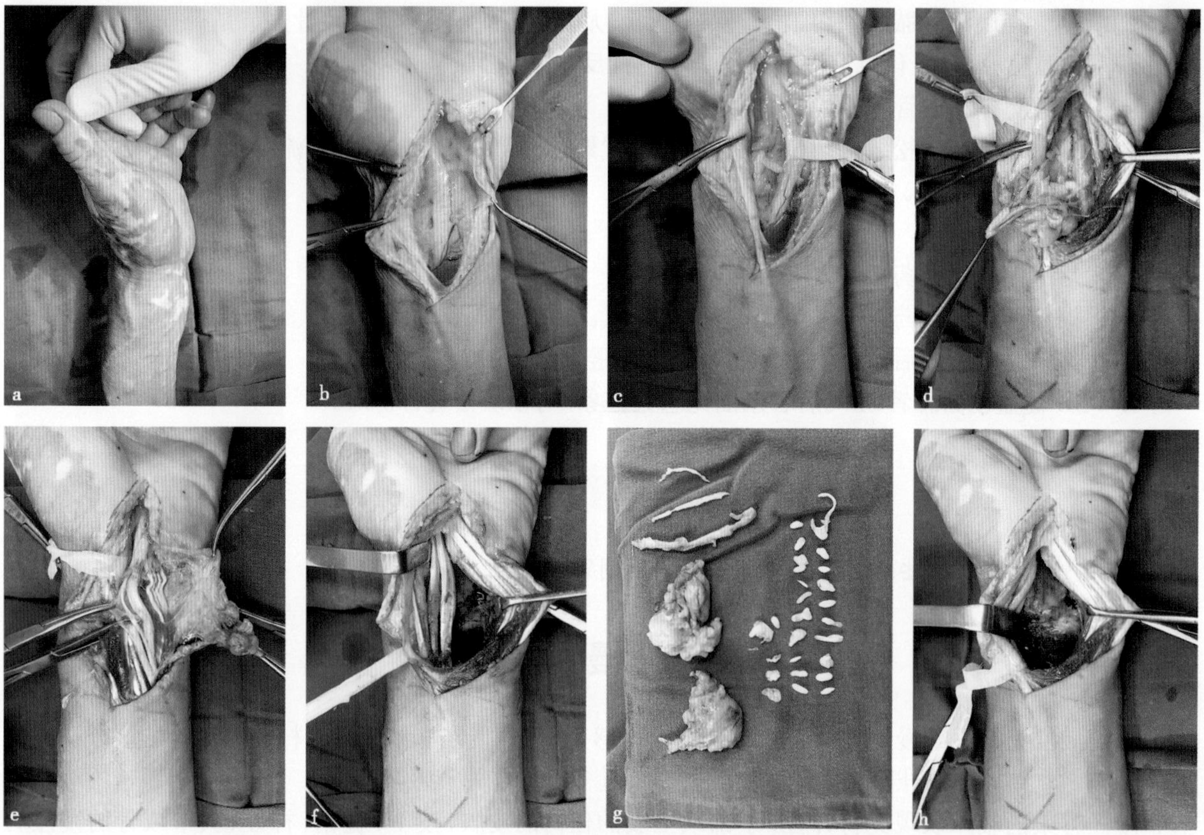

图 10-5-1 慢性感染的临床表现及切开清创

a. 患者以长期腕部掌侧肿胀和桡侧手指麻木就诊；b～h. 腕掌侧切开，可见大量炎性渗出，屈肌腱腱周滑膜增生，并形成大量米粒样结构，腕关节未累及，但正中神经卡压明显。彻底清创后，疏松关闭切口，并进一步行综合治疗

问 题 分 析

慢性感染的综合治疗包括哪些方面？

第二篇

门诊手部疾患

第十一章 手部先天畸形

第一节 多　　拇

多指在新生儿中的发生率为0.3‰～0.4‰，是最常见的手部先天畸形之一。其中桡侧多指即多拇，是多指中最常见的类型。多数病例中，多拇的两个拇指骨或关节相关联，呈分叉状，称为分叉多拇（图11-1-1）；少数多拇的两个拇指骨与关节间并无关联，称为蒂状多拇（图11-1-2）；此外，还有部分特殊类型的多拇，如蟹钳样多拇、超数量多拇和三节指骨多拇（图11-1-3），这类多拇数量相对较少，病理各具特征，治疗相对复杂。我们通过对75例（80侧）多拇患者的统计，分叉多拇占57%，蒂状多拇占23%，特殊多拇占20%。本节主要介绍分叉多拇的手术治疗。

分叉多拇的分类目前仍然采用Wassel分型，即根据多拇分叉的平面进行分型，将分叉多拇畸形分为七型，其中，Wassel Ⅳ型是最常见的多拇类型，其次为Ⅱ型（图11-1-1）。对于等大的Ⅰ型、Ⅱ型和Ⅲ型多拇，可以考虑进行传统或改良的Bilhaut-Cloquet（B-C）术式，即将2个等大的拇指进行合并和重建，以增加拇指的宽度。该术式术后常见的并发症包括拇指甲板和甲床畸形、指间关节活动受限，以及拇指发育受阻等。对于不等大的多拇常规行赘拇切除，拇指重建术。多数情况下，分叉多拇中位于尺侧的拇指发育相对较好，称为主干拇。

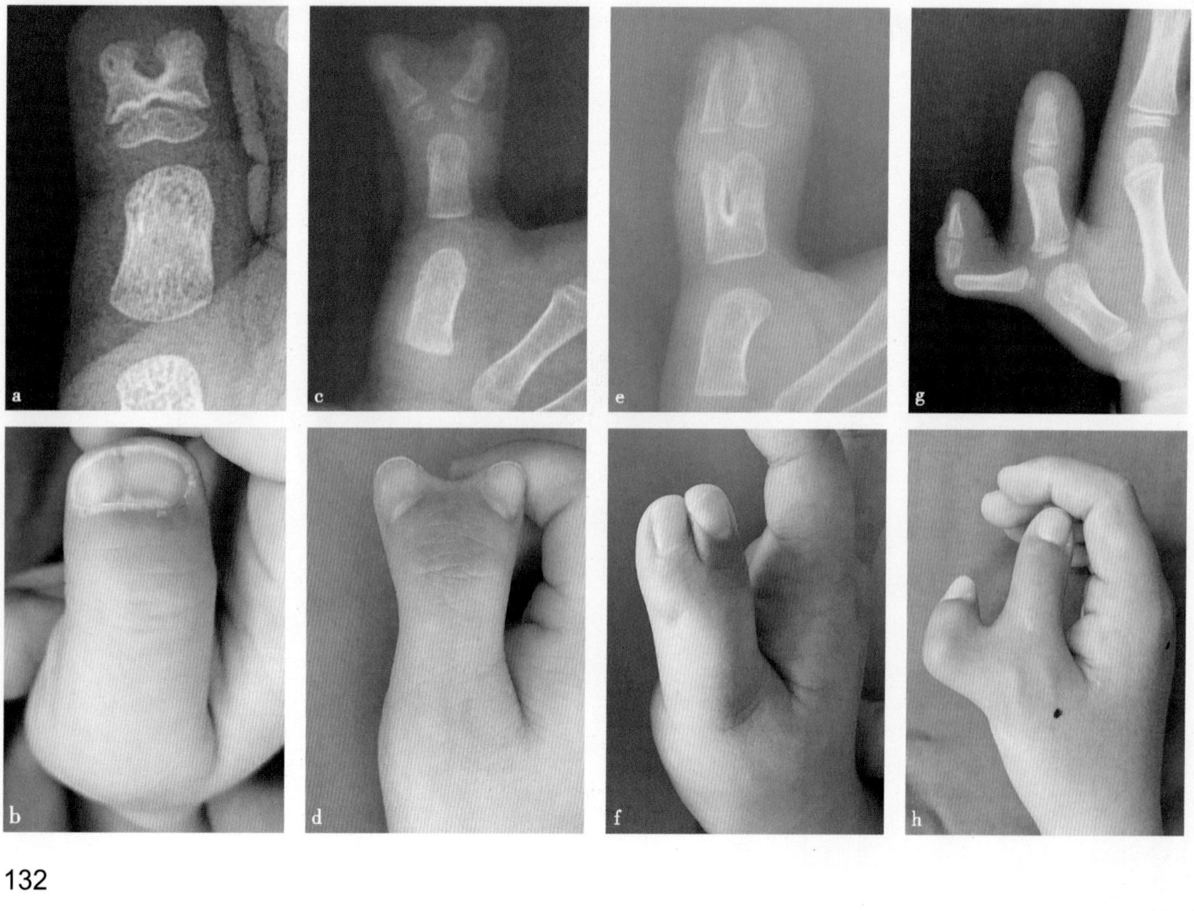

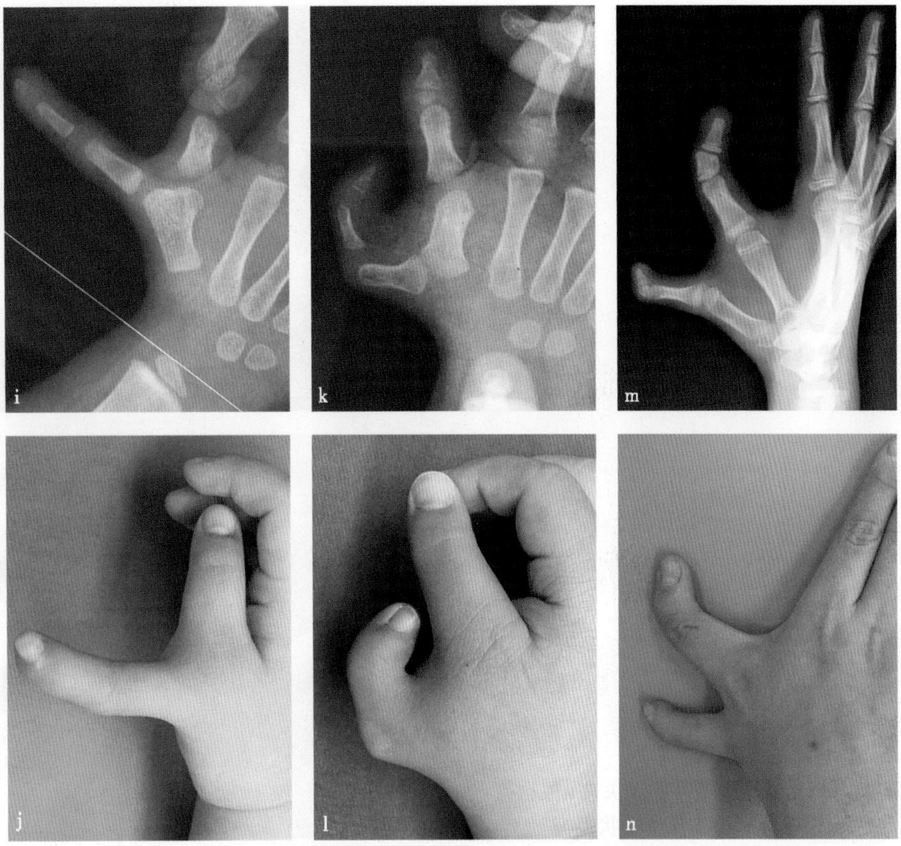

图 11-1-1　分叉多拇的 Wassel 分型

分叉多拇根据骨关节分叉的位置，分为 7 型。a、b. Ⅰ型，分叉部位在远节指骨水平；c、d. Ⅱ型，分叉部位在指间关节；e、f. Ⅲ型，分叉部位在近节指骨；g、h. Ⅳ型，分叉部位在掌指关节；i、j. Ⅴ型，分叉部位在掌骨水平；k、l. Ⅵ型，分叉部位在腕掌关节；m、n. Ⅶ型，为三节指骨拇指，归入特殊多拇

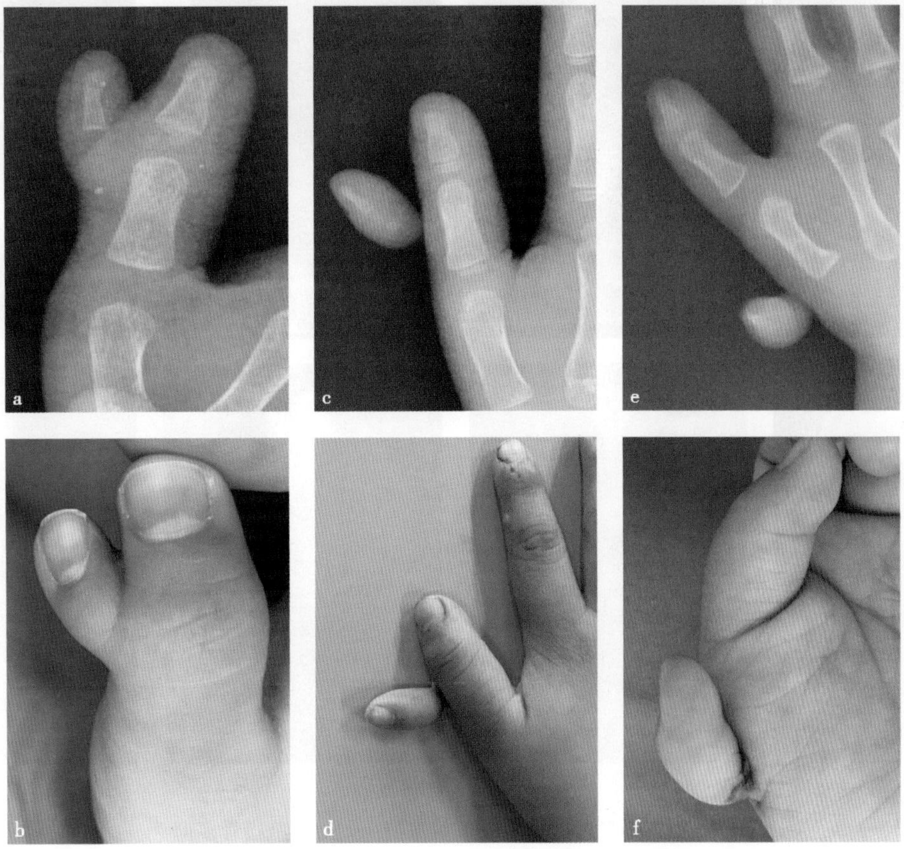

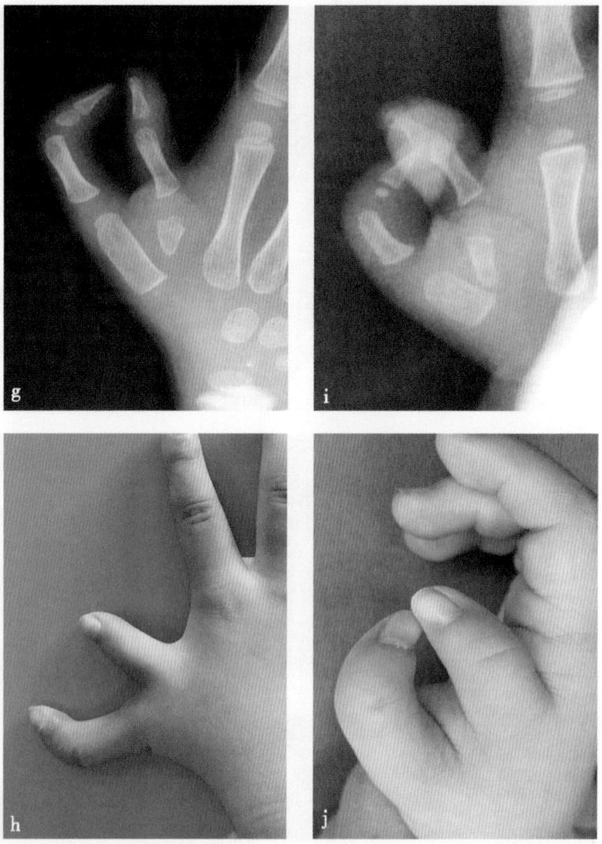

图 11-1-2 蒂状多拇

a～j. 蒂状多拇的两个拇指骨与关节间并无关联，根据赘拇的发出部位，可以分为指骨型和掌骨型蒂状多拇

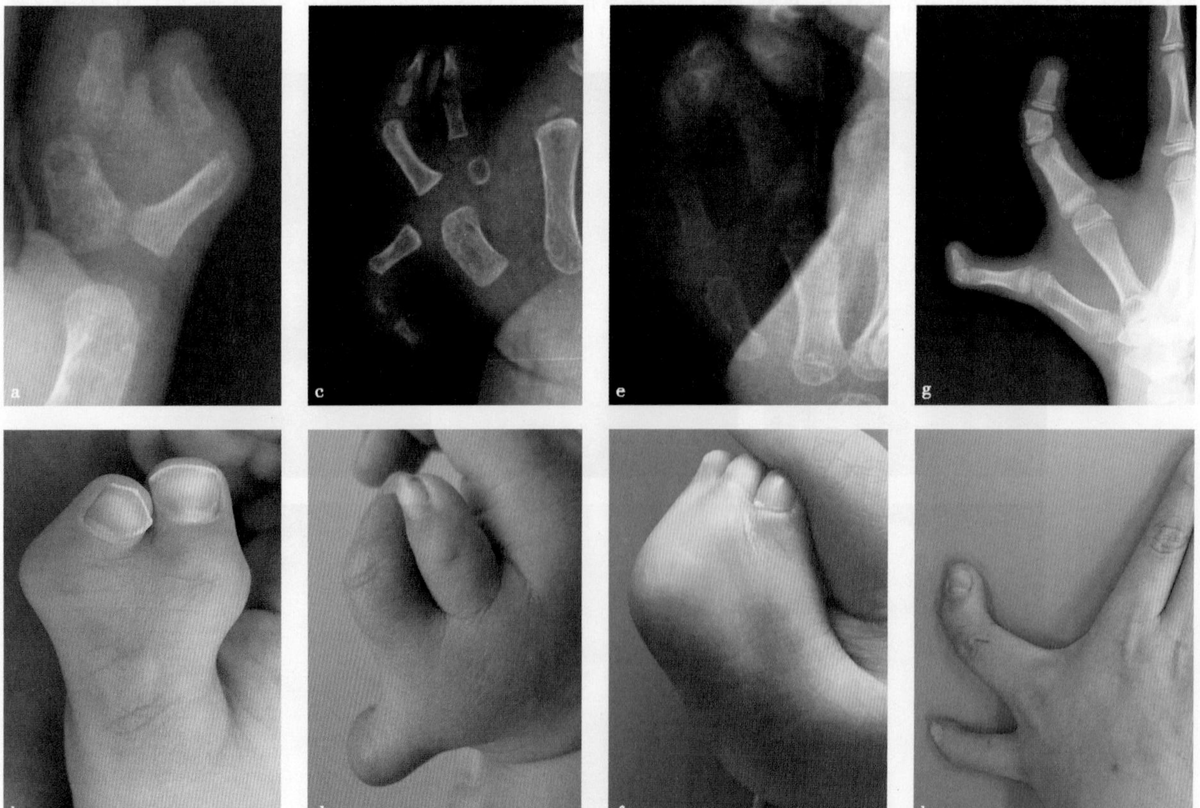

图 11-1-3 特殊多拇

a、b. 蟹钳样多拇；c～f. 超数量多拇；g、h. 三节指骨多拇

术后远期随访结果显示，掌指关节和指间关节成角大于 20° 成角畸形的发生率为 28%～32%，关节不稳定的发生率为 69%。Stutz 等经过平均长达 17 年的长期随访研究发现，多拇术后进行二次手术概率为 23%，再次手术的原因多为指间关节畸形和疼痛。

手术要点

（一）手术指征

1. 简单类型的仅以少量软组织相连的蒂状多拇，可以在出生后，尽早结扎或切除。
2. 其他类型，尤其是涉及截骨的多拇，建议 1.5～2 岁手术。
3. 骨关节和软组织重建更为复杂的手术，如 Bilhaut-Cloquet 术式，建议 3 岁以上手术。

（二）具体步骤

以 Wassel Ⅳ型多拇为例介绍手术的方法和要点（图 11-1-4）。Ⅱ型多拇和 B-C 的手术方式见图 11-1-5、图 11-1-6。

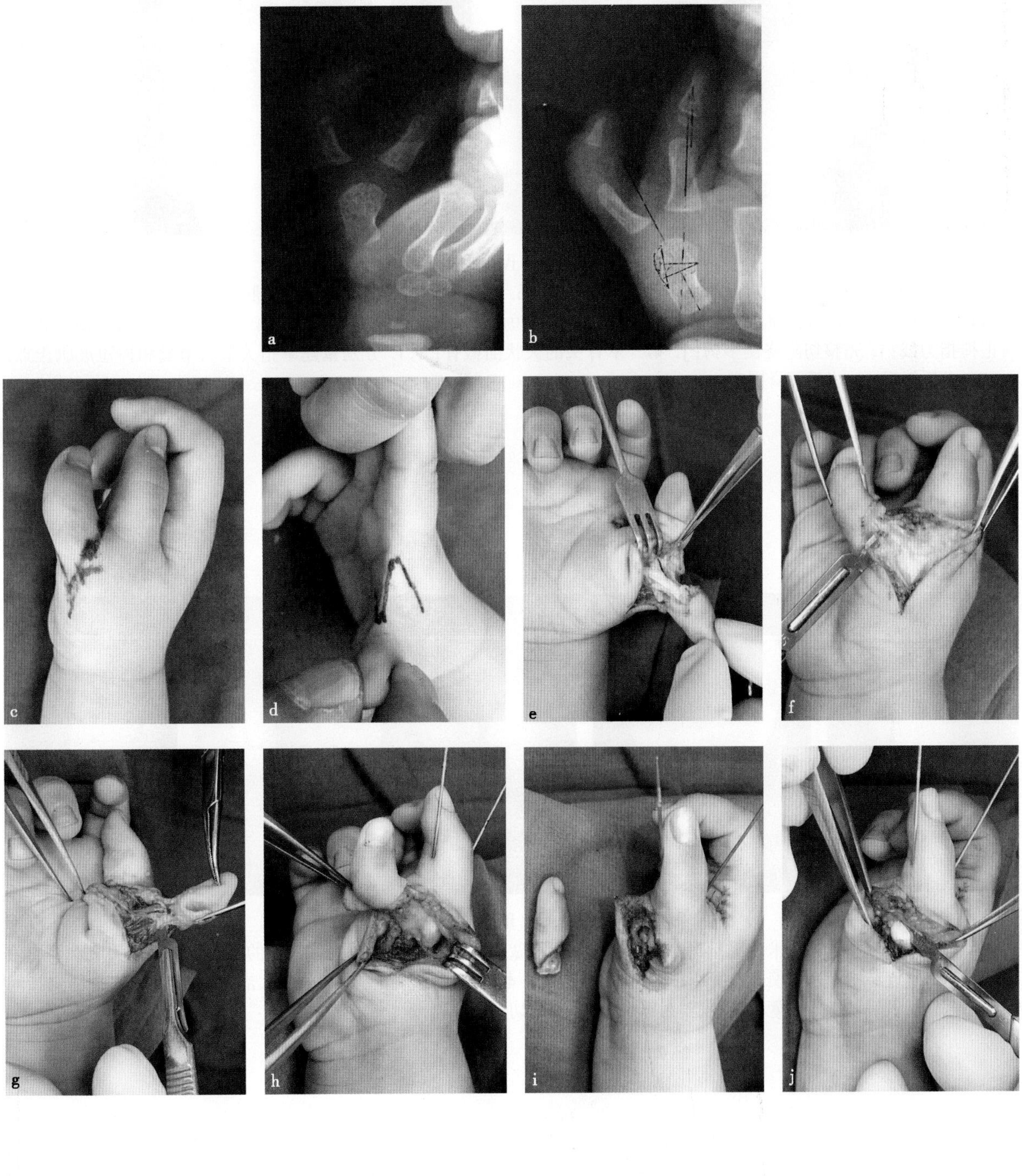

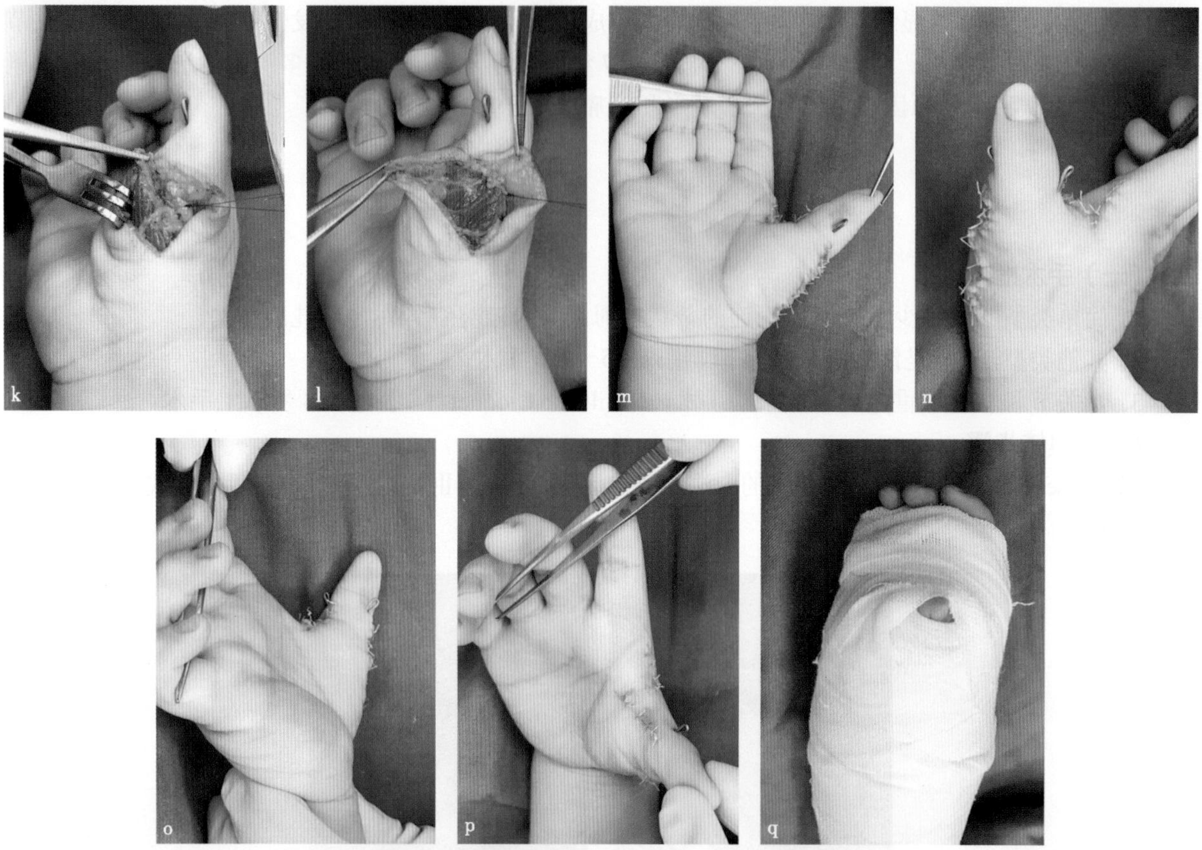

图 11-1-4 Wassel Ⅳ型多拇的手术步骤

a. X 线显示为Ⅳ型多拇；b. 冠状面和矢状面截骨的设计；c. 切口设计；d. 虎口开大的皮肤切口设计；e. 显露拇长屈肌腱的分叉部位；f. 显露拇长伸肌腱的分叉部位；g. 显露拇短展肌止点，并切断备用；h. 第一掌骨颈处冠状面楔形截骨，纠正拇指力线；i. 完整切除桡侧多拇；j. 第一掌骨头的矢状面截骨；k、l. 分别重建掌指关节关节囊和拇短展肌止点；m～p. 术后外观；q. 术后石膏固定

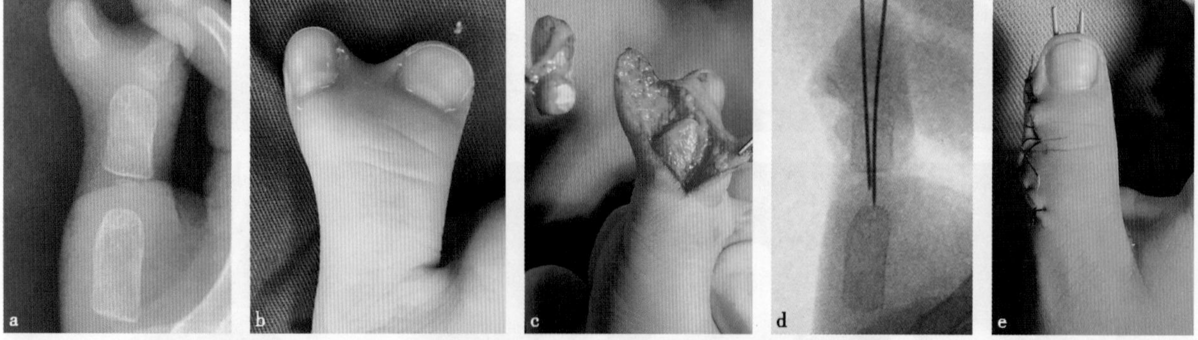

图 11-1-5 Wassel Ⅱ型多拇的手术步骤

a. X 线显示为Ⅱ型多拇；b. 术前测量尺侧主干拇指的甲板宽度和拇指周径大于健侧拇指的 80%；c. 指间关节水平切除桡侧赘拇；d. 近节指骨远端楔形截骨纠正拇指力线，矢状面截骨修整近节指骨远端的膨大部分，截骨后克氏针固定指间关节和截骨端；e. 修复关节囊，修整皮瓣为锯齿状后，关闭切口

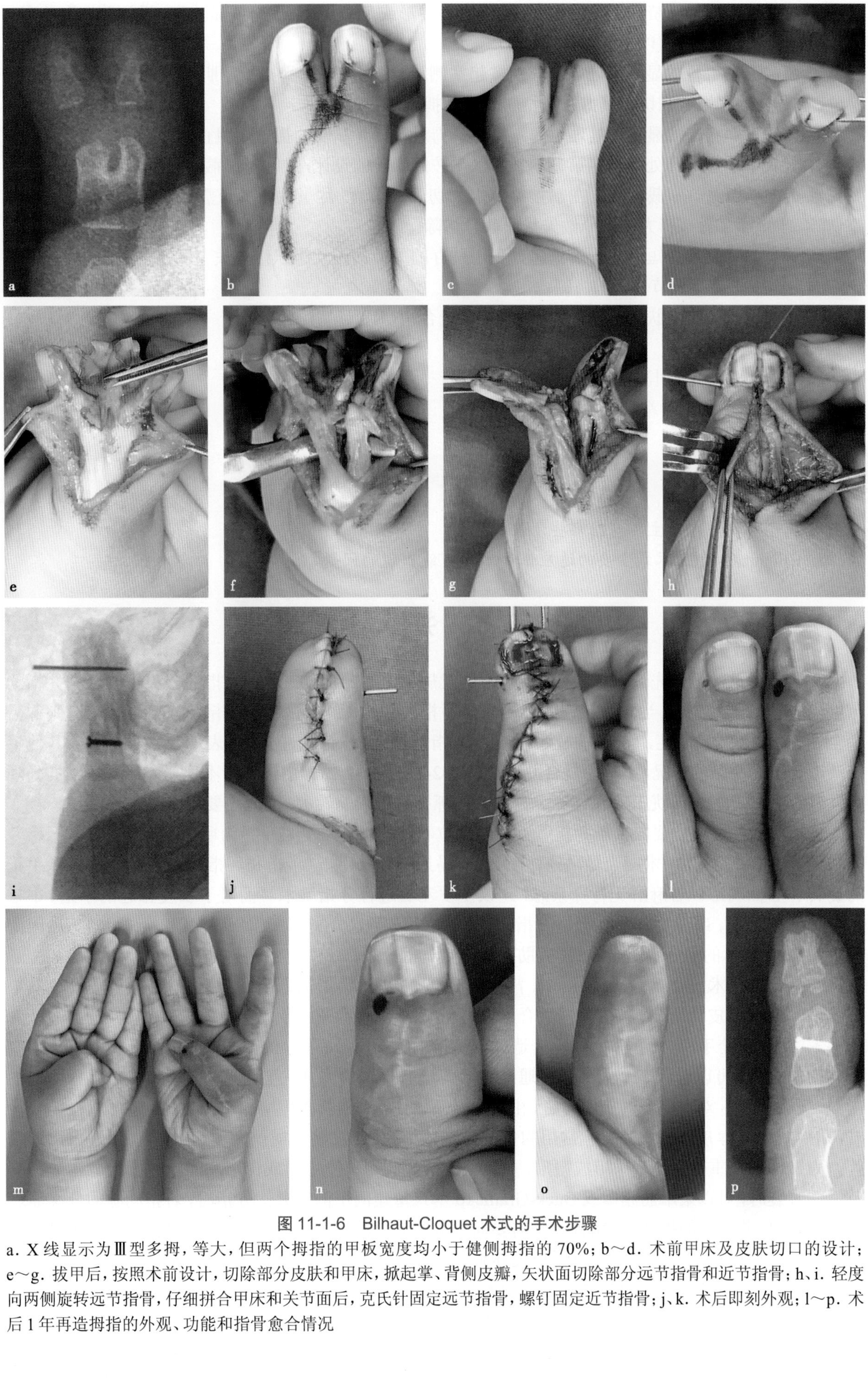

图 11-1-6　Bilhaut-Cloquet 术式的手术步骤

a. X 线显示为Ⅲ型多拇，等大，但两个拇指的甲板宽度均小于健侧拇指的 70%；b～d. 术前甲床及皮肤切口的设计；e～g. 拔甲后，按照术前设计，切除部分皮肤和甲床，掀起掌、背侧皮瓣，矢状面切除部分远节指骨和近节指骨；h、i. 轻度向两侧旋转远节指骨，仔细拼合甲床和关节面后，克氏针固定远节指骨，螺钉固定近节指骨；j、k. 术后即刻外观；l～p. 术后 1 年再造拇指的外观、功能和指骨愈合情况

1. 皮肤切口　设计赘拇切除的皮肤切口，多为梭形或鱼口状；若虎口明显狭窄，设计并切取单个Z字或组合的Z字切口，用以开大虎口。

2. 肌腱分叉部位的显露和处理　分别掀起掌侧和背侧皮瓣，暴露拇长屈肌腱和拇长伸肌腱的分叉部位，在分叉的远端分别切断赘拇的拇长屈肌腱和拇长伸肌腱。

3. 拇短展肌止点的显露和处理　暴露位于赘拇近节指骨基底的拇短展肌止点，并剥离备用。

4. 骨关节的显露和处理　在第一掌骨颈水平按照术前的设计，进行楔形截骨，纠正拇指力线，交叉克氏针固定掌指关节和截骨端。在掌指关节水平切开关节囊，尽量保留关节囊和韧带结构，将赘拇完整切除。同时，掌骨头膨大的部分做矢状面截骨切除。

5. 关节囊修复和拇短展肌止点重建　利用残存的关节周围软组织修复关节囊；将剥离的拇短展肌止点固定于主干拇指近节基底的桡侧。

6. 皮瓣修整　将皮肤切口修整为锯齿状后，缝合切口，留置引流条。

（三）术后处理

1. 术毕石膏固定，引流条于术后2天拔除。

2. 术后5～6周截骨端愈合后拔针，拆除石膏。

问 题 分 析

1. Ⅳ型多拇手术时主要包括哪些步骤？

2. Bilhaut-Cloquet术式主要的适应证和术后可能出现的问题？

第二节　并　　指

并指是常见的手部先天畸形，在新生儿中的发病率为0.2‰～0.3‰。并指的分类主要依据并指的范围、程度和累及结构。当皮肤相连的范围未及手指全长时，称为不完全并指；累及手指全长，则称为完全并指；仅为皮肤相连，称为皮肤性并指；存在指骨融合，称为骨性并指；表现为并指多指或其他手指畸形等更为复杂的情况，则称为复合并指（图11-2-1、图11-2-2）。由于并指不但影响患儿手部的外观和发育，对手部的功能，尤其是手指充分外展后的抓握功能影响较大，因此需要手术进行分指。

分指手术的时机主要取决于并指所累及的部位和结构。对于受累手指为明显不等长的拇-示指并指和环-小指并指时，手术应当尽早施行，否则容易影响较长手指（示指和环指）的发育，并造成该手指的旋转和屈曲畸形。若麻醉无特殊禁忌，建议1岁左右进行分指手术。而对于长度相近的示指、中指和环指间的并指，或者复杂及复合型并指建议1.5～2岁手术。2岁以内，手部体积会增大1倍，因此2岁手术时，手术的难度会明显降低，有助于取得更好的疗效。

并指分指手术的要点包括：利用掌、背侧皮瓣重建指蹼、手指侧方创面行锯齿状皮瓣覆盖、皮肤缺损区域利用全厚皮片植皮、指端骨性融合则需行甲侧皱襞重建等。多个手指并指时，应当分期进行分指手术，避免单个手指两侧同时手术，若造成双侧指动脉损伤，可能导致手指发生缺血坏死。对于不完全并指的病例，可以设计多个局部皮瓣通过将手背皮肤推进的方式，直接重建指蹼和覆盖手指侧方的创面，无须植皮。对于完全并指的患者，由于分开后，手指的体表面积增加22%，因此创面直接闭合困难，需要进行全厚皮片植皮修复。常用的供皮区域包括腹股沟、腕掌横纹区域、肘前区，以及内踝远端等。为了避免在重建的指蹼中形成瘢痕，多数医生选择利用背侧矩形或梯形皮瓣重建指蹼。当分指累及甲侧皱襞时，可以采用筋膜瓣或Buck-Gramcko术式重建侧甲侧皱襞。分指时，若指动脉的分叉靠近远端，可以结扎一侧的指动脉；指神经则需要向近端用显微器械进行束支分离，两侧指神经均予以完整的保留。术后可能出现的并发症包括植皮坏死、指蹼挛缩、手指偏斜等。植皮坏死的发生率低。远期的随访结果显示，指蹼挛缩的发生率为4.2%～7.7%。腹股沟取皮植皮时，70%患者出现植皮处的毛发生长。手指偏斜或屈曲挛缩多见于手指侧方形成严重瘢痕或复杂性并指术后的患者。

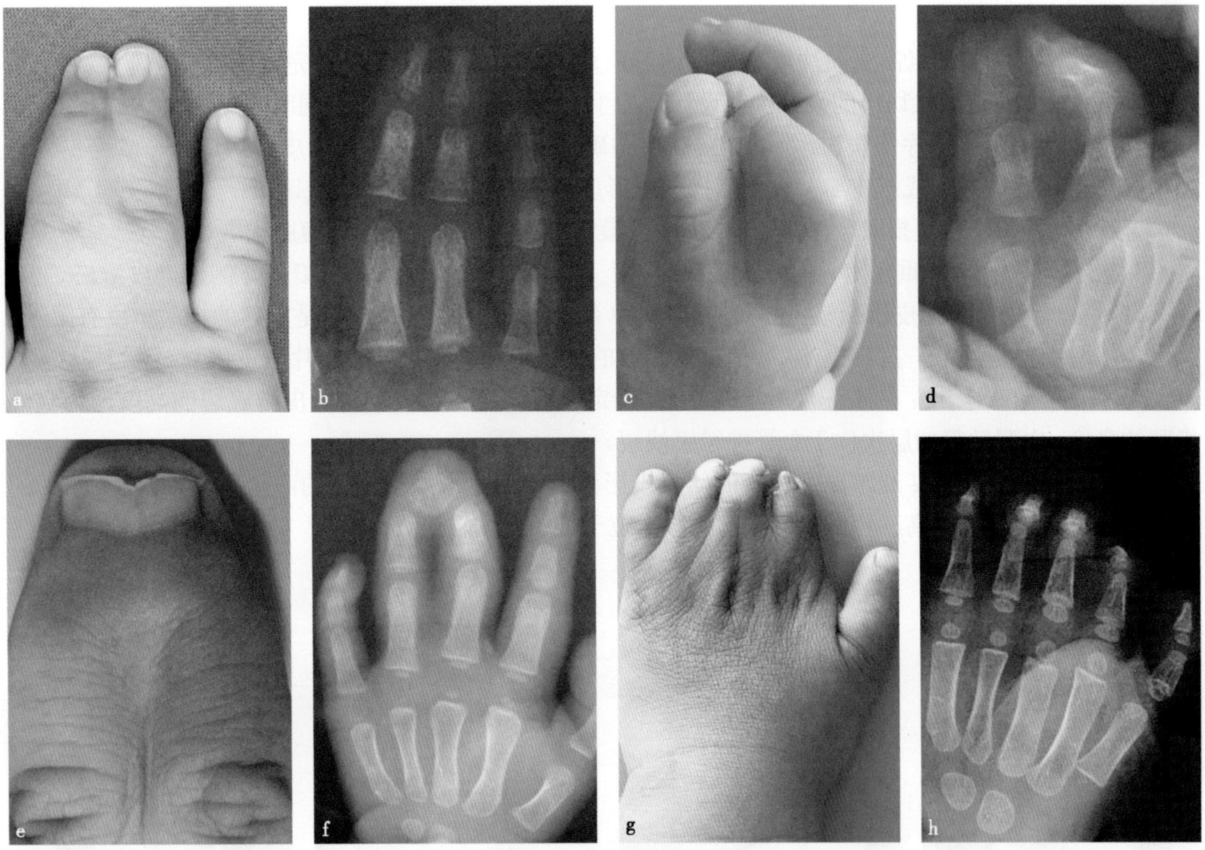

图 11-2-1　并指的分类

a～d. 皮肤性并指；e、f. 骨性并指；g、h. 短指并指（Poland 综合征）

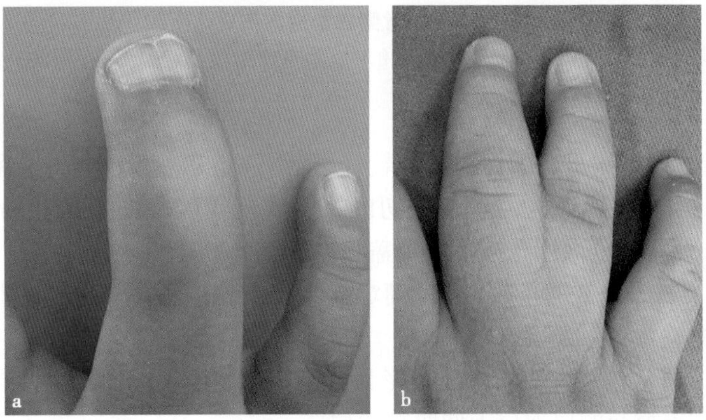

图 11-2-2　并指的分类

a. 完全并指；b. 不完全并指

手 术 要 点

（一）手术指征

1. 累及拇指和小指的并指，1 岁以内手术。
2. 其他类型并指，1.5～2 岁手术。

（二）具体步骤

在分指手术中，重点需要关注以下 3 项内容：①分指后指蹼的重建；②完全性并指甲侧皱襞的重建；③手指侧方的锯齿状切口的设计。在设计分指手术的皮肤切口时，应当同时兼顾这 3 个方面。

切口设计的基本顺序依次为：掌侧指蹼高度的确定——掌侧指蹼成形的皮瓣切口——掌侧锯齿状切口——指端甲侧皱襞成形皮瓣——背侧指蹼成形皮瓣切口——背侧锯齿状切口。

分指后，手指皮肤缺损取全厚皮片植皮覆盖，最常用的全厚皮片供区为腹股沟区域。

1. 指蹼重建　指蹼重建常见的方式包括：掌背三角形皮瓣、背侧梯形皮瓣和背侧推进皮瓣。

（1）掌、背侧三角形皮瓣：该方法重建指蹼简单有效，调整方便。但缺点是重建的指蹼宽度有限，并且重建指蹼中存留瘢痕。指蹼重建后，指根处侧方的皮肤缺损均需要全厚皮片植皮修复（图 11-2-3）。

1）掌侧三角形皮瓣：参照正常的指蹼位置，确定指蹼高度。掌侧三角形皮瓣底边的高度即为重建指蹼的高度，皮瓣掀起的层次位于血管神经束浅层。

2）背侧三角形皮瓣：通常以掌骨头的体表投影为背侧三角形皮瓣底边的两个顶点，背侧三角形的远端顶点与重建指蹼等高。背侧皮瓣掀起的层次位于伸肌腱浅层。

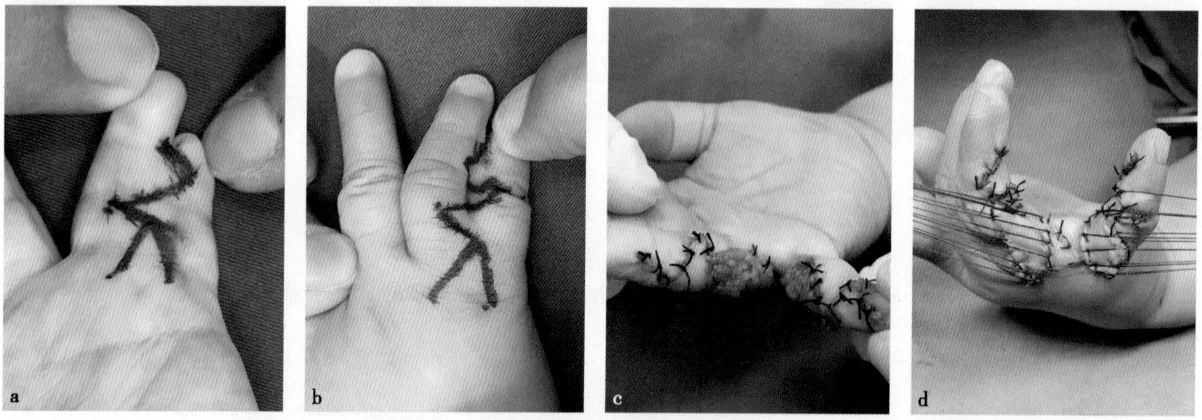

图 11-2-3　掌、背侧三角形皮瓣重建指蹼

a、b. 皮肤切口的设计；c、d. 掌、背侧三角形皮瓣重建指蹼，指根通常存留两处皮肤缺损

（2）背侧梯形皮瓣：该方法重建的指蹼质地较好，但指蹼重建后指根侧方存留皮肤缺损，需要全厚皮片植皮覆盖。通过在重建指蹼部位掌侧皮肤切口的设计，利用掌侧的梯形皮瓣覆盖相对重要手指的指根侧方创面，另外一侧指根创面用全厚皮片覆盖（图 11-2-4）。

1）掌侧梯形皮瓣：参照正常的指蹼位置，确定指蹼高度。掌侧底边的高度即为重建指蹼的高度，皮瓣掀起的层次位于血管神经束浅层。

2）背侧梯形皮瓣：通常以掌骨头的体表投影为背侧梯形皮瓣底边的两个顶点，背侧梯形的高度与重建指蹼等高。背侧皮瓣掀起的层次位于伸肌腱浅层。

（3）背侧推进皮瓣：该方法适用于不完全并指，通过将疏松的手背皮肤向远端推进，直接闭合指根处的皮肤缺损（图 11-2-5）。

1）掌侧倒 Y 形皮瓣：参照正常的指蹼位置，确定指蹼高度。倒 Y 形切口的底边高度即为重建指蹼的高度，皮瓣掀起的层次位于血管神经束浅层。

2）背侧推进皮瓣：背侧推进皮瓣有多种设计方式，基本原则是利用手背相对松弛的皮肤，向远端推进覆盖指根侧方的皮肤缺损。通常以掌骨头的体表投影为背侧推进皮瓣两个侧方三角瓣的中心点，推进皮瓣远端的切口低于重建指蹼的高度。背侧皮瓣掀起的层次位于伸肌腱浅层。

2. 甲侧皱襞的重建　甲侧皱襞的重建主要用于指端骨性融合的完全性并指。常用的重建方式包括筋膜瓣或 Buck-Gramcko 术式。

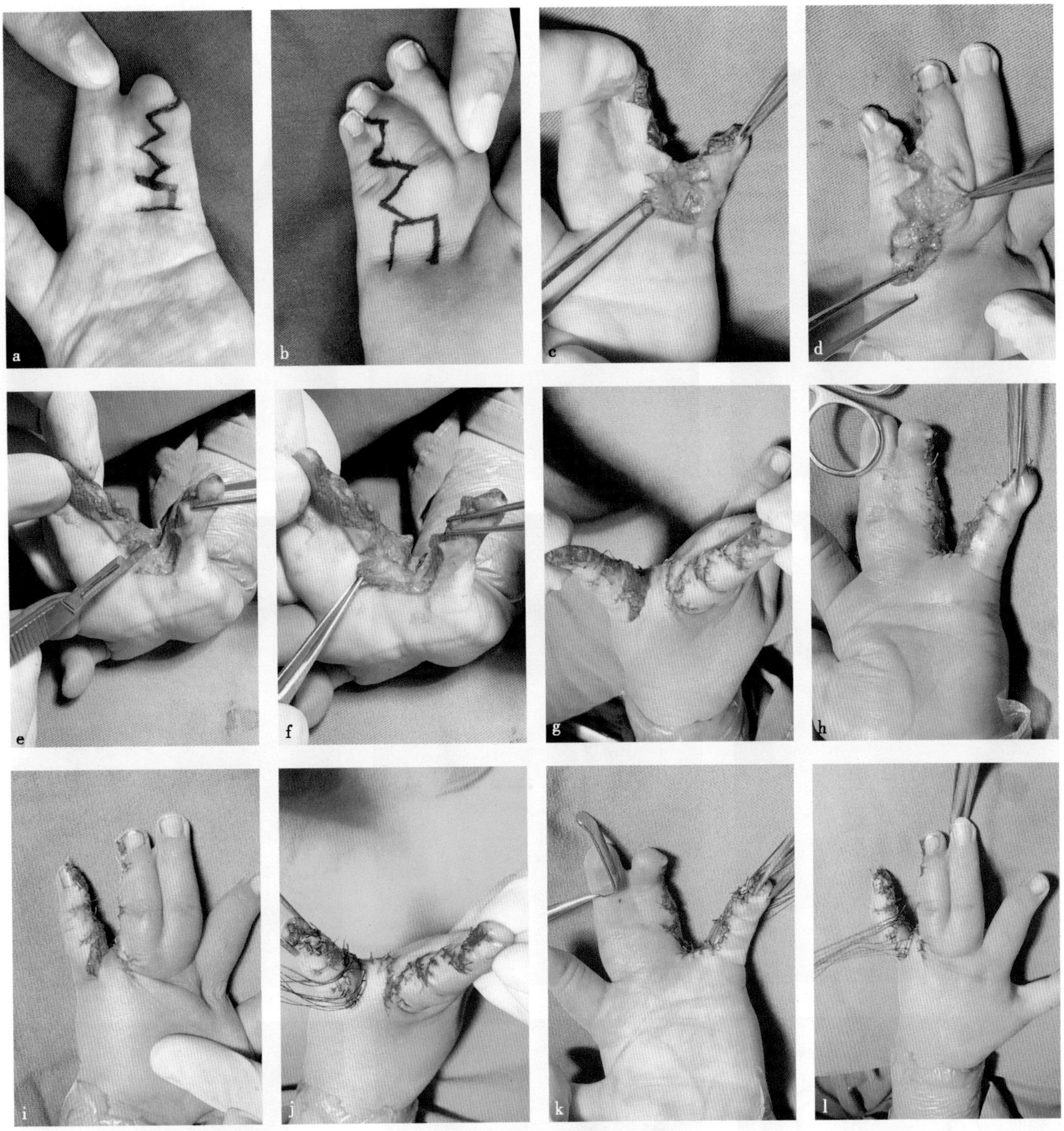

图 11-2-4　梯形皮瓣重建指蹼

a、b. 皮肤切口的设计；c、d. 掌、背侧皮瓣切开，并分别掀起掌侧和背侧指蹼处的梯形皮瓣；e、f. 切开并指间的连接组织，直至重建指蹼的高度；g～i. 背侧梯形皮瓣重建指蹼，掌侧梯形皮瓣覆盖环指指根皮肤缺损，侧方三角形皮瓣覆盖手指侧方创面；j～l. 小指指根处皮肤缺损取全厚皮片覆盖，打包固定

（1）筋膜瓣重建甲侧皱襞：该术式设计相对简单实用，但缺点在于重建的甲侧皱襞不够饱满（图 11-2-6）。

1）皮瓣覆盖侧：手指远节掌侧弧形切口，至对侧手指掌侧中线水平，真皮下掀起皮瓣。

2）筋膜瓣覆盖侧：在掀起的皮瓣蒂部切开筋膜层，紧贴指骨和指深屈肌腱止点掀起筋膜瓣。

3）侧甲廓重建：皮瓣侧直接将皮肤与甲床缝合，覆盖外露的骨面和重建甲侧皱襞；筋膜瓣侧将筋膜瓣与甲床缝合，覆盖外露骨面和重建甲侧皱襞，筋膜瓣表面取全厚皮片移植。

（2）Buck-Gramcko 术式：该术式利用指端的三角形皮瓣覆盖两侧外露的指骨同时重建甲侧皱襞，优点在于重建的甲侧皱襞相对饱满。但由于皮瓣为窄长的三角形，可能会出现皮瓣远端坏死（图 11-2-7）。

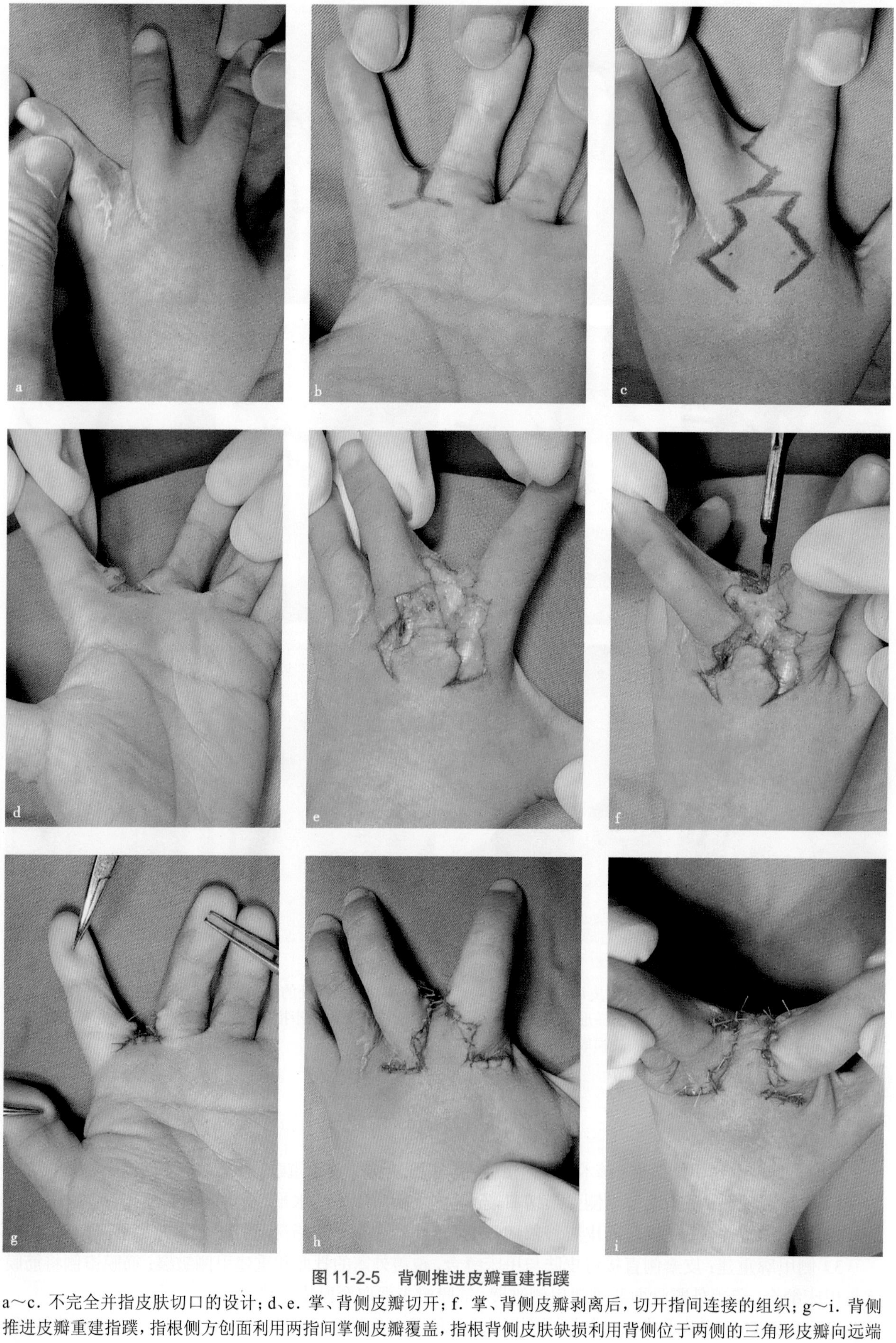

图 11-2-5　背侧推进皮瓣重建指蹼

a～c. 不完全并指皮肤切口的设计；d、e. 掌、背侧皮瓣切开；f. 掌、背侧皮瓣剥离后，切开指间连接的组织；g～i. 背侧推进皮瓣重建指蹼，指根侧方创面利用两指间掌侧皮瓣覆盖，指根背侧皮肤缺损利用背侧位于两侧的三角形皮瓣向远端推进后覆盖

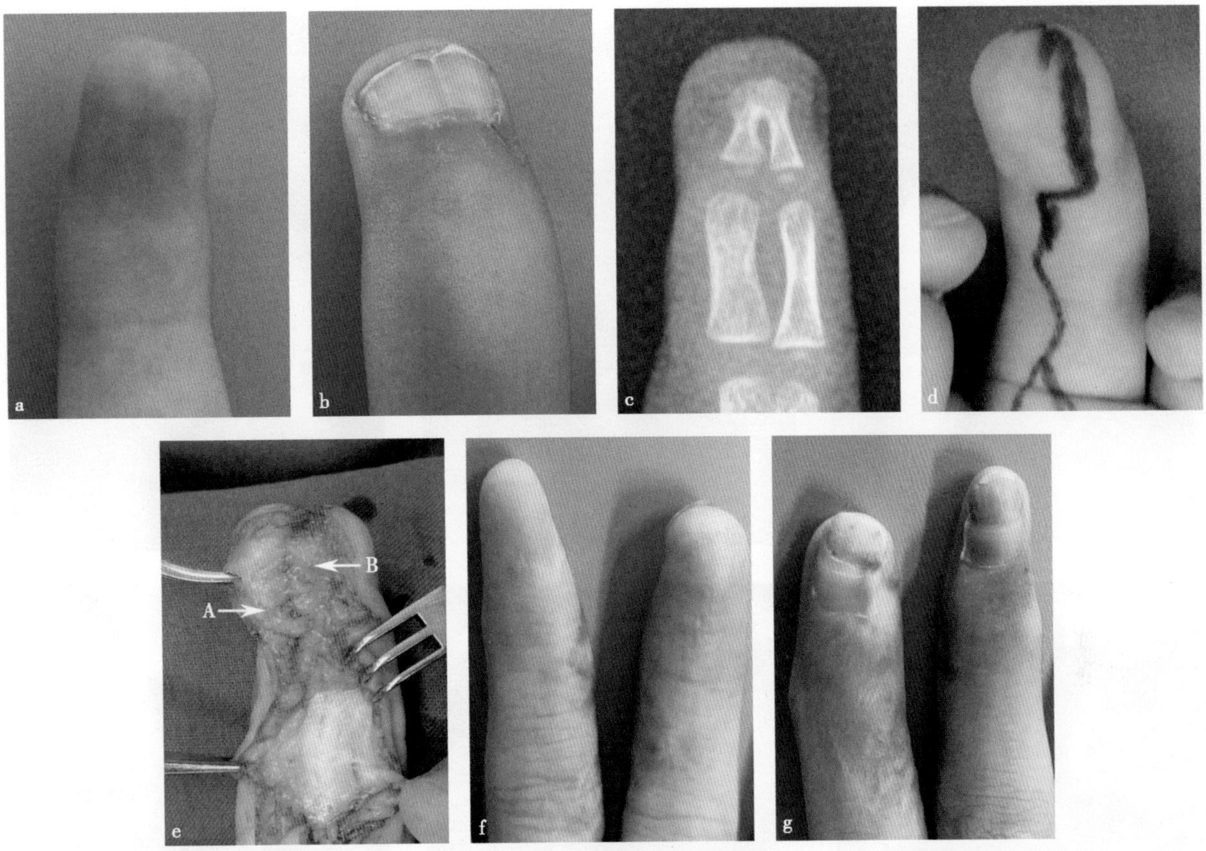

图 11-2-6　筋膜瓣重建甲侧皱襞

a～d. 指端骨性并指皮肤切口的设计；e. 箭头 A：真皮下掀起的皮瓣，箭头 B：筋膜瓣；f、g. 筋膜瓣重建远期可见甲侧皱襞不够饱满，且存在一定程度的畸形

1）从指端背侧的中点开始设计 Z 字切口，三角形皮瓣的尖端翻折后要求能够覆盖整个甲侧皱襞的范围。

2）紧贴远节指骨远端的骨面掀起三角形皮瓣，两侧指端的三角形皮瓣分别反折后与甲床缝合，覆盖外露的指骨并重建甲侧皱襞。

3. 手指侧方锯齿状切口的设计　侧方锯齿状切口的设计主要是为了避免远期侧方瘢痕挛缩导致的手指侧偏畸形。术中将掌、背侧的三角形皮瓣和重建指蹼的皮瓣掀起后，即可切开并指间的连接组织（图 11-2-8）。

（1）掌侧：通常首先设计并切开掌侧的锯齿状切口，切口的范围位于两个手指掌侧的中线之间。该切口近端与重建指蹼的掌侧切口相延续，远端连接指端重建甲侧皱襞的皮肤切口。掌侧皮瓣掀起的层次位于血管神经束浅层。

（2）背侧：依据掌侧切口，设计背侧切口。掌侧三角形皮瓣的尖端，对应背侧三角形皮瓣的基底中点。背侧三角形皮瓣的范围也位于两个手指背侧中线之间，掀起的层次位于伸肌腱浅层。

（3）掌、背侧三角形皮瓣交叉覆盖手指侧方创面，缝合时若存在张力，可以适当修剪皮下脂肪以减小皮瓣张力；若张力较大或缺损明显，取全厚皮片游离移植覆盖。

（三）术后处理

1. 术后注意观察指端和皮瓣的血运，若存在血运障碍，通常需要拆除部分张力过大的缝线以改善血运。

2. 若创面植皮覆盖，术后暂行石膏固定患肢。2 周拆线、拆包和拆除石膏，并开始功能锻炼。

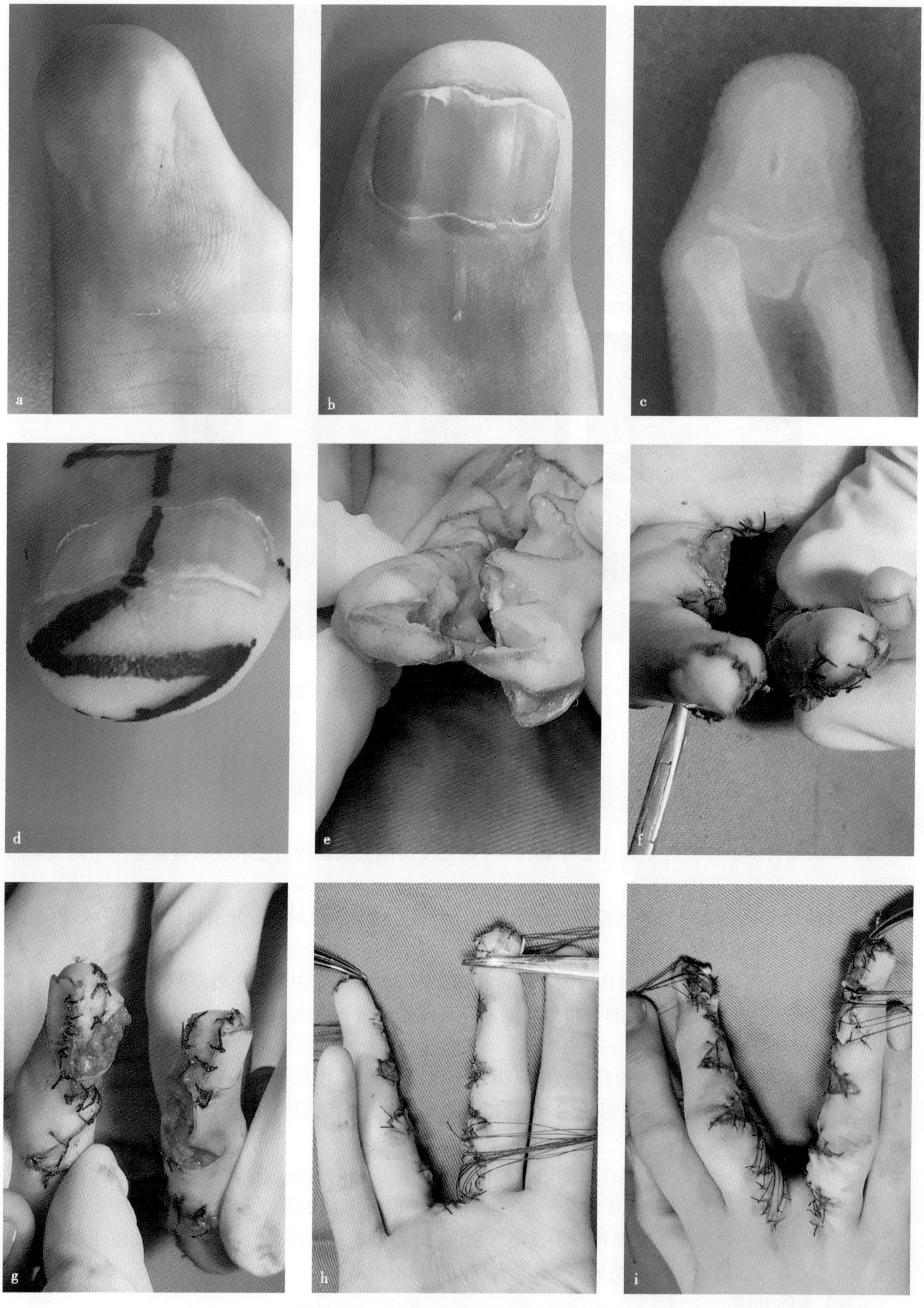

图 11-2-7 Buck-Gramcko 重建甲侧皱襞

a～d. 指端骨性并指皮肤切口的设计；e～i. 指端的三角形皮瓣返折后分别重建两指的甲侧皱襞，并覆盖外露的骨面

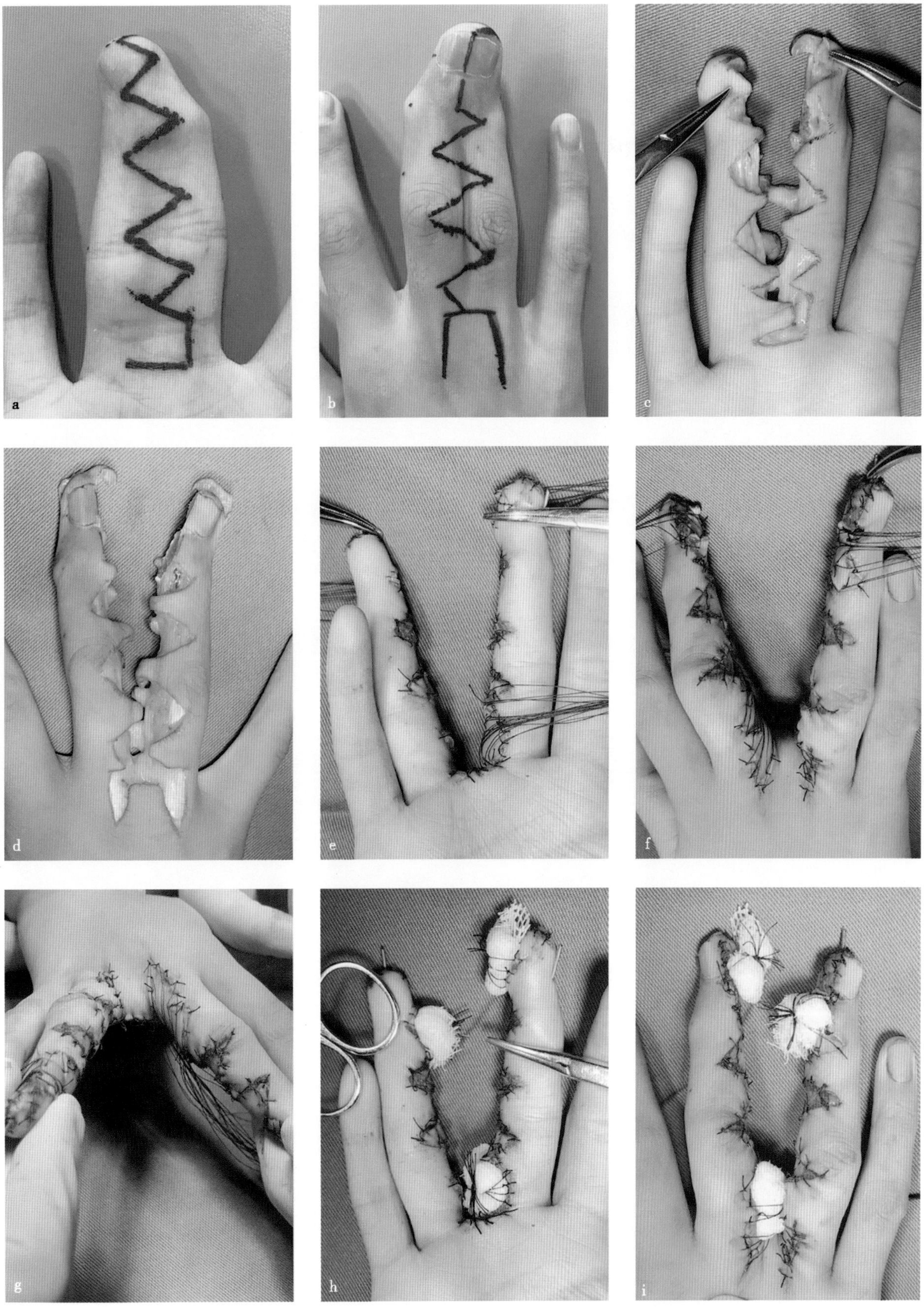

图 11-2-8 手指侧方锯齿状切口的设计

a、b. 皮肤切口的设计；c、d. 掌、背侧皮瓣切开；e～i. 掌、背侧三角形皮瓣交叉缝合覆盖手指侧方，剩余皮肤缺损取全厚皮片覆盖，打包固定

问 题 分 析

1. 并指的分型和手术时机？
2. 指蹼重建的方式有哪些？设计原则是什么？

第十二章 周围神经卡压

第一节 腕管综合征

腕管综合征是指正中神经在腕部卡压于腕横韧带深面，导致相应的手部感觉和运动功能障碍。腕管综合征是最常见的周围神经卡压，但该病的认识也经历了很长时间。20 世纪 20 年代，开始对正中神经进行松解。20 世纪 40 年代，开始报道切开腕横韧带治疗正中神经卡压。

腕管是由腕骨和腕横韧带构成的纤维骨性结构，其内容物包括 8 根指屈肌腱和拇长屈肌腱以及正中神经。腕横韧带桡侧附着于舟骨、大多角骨和鱼际肌筋膜，尺侧附着于豌豆骨、钩骨钩和小鱼际肌筋膜。腕横韧带除能够保护腕管内容物外，还作为指屈肌腱的滑车，增加手指屈曲的力量。正中神经在前臂远端走行于掌长肌腱和桡侧腕屈肌腱的深面；在腕管中紧贴腕横韧带，走行于腕管的桡侧。正中神经在腕横韧带远端缘（Kaplan 线）分为桡侧支和尺侧支，桡侧支又分为鱼际支、拇指桡侧固有神经、拇示指指总神经；尺侧支分为示中指指总神经和中环指指总神经。鱼际支又称为正中神经返支，腕横韧带远端发出后，折返进入鱼际肌的深层和浅层之间，分别支配拇短屈肌浅头、拇短展肌和拇对掌肌。此外，正中神经在腕横纹近端 6～8cm 发出正中神经掌皮支，该支发出后，走行于正中神经桡侧，在腕横纹近端浅出，支配鱼际部位的皮肤感觉（图 12-1-1）。

腕管综合征多见于 50～60 岁女性，常由于指屈肌腱腱周滑膜增生后，导致腕管内压力增高，造成正中神经的卡压。此外，其他全身和局部的因素，也能够造成正中神经在该部位的卡压。常见的全身因素包括：类风湿、糖尿病、妊娠、甲状腺功能低下、痛风，以及肾功能不全等；常见的局部因素包括：腕关节骨折脱位、局部肿物、先天性发育异常，以及腕关节体位因素等（图 12-1-2）。

腕管综合征患者常表现为桡侧三个半手指的感觉异常，夜间经常麻醒，甩手后缓解。随着病程的进展出现鱼际肌肉萎缩，拇外展功能受限。腕部叩击可出现蒂内尔征（Tinel 征）阳性，腕关节过屈的 Phalen 试验可以诱发症状，腕管挤压试验（屈腕同时在掌长肌腱的尺侧按压正中神经）诱发症状更为敏感。X 线的腕管切线位可以检查腕管内是否存在骨性占位，B 超能够显示正中神经卡压段狭窄。电生

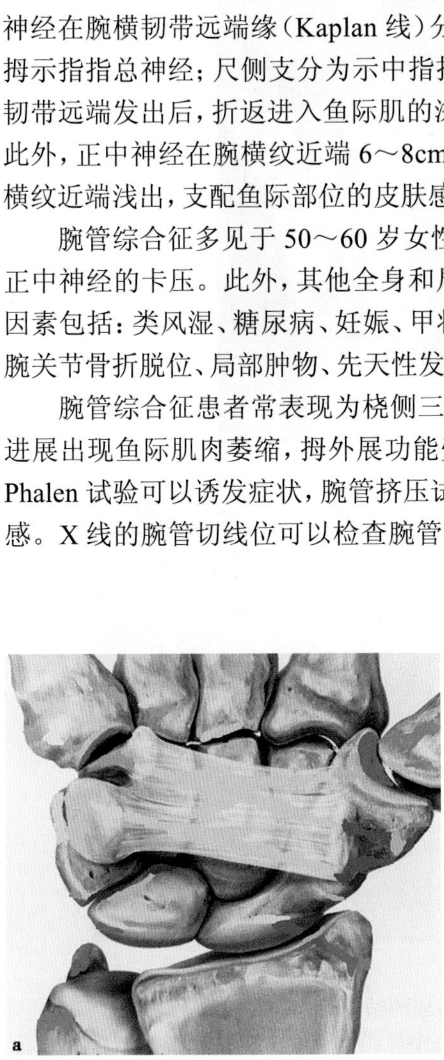

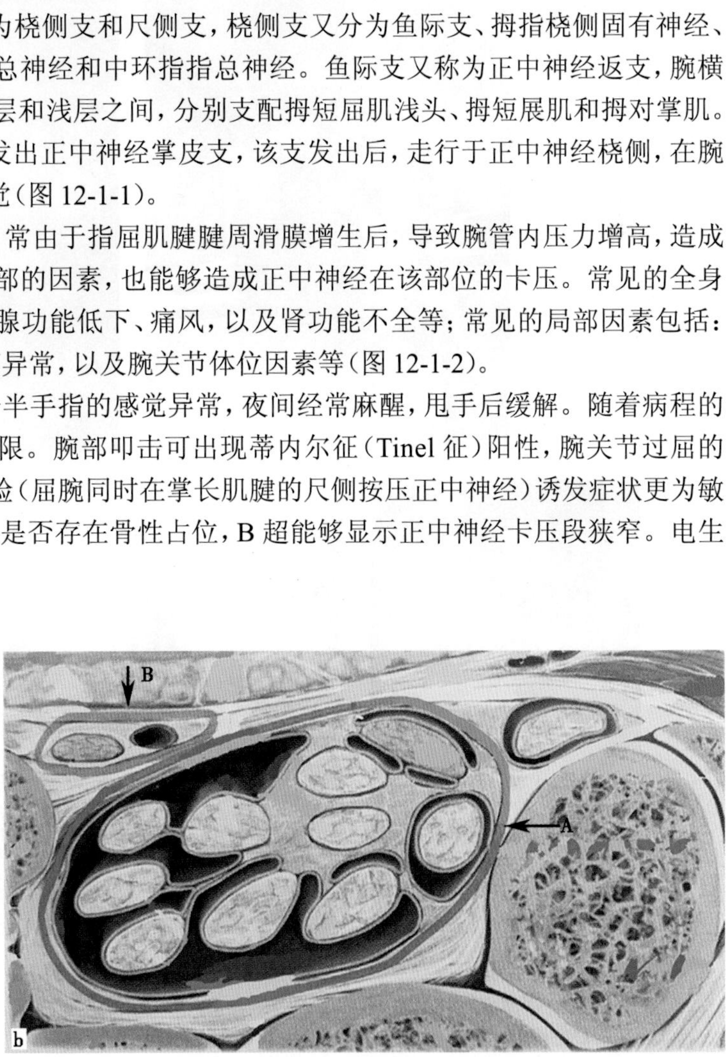

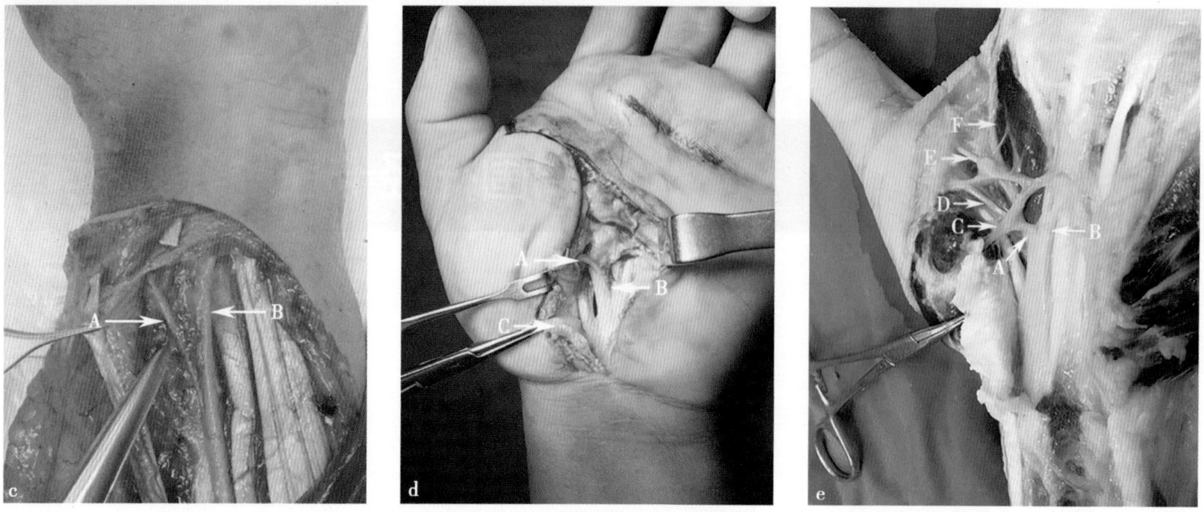

图 12-1-1　腕管及正中神经解剖

a. 腕横韧带的附着点和范围；b. 腕管的横断面，箭头 A：腕管，箭头 B：腕尺管；c. 正中神经掌皮支，箭头 A：正中神经掌皮支，箭头 B：正中神经主干；d. 正中神经鱼际支，箭头 A：鱼际支，于腕横韧带远端缘发出后，返折进入鱼际肌肉的深、浅层之间，箭头 B：正中神经主干，箭头 C：向桡侧掀起的腕横韧带；e. 正中神经的分支，箭头 A：桡侧支，箭头 B：正中神经尺侧支，箭头 C：鱼际支，箭头 D：拇指桡侧固有神经，箭头 E：拇指尺侧固有神经，箭头 F：示指桡侧固有神经

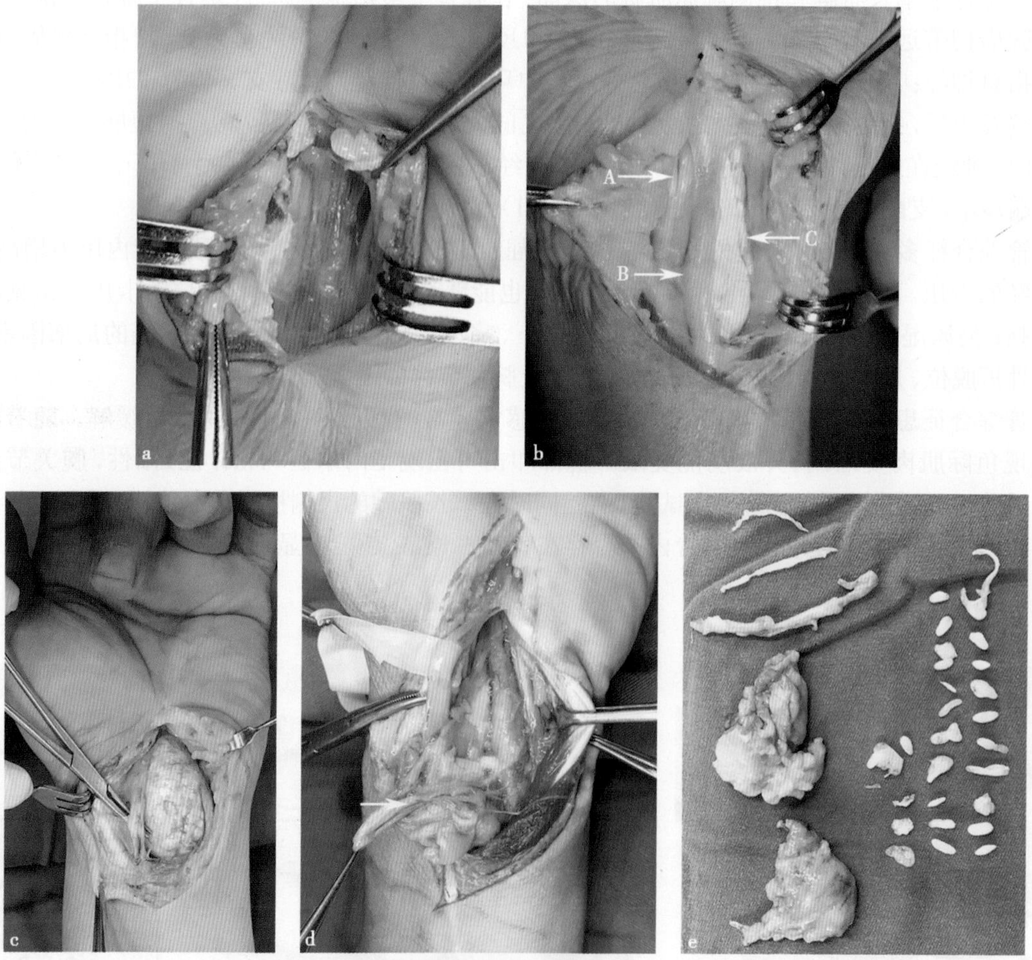

图 12-1-2　腕管综合征的病因

a. 指屈肌腱滑膜增厚所致的正中神经卡压；b、c. 指屈肌腱（箭头 A）尿酸结晶（箭头 C）沉积，卡压正中神经（箭头 B）；d、e. 腕部滑膜结核，增厚的滑膜和米粒体结构卡压正中神经

理检查能够显示正中神经在腕部的传导速度减慢，潜伏期延长，波幅下降；神经卡压程度严重的患者肌电图可以显示重收缩时峰值电压降低，甚至单纯相或电静息（图 12-1-3）。

治疗可以分为保守治疗和手术治疗。保守治疗包括全身相关疾患的治疗、夜间佩戴腕关节中立位支具，局部封闭，以及对症的药物治疗。手术治疗的主要方式为腕横韧带切开加压，滑膜增生明显的患者需同时切除指屈肌腱滑膜组织。腕横韧带切开的方式可以选择微创的内窥镜和小切口，也可以选择常规切口，以及滑膜切除所需的延长切口。对于出现鱼际长期萎缩，拇外展显著受限的患者，可以在腕横韧带切开松解同时，进行拇外展功能重建，详见功能重建章节。

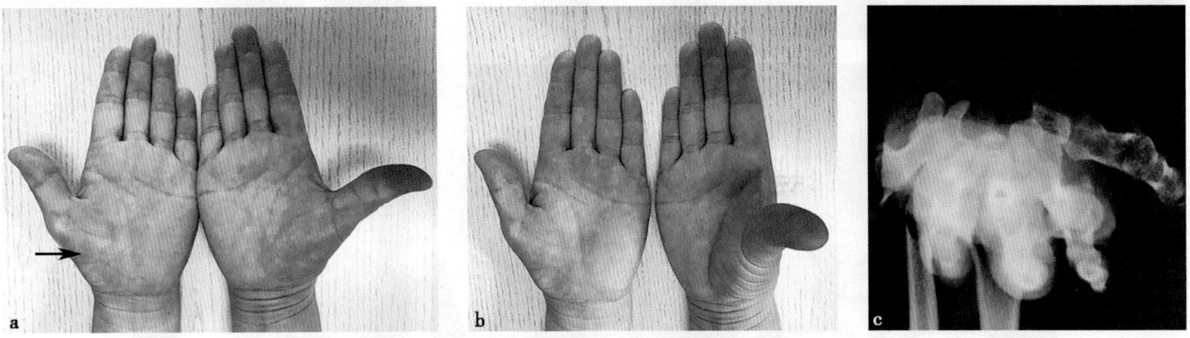

图 12-1-3 腕管综合征患者的查体和辅助检查

a、b. 正中神经卡压严重，可见鱼际明显萎缩（箭头）；c. 为腕管切线位 X 线片

手术要点

（一）手术指征

1. 规范保守治疗 >3 个月，症状无改善或进行性加重。

2. 出现鱼际肌肉萎缩。

（二）具体步骤

1. 麻醉和体位　仰卧位，上臂近端上止血带，压力 260mmHg，患肢外展于侧方手术台（图 12-1-4）。

2. 切口　沿鱼际纹尺侧 5mm，自 Kaplan 线向近端做弧形切口，至腕横纹水平，切口弧向尺侧。

3. 显露并切开腕横韧带　切开掌腱膜，其深面硬韧的横行纤维即为腕横韧带。于腕横韧带尺侧半，紧邻钩骨钩桡侧缘切开腕横韧带，术中可见韧带显著增厚。同时需要向近端切开 1～2cm 的前臂远端深筋膜。

4. 显露并松解正中神经　向桡侧掀起腕横韧带，显露正中神经，多数患者可见正中神经在卡压部位变形充血、直径变细。在正中神经尺侧进行神经外膜松解。若需要探查正中神经鱼际支，需要将皮肤切口向远端延伸 2cm，注意保护掌浅弓。

5. 切除增生滑膜　通常情况下，仅完整切开腕横韧带，松解正中神经外膜即可。若术中发现滑膜增厚明显，需要将切口向前臂做部分延长，进行滑膜切除（图 12-1-5）。

6. 松止血带，止血。缝合切口皮肤，留置引流条。

（三）术后处理

1. 术后 2 天拔除引流条，并开始在腕关节中立或轻度背伸位进行手指的屈伸训练。

2. 术后 2 周拆线，可以正常使用患肢。

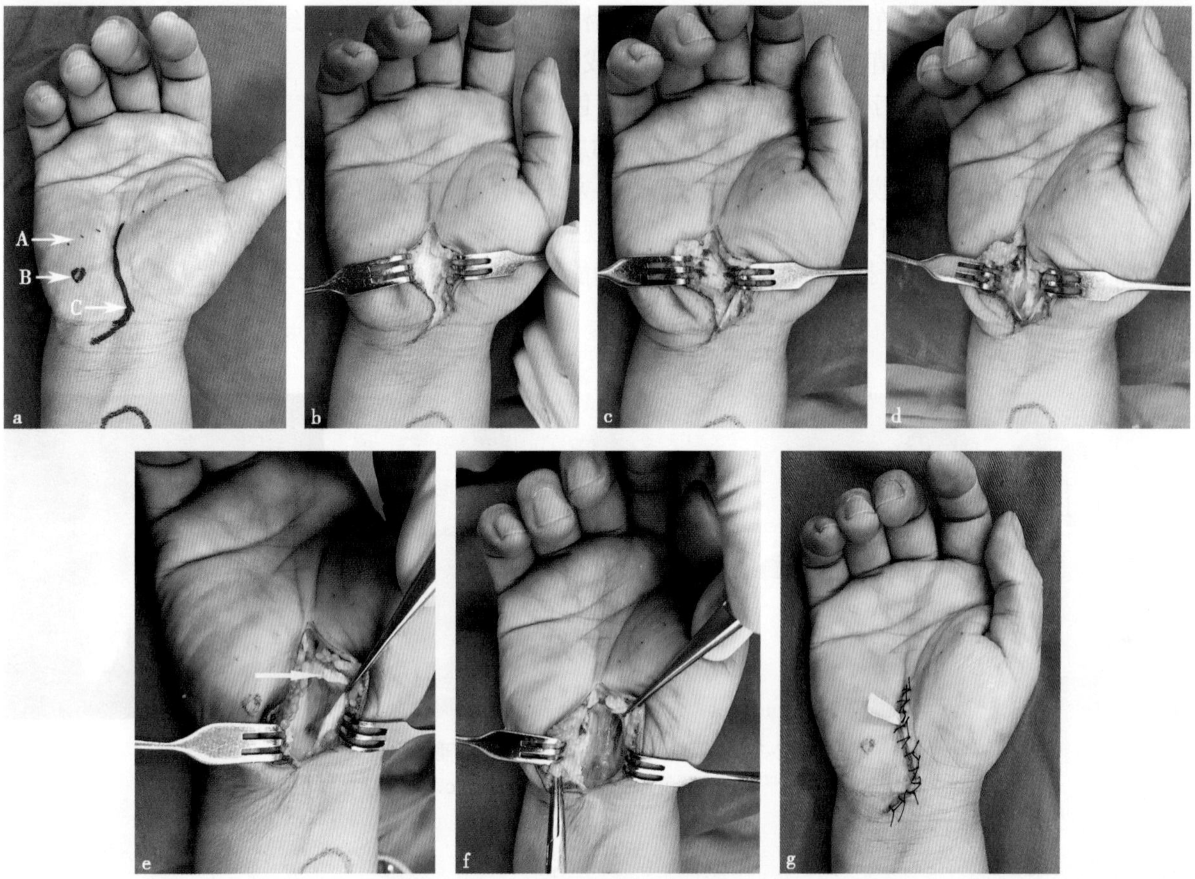

图 12-1-4 腕管综合征常规手术步骤

a. 皮肤切口，箭头 A: Kaplan 线，箭头 B: 钩骨钩的体表投影，箭头 C: 皮肤切口；b. 显露掌腱膜；c. 显露腕横韧带；d. 于腕横韧带尺侧半紧邻钩骨钩桡侧切开韧带；e. 箭头所示增厚的腕横韧带；f. 正中神经卡压于腕横韧带深面，局部充血，直径变细；g. 正中神经松解后，缝合切口，留置引流条

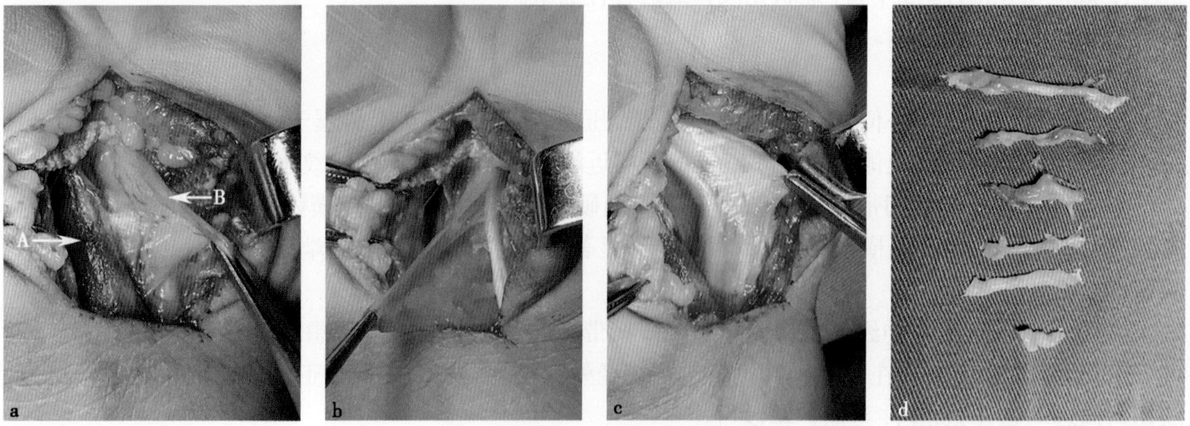

图 12-1-5 腕管综合征滑膜切除

a. 尿毒症患者，箭头 A: 卡压的正中神经，箭头 B: 明显增厚的滑膜，皮肤切口向前臂近端延长；b、c. 指屈肌腱滑膜增厚显著；d. 切除的滑膜组织

问 题 分 析

1. 正中神经在腕部的走行和主要分支？
2. 腕管综合征的常规手术步骤？

第二节　肘管综合征

肘管综合征是指尺神经在肘部的慢性卡压，导致肢体感觉和运动的功能障碍。肘管综合征是上肢常见的周围神经卡压，其发病率仅次于腕管综合征。

肘管是由肱骨内上髁、尺骨鹰嘴和 Osborne 韧带构成的纤维骨性结构，其内容物仅包括尺神经和伴行的尺侧上副动脉。尺神经在上臂近端走行于上臂内侧肌间隔前方；在上臂中段穿内侧肌间隔，走行于上臂内侧肌间隔后方；在肱骨内上髁 8cm 水平，穿过 Struthers 弓；于肘部进入肘管；穿出肘管后，尺神经在尺侧腕屈肌肱骨头和尺骨头之间进入前臂，走行于尺侧腕屈肌深面。尺神经在上臂段无分支，在肘关节水平发出细小的肘关节支，出肘管后发出多个尺侧腕屈肌肌支。前臂内侧皮神经走行于上肢内侧的浅筋膜层，位于尺神经松解前置的手术切口内（图 12-2-1）。

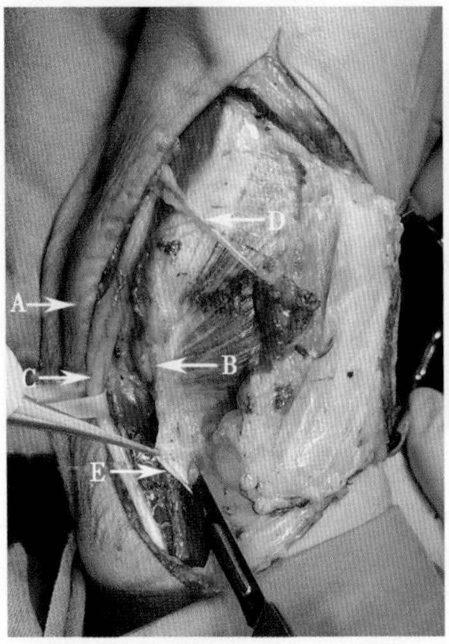

图 12-2-1　肘管及尺神经解剖

尺骨鹰嘴和肱骨内上髁间的 Osborne 韧带已切开。箭头 A：尺骨鹰嘴；箭头 B：肱骨内上髁；箭头 C：尺神经主干；箭头 D：前臂内侧皮神经；箭头 E：上臂内侧肌间隔

肘管综合征多见于三类人群：第一类人群是老年男性重体力劳动者，该类患者多由于肘部骨关节炎，增生的骨质和关节周围软组织炎性水肿，造成肘部尺神经卡压。第二类人群为肘关节骨折脱位的患者，该型多为儿童阶段肱骨髁上骨折，造成明显的肘外翻畸形，长期尺神经的过度牵拉致伤，多于 30～40 岁出现尺神经损伤症状。部分患者为近期的肘关节脱位，伤后 2～3 个月左右出现手内肌萎缩。第三类人群为长期屈肘伏案工作者，由于一方面尺神经位于肘关节运动轴线的后方，屈肘可以直接造成尺神经牵拉，另一方面肘关节屈曲时，肘管容积下降 55%，进一步造成尺神经的卡压。此外，局部肿瘤、解剖变异以及全身病变，如痛风等因素也能够造成肘部的尺神经卡压（图 12-2-2）。

肘管综合征患者常表现为尺侧一个半手指的感觉异常，手部无力，完成精细动作困难。随着病程的进展出现第一背侧骨间肌和小鱼际肌肉萎缩。肘部叩击可诱发 Tinel 征阳性，屈肘加强试验（肘关节屈曲同时在肘管部位按压尺神经）诱发症状更为敏感。Froment 征和 Wartenberg 征阳性，并可出现爪形手畸形。X 线拍摄肘关节正侧位和肘管切线位，以明确肘关节损伤和退变，以及肘管中是否存在骨性卡压。B 超能够显示尺神经卡压节段狭窄。电生理检查能够显示尺神经在肘部的传导速度降低，潜伏

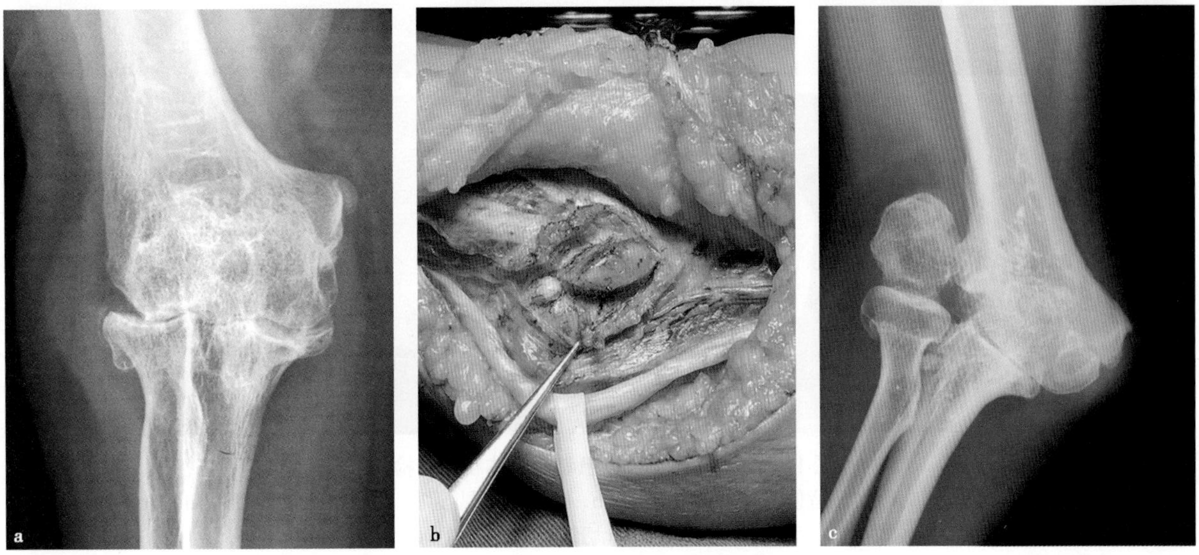

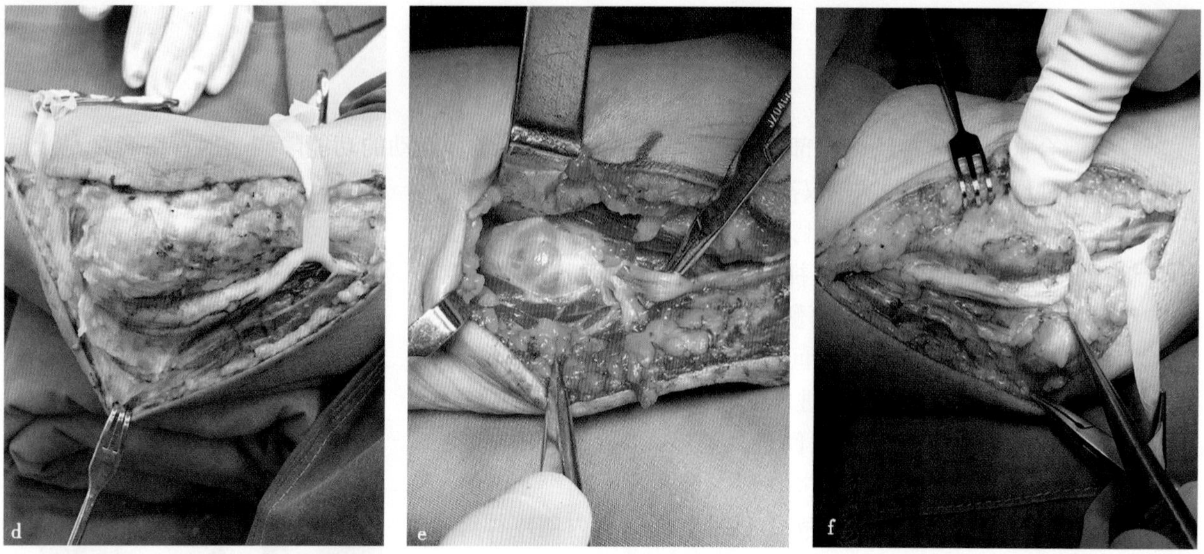

图 12-2-2 肘管综合征的病因

a、b. 肘关节骨关节炎导致尺神经卡压；c、d. 陈旧肱骨髁部骨折，肘外翻明显，造成局部尺神经牵拉和卡压；e. 肘管周围囊肿，卡压尺神经；f. 肘管痛风结晶造成尺神经卡压和损伤

期延长，波幅下降；神经卡压程度严重的患者肌电图显示重收缩时峰值电压降低，甚至出现单纯相或电静息（图 12-2-3）。

治疗可以分为保守治疗和手术治疗。保守治疗包括全身相关疾患的治疗，避免长时间的屈肘伏案工作，夜间佩戴肘关节护垫以避免肘关节过度屈曲，以及对症的药物治疗。手术治疗的主要方式为肘部尺神经松解。尺神经松解的方式可以选择微创的内窥镜和小切口，也可以选择常规尺神经松解前置的大切口。内窥镜和小切口仅适用于尺神经卡压症状较轻，尺神经沟无异常解剖因素的患者，但多数

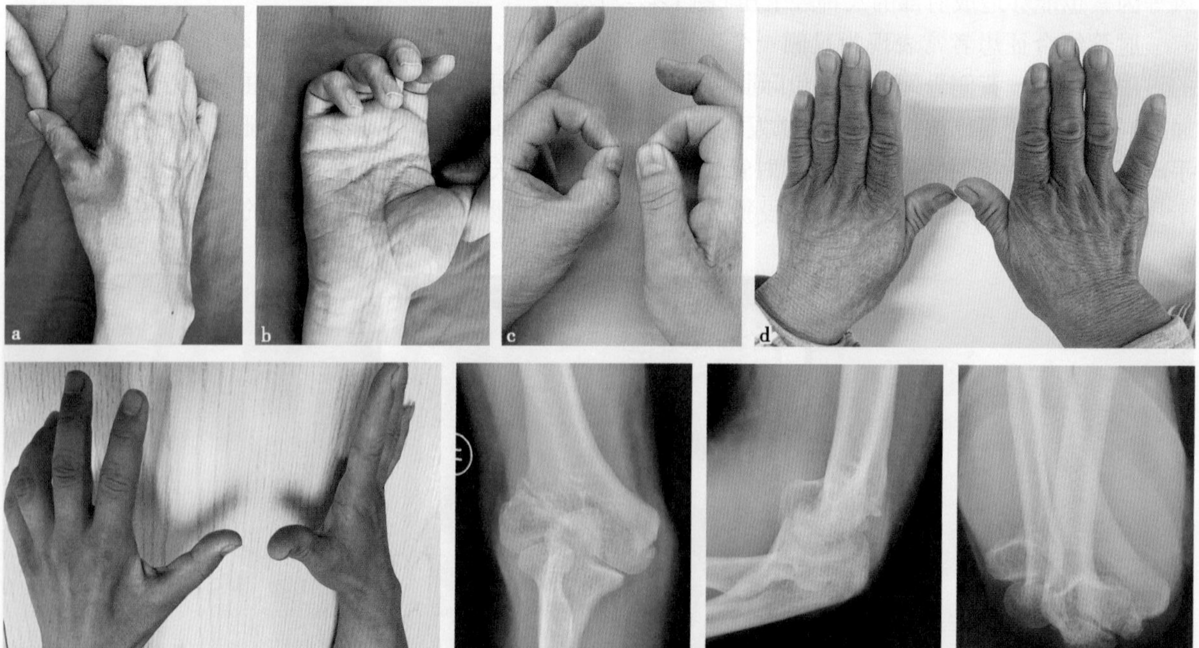

图 12-2-3 肘管综合征患者的查体和辅助检查

a. 手部背侧骨间肌萎缩，尤其以第一背侧骨间肌萎缩显著；b. 小鱼际明显萎缩；c. Froment 征阳性；d. Wartenberg 征阳性；e. 左手爪形手；f～h. X 线拍摄肘关节正位、侧位和肘管切线位

患者仍需将尺神经放置于肘前以减轻局部骨与软组织刺激和屈肘体位造成的进一步损伤。尺神经前置后，可以放置于肘前的皮下、肌内和肌下，其中皮下前置最为常用。

手术要点

（一）手术指征

1．规范保守治疗＞3个月，症状无改善或进行性加重。

2．出现手内肌肉萎缩。

（二）具体步骤

以尺神经松解皮下前置为例（图12-2-4）。

1．麻醉和体位　仰卧位，上臂近端上止血带，压力260mmHg，患肢外展于侧方手术台。

2．切口　以尺神经沟为中心的肘内侧切口，长12～15cm。

3．显露尺神经　切开皮肤和皮下组织，于浅筋膜层探查前臂内侧皮神经，多数情况下可在肱骨内上髁远端找到前臂内侧皮神经主干，橡皮条牵开保护。上臂段切开深筋膜，于上臂内侧肌间隔后方探查尺神经，并沿着尺神经主干分别向近端切开Struthers弓，向远端切开Osborne韧带、前臂深筋膜和尺侧腕屈肌尺骨头和肱骨头之间的腱膜，将尺神经全程显露。多数情况下，尺神经的卡压部位位于Osborne韧带深面，导致该处神经变细，远近端相对增粗。

4．松解尺神经　利用橡皮条牵开尺神经，将尺神经主干充分游离。上臂段游离尺神经时，可以保留与尺神经伴行的尺侧上副动脉。多数情况下，不必松解神经外膜，若神经外膜瘢痕明显，则需要进

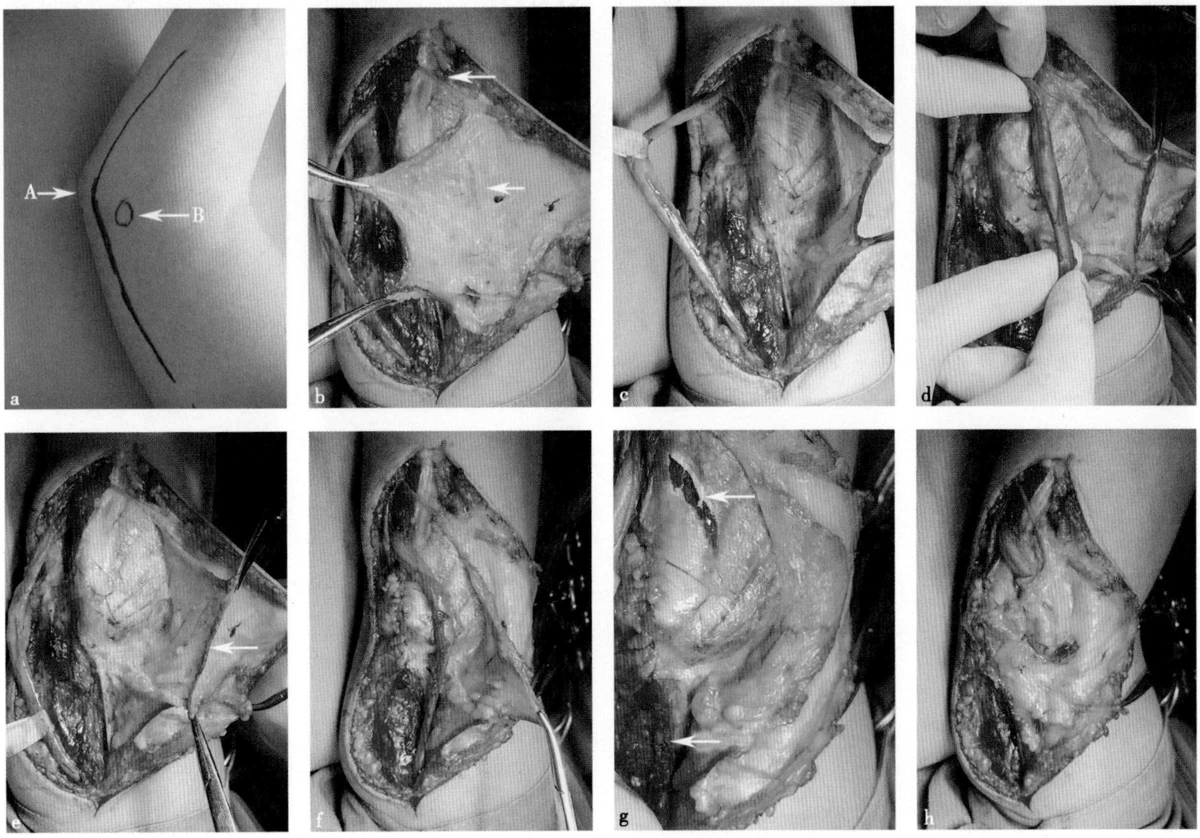

图12-2-4　尺神经松解皮下前置的手术步骤

a．皮肤切口，箭头A：尺骨鹰嘴，箭头B：肱骨内上髁；b．皮下显露前臂内侧皮神经（箭头）；c．显露并游离尺神经；d．检查尺神经卡压部位，若神经外膜瘢痕明显，需行外膜松解；e．切取皮下筋膜瓣（箭头）；f．尺神经前置，观察是否存在继发卡压；g．分别切除部分上臂内侧肌间隔和前臂屈肌腱膜（箭头）；h．将前置的尺神经固定于筋膜瓣深面的隧道中

行神经外膜松解。为便于尺神经前置，需切断尺神经细小的肘关节支，并对尺侧腕屈肌肌支进行束支分离。

5. 尺神经前置　掌侧皮瓣于深筋膜浅层掀起，此后切取皮下软组织筋膜瓣。通常将前臂内侧皮神经和粗大的肘前静脉均保留在筋膜瓣内。尺神经移位至肘前的筋膜瓣深面，筋膜瓣和深筋膜缝合 3～4 针，将尺神经固定于筋膜瓣深面的软组织隧道中。

6. 继发卡压的处理　在尺神经前置后，上臂内侧肌间隔和前臂屈肌的腱膜可能会形成继发的软组织卡压，需要切除部分上臂内侧肌间隔和前臂屈肌筋膜。除软组织继发卡压外，部分患者的肱骨内上髁突出明显，可能会造成前置的尺神经损伤，需要在尺神经前置固定前，将明显突出的肱骨内上髁切除（图 12-2-5）。

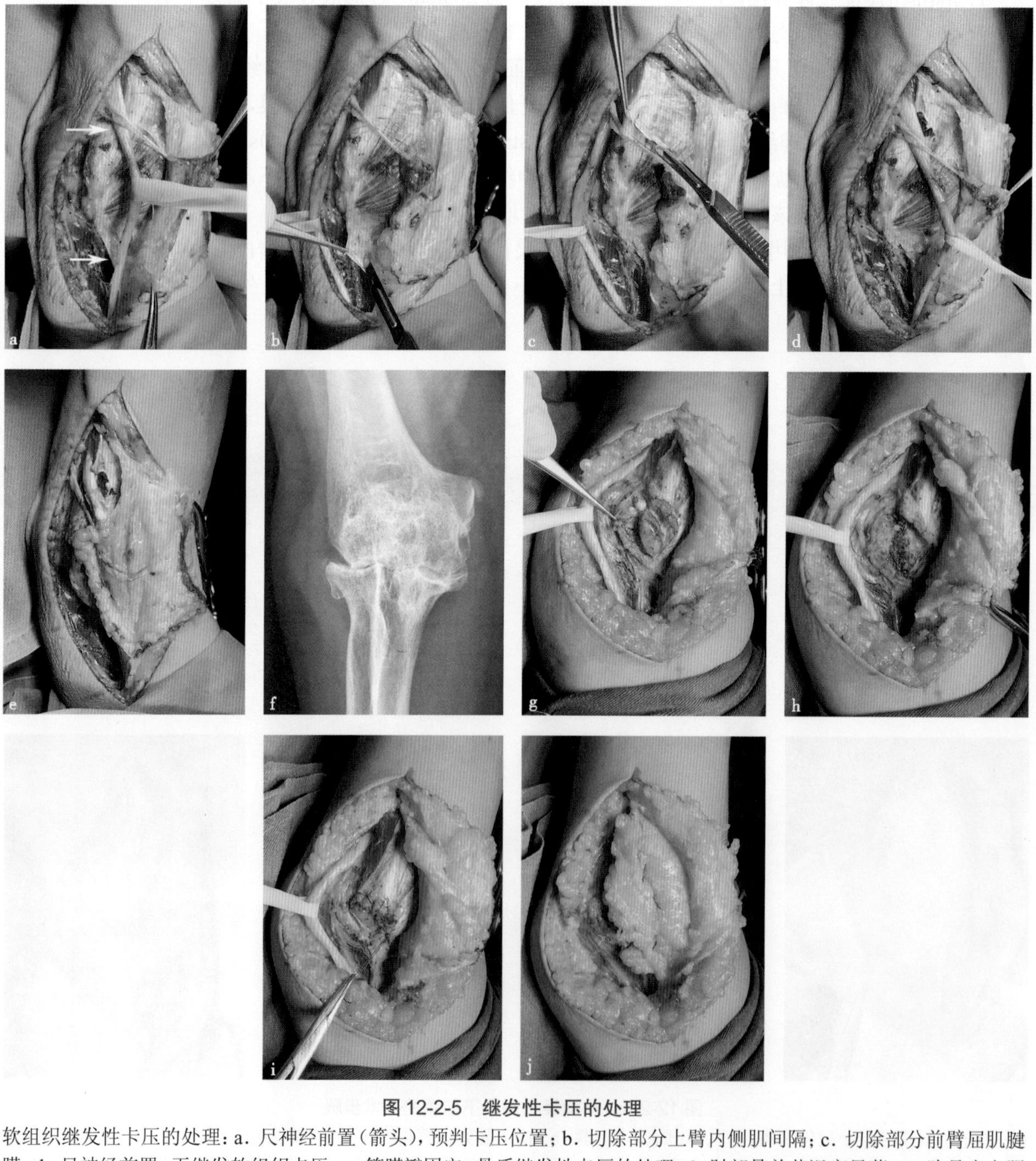

图 12-2-5　继发性卡压的处理

软组织继发性卡压的处理：a. 尺神经前置（箭头），预判卡压位置；b. 切除部分上臂内侧肌间隔；c. 切除部分前臂屈肌腱膜；d. 尺神经前置，无继发软组织卡压；e. 筋膜瓣固定；骨质继发性卡压的处理：f. 肘部骨关节退变显著；g. 肱骨内上髁明显突出，可能会刺激前置的尺神经；h. 切除突出的肱骨内上髁；i. 修复剥离的屈肌止点；j. 筋膜瓣固定前置的尺神经

7. 尺神经前置后，需要再次检查确认筋膜瓣软组织隧道是否宽松，以及有无继发卡压的存在。确认无误后，止血。缝合封闭尺神经沟，逐层缝合皮下组织和皮肤，留置引流条。

8. 术毕长臂石膏后托固定肘关节于屈曲45°位。

(三) 术后处理

1. 术后2天拔除引流条，并开始肩、腕、手的功能锻炼。

2. 术后2周拆线，术后3周拆除石膏或支具。

问 题 分 析

1. 尺神经在肘部可能的卡压部位？

2. 肘管综合征的好发人群和临床表现？

3. 尺神经松解前置的手术步骤？

第十三章 肌 腱 疾 患

第一节 腱 鞘 炎

腱鞘炎在手部和腕部常见，最常见的类型包括桡骨茎突狭窄性腱鞘炎（de Quervain disease）、指屈肌腱狭窄性腱鞘炎和先天性狭窄性腱鞘炎。狭窄性腱鞘炎多与年龄、性别、过度使用，以及基础疾病等因素有关。

一、桡骨茎突狭窄性腱鞘炎

桡骨茎突狭窄性腱鞘炎发生于第 1 腕背间室。该间室内容物包括拇长展肌腱和拇短伸肌腱。解剖研究发现，56% 的拇长展肌腱存在两条肌腱束，拇短伸肌腱通常只有 1 条肌腱。此外，部分病例中第 1 腕背间室存在亚间室，拇长展肌腱位于桡侧亚间室，拇短伸肌腱位于尺侧亚间室。

桡骨茎突狭窄性腱鞘炎多表现为桡骨茎突部位的疼痛和压痛，拇指活动时疼痛加剧。握拳尺偏试验（Finkelstein 征）阳性（拇指握向掌心同时尺偏腕关节，桡骨茎突部位疼痛加剧）对于诊断桡骨茎突狭窄性腱鞘炎特异性很高。B 超检查有助于明确诊断和发现腱鞘囊肿等异常。对于早期或病情相对较轻的患者可以行拇指外展位支具固定，口服非甾体抗炎药。病情进展，试行鞘管内封闭 1～2 次。若仍不能缓解症状，可以考虑手术治疗，行腱鞘切开肌腱松解。

手 术 要 点

（一）手术指征

1. 规范保守治疗 3 个月，症状无改善，甚至加重。

2. 合并腱鞘囊肿等其他局部占位。

（二）具体步骤

1. 切口　以桡骨茎突为中心，沿腕部桡侧皮纹斜行或横行切口，长约 4cm（图 13-1-1）。

2. 头静脉和桡神经浅支　切开皮肤，探查并游离头静脉和桡神经浅支。

3. 伸肌支持带　牵开头静脉和桡神经浅支，显露深面的第 1 腕背间室的入口和出口，该间室鞘管长度约 1.5cm。

4. 切开鞘管松解肌腱　纵行切开第 1 腕背间室，显露间室中的全部拇长展肌腱和拇短伸肌腱，注意观察是否存在亚间室，若存在同期彻底切开松解。

5. 检查　松解后，被动屈伸拇指，观察是否松解彻底。

（三）术后处理

1. 术后 2 天换药，拔引流。

2. 术后第 2 天即开始拇指主动的屈、伸活动，逐渐增加锻炼强度。

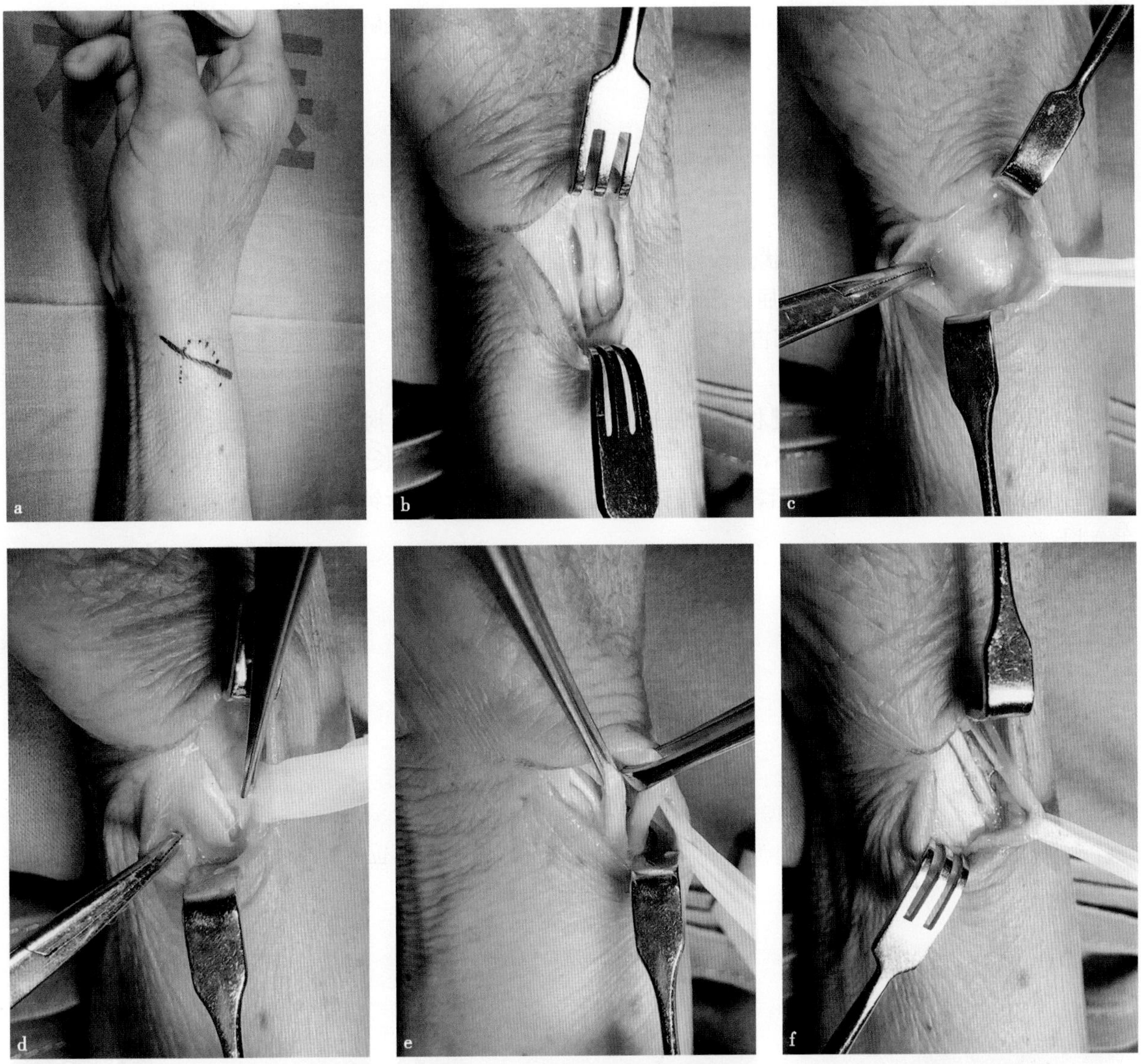

图 13-1-1　松解桡骨茎突狭窄性腱鞘炎

a. 虚线标记为桡骨茎突，实线为沿皮纹的斜行切口；b. 显露头静脉和桡神经浅支；c. 牵开头静脉和桡神经浅支，显露第1腕背间室鞘管的出入口；d. 纵行切开第1腕背间室鞘管，可见鞘管显著增厚；e、f. 切开亚间室，彻底松解拇长展肌腱和拇短伸肌腱

问 题 分 析

1. 桡骨茎突狭窄性腱鞘炎的诊断？
2. 第1腕背间室松解的要点？

二、指屈肌腱狭窄性腱鞘炎

指屈肌腱狭窄性腱鞘炎主要累及指屈肌腱与手指最近端的环形滑车（A1滑车）。该病的发生可能与手指的过度使用有关，此外类风湿和糖尿病患者中，腱鞘炎的发病率较高。指屈肌腱狭窄性腱鞘炎的病理改变多表现为A1滑车增厚，部分病例肌腱局部增粗，当手指屈伸活动时，两者间出现卡压和嵌顿。临床上，早期多表现为掌指关节掌侧的压痛，随着病情进展手指活动时会出现弹响，最终手指可能“绞索”，屈伸活动不能。

B超检查有助于明确诊断和发现腱鞘囊肿等异常。对于早期或病情相对较轻的患者可以制动患指并口服非甾体抗炎药。病情进展可以鞘管封闭 1～2 次，若仍不能缓解症状或手指“绞索”，则考虑手术治疗，进行腱鞘切开肌腱松解。

手术要点

（一）手术指征

1．规范保守治疗 3 个月，症状无改善，甚至加重。

2．手指经常出现“绞索”，或屈伸活动不能。

3．合并腱鞘囊肿等其他局部占位。

（二）具体步骤

1．切口　分别以拇长屈肌腱和各指屈肌腱的体表投影为中心，拇指切口位于近侧指横纹以近，示指切口位于掌中横纹以远，中、环、小指位于远侧掌横纹以远。切口长约 2cm（图 13-1-2）。

2．暴露鞘管　仅切开皮肤后，用蚊式钳紧贴肌腱鞘管表面进行钝性的纵向分离，清晰显露 A1 滑车入口。

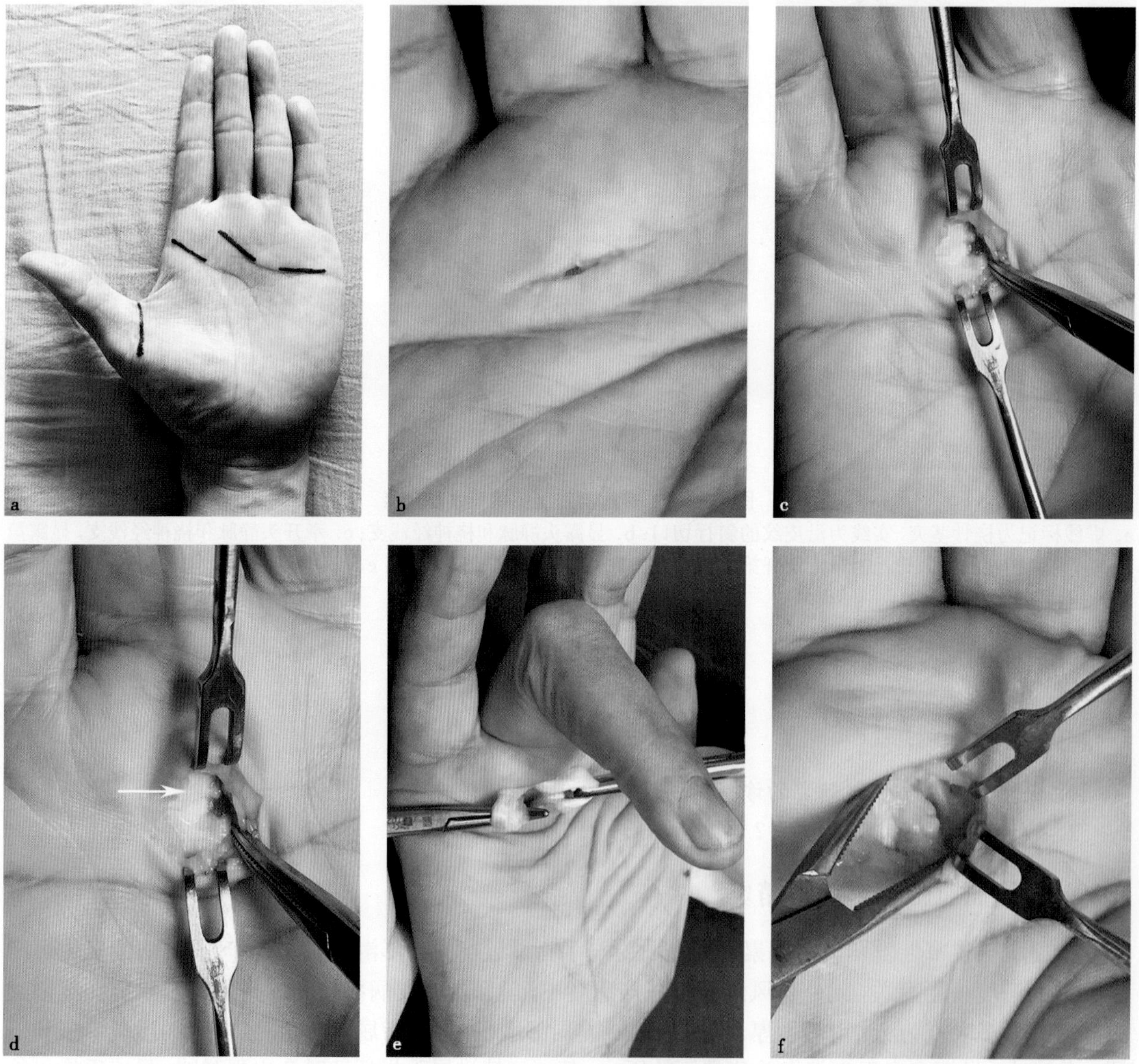

图 13-1-2　指屈肌腱狭窄性腱鞘炎松解

a．指屈肌腱狭窄性腱鞘炎常用切口；b．皮肤切口；c．紧贴指屈肌腱鞘管浅层纵行分离；d．显露 A1 滑车入口（箭头）；e．纵行切开 A1 滑车后，松解指深屈肌腱和指浅屈肌腱；f．探查两侧神经血管束

3. 松解鞘管　纵行切开 A1 滑车，通常 A1 滑车的长度约 1cm。拇指和示指于桡侧切开 A1 滑车，环指和小指于尺侧切开，中指两侧均可。侧方切开松解后，肌腱表面仍有鞘管覆盖，减轻术后肌腱粘连。被动伸直手指，明确鞘管松解彻底。

4. 肌腱松解　部分卡压严重的病例指浅屈肌腱和指深屈肌腱之间，以及肌腱与周围软组织间存在不同程度的粘连，需要进行松解。

5. 探查血管神经束　鞘管松解后，探查两侧的血管神经束的连续性。

6. 关闭切口，留置引流。

（三）术后处理

1. 术后 2 天换药，拔引流。

2. 术后第 2 天即开始手指主动的屈、伸活动，逐渐增加锻炼强度。

问 题 分 析

1. 指屈肌腱狭窄性腱鞘炎的临床表现？

2. 鞘管显露和松解时的注意事项？

三、指屈肌腱先天性狭窄性腱鞘炎

指屈肌腱先天性狭窄性腱鞘炎多见于拇指，约占先天性腱鞘炎的 90%，手指约占 10%。拇指先天性狭窄性腱鞘炎早期主要表现为拇指主动伸直受限，拇指掌指关节掌侧可触及较大的包块。随着病情进展，拇指出现伸直不能，指间关节固定于屈曲位，掌指关节代偿性过伸。

早期通过佩戴夹板、按摩和被动屈伸活动，部分患儿可以缓解或治愈。若无改善，则需要考虑手术干预。

手 术 要 点

（一）手术指征

1. 年龄大于 2 岁。

2. 拇指卡压症状无改善，或主动伸拇不能。

（二）具体步骤

1. 切口　以拇长屈肌腱体表投影为中心，切口位于近侧指横纹近端。切口长约 1.5cm（图 13-1-3）。

2. 暴露鞘管　仅切开皮肤后，用蚊式钳紧贴鞘管表面进行钝性的纵向分离，清晰显露 A1 滑车入口。

3. 松解鞘管　纵行切开 A1 滑车，将显著增厚的滑车进行部分切除，多数病例可见拇长屈肌腱在 A1 滑车部位明显增粗。被动过伸拇指指间关节，确认鞘管松解彻底。

4. 探查血管神经束　鞘管松解后，探查两侧血管神经束的连续性。

5. 关闭切口，留置引流。

（三）术后处理

1. 术后 2 天换药，拔引流。

2. 术后第 2 天允许患儿主动进行拇指的屈、伸活动。

问 题 分 析

1. 拇指先天性狭窄性腱鞘炎的临床表现？

2. 拇指先天性狭窄性腱鞘炎鞘管松解的注意事项？

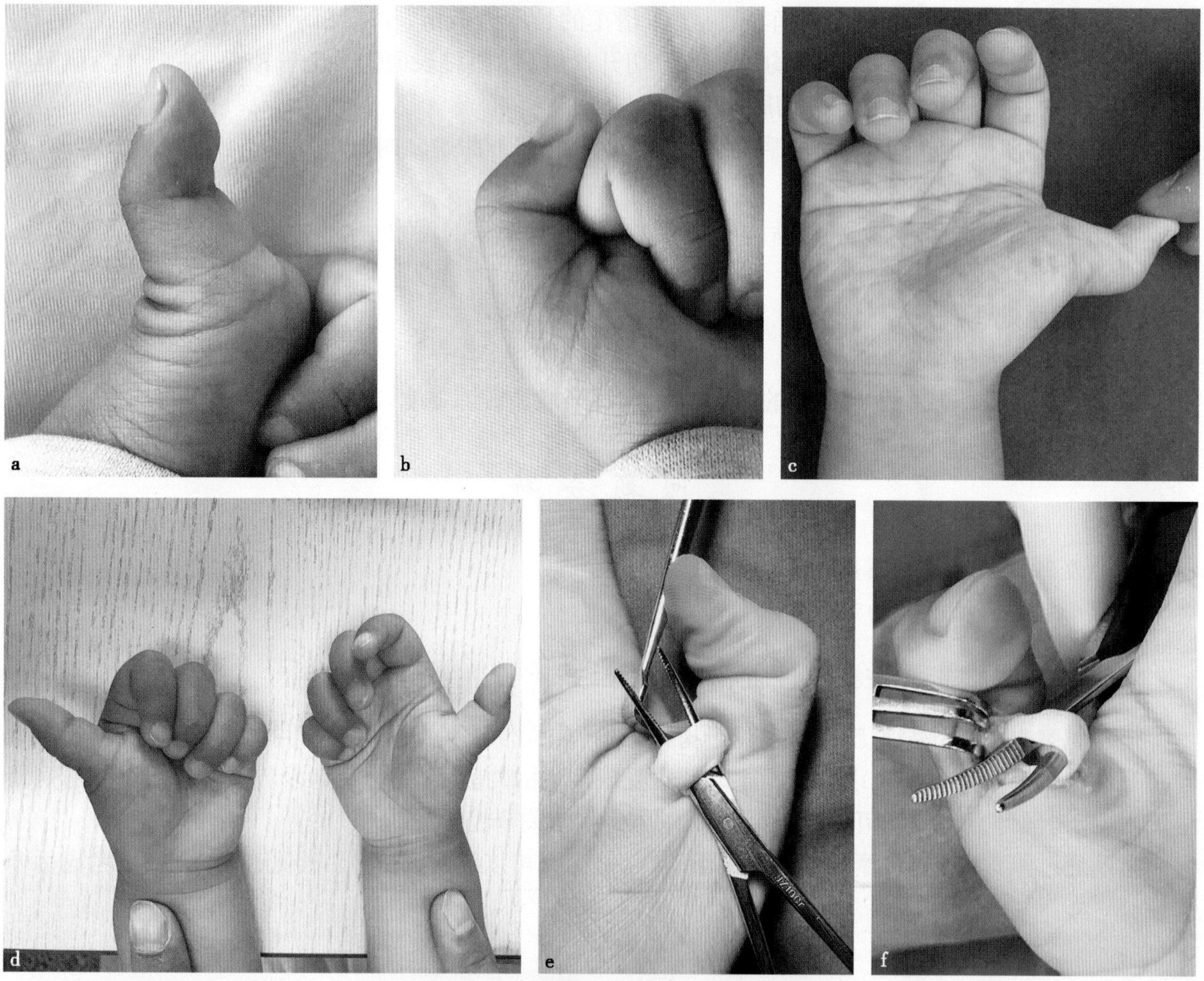

图 13-1-3 拇指先天性狭窄性腱鞘炎

a、b. 拇指先天性狭窄性腱鞘炎背伸受限，屈曲正常；c、d. 典型表现为拇指伸直时，指间关节伸直受限，掌指关节代偿性过伸；e、f. 纵行切开 A1 滑车后，可见拇长屈肌腱局部增粗

第二节 肌腱自发断裂

手部常见的肌腱自发断裂包括指伸肌腱自发断裂和拇长伸肌腱自发断裂。指伸肌腱自发断裂主要见于远侧桡尺关节类风湿关节炎和骨关节炎，远侧桡尺关节的退变和破坏造成经由该处的小指固有伸肌腱和指总伸肌腱磨损，导致从尺侧至桡侧的序贯性指伸肌腱断裂。拇长伸肌腱自发断裂多见于桡骨远端骨折患者，该类患者桡骨远端骨折多为稳定性骨折，骨折移位不明显，局部症状相对较轻，因此并未进行患肢的制动。由于拇长伸肌腱固定于腕背鞘管中，且肌腱在 Lister 结节部位走行成角明显，因而桡骨远端骨折后，轻微移位的骨折端或新生的骨痂容易磨损拇长伸肌腱，并最终导致肌腱断裂。

肌腱发生自发断裂后，相应手指的主动伸直受限，在肌腱断端的部位可以触及包块和压痛。B 超有助于确定肌腱断端的位置。X 线能够发现桡骨远端骨折，以及远侧桡尺关节骨关节炎及类风湿关节炎。

肌腱自发断裂患者通常就诊较晚，并且肌腱存在缺损，因此对于该类患者常常需要肌腱移植或肌腱移位进行修复。对于骨关节破坏明显的患者，还需要同时处理骨关节的病灶，避免再次发生断裂。

手 术 要 点

一、指伸肌腱自发断裂

（一）手术指征

明确指伸肌腱断裂，并伴有显著功能障碍。

（二）具体步骤

1. 切口　腕背尺侧弧形长切口（图 13-2-1、图 13-2-2）。

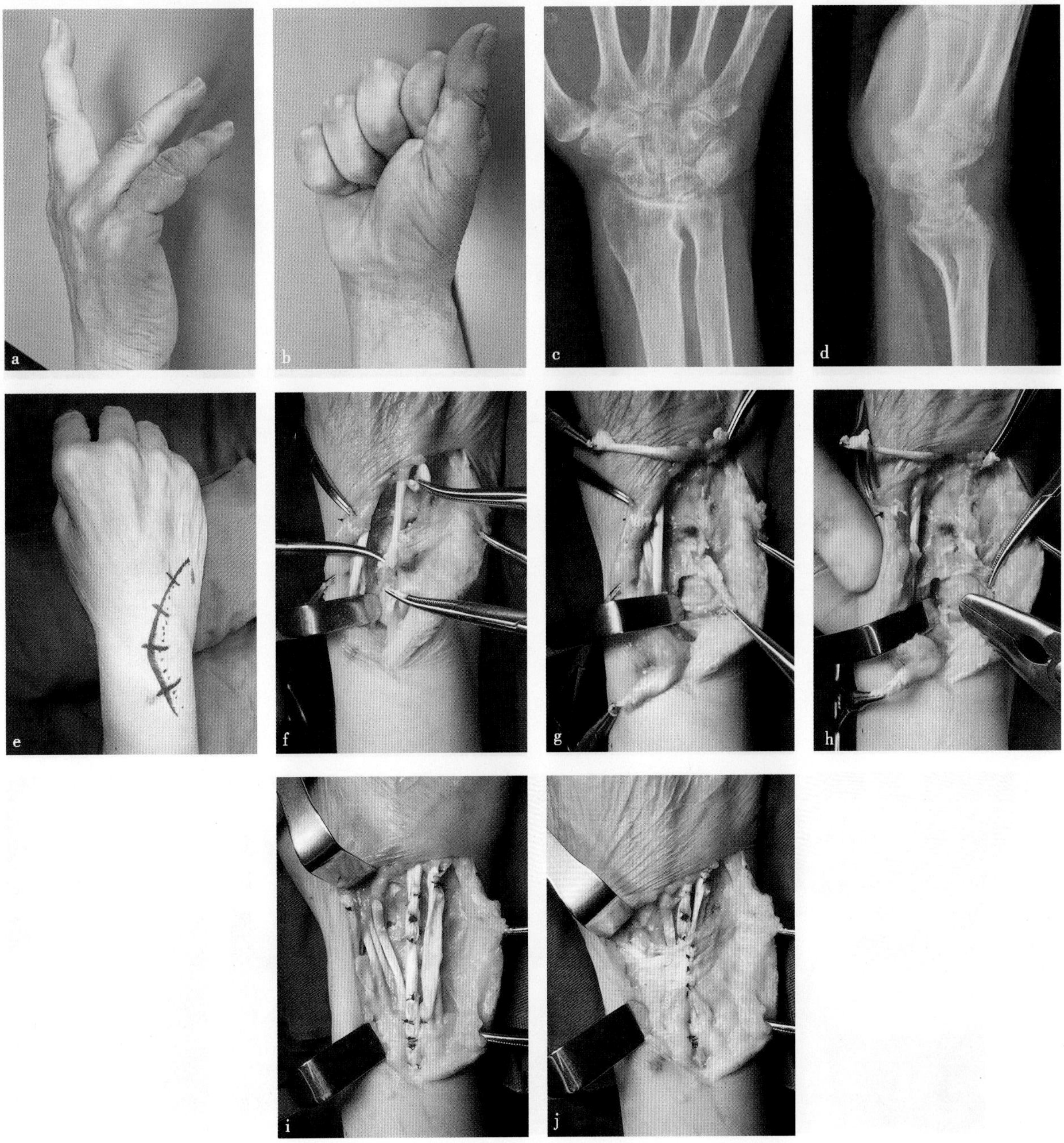

图 13-2-1　指伸肌腱自发断裂修复和尺骨头清理

a、b. 环小指伸肌腱断裂，环小指伸直受限；c、d. 远侧桡尺关节骨关节炎改变；e. 腕尺背侧弧形切口；f. 显露环小指伸肌腱断端；g. 尺骨头突破关节囊；h. 尺骨头用咬骨钳修整，清除突出的骨赘；i. 环小指伸肌腱行肌腱移植修复，编织缝合；j. 修复伸肌支持带

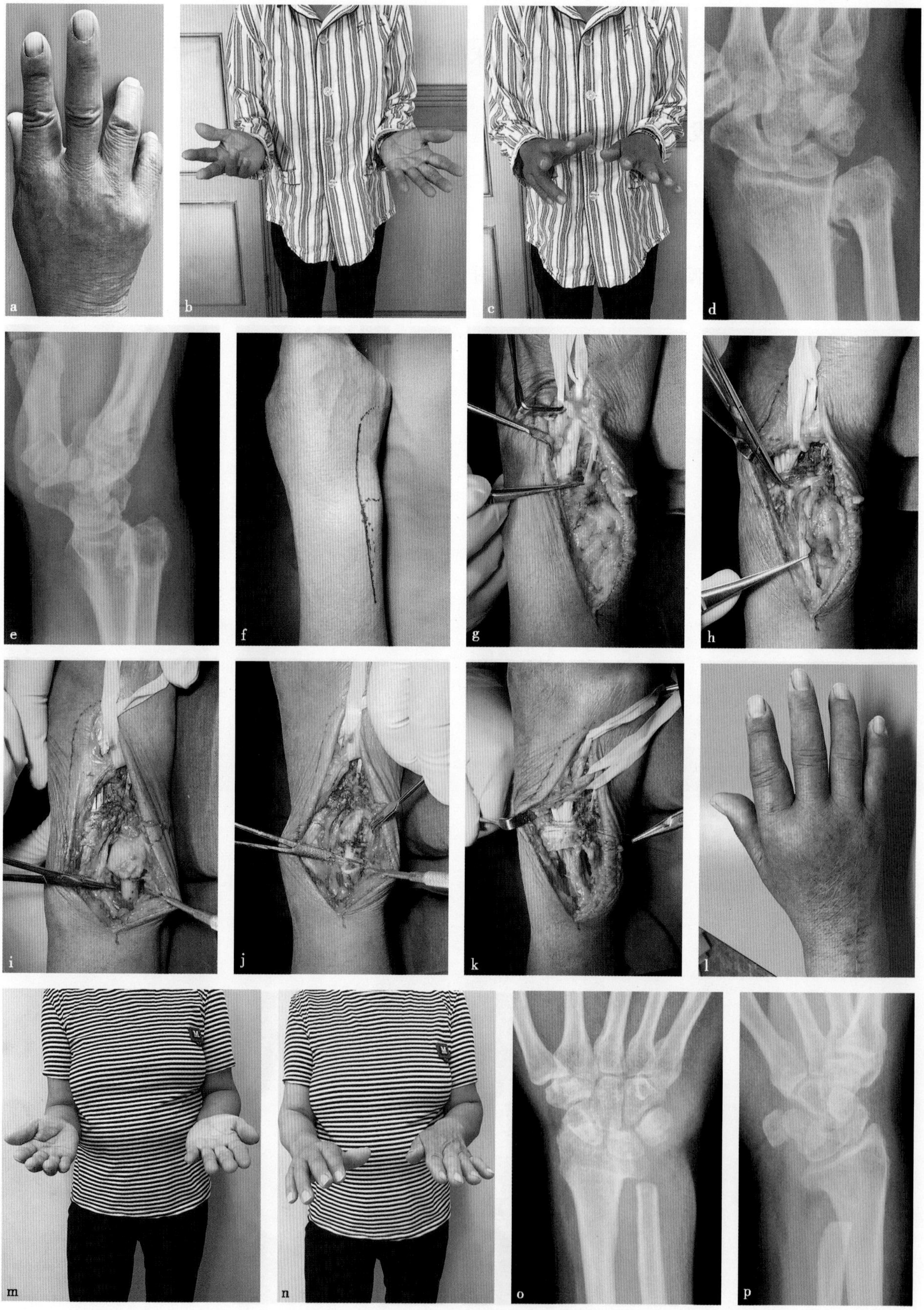

图 13-2-2　指伸肌腱自发断裂修复和 Darrach 手术

a. 环小指伸肌腱断裂，环小指伸直受限；b、c. 前臂旋转明显受限；d、e. 远侧桡尺关节骨关节炎改变，尺骨头半脱位；f. 腕尺背侧弧形切口；g、h. 显露环小指伸肌腱断端；i. 显露退变明显的尺骨头；j. 切除尺骨头；k. 环小指伸肌腱行肌腱移植修复，同时修复伸肌支持带；l～n. 术后 2 个月环小指伸直和前臂旋转改善；o、p. 术后影像学改变

2. 显露肌腱断端 伸肌支持带浅层掀起皮瓣，多于腕掌关节水平探及伸肌腱远断端，远侧桡尺关节近端探及近断端。断端间可见条状瘢痕，均予以彻底切除，至正常肌腱组织备用。

3. 尺骨远端的处理 部分患者远侧桡尺关节退变明显，可见变形的尺骨头突破关节囊。对于前臂旋转明显受限的患者，建议同期行 Darrach 手术，切除尺骨远端；对于前臂旋转无明显受限的患者，可以切除明显突出的骨赘，并利用软组织瓣分隔尺骨头与指伸肌腱。

4. 肌腱移植修复 多数患者可以利用异体或自体肌腱移植修复，张力调整至休息位时，手指伸直略大于正常水平，缝合方式采用编织缝合。

5. 肌腱移位修复 对于年龄过大或对手功能要求不高的患者，也可以采用肌腱移位修复。1～2 根指伸肌腱自发断裂时，将断裂肌腱的远断端编织缝合于邻近的正常伸指肌腱。2 根以上指伸肌腱自发断裂时，建议利用屈腕肌腱移位重建伸指功能。

6. 逐层缝合切口，留置引流。前臂掌侧石膏托固定于腕关节背伸 20°，掌指关节伸直位。

（三）术后处理

1. 石膏固定 3～4 周，此后开始非持重的手指屈伸功能锻炼。

2. 术后 3 个月可以正常使用。

二、拇长伸肌腱自发断裂

（一）手术指征

明确拇长伸肌腱断裂，并伴有显著功能障碍。

（二）具体步骤

1. 切口 腕背桡侧弧形长切口（图 13-2-3）。

2. 显露肌腱断端 伸肌支持带浅层掀起皮瓣，显露拇长伸肌腱断端。远断端多位于第一腕掌关节水平，近断端多位于 Lister 结节近端 1cm 处，接近拇长伸肌的腱腹交界部。

3. 肌腱移植修 利用异体或自体肌腱移植修复拇长伸肌腱，张力调整至休息位时，拇指伸直略大于正常，缝合方式采用编织缝合。

4. 肌腱移位修复 也可以利用示指固有伸肌腱移位修复拇长伸肌腱的远断端。示指掌指关节水平切断位于尺侧的示指固有伸肌腱，通过皮下隧道移位至拇长伸肌腱远断端切口，调整张力，编织缝合。

5. 桡骨远端骨折处理 桡骨远端骨折通常移位较小，术毕通过石膏或支具外固定能够顺利愈合。

6. 拇伸长肌腱修复后置于皮下。缝合切口，留置引流。腕掌托石膏固定，腕关节背伸 20°，拇指伸直位。

（三）术后处理

1. 石膏固定 3～4 周，此后拇指开始免持重的屈伸功能锻炼。

2. 术后 3 个月可以正常使用。

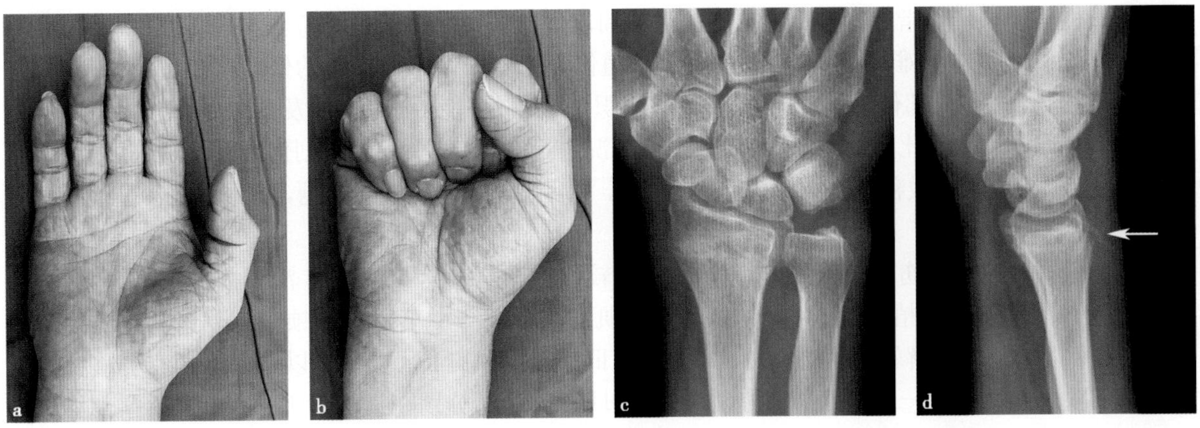

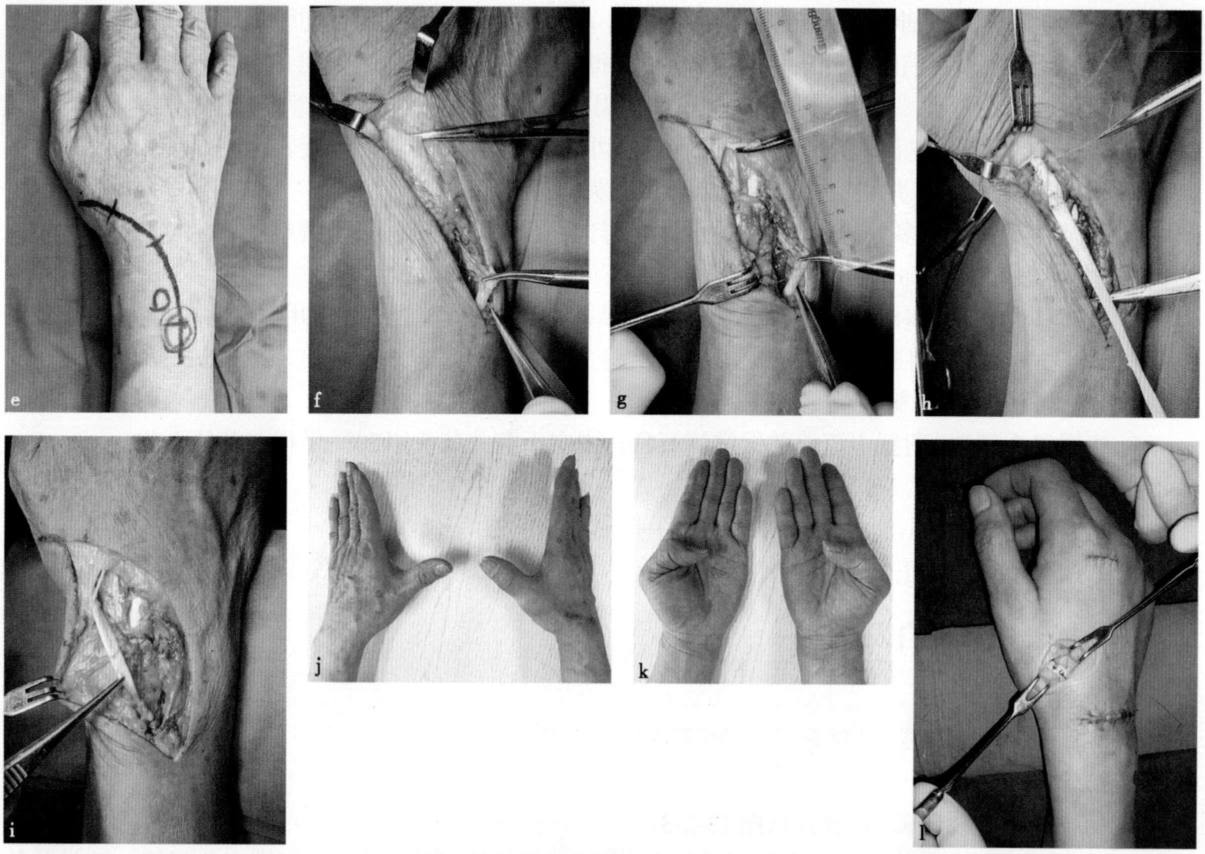

图 13-2-3　拇长伸肌腱自发断裂的修复

a、b. 拇指主动伸直受限；c、d. 桡骨远端骨折，箭头所示为背侧突起的骨折块；e. 腕背桡侧弧形切口；f. 显露拇长伸肌腱的两个断端；g. 显示肌腱长段缺损；h、i. 移植肌腱修复拇长伸肌腱，调整张力，编织缝合，并将拇长伸肌腱放置于皮下；j、k. 术后 2 个月拇指屈伸体位像；l. 示指固有伸肌腱移位修复拇长伸肌腱，移位并调整张力后，示指固有伸肌腱近端与拇长伸肌腱的远断端行编织缝合

问题分析

1. 指伸肌腱自发断裂的常见病因及治疗方案？
2. 拇长伸肌腱自发断裂的常见病因及治疗方案？

第三节　陈旧性肌腱损伤

陈旧性肌腱损伤是指就诊时肌腱损伤超过 4 周以上的病例。由于肌腱断端发生回缩和挛缩，陈旧性肌腱损伤直接修复困难，常常需要进行肌腱移植修复。陈旧性肌腱损伤的修复需要考虑多个因素，包括肌腱损伤的时间、部位、受伤机制、局部软组织条件、滑车能否使用，以及关节是否存在屈曲挛缩或僵直等多个因素。因此，术前应当对患者局部情况进行完善的评估，对于创伤严重，局部软组织条件较差的病例，首先需要改善软组织覆盖，滑车重建，并解决关节活动度的问题，此后才适合进行肌腱的修复。

陈旧性指屈肌腱损伤中，Ⅱ区的陈旧损伤修复较为困难。由于 A2 和 A4 滑车需要保留，因而尽可能不要在该区域进行移植肌腱的吻合，以免造成肌腱吻合端与滑车发生嵌顿。此外该区域肌腱吻合后，肌腱断端粘连的松解较为困难。因此，对于陈旧性指屈肌腱Ⅱ区损伤可以选择一期肌腱移植修复或分期肌腱移植修复。一期肌腱移植修复是指通过肌腱移植，分别在指深屈肌腱止点和手掌部位进行移植肌腱的吻合，一次性完成肌腱的移植修复。分期肌腱移植修复是指在肌腱移植前，首先在Ⅱ区预置柱状硅胶间置物，形成光滑的肌腱滑动基床，此后二期再进行肌腱移植修复。

陈旧性指伸肌腱损伤中，钮孔状畸形的修复相对困难。钮孔状畸形是由于指伸肌腱中央束损伤后，PIP 关节伸直受限，随着病程的进展，侧腱束逐渐向两侧方滑脱，类似于衣扣穿过钮孔，进而出现 PIP 关节屈曲和 DIP 关节过伸的畸形。早期，畸形可以通过被动活动纠正；晚期，PIP 关节发生屈曲挛缩，DIP 关节过伸，最终成为固定畸形。因此，在修复过程中，应当重建伸肌腱装置的正常结构，同时还需要松解关节的固定畸形。

其余指屈肌腱或伸肌腱的陈旧性损伤多可以进行肌腱移植修复。本节以陈旧性指屈肌腱Ⅱ区损伤和钮孔状畸形为例，介绍陈旧性肌腱损伤的修复方法。

一、一期肌腱移植修复Ⅱ区指屈肌腱陈旧性损伤

（一）手术指征

1. 滑车结构相对完整。
2. 软组织条件较好。
3. 关节被动活动正常或接近正常。

（二）具体步骤

1. 切口　手指掌侧锯齿状切口（Bruner 切口），从远节中段至 A1 滑车近端（图 13-3-1、图 13-3-2）。

2. 显露鞘管和滑车　保护双侧血管神经束，向两侧掀起皮瓣，显露指屈肌腱鞘管及滑车。将 A2 和 A4 滑车予以保留，其他滑车结构必要时可以切除。

3. 处理指浅屈肌腱　功能正常或接近正常的指浅屈肌腱予以保留，对于无功能的指浅屈肌腱，可以保留止点部位 1～2cm 以稳定 PIP 关节掌侧，近端部分切除，让肌腱近端回缩入手掌。

4. 肌腱移植　将移植肌腱穿过 A2 和 A4 滑车，放置于指屈肌腱鞘管中。

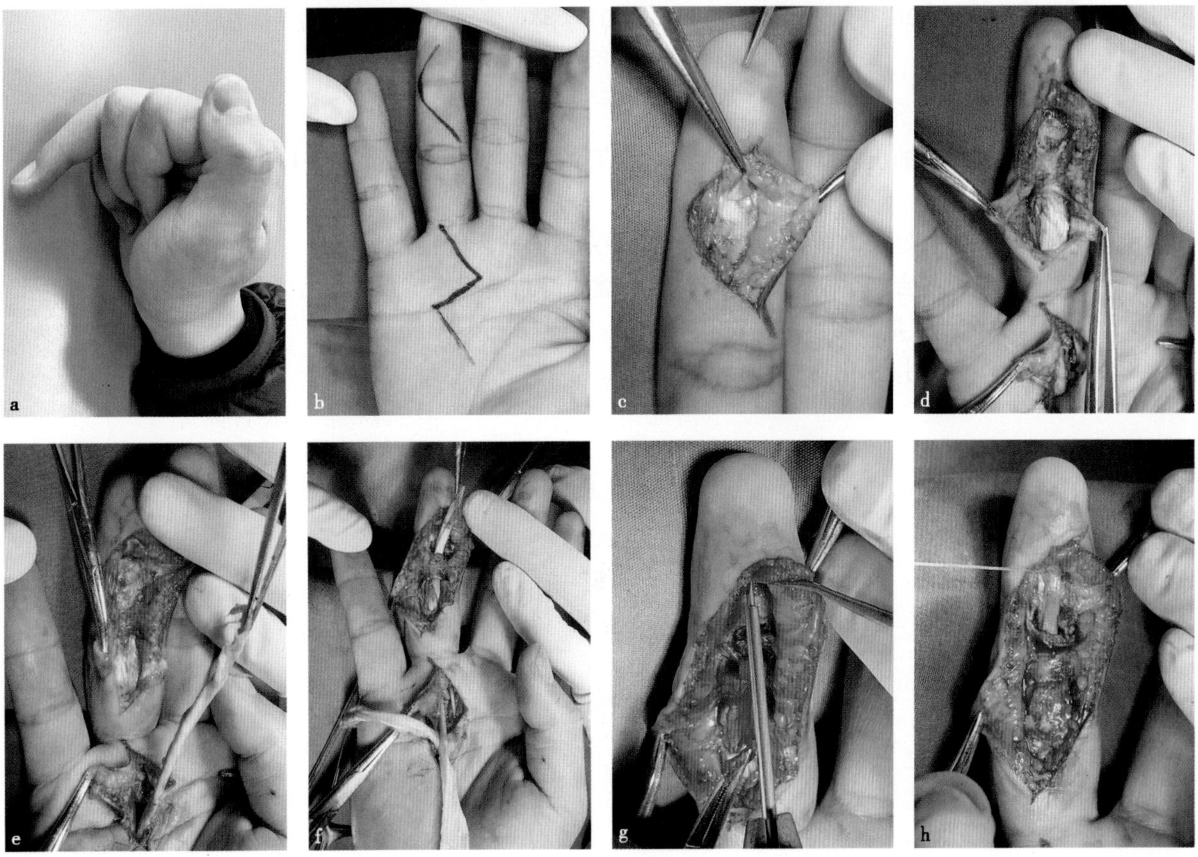

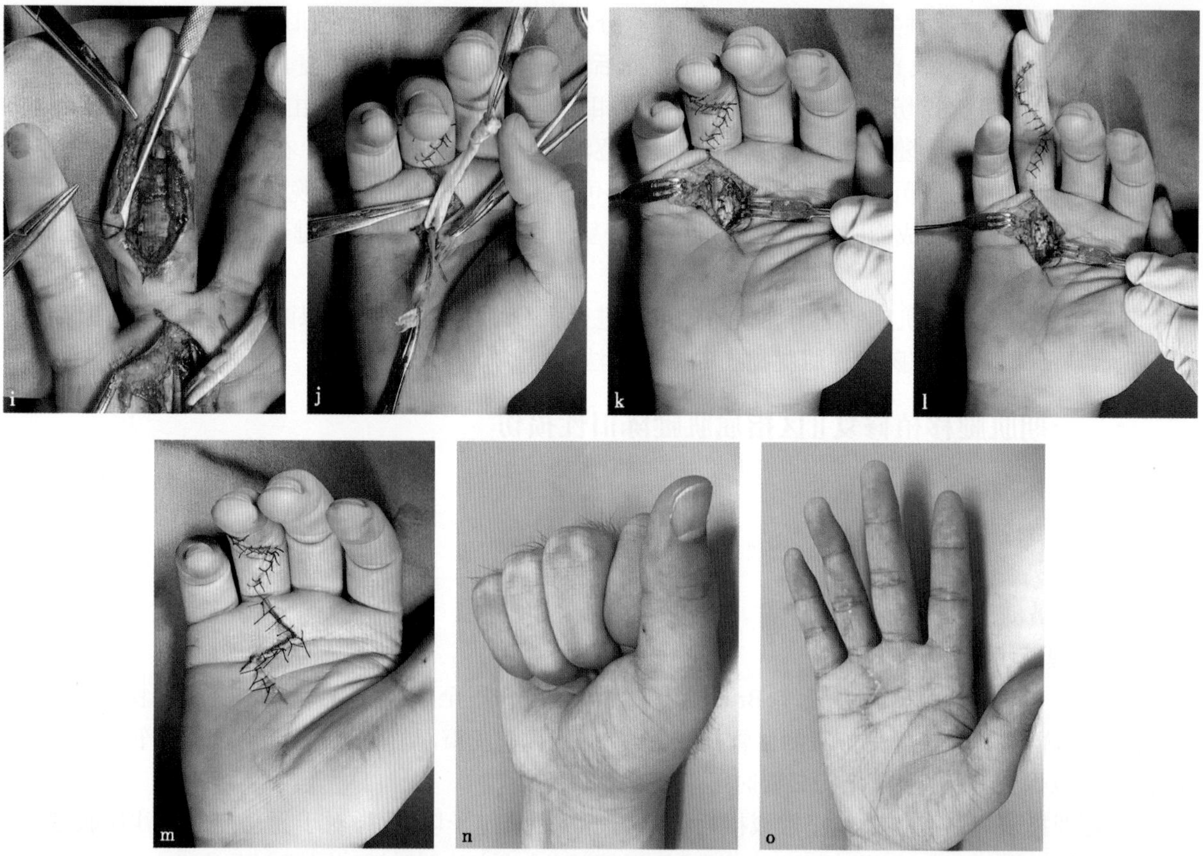

图 13-3-1 止点 - 手掌肌腱移植修复

a. 术前体位像；b. 手指掌侧锯齿状切口；c. 远端切口探查指深屈肌腱止点；d、e. 显露指深屈肌腱断端，并从近端手掌部位切口抽出肌腱备用；f. 将移植肌腱经过 A2、Camper 交叉和 A4 滑车放置于鞘管内；g、h. 远节指骨基底掌侧置入骨锚，进行止点重建；i. 修复鞘管；j. 在手掌切口内调整移植肌腱张力；k. 指深屈肌腱近端与移植肌腱编织缝合；l. 伸直手指，检查吻合口强度和排除吻合口与滑车的卡压；m. 术后即刻体位像；n、o. 术后 4 个月手指的屈伸体位像

5. 止点重建　通过抽出法或利用骨锚进行止点重建（详见相关章节），将移植肌腱远端固定于远节指骨基底掌侧。

6. 张力调整　将肌腱张力调整至休息位时，手指屈曲略大于正常水平。

7. 手掌部位肌腱吻合　手掌部位将指深屈肌腱的近断端与移植肌腱进行编织缝合，缝合后将手指伸直，检查近端吻合部位是否与滑车结构存在卡压。

8. 关闭切口，留置引流，前臂背侧石膏托固定。

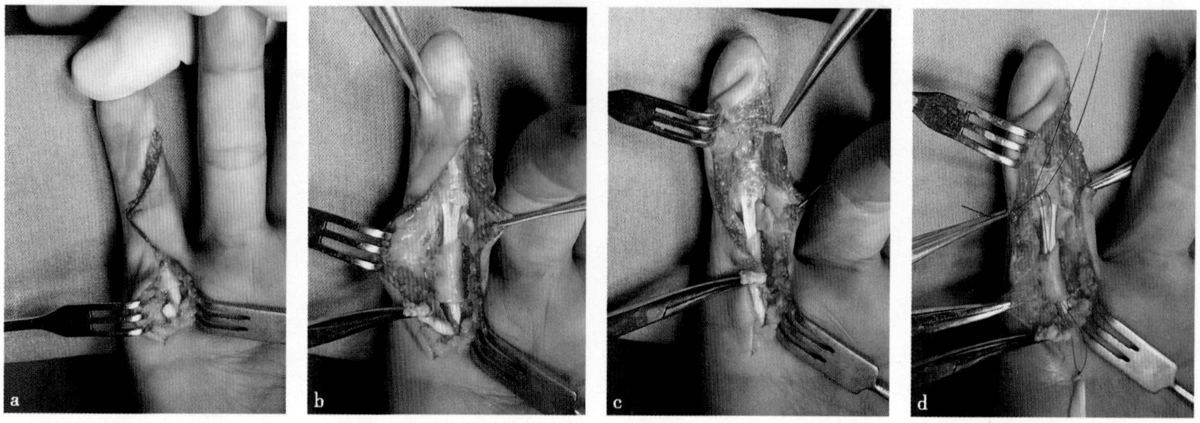

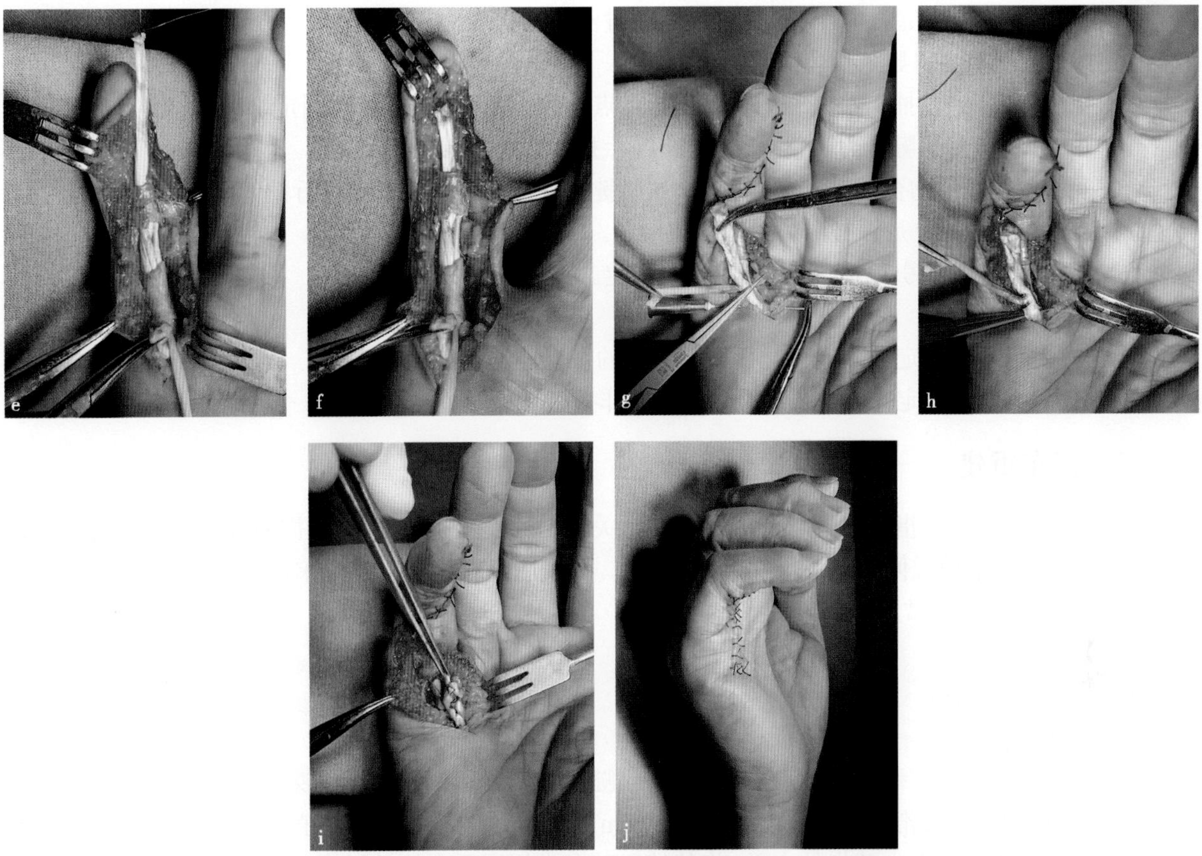

图 13-3-2　止点 - 手掌肌腱移植修复

a. 手指掌侧锯齿状切口；b. 显露 A2 和 A4 滑车，以及指深屈肌腱断端；c. 将远节指骨基底掌侧的软组织剥离，显露骨面；d、e. 利用环状细钢丝，将移植肌腱经过 A2、Camper 交叉和 A4 滑车放置于鞘管内；f. 利用骨锚，进行止点重建；g～i. 手掌切口内调整移植肌腱张力，利用肌腱穿梭装置将指深屈肌腱近端与移植肌腱编织缝合；j. 术后即刻的体位像

（三）术后处理

1. 术后石膏固定 6 周。

2. 石膏拆除后开始非持重功能锻炼，术后 3～4 个月可以正常使用。

二、分期肌腱移植修复Ⅱ区指屈肌腱陈旧性损伤

（一）手术指征

1. 滑车结构和功能受损。

2. 软组织条件相对较差。

3. 关节被动活动正常过接近正常。

（二）具体步骤

1. 一期预置硅胶间置物

（1）切口：手指掌侧锯齿状切口（Bruner 切口），从远节中段至 A1 滑车近端。

（2）硅胶间置物的缝合固定：将管状硅胶间置物放置于Ⅱ区，远端与指深屈肌腱止点缝合固定。近端不要缝合，以保证间置物能够顺畅滑动。

（3）滑车重建：若患者存在 A2 或 A4 滑车缺损，可以同期进行滑车重建。

（4）前臂背侧石膏托固定。

2. 二期肌腱移植修复

（1）一期术后 3 个月，行二期肌腱移植修复。

（2）放置移植肌腱于重建通道：分别于 DIP 关节和 MP 关节掌侧做 Bruner 切口，显露预置硅胶间置

物在远端缝合固定的部位。拆除缝线，将移植肌腱一端与硅胶间置物近端缝合，从远端向近端抽出硅胶间置物，将移植肌腱引导入重建的鞘管内。

（3）止点重建：通过抽出法或利用骨锚进行止点重建，将移植肌腱远端固定于远节指骨基底掌侧。

（4）张力调整：将肌腱张力调整至休息位时，手指屈曲略大于正常。

（5）手掌部位肌腱吻合：手掌部位将指深屈肌腱的近断端与移植肌腱进行编织缝合，缝合后将手指伸直，检查近端吻合部位是否与滑车结构存在卡压。

（6）关闭切口，留置引流，前臂背侧石膏托固定。

（三）术后处理

1. 一期术后石膏固定2～3天，此后开始手指的被动屈伸功能锻炼。

2. 二期术后石膏固定6周。石膏拆除后开始非持重功能锻炼，术后3～4个月可以正常使用。

三、滑车重建

A2和A4滑车对于指屈肌腱功能的发挥非常关键，因此当滑车缺损时，需要进行重建。滑车重建的方式包括：肌腱移植或伸肌支持带移植重建滑车、指浅屈肌腱止点重建滑车，以及掌板重建滑车。其中肌腱移植重建滑车最常用。

（一）手术指征

A2或A4滑车缺损。

（二）具体步骤

1. A2滑车重建　在近节指骨水平，将移植肌腱在掌侧置于血管神经束深面，指屈肌腱浅面；在背侧置于伸肌腱深面。A2滑车正常长度为18～20mm，如软组织条件允许，移植肌腱应环绕3～4周。

2. A4滑车重建　在中节指骨水平，将移植肌腱在掌侧置于血管神经束深面，指深屈肌腱浅层；在背侧置入伸肌腱浅面。A4滑车长度约为10mm，移植肌腱环绕2周。

（三）术后处理

术后佩戴指环，固定4～6周，以保护重建的滑车。

四、钮孔状畸形的修复

（一）手术指征

钮孔状畸形严重，显著影响患者手部的功能和外观。

（二）具体步骤

1. 切口　手指背侧矩形切口，范围从近节指骨中段至中节指骨中段，侧方从手指一侧的侧正中线开始，将皮瓣掀起至另一侧的侧正中线水平（图13-3-3）。

2. 显露伸肌腱装置　在伸肌腱装置浅层掀起皮瓣，显露伸肌腱装置。通常可见在PIP关节水平，中央束止点处为增厚的瘢痕结构，侧腱束向两侧滑脱，位于PIP关节的侧方。

3. 中央束修整　修整中央束的瘢痕，同时将中节指骨基底背侧的瘢痕切除。

4. 侧腱束复位　松解侧腱束掌侧的横行纤维，直至能将两侧侧腱束复位至PIP关节背侧。

5. PIP关节挛缩的松解　若PIP关节为固定的屈曲挛缩，需要从PIP关节侧方进行掌板、掌侧关节囊的松解，极少数病例需要切断指浅屈肌腱止点。松解后，将PIP关节被动伸直，并用1枚克氏针固定于伸直位。

6. 中央束止点重建　中节指骨基底背侧置入1枚直径1.6mm骨锚，进行中央束止点重建。

7. 侧腱束固定　侧腱束复位至PIP关节背侧，并将两侧腱束的侧方结构相互缝合固定于PIP关节背侧。

8. 关闭切口，留置引流，前臂掌侧石膏托固定手指于伸直位。

（三）术后处理

1. 术后石膏固定4～6周，拆除石膏并拔除克氏针。

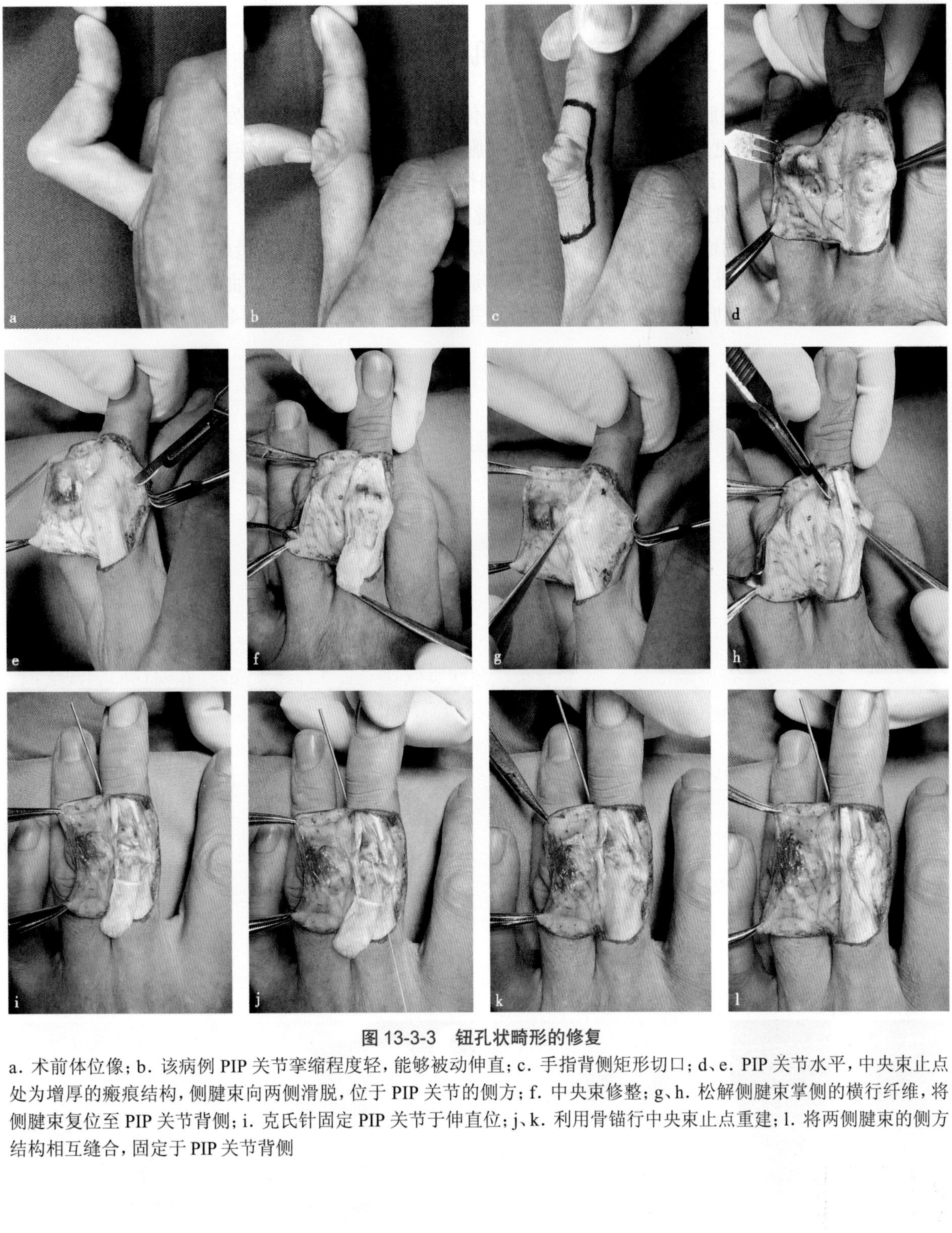

图 13-3-3 钮孔状畸形的修复

a. 术前体位像；b. 该病例 PIP 关节挛缩程度轻，能够被动伸直；c. 手指背侧矩形切口；d、e. PIP 关节水平，中央束止点处为增厚的瘢痕结构，侧腱束向两侧滑脱，位于 PIP 关节的侧方；f. 中央束修整；g、h. 松解侧腱束掌侧的横行纤维，将侧腱束复位至 PIP 关节背侧；i. 克氏针固定 PIP 关节于伸直位；j、k. 利用骨锚行中央束止点重建；l. 将两侧腱束的侧方结构相互缝合，固定于 PIP 关节背侧

2. 石膏拆除后开始非持重的手指屈、伸功能锻炼，术后 3～4 个月可以正常使用。

问 题 分 析

1. 陈旧性肌腱损伤中，一期肌腱移植修复或分期肌腱移植修复的手术适应证？
2. 滑车重建的方法？
3. 钮孔状畸形的修复步骤？

第四节 肌腱粘连

肌腱损伤后，肌腱细胞和肌腱外基质中的未分化细胞在肌腱愈合过程中发挥重要作用。未分化细胞在肌腱愈合中的作用更为关键，一方面未分化细胞向肌腱断端迁移，重新连接肌腱断端；但另一方面未分化细胞向腱鞘迁移，造成肌腱粘连。除肌腱损伤在修复过程导致的肌腱粘连外，肌腱周围组织的创伤和手术也可能造成肌腱粘连，例如指骨骨折、腱鞘巨细胞瘤切除术等。

肌腱粘连后，由于粘连部位远端的肌腱无法滑动或滑动范围有限，因而造成手部功能障碍，导致手指的屈伸功能受限。此外，长期的活动受限还能够造成继发的关节僵直或屈曲挛缩。典型肌腱粘连的临床症状表现为关节被动活动正常或接近正常，但主动活动明显受限（图 13-4-1）。肌腱粘连需要与肌

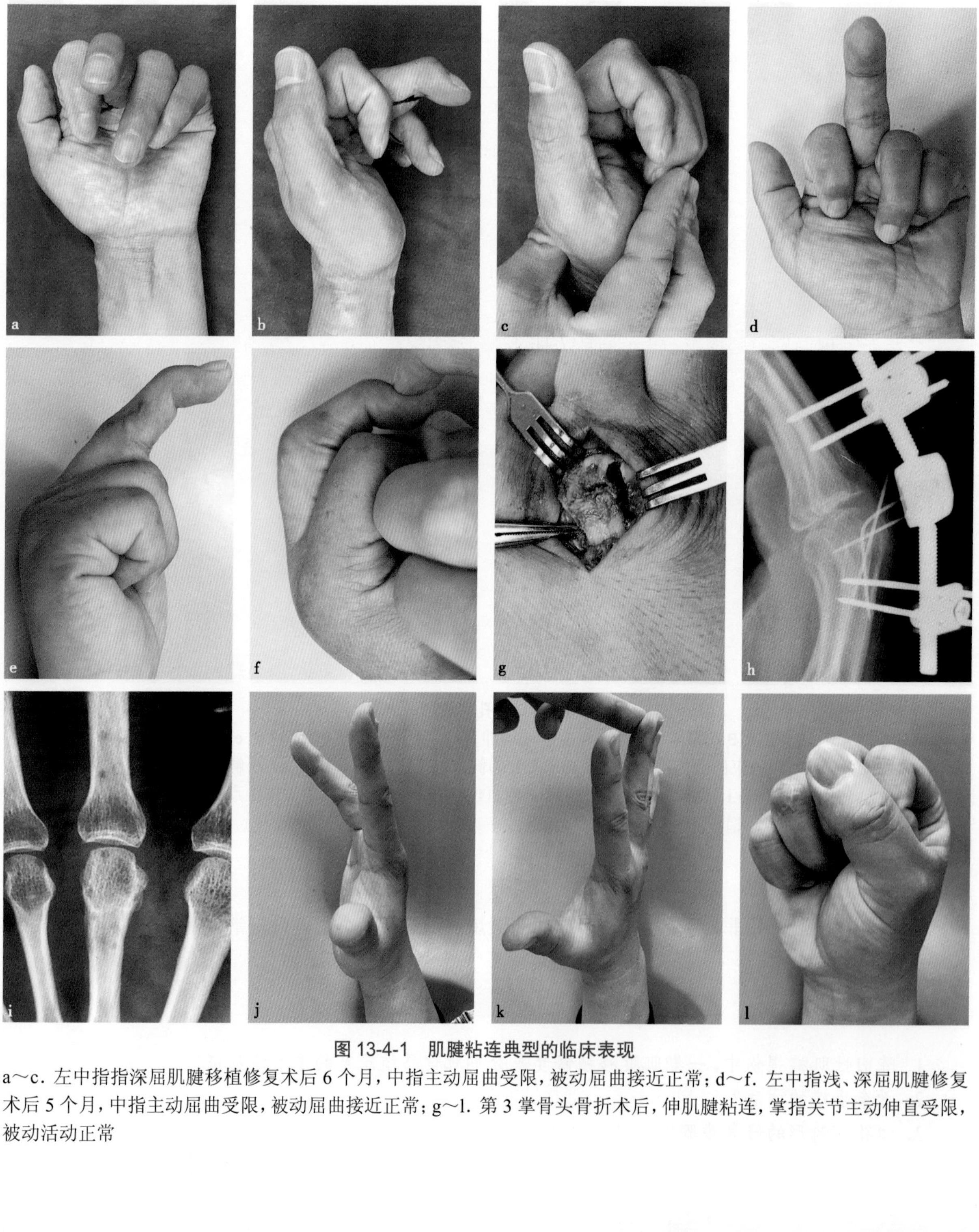

图 13-4-1 肌腱粘连典型的临床表现

a～c. 左中指指深屈肌腱移植修复术后 6 个月，中指主动屈曲受限，被动屈曲接近正常；d～f. 左中指浅、深屈肌腱修复术后 5 个月，中指主动屈曲受限，被动屈曲接近正常；g～l. 第 3 掌骨头骨折术后，伸肌腱粘连，掌指关节主动伸直受限，被动活动正常

腱再断裂进行鉴别，部分患者肌腱修复术后可能出现肌腱再断裂，当其远断端和周围组织发生粘连时，临床表现与肌腱粘连相似，两者鉴别的要点包括肌腱粘连患者远端关节可能存在轻度的主动活动，而肌腱再断裂的患者不能；此外，B超有助于明确术前诊断。

早期的肌腱粘连可以通过功能锻炼和理疗进行改善，若经过长期系统的康复训练仍不能改善症状，则需要手术进行肌腱松解。肌腱松解的前提条件包括：肌腱愈合良好、关节被动活动正常、肌腱良好的软组织覆盖，以及患者有功能改善的主观要求并且医从性好。肌腱松解是将肌腱与周围组织分离，术后可能会影响肌腱血供，增加肌腱断裂的风险。因此，肌腱修复术后6个月是进行肌腱松解比较安全的手术时机。

手术要点

（一）手术指征

1. 肌腱修复术后大于6个月。
2. 肌腱具备良好的软组织覆盖。
3. 关节被动活动好。
4. 若屈、伸肌腱均存在粘连。当手指僵直时，首先松解伸肌腱，待被动屈曲改善后，二期松解屈肌腱；当手指屈曲挛缩时，首先松解屈肌腱，待被动伸直改善后，二期松解伸肌腱。

（二）具体步骤

本节以指屈肌腱粘连为例，介绍肌腱松解的操作步骤（图13-4-2）。

1. 切口　采用原切口，并向两端适度延长。多数为掌侧锯齿状切口（Bruner切口）。
2. 滑车　向两侧掀起皮瓣，注意保护双侧的血管神经束。显露A2、A4滑车，并予以完整保留。
3. 肌腱吻合质量检查　显露肌腱粘连的全程，并检查肌腱吻合口质量。肌腱断端愈合病例可以进行肌腱松解。若肌腱吻合质量差，断端间较多瘢痕组织，则需要改变手术方案，进行肌腱重新吻合修复。
4. 肌腱松解　手术刀锐性分离肌腱与周围组织的粘连。鞘管A2和A4滑车处，利用肌腱剥离器或骨锚起子进行肌腱周围粘连的剥离。
5. 肌腱松解效果检查　Allis钳夹持肌腱，旋转钳柄，分别向远端和近端牵拉肌腱。向近端牵拉肌腱时，远端关节屈曲的幅度与被动活动相同，证实肌腱远端松解充分；向远端牵拉肌腱时，近端肌腱滑动好，可以向远端滑动2cm以上，并且无明显阻力，证实近端肌腱松解充分。
6. 松止血带，彻底止血，缝合切口，留置引流。
7. 指伸肌腱松解的步骤和要求与指屈肌腱基本相同（图13-4-2i～l）。

（三）术后处理

1. 术后48小时开始进行规范的康复训练（图13-4-3）。
2. 每日应积极进行手指的主、被动关节活动练习。

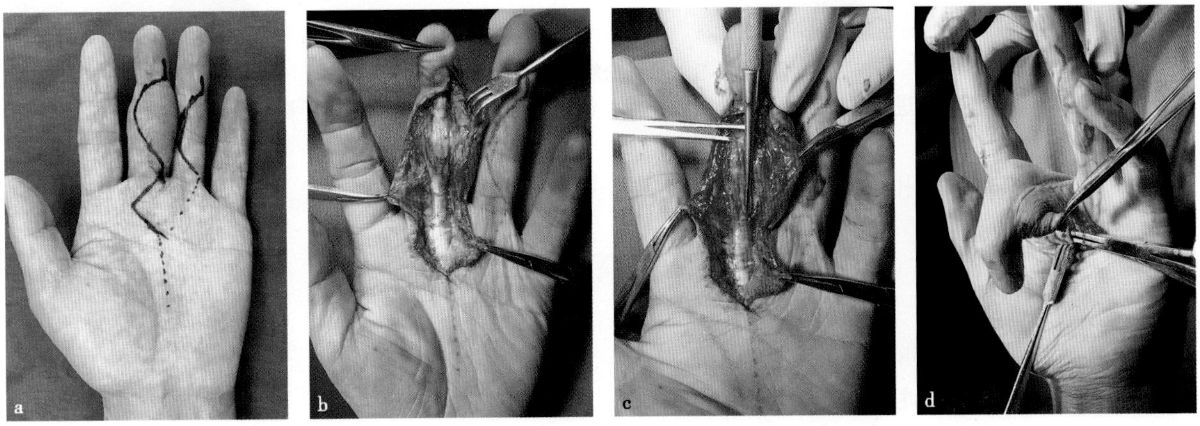

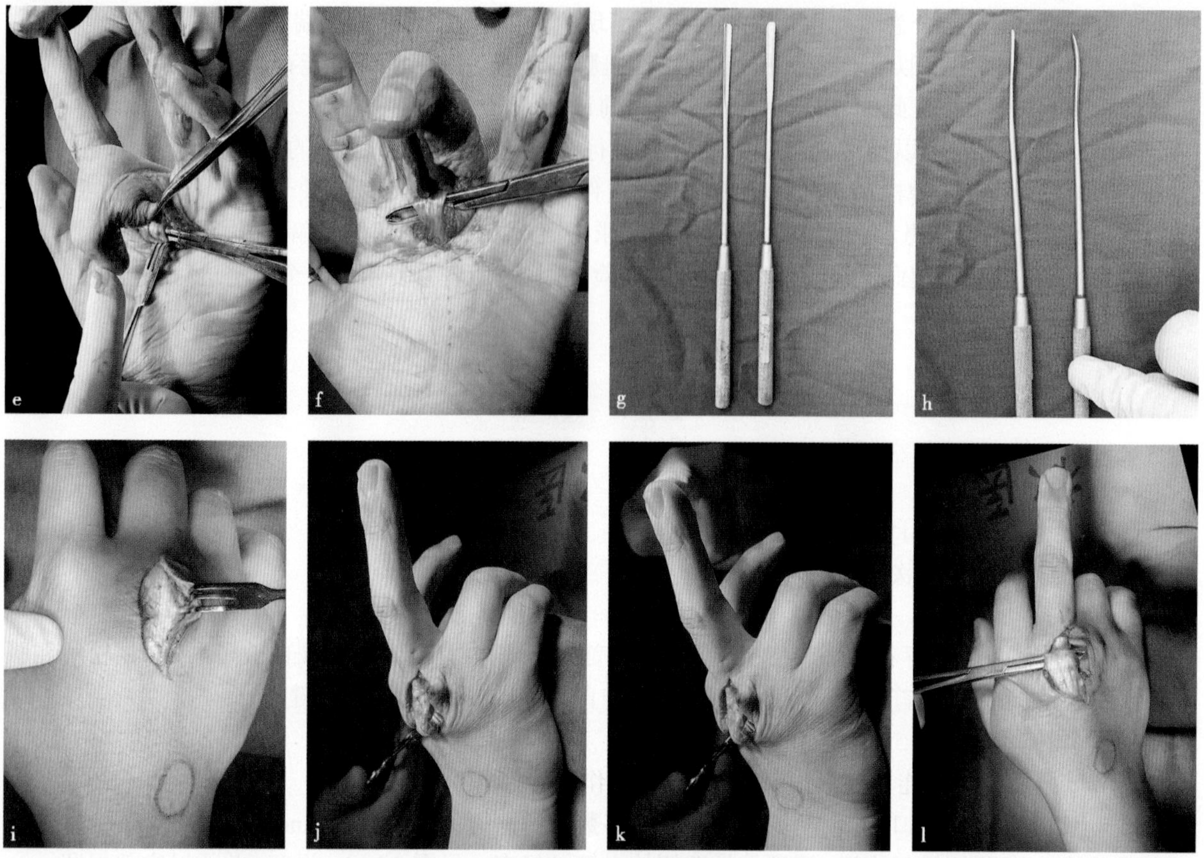

图 13-4-2 肌腱粘连松解

a. 中指指深屈肌腱松解的皮肤切口；b. 显露指深屈肌腱和 A2、A4 滑车；c. 滑车部位肌腱用骨膜起子或肌腱剥离器松解，其他部位手术刀锐性松解；d、e. 用 Allis 向近端牵拉肌腱，远端关节屈曲幅度同被动；f. 向远端牵拉肌腱，肌腱滑动大于 2cm，无明显阻力；g、h. 肌腱剥离器；i～l. 指伸肌腱松解，向近端牵拉肌腱，远端关节伸直幅度同被动，向远端牵拉肌腱，肌腱滑动大于 2cm

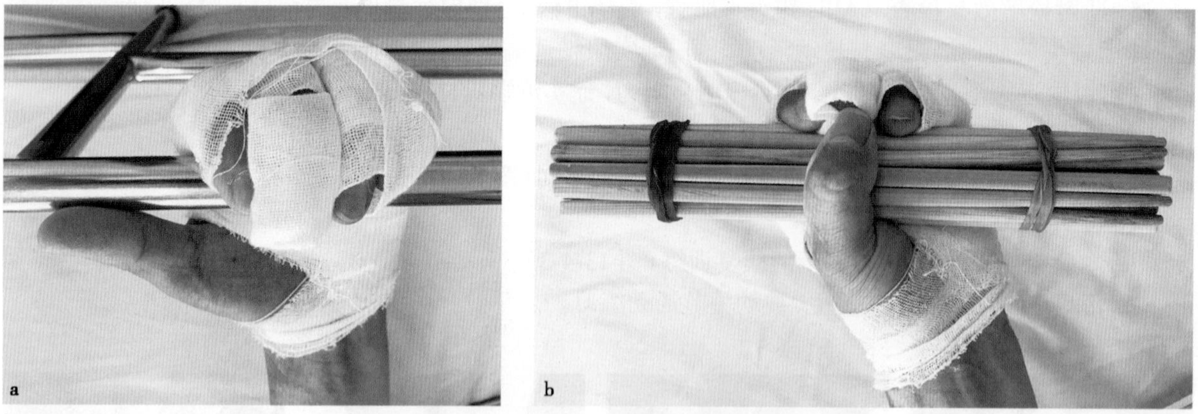

图 13-4-3 肌腱松解术后的功能锻炼

a. 鼓励患者术后早期开始进行主动屈曲，可以用力抓握柱状物体；b. 通过将捆中的筷子逐渐抽出，增加屈指的幅度

3. 早期锻炼时切口出血较多，引流条可以保持 3～5 天拔除。

问 题 分 析

1. 肌腱松解的手术指征？
2. 术中如何检查肌腱松解是否充分？

第十四章 手部关节疾患

手部常见的关节疾患包括骨关节炎、类风湿关节炎、结核和痛风等。上述疾病在发病人群、受累部位、临床表现、影像学特征，以及治疗等方面各具特点，分述如下。

第一节 骨关节炎

骨关节炎为退行性关节疾患，主要见于老年人，女性由于激素等方面的原因，发病率显著高于男性。骨关节炎在手部的所有关节均可能出现，其中以远侧指间关节和掌指关节相对常见。骨关节炎早期主要表现为关节部位肿痛，活动后加重。随着病情进展，肿痛加剧，关节活动度下降，最终可以导致关节畸形。典型的影像学表现包括关节间隙变窄、软骨下骨硬化和囊性变，关节周围出现骨赘，严重病例出现关节脱位和畸形（图 14-1-1）。

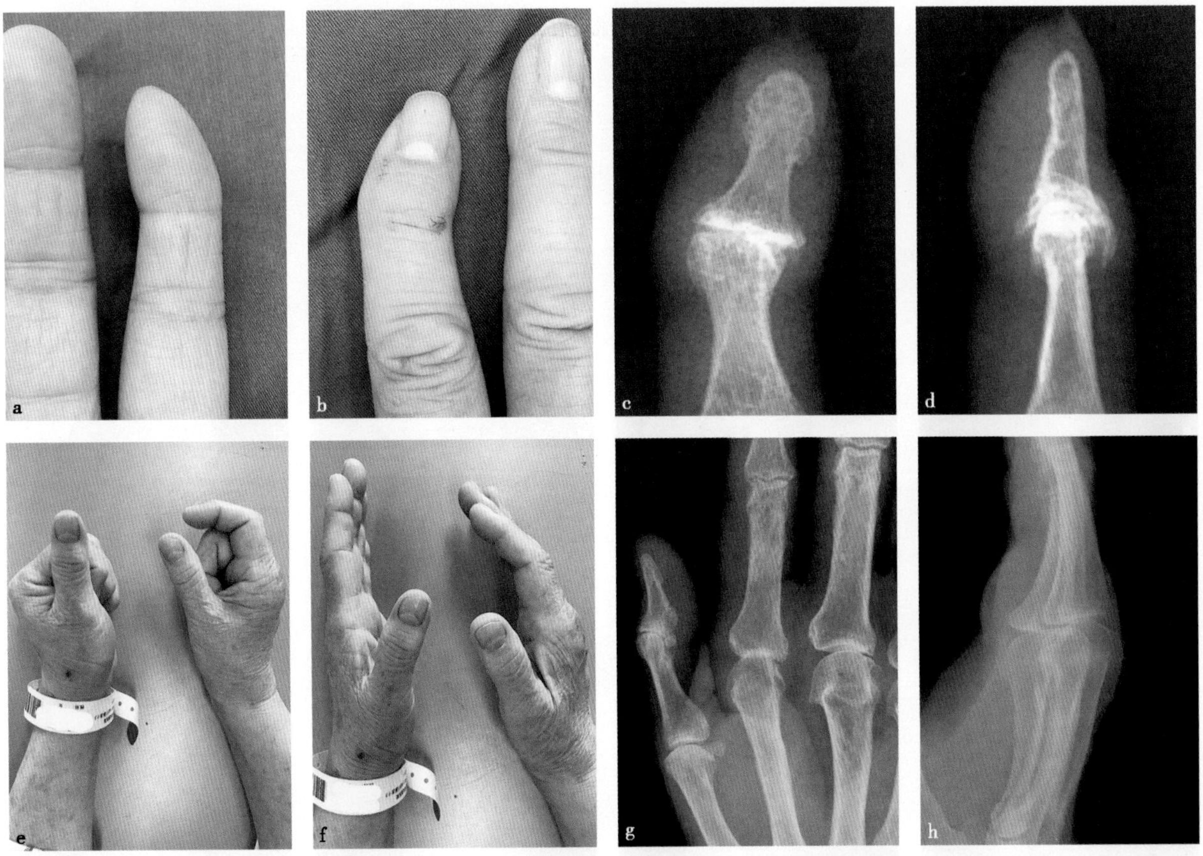

图 14-1-1 骨关节炎的临床和影像学表现

a～d. 示指远侧指间关节骨关节炎，查体可见关节畸形，局部疼痛明显，X 线显示关节间隙消失，软骨下骨硬化和大量骨赘生成；e～h. 示指掌指关节骨关节炎，查体可见示指掌指关节肿痛，屈伸活动范围仅 10°，X 线显示关节间隙消失，软骨下骨硬化和骨赘生成早期的骨关节炎主要是以滑膜炎症状为主，可以通过制动和服用非甾体抗炎药物缓解症状。平时减少过度使用，注意保暖，以及服用相关的保健药物来进行预防和改善症状。当出现关节活动度显著下降和关节畸形等严重症状时，则需要手术来改善症状。常用的术式包括：关节清理、关节融合和人工关节置换。

手术要点

一、远侧指间关节融合

（一）手术指征

远侧指间关节疼痛和畸形明显，活动显著受限。

（二）具体步骤

1. 切口 远侧指间关节背侧 H 形切口，纵行切口位于手指两侧的侧正中线，横行切口位于远侧指间关节略近端水平（图 14-1-2）。

2. 显露关节 游离并牵开终腱，切开背侧关节囊和两侧侧副韧带，彻底显露远侧指间关节。

3. 关节面处理 切除关节软骨及软骨下骨，显露松质骨面。

4. 指间关节融合

（1）远侧指间关节融合于 0°～10°，通常选择交叉克氏针固定或可折断加压螺钉固定。若融合关节于 0°，则从指端拧入螺钉；若为 10°，从中节指骨远端拧入螺钉。

（2）螺钉：利用可折断加压螺钉固定，钉头直径 1.4mm，钉尾直径 2.0mm。

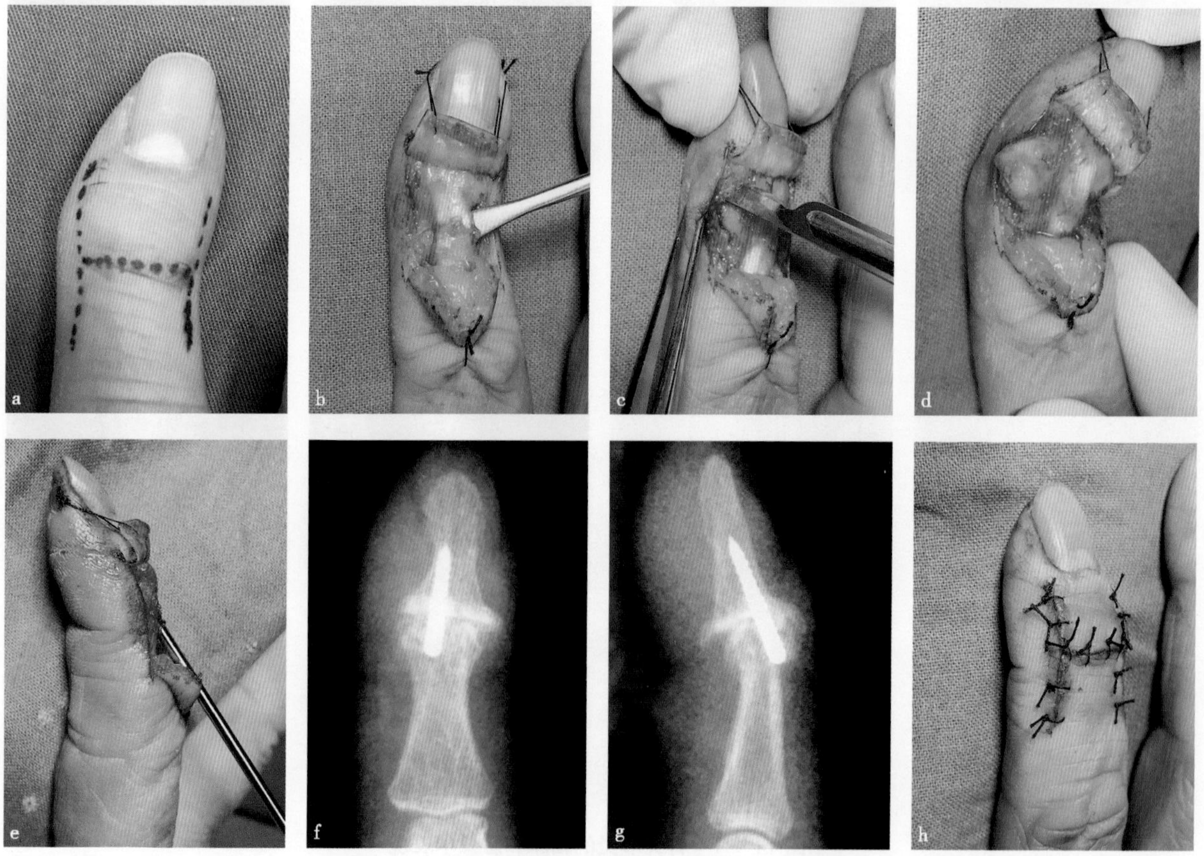

图 14-1-2 远侧指间关节融合

a. 远侧指间关节背侧 H 形切口；b. 游离并牵开终腱；c. 切开背侧关节囊及两侧侧副韧带；d. 充分显露关节面，并切除残余关节软骨；e. 从中节指骨远端拧入可折断加压螺钉固定融合端；f、g. 融合后 X 线；h. 融合后体位像

（3）固定指间关节：平行置入两枚 1.0mm 克氏针固定指间关节，居中的一枚克氏针作为螺钉的导针，另一枚作为防旋针。抽出导针，保留防旋针，从导针位置拧入可折断螺钉，固定并加压远侧指间关节融合端。透视确定螺钉位置和长度满意后，从骨面折断可折断螺钉，并拔除防旋针。

5. 缝合切口，术毕行石膏掌托固定。

（三）术后处理

1. 石膏掌托固定 2 天后，改为指托固定。

2. 指托固定 6 周，X 线明确融合端愈合后，开始非持重的功能锻炼。

二、掌指关节弹性假体置换术

（一）手术指征

掌指关节疼痛明显，屈伸活动范围<30°。

（二）具体步骤

1. 切口　单关节置换为掌指关节背侧纵行切口；多关节置换为掌指关节背侧横行切口（图 14-1-3）。

2. 伸肌腱和关节囊　掀起皮瓣，显露伸肌腱，切开尺侧矢状束，并向桡侧牵开伸肌腱。纵行切开关节囊，显露掌指关节。

3. 近端截骨

（1）截骨部位：掌骨头截骨部位在侧副韧带起点以远，掌骨头最宽处，保留完整侧副韧带。

（2）截骨方向：垂直掌骨轴线，并掌倾 5°～10°，以防止术后假体的背侧脱位。

4. 远端截骨

（1）截骨部位：近节指骨基底仅截平关节面，并切除关节软骨。

（2）截骨方向：垂直近节指骨轴线。

5. 截骨后关节检查　牵开关节时，截骨后间隙 1cm；轴向挤压关节时，骨面能够接触。

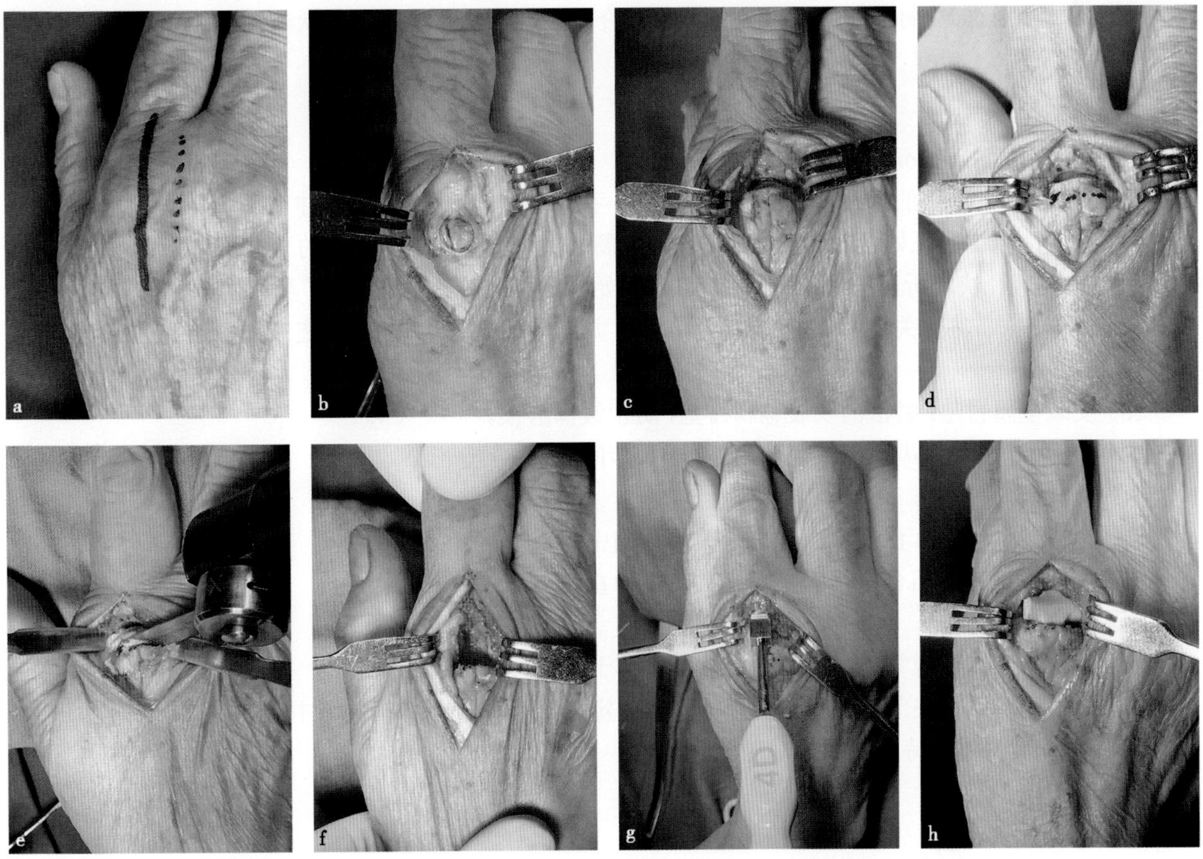

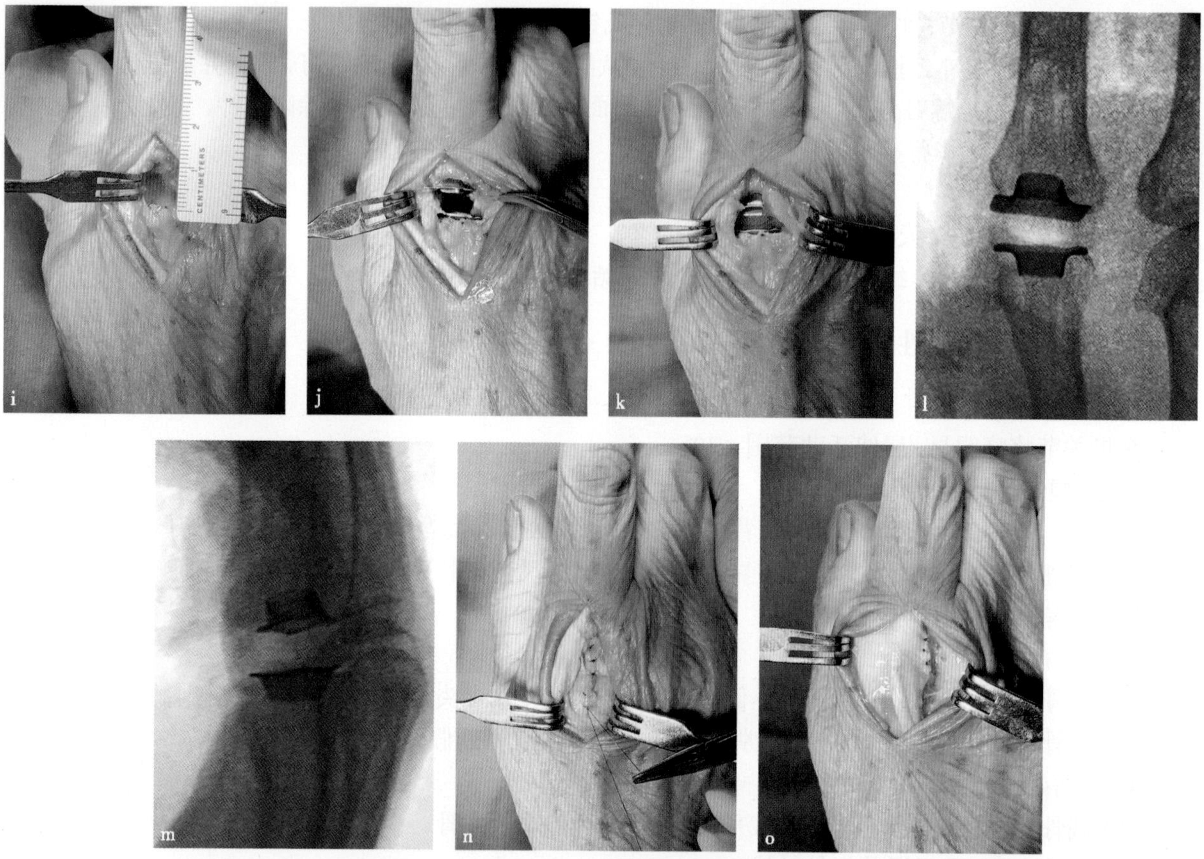

图 14-1-3　掌指关节弹性假体置换

a. 掌指关节背侧纵行切口；b. 切开尺侧矢状束，向桡侧牵开伸肌腱，可见背侧关节囊破损；c. 纵行切开关节囊，充分显露掌指关节；d. 掌骨头截骨线；e、f. 微型摆锯截除掌骨头，切除近节指骨基底的关节软骨；g. 近节指骨扩髓，确定型号后行掌骨扩髓；h. 放入假体试模，检查假体是否稳定；i. 放置假体前掌指关节间隙宽度约 1cm；j. 放置金属衬垫；k. 放置假体；l、m. 透视检查金属衬垫和关节的位置；n. 牢固缝合背侧关节囊；o. 修复尺侧矢状束，保持伸肌腱中央化

6. 放置假体（Swanson 弹性假体）

（1）扩髓：确定手指的轴线，并牢固固定手指。手持扩髓器按照手指轴线扩髓。示、中、小指从近节指骨开始扩髓，由 2 号开始，依次增加直径进行扩髓；掌骨髓腔也扩至相同的直径。环指掌骨髓腔细，因此掌骨髓腔直径决定所用假体的型号，从掌骨开始扩髓，近节指骨髓腔也扩至相同的直径。

（2）放置假体试模：关节间隙内放置假体试模，并屈伸活动掌指关节，确定假体型号合适，并且无假体脱位。

（3）安装金属衬垫：紧密的安装金属衬垫，防止假体磨损。

（4）放置假体：用无齿镊夹持假体，放置于关节间隙内。

7. 牢固缝合关节囊。

8. 修复尺侧矢状束，保持伸肌腱位于关节背侧中央。

9. 缝合切口，术毕石膏掌托固定掌指关节于伸直位。

（三）术后处理

1. 术后 2 周内，石膏掌托或支具固定掌指关节于伸直位。

2. 此后 4 周，掌指关节背侧伸直位弹性支具固定。支具保护下掌指关节主动屈曲，被动伸直。

3. 术后 6 周开始非持重的屈伸功能锻炼。

问题分析

1. 骨关节炎典型的影像学表现？
2. 远侧指间关节融合的手术指征和操作要点？
3. 掌指关节弹性假体置换的操作要点？

第二节　类风湿关节炎

类风湿关节炎多见于青年或中年女性，常累及腕关节、指间关节和掌指关节。类风湿关节炎患者病变的滑膜组织破坏关节软骨，侵犯软骨下骨，改变受累关节周围的软组织条件，最终造成明显畸形，显著地影响了手部功能和外观。手部早期表现为双侧对称的多发指间或掌指关节肿痛。随病情进展逐渐出现典型的手部畸形，即掌指关节掌侧脱位，手指尺侧偏斜和鹅颈畸形。病程早期影像学表现为骨质密度降低，关节软骨破坏后进而出现关节间隙狭窄。晚期骨质出现广泛破坏，骨密度下降，关节尤其是掌指关节出现掌侧脱位。类风湿性腕关节炎最早累及尺骨茎突、尺骨头及舟骨。最终类风湿性腕关节炎表现为腕骨严重破坏及远侧桡尺关节完全性分离，腕关节掌侧脱位（图 14-2-1）。

手部和腕部类风湿关节炎是全身病变的局部表现，因此需要结合内科和外科治疗。手及腕关节类风湿关节炎的手术大致分为以下五类：滑膜切除、腱鞘切除、肌腱手术、关节置换及关节融合。本节主要介绍掌指关节的弹性假体置换和腕关节融合手术。

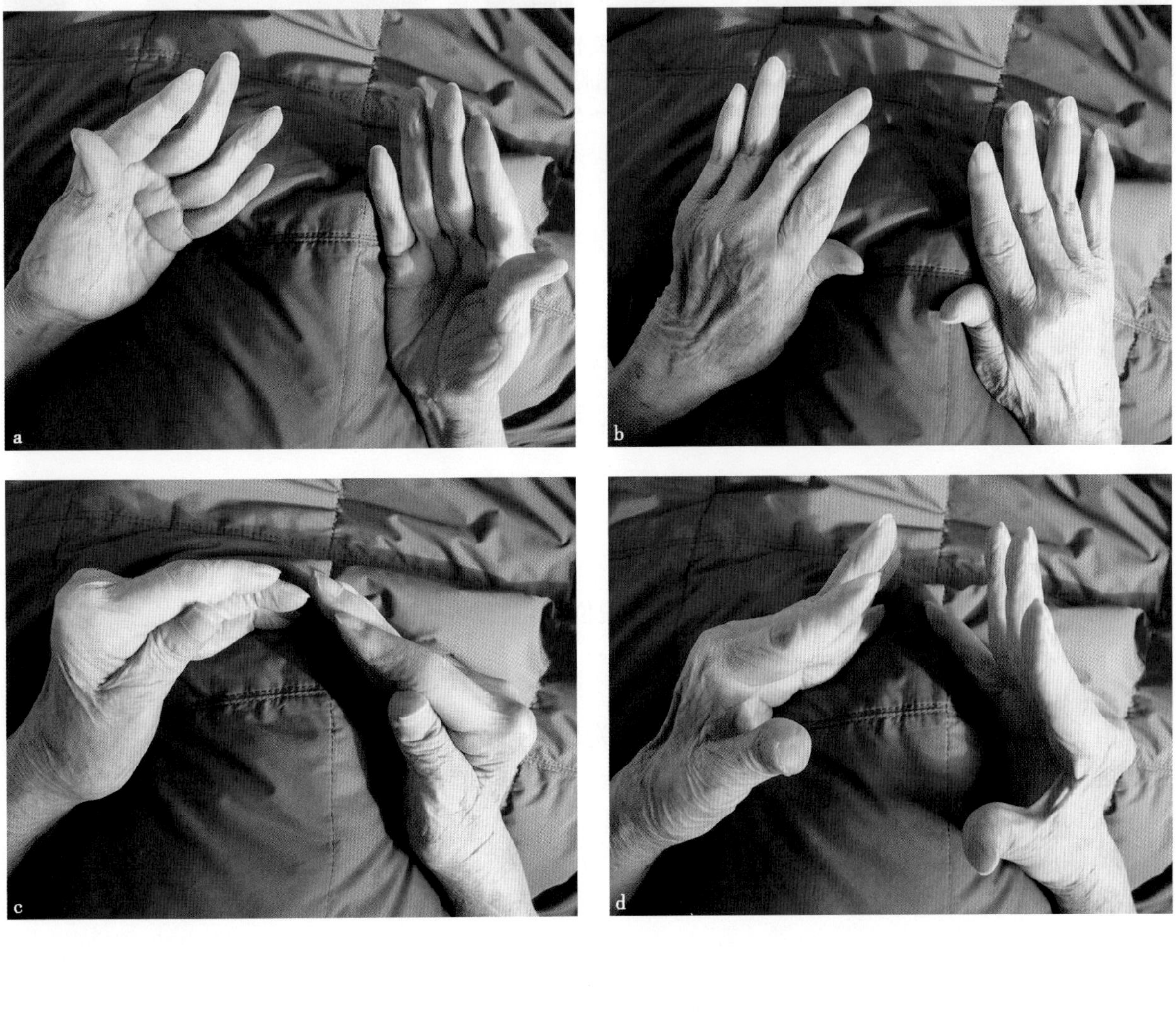

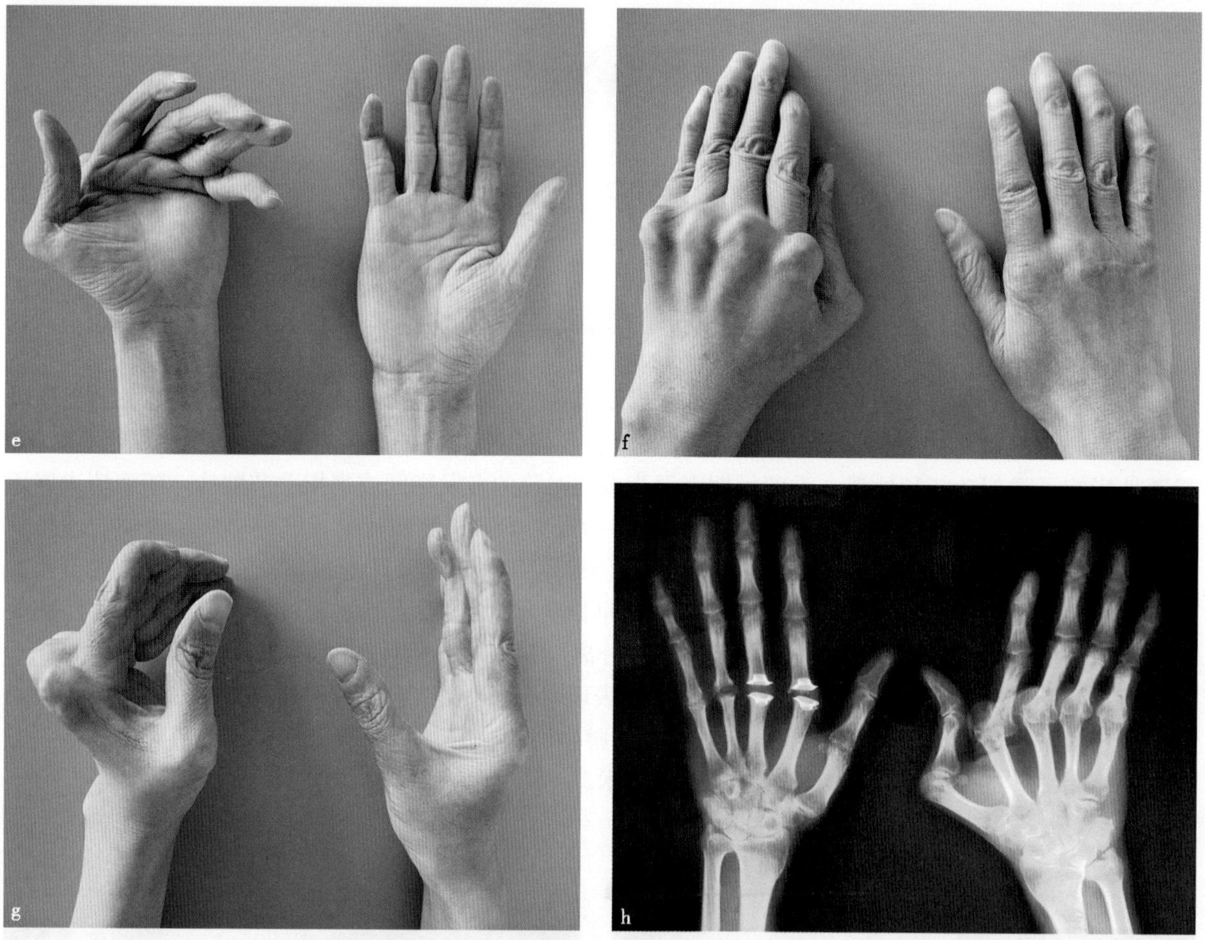

图 14-2-1　类风湿关节炎典型的手部畸形

a～d. 双侧类风湿关节炎，2～5 指尺侧偏斜，掌指关节掌侧脱位，环小指呈鹅颈畸形，手指屈伸功能显著受限；e～h. 双侧类风湿关节炎，右示、中指为掌指关节置换术后，左侧 1～5 指掌指关节均向掌侧脱位，呈固定的屈曲畸形，手部外观功能影响显著

由于类风湿关节炎患者术前可能长期应用激素类药物，因此术前需要逐渐停药，待停药 3 个月左右，肾上腺皮质功能恢复后进行手术。若患者无法停药，则应当参考内科的意见，在术前和术后应用皮质激素。

手 术 要 点

一、掌指关节弹性假体置换术

（一）手术指征

1. 掌指关节疼痛和畸形明显，掌指关节掌侧脱位，活动显著受限。

2. 腕关节畸形已获矫正。

（二）具体步骤

由于类风湿关节炎和骨关节炎在骨质强度和关节周围软组织强度等方面不同，因此两种类型关节炎在进行掌指关节的弹性关节置换时存在一些差异（图 14-2-2）。

1. 切口　多关节置换为掌指关节背侧横行切口。

2. 伸肌腱和手内肌　掀起皮瓣，显露伸肌腱，切开尺侧矢状束，并向桡侧牵开伸肌腱。若尺侧手内肌挛缩明显，需要同时进行松解。纵行切开关节囊，显露掌指关节。

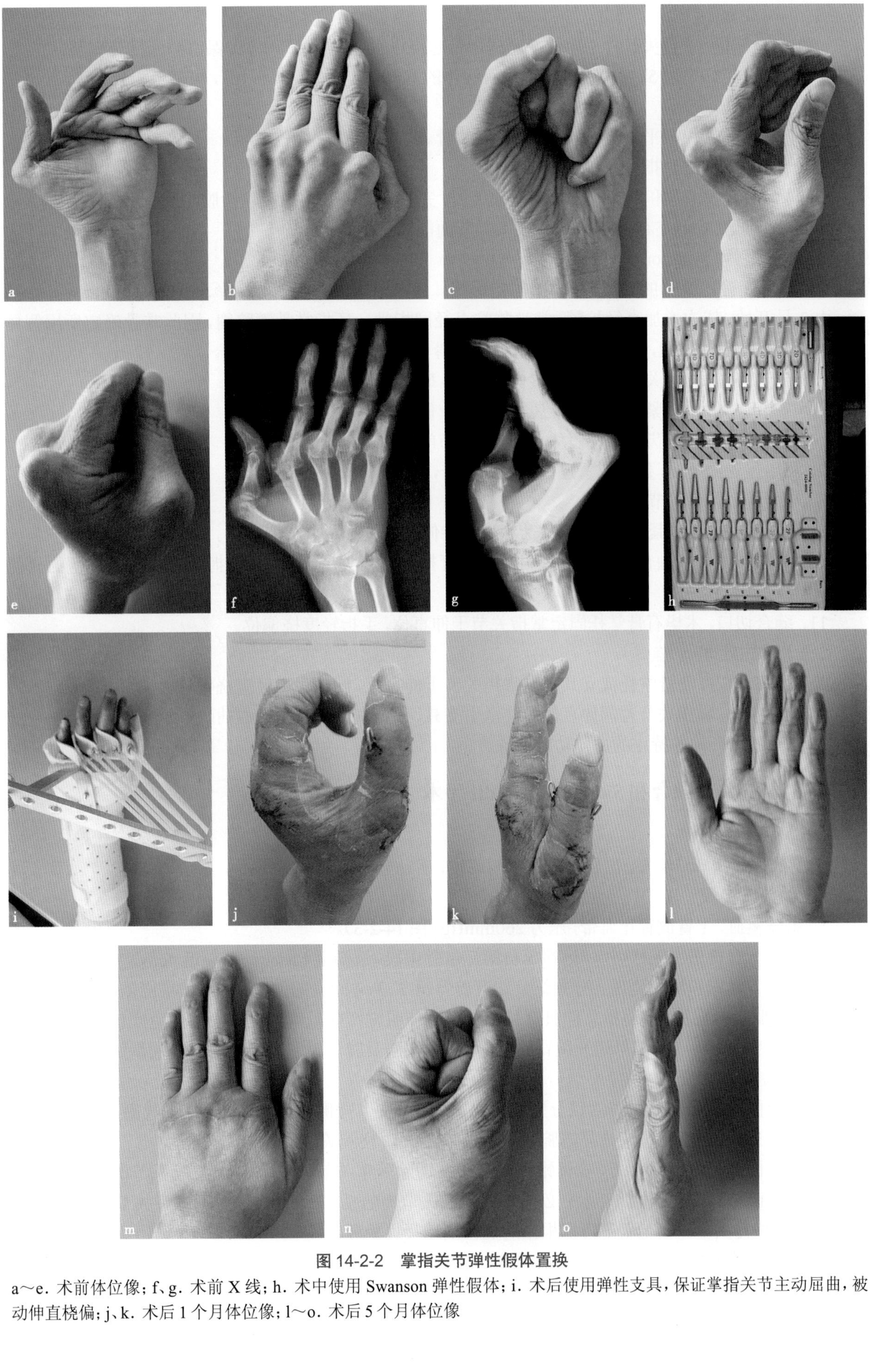

图 14-2-2　掌指关节弹性假体置换

a～e. 术前体位像；f、g. 术前 X 线；h. 术中使用 Swanson 弹性假体；i. 术后使用弹性支具，保证掌指关节主动屈曲，被动伸直桡偏；j、k. 术后 1 个月体位像；l～o. 术后 5 个月体位像

3. 近端截骨

(1) 截骨部位：掌骨头截骨平面位于侧副韧带起点以远，掌骨头最宽处，保留侧副韧带完整。

(2) 截骨方向：掌倾5°～10°，以防止术后假体的背侧脱位；桡偏5°～10°，纠正手指尺偏。

4. 远端截骨

(1) 截骨部位：仅截平关节面，并切除关节软骨。

(2) 截骨方向：垂直指骨轴线。

5. 截骨后滑膜清理和关节检查　牵开关节时，完整切除关节内的炎症滑膜组织。通常截骨后关节牵开时，关节间隙1cm左右；轴向挤压关节时，骨面能够接触。

6. 放置假体(Swanson弹性假体)

(1) 扩髓：确定手指的轴线，并牢固固定手指。手持开髓器扩髓。示、中、小指从近节指骨开始扩髓，由2号开始，依次增加直径扩髓；掌骨髓腔直径同指骨。环指掌骨髓腔细，因此掌骨确定所用假体的型号，从掌骨开始扩髓，近节指骨髓腔直径同掌骨。

(2) 放置假体试模：关节间隙内放置假体试模，确认假体型号合适。

(3) 安装金属衬垫：紧密的安装金属衬垫，防止假体磨损。

(4) 放置假体：用无齿镊夹持假体，放置于关节间隙内。

7. 利用预置的缝线，加强或重建桡侧侧副韧带，纠正手指尺偏畸形。

8. 牢固缝合背侧关节囊。

9. 伸肌腱中央化　紧缩缝合桡侧矢状束，保持伸肌腱位于关节背侧中央。

10. 拇指掌指关节融合　多数患者同期需要行拇指掌指关节融合，纠正拇指掌指关节固定的屈曲畸形。

11. 缝合切口，术毕石膏掌托固定掌指关节于伸直位，手指轻度桡偏位。

(三) 术后处理

1. 术后2周内，石膏掌托或支具固定掌指关节于伸直位，同时手指轻度桡偏位。

2. 此后4周，掌指关节背侧伸直位弹性牵引支具，保证掌指关节主动屈曲，被动伸直桡偏。

3. 术后6周开始非持重的屈伸功能锻炼。

二、全腕关节融合和Sauve-Kapandji手术

(一) 手术指征

腕关节疼痛和畸形明显，出现腕关节掌侧脱位，活动显著受限。

(二) 具体步骤

1. 患肢驱血，上臂放置止血带，压力260mmHg(图14-2-3)。

2. 切口　腕背正中纵行切口，远端起自第三掌骨中段，近端至Lister结节以近4cm。

3. 腕关节显露和滑膜清理　分别纵行切开腕背第2、3、4间室的伸肌支持带，将桡侧腕长、短伸肌腱和拇长伸肌腱牵向桡侧，将指总伸肌腱和示指固有伸肌腱牵向尺侧。位于第4间室底部的骨间背神经于腕关节近端切断。倒T形切开腕背关节囊，显露桡腕及腕中关节。术中将病变的滑膜组织用咬骨钳完整切除。

4. 关节间隙的显露　微型摆锯分别将第二、三腕掌关节背侧的突起、部分月骨背侧极、舟骨近端背侧，以及Lister结节切除，清晰显露腕掌关节、腕中关节、桡腕关节。

5. 关节面的处理　用骨刀、咬骨钳和微型磨钻切除腕掌关节、腕中关节、桡腕关节的关节软骨和软骨下骨，直至显露松质骨面。其中必须要处理的关节面包括：第三腕掌关节、舟头关节、头月关节、桡舟关节和桡月关节。其他关节可以根据病灶范围选择性处理。

6. 关节间隙植骨　取片状髂骨及松质骨分别植入腕掌关节、腕中关节和桡腕关节。

7. 固定　选择腕关节融合专用固定系统，或低切迹的重建钛板或干骺端板。若选择后两者，需要对接骨板进行折弯塑形，保持腕关节背伸10°～15°。掌骨部分3枚2.7mm螺钉固定，头状骨1枚2.7mm

或3.5mm螺钉固定，桡骨远端3～4枚3.5mm螺钉固定。

8. 远侧桡尺关节的显露和滑膜切除　切开腕背第5间室，牵开小指固有伸肌腱。L型切开远侧桡尺关节背侧关节囊，牵开尺骨远端并切除病变滑膜组织。

9. 关节面的处理　切除尺骨头和乙状切迹处的关节软骨和软骨下骨，直至松质骨面。关节间隙中置入髂骨。

10. 固定　两枚平行的克氏针固定远侧桡尺关节，1枚3.5mm无头加压螺钉固定。

11. 透视位置满意后，逐层关闭切口。利用伸肌支持带覆盖接骨板，将指伸肌腱放置于伸肌支持带浅层。留置引流。U形石膏掌背托固定腕关节和前臂于中立位。

（三）术后处理

1. 术后2天即开始手指的屈伸功能锻炼。

2. 石膏或支具固定4～6周后，腕关节开始免持重的屈伸和前臂旋转功能锻炼。

3. 术后3月X线片显示融合端完全愈合后，开始正常使用。

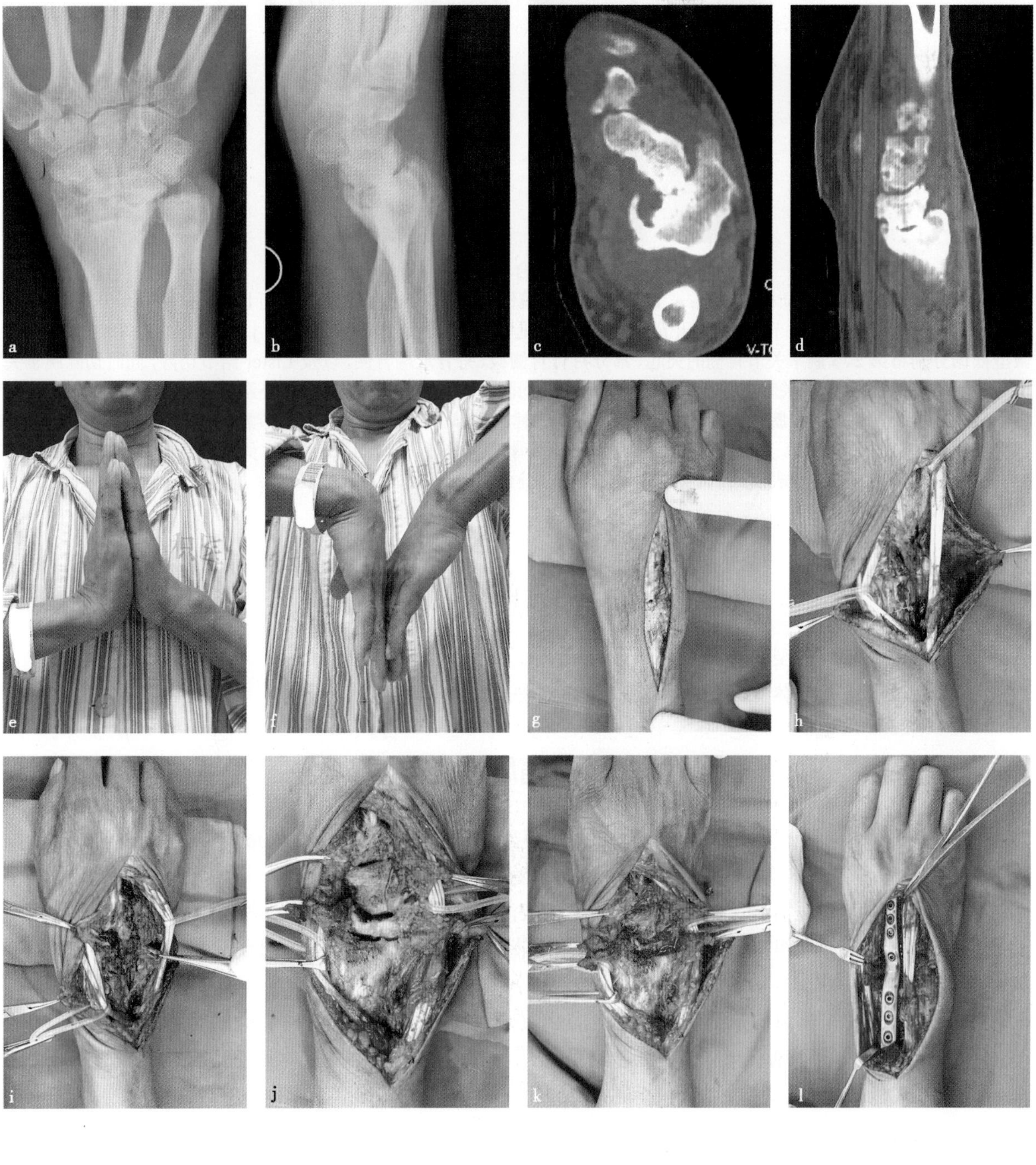

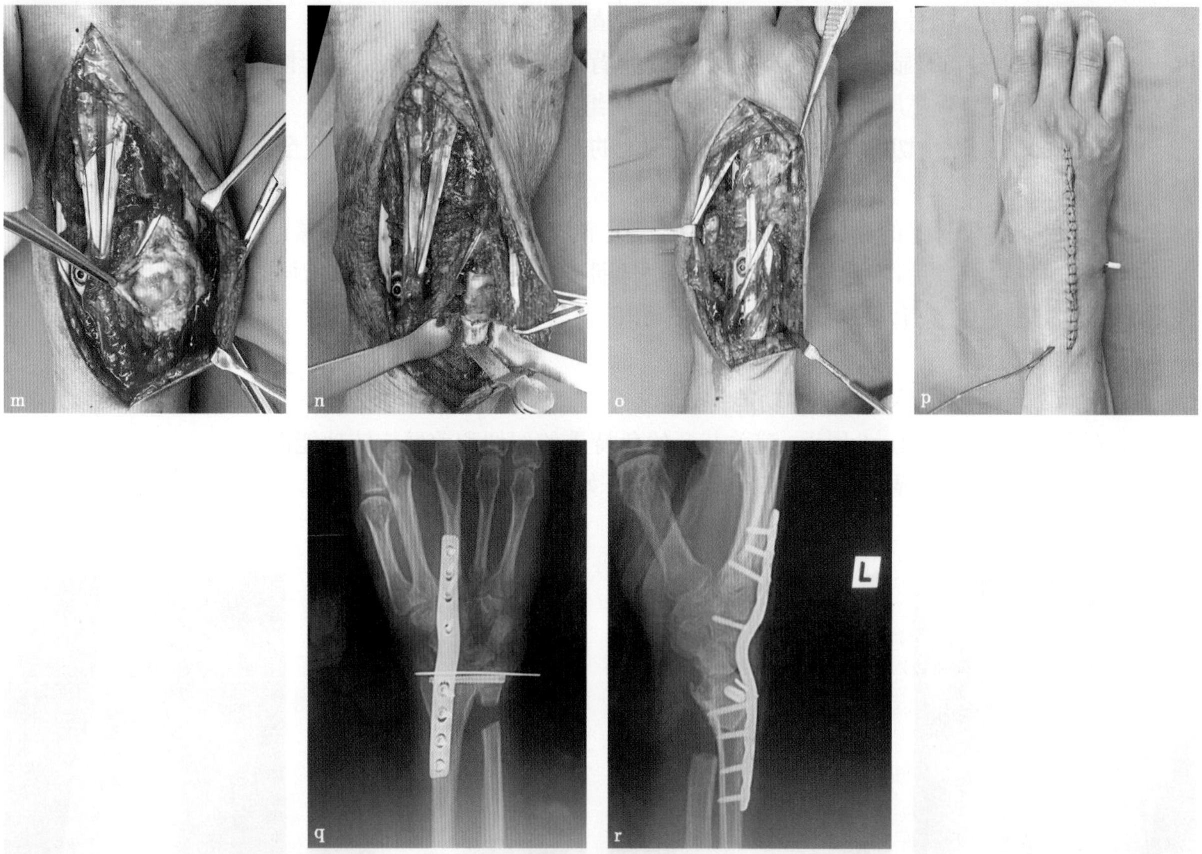

图 14-2-3 全腕关节融合和 Sauve-Kapandji 手术

a～d. 影像学显示腕关节骨质破坏严重；e、f. 腕关节活动范围显著受限；g. 腕背正中纵行切口；h. 分别切开第 2～4 间室，牵开伸肌腱，显露腕背关节囊；i. 切开背侧关节囊，可见腕关节内滑膜组织增生明显；j. 咬骨钳切除炎性滑膜组织，微型摆锯分别将第 2、3 腕掌关节背侧的突起、部分月骨背侧极、舟骨近端背侧，以及 Lister 结节切除，同时切除腕掌关节、腕中关节和桡腕关节的关节软骨和软骨下骨；k. 关节间隙中置入髂骨；l. 腕关节融合系统分别固定第三掌骨、头状骨和桡骨远端；m. 切开第 5 腕背间室，牵开小指固有伸肌腱，切开远侧桡尺关节背侧关节囊，显露尺骨远端；n. 切除乙状切迹和尺骨头的关节软骨，并于尺骨头近端切除 1cm 尺骨，远侧桡尺关节间隙植骨后，无头加压螺钉和克氏针固定；o. 伸肌支持带覆盖于接骨板表面，伸肌腱放置于皮下；p. 缝合切口；q、r. 术后 X 线表现

问 题 分 析

1. 类风湿关节炎典型的临床和影像学表现？
2. 掌指关节弹性假体置换的手术指征和操作要点？

第三节 痛风性关节炎

痛风是人体内嘌呤代谢异常导致的疾患，多见于成年男性，关节是痛风最常累及的部位。患者体内血尿酸增高，早期表现为手、足部小关节肿痛。随着病情进展，血尿酸结晶堆积，可在关节周围出现明显的肿胀和包块。病情严重的患者，局部皮肤破溃，可见白色石灰样或牙膏样物质流出。影像学早期表现为骨质疏松和软组织肿胀。随病情进展关节周围骨质破坏明显，可出现穿凿样破坏，关节间隙狭窄甚至消失。

嘌呤代谢异常是痛风的病因，内科药物治疗效果肯定。手部痛风性关节炎的手术适应证为：①关节内及关节周围大量痛风石堆积，显著影响手部外观和功能；②痛风石体积较大，局部皮肤菲薄或破溃。手术方式包括：病灶清除，以及关节融合或关节成形术等（图 14-3-1、图 14-3-2）。

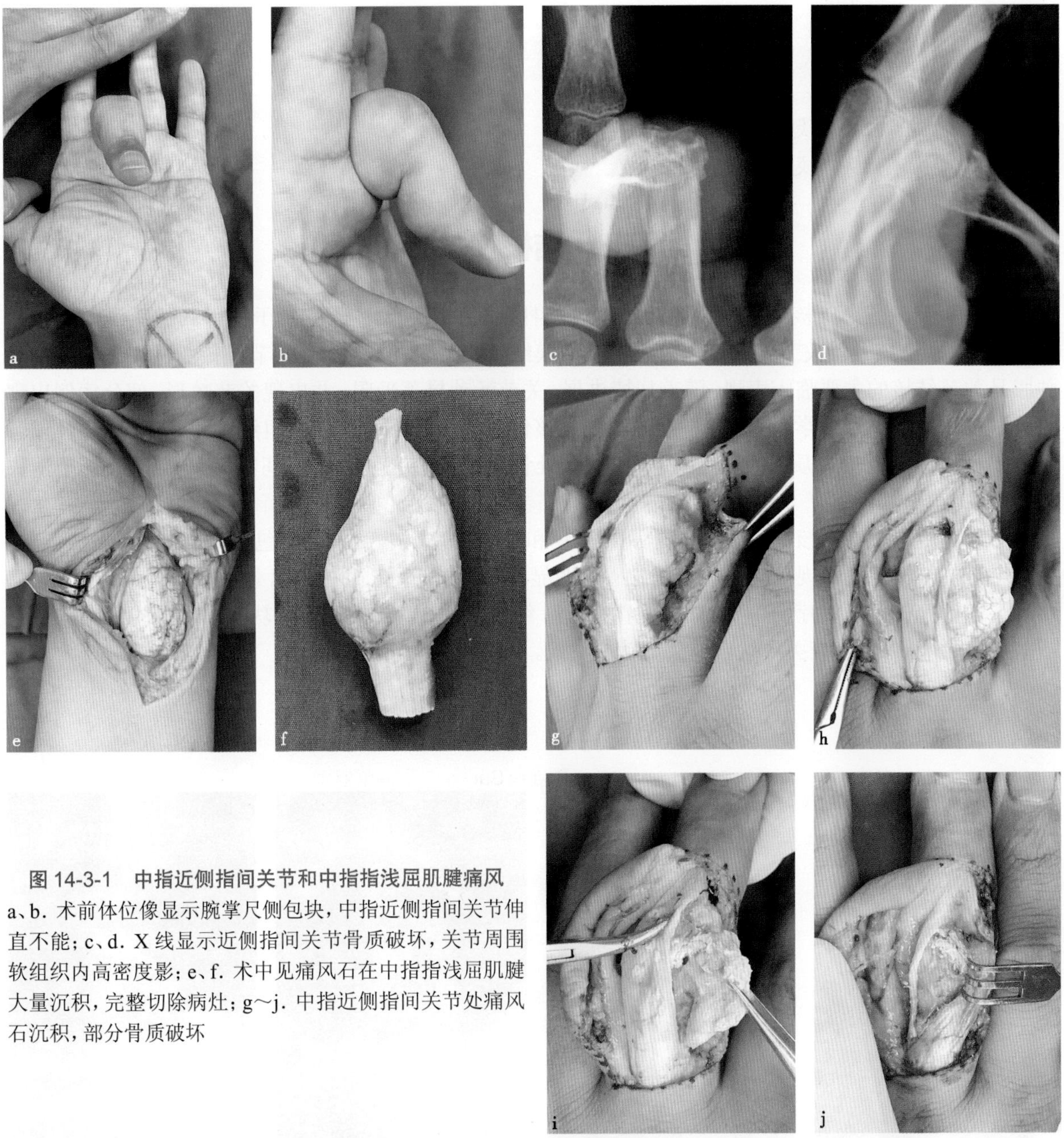

图 14-3-1　中指近侧指间关节和中指指浅屈肌腱痛风
a、b. 术前体位像显示腕掌尺侧包块，中指近侧指间关节伸直不能；c、d. X 线显示近侧指间关节骨质破坏，关节周围软组织内高密度影；e、f. 术中见痛风石在中指指浅屈肌腱大量沉积，完整切除病灶；g～j. 中指近侧指间关节处痛风石沉积，部分骨质破坏

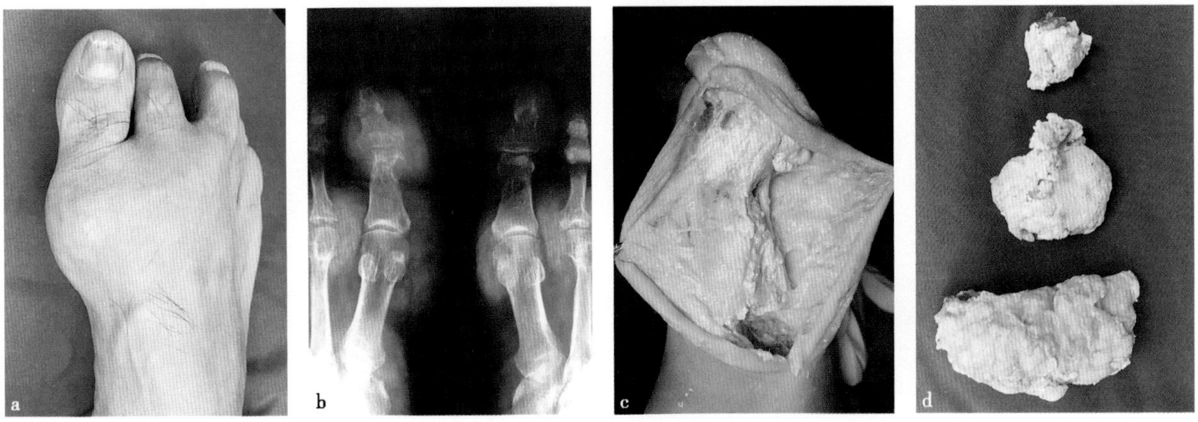

图 14-3-2　足部痛风
a. 足部多发包块，跖趾关节明显；b. X 线显示足踇趾趾间关节和跖趾关节骨质破坏，关节间隙狭窄，关节周围软组织中可见团块状高密度影；c、d. 切除病灶中痛风石

问题分析

1. 手部痛风性关节炎的影像学特点？
2. 手部痛风性关节炎的手术适应证？

第四节 结核性关节炎

手部和腕部关节结核的致病菌多为结核分枝杆菌，并且绝大多数继发于体内其他系统的结核病灶，尤其是肺结核。骨关节结核可以分为单纯滑膜结核、单纯骨结核和全关节结核3种类型。疼痛和肿胀是关节结核的主要临床表现，随着病情进展，关节活动显著受限，并出现关节畸形，部分病例出现脓肿和皮肤窦道。影像学检查中，早期的滑膜结核仅表现为骨质疏松和软组织肿胀。随着病情进展，可以出现明显广泛的骨质破坏，呈虫噬样，病灶处骨质出现透亮区。关节间隙变窄、毛糙、甚至消失（图14-4-1、图14-4-2）。

手部和腕部关节结核的治疗分为非手术治疗和手术治疗。非手术治疗包括局部制动、加强营养，以及全身抗结核药物的规范应用。对于骨破坏明显，死骨、窦道和脓肿形成，以及畸形显著的患者，需要行手术治疗。手术治疗的主要目的是清除病灶，缩短疗程，以及恢复关节功能。常用的手术方法包括病灶清除术，二期植骨关节融合或关节功能重建。

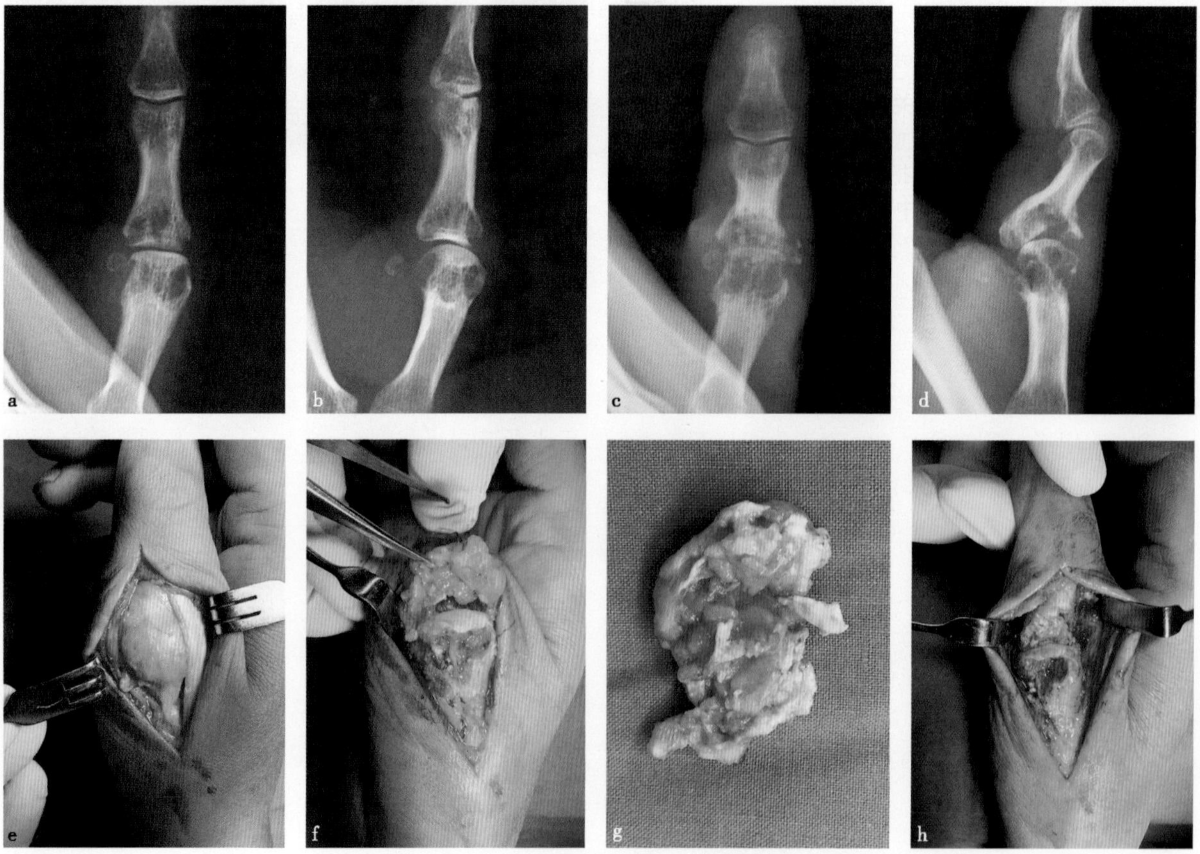

图14-4-1 掌指关节结核性关节炎
a、b. 术前8个月X线，可见关节周围骨质破坏，密度降低；c、d. 术前关节周围骨质进一步破坏、塌陷，关节脱位；e～h. 术中见关节囊和滑膜增生明显，关节软骨和关节周围骨质破坏严重

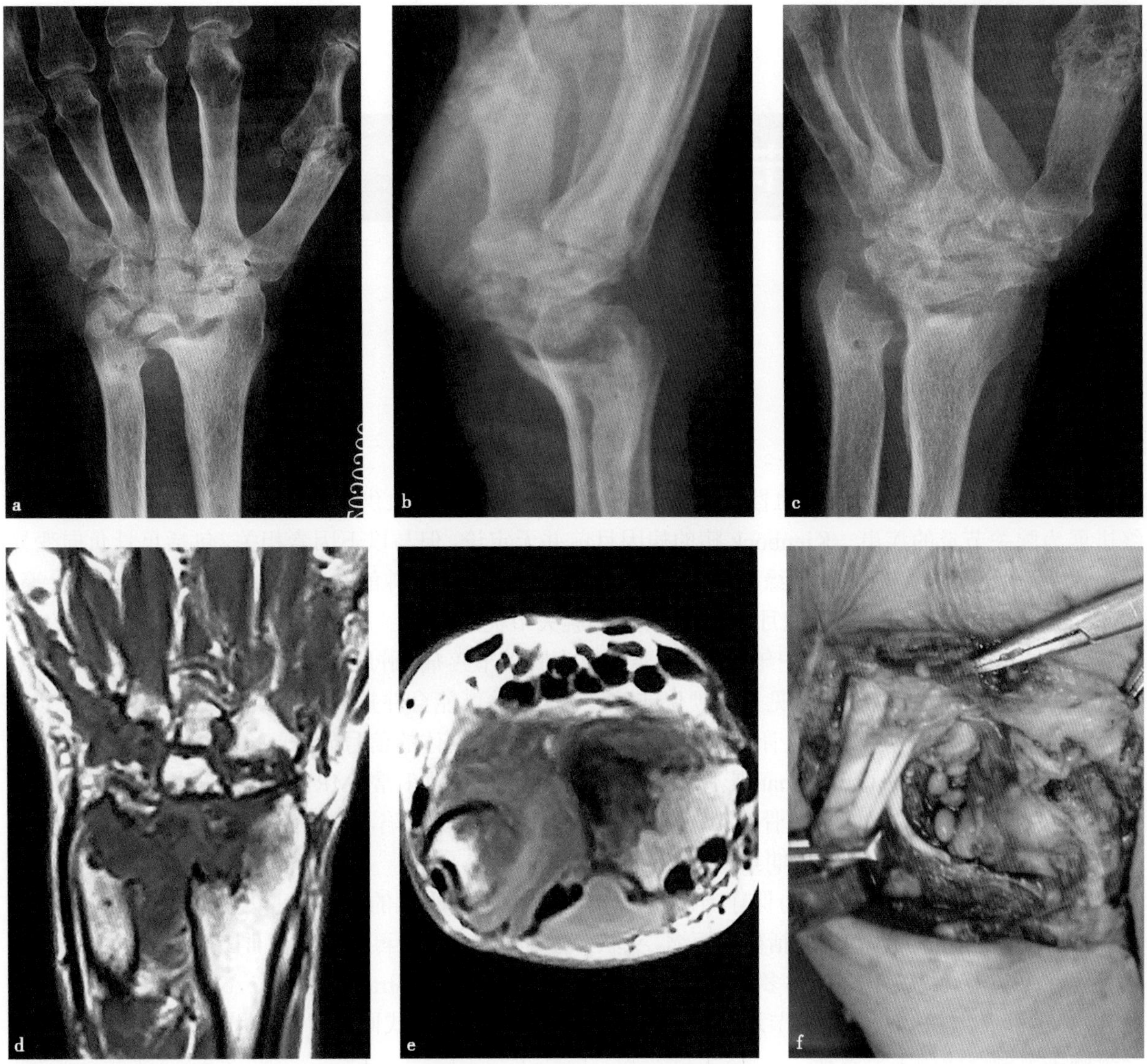

图 14-4-2　腕关节结核性关节炎

a～e. 术前影像学检查显示腕关节周围骨质虫噬状破坏明显，关节间隙消失，腕关节掌侧半脱位；f. 术中见关节内滑膜增生和软骨及骨质破坏明显，可见大量米粒状游离体

术前应当使用非手术治疗，待全身情况改善，血沉基本正常后，积极行手术治疗。术后继续规范联合应用抗结核药物，并进行关节的康复功能训练。对于需要二期手术的患者，最好间隔 3 个月以上，再进行关节融合或重建手术。

问 题 分 析

1. 手部结核性关节炎的影像学特点？
2. 手部结核性关节炎的手术目的和适应证？

第十五章 腕关节疾患

第一节 Kienbock病

Kienbock病也称为月骨缺血性坏死，是由于月骨细微骨折或血供障碍，造成月骨塌陷碎裂，并最终进展为腕关节炎的疾患。Kienbock病的病因目前并无定论，但与以下因素相关，包括尺骨负向变异（尺骨头平面低于桡骨远端掌侧缘）、桡骨远端关节面的形状和倾斜角度、月骨的血供类型和形状等。Kienbock病的自然进程为进行性月骨硬化、碎裂和腕关节炎。

Kienbock病多见于青年和中年患者，主要表现为腕关节疼痛、肿胀和活动受限。查体可见腕背中央部位压痛。影像学中，X线可见月骨硬化或碎裂塌陷，并可能合并舟骨屈曲或骨关节炎表现；CT表现为月骨骨折、硬化、塌陷，以及骨关节炎等；MRI显示月骨整体的信号异常，形态学改变和骨关节炎等。临床上较为常用的是Lichtman影像学分期。Ⅰ期：X线表现正常，MRI显示月骨水肿；Ⅱ期：月骨硬化，但月骨轮廓正常；Ⅲ期：月骨碎裂塌陷，其中ⅢA期为月骨塌陷，但舟月角正常，ⅢB期为月骨塌陷，舟骨屈曲（舟月角>60°）；Ⅳ期：桡腕或腕中关节炎（图15-1-1）。

Kienbock病的治疗可以分为保守治疗和手术治疗。Ⅰ期和Ⅱ期的患者，可以考虑行支具或石膏固定。Ⅱ期和ⅢA期的手术方式包括桡骨短缩、头状骨短缩，以及月骨再血管化。ⅢB期的手术方式包括月骨切除舟头融合、舟骨、大、小多角骨局限性腕骨融合术（scapho-trapezio-trapezoid arthrodesis，STT融合术）或肌腱团填塞。Ⅳ期关节退变若未累及桡舟关节，治疗方式同Ⅲ期；Ⅳ期若累及桡舟关节，适合全腕关节融合或腕关节置换。

临床应用较多的术式为月骨切除肌腱团填塞和月骨切除舟头融合。从腕关节运动学和生物力学角度而言，月骨切除肌腱团填塞并不是最理想的术式。月骨切除后，舟骨必然会发生屈曲，进而导致桡舟关节磨损退变，但从临床随访结果来看，术后患者中短期疼痛症状改善，并能保留一定的腕关节活动度。因此，月骨切除肌腱团填塞更适用于老年患者或对腕关节力量要求不高的患者。舟头融合能够维持桡舟关节的正常解剖关系，因此更适于年轻患者。

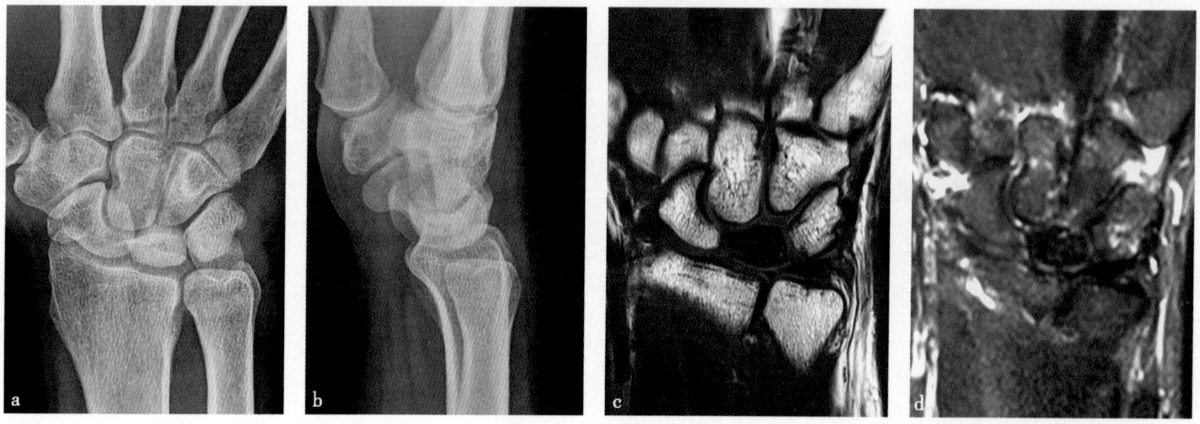

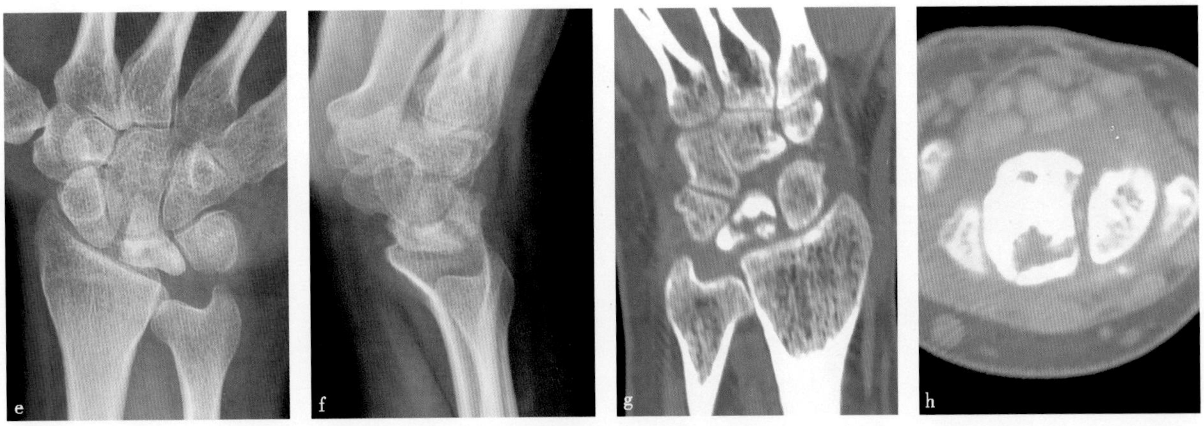

图 15-1-1　Kienbock 病的影像学改变

a. X 线后前位显示月骨塌陷扁平，密度增高；b. 侧位可见舟骨屈曲，舟月角大于 60°；c、d. MRI 显示月骨信号异常；e. X 线后前位显示月骨塌陷扁平，密度增高，尺骨负向变异；f. 侧位显示月骨碎裂塌陷，舟月角大于 60°；g、h. CT 显示月骨碎裂塌陷

手 术 要 点

一、月骨切除舟头融合术

（一）手术指征

Kienbock ⅢB 期和Ⅳ期（仅累及腕中关节病例）。

（二）具体步骤

1. 切口和显露　常规腕关节背侧切口，Berger 入路切开腕背关节囊，显露桡腕和腕中关节（图 15-1-2）。

2. 切除月骨　切开舟月骨间韧带和月三角骨间韧带，完整切除月骨。

3. 复位舟头关节　纠正舟骨屈曲，1 枚克氏针经皮固定舟头关节，透视确认桡舟角为 45°～50°。

4. 处理舟头间隙　咬骨钳、骨刀和磨钻切除舟头关节的软骨和软骨下骨，暴露松质骨面。

5. 置入导针　可以选择 1 枚或 2 枚螺钉固定。经皮垂直舟头间隙置入 1～2 枚导针。

6. 植骨　透视导针位置满意后，拔除临时固定舟头关节的克氏针，保留导针。取对侧髂骨植入舟头间隙。

7. 置入螺钉　拧入 1 枚 3.5mm 无头加压螺钉或 2 枚 2.5mm 无头加压螺钉固定舟头间隙，螺钉长度 22～26mm。

8. 透视位置满意后，逐层缝合，留置引流。拇人字石膏固定。

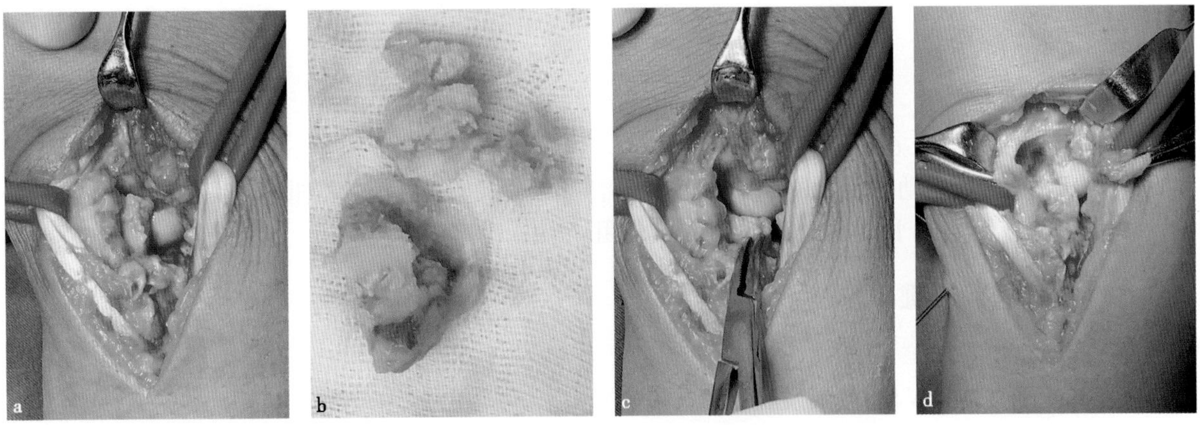

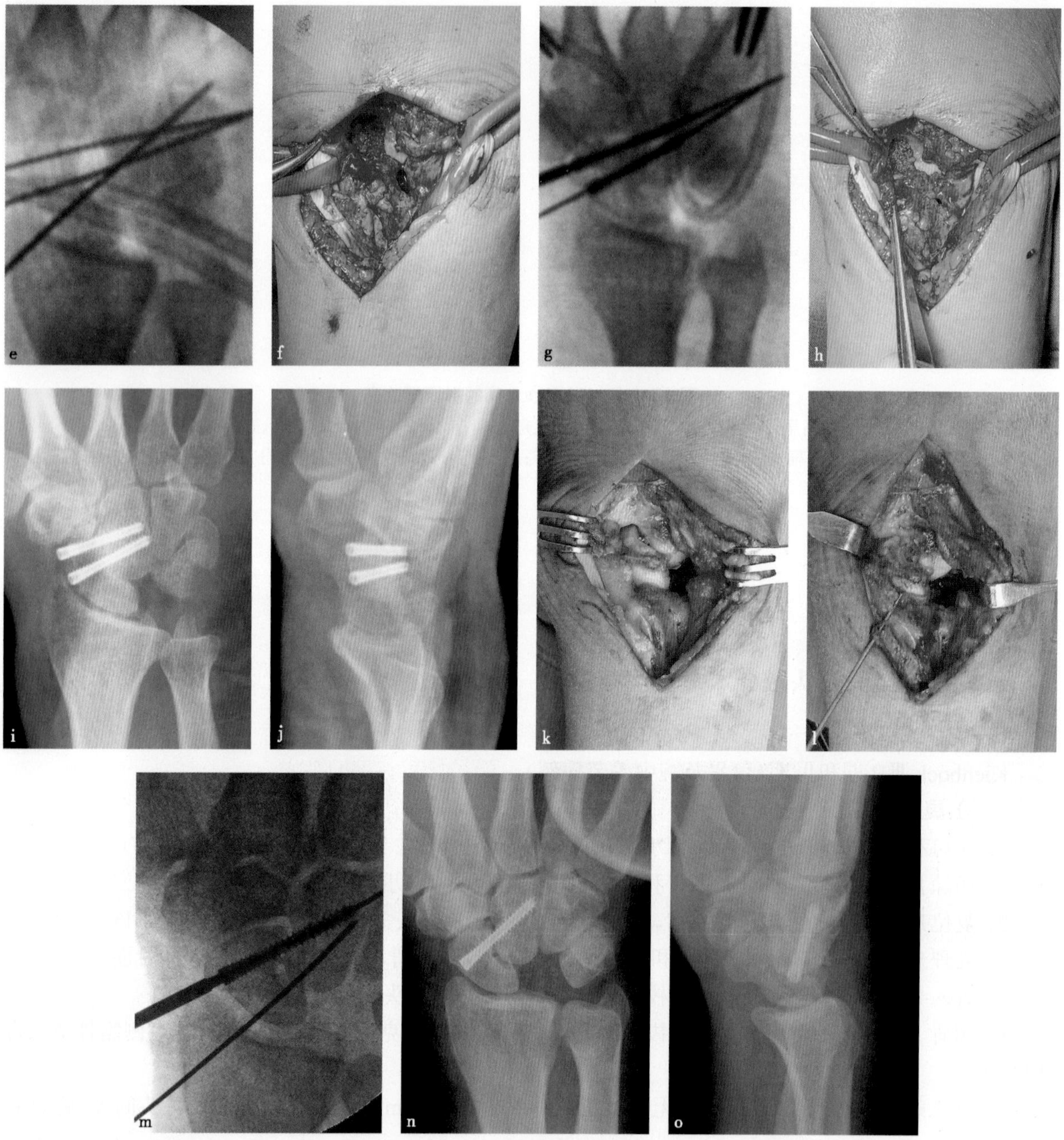

图 15-1-2 月骨切除舟头融合

a、b. 完整切除坏死月骨；c. 纠正舟骨屈曲；d. 克氏针临时固定舟头间隙，切除舟头关节的关节软骨和软骨下骨；e. 经皮置入 2 枚导针，垂直舟头间隙；f. 舟头间隙植骨；g. 置入 2 枚直径 2.5mm 的无头加压螺钉；h～j. 固定术后体位像和 X 线片；k～o. 舟头融合，1 枚直径 3.5mm 的无头加压螺钉固定

（三）术后处理

1. 术后石膏固定 4～6 周。
2. 术后 2 天开始主动的手指屈伸功能锻炼，石膏拆除后开始腕关节非持重功能锻炼。
3. 术后 3 个月，融合骨端愈合后，开始正常使用。

二、月骨切除肌腱团填塞术

（一）手术指征

Kienbock ⅢB 期和Ⅳ期（仅累及腕中关节病例）。

（二）具体步骤

1．切口和显露　常规腕关节背侧切口，Berger入路切开腕背关节囊，显露桡腕和腕中关节（图15-1-3）。

2．切除月骨　切开舟月骨间韧带和月三角骨间韧带，完整切除月骨。

3．肌腱团填塞　将自体或异体肌腱卷为团状，填充入月骨间隙，并将肌腱团与腕关节囊掌侧缝合固定，防止肌腱团移位。

4．逐层关闭切口，放置引流，腕掌侧石膏托固定。

（三）术后处理

1．术后石膏固定4周。

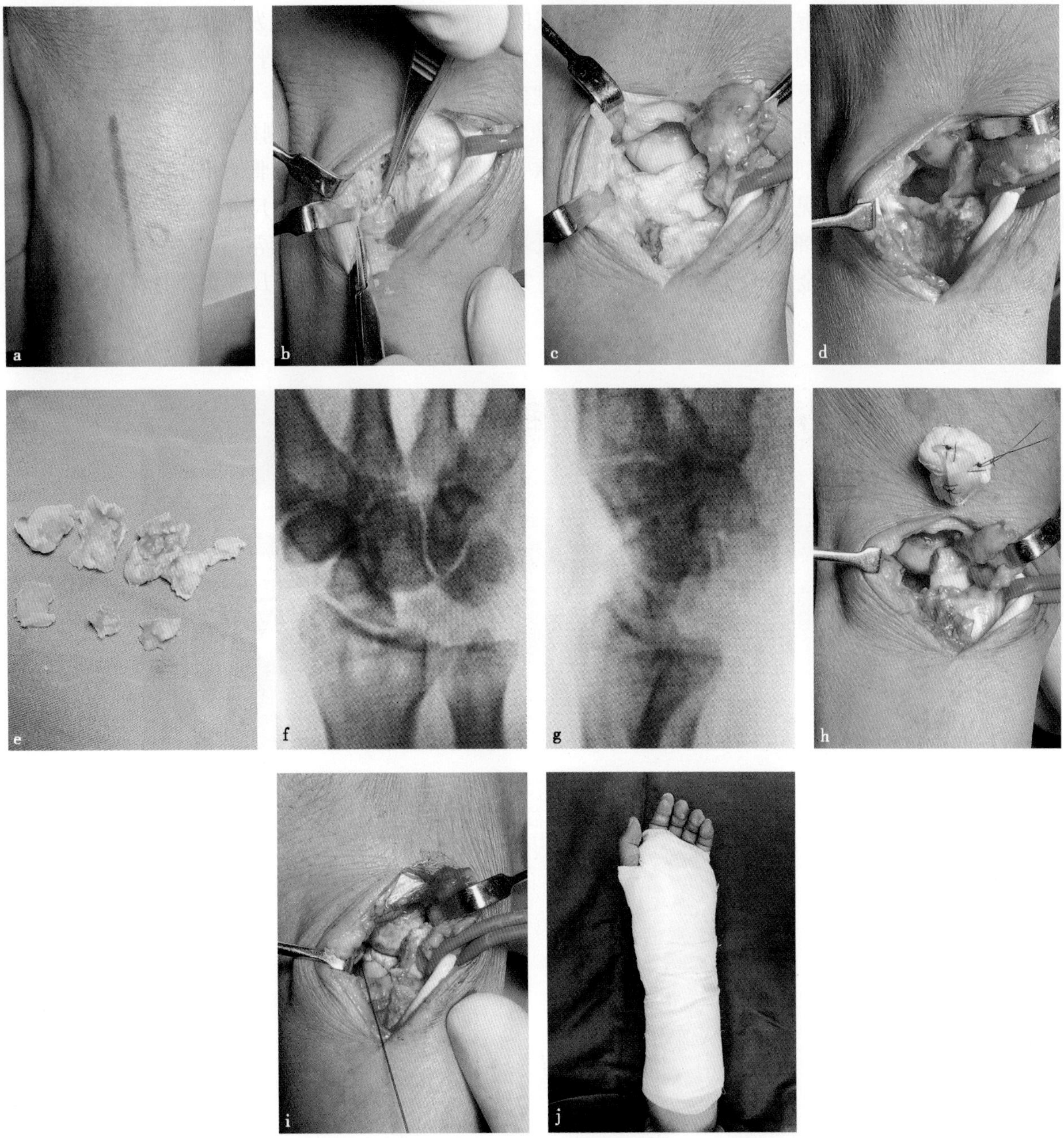

图15-1-3　月骨切除肌腱团填塞

a．腕背常规切口；b．部分切除腕背第4间室深面的骨间背神经；c．Berger入路掀起腕背关节囊瓣；d．完整切除月骨；e．坏死碎裂的月骨块；f、g．术中透视显示月骨完整切除；h．异体肌腱编织肌腱团；i．肌腱团填塞月骨间隙，并与掌侧关节囊缝合固定；j．术毕石膏掌托固定

2. 术后 2 天开始主动进行手指屈伸功能锻炼，石膏拆除后开始腕关节非持重功能锻炼。
3. 术后 3 个月，正常使用。

问 题 分 析

1. Kienbock 病的分期？
2. 舟头融合与肌腱团填塞各自的优缺点和适应证？

第二节　尺腕撞击综合征

尺腕撞击综合征是指尺骨远端撞击腕骨而造成的一种退行性疾患。多数发生于尺骨正向变异的患者，由于尺骨相对较长，因而导致经过尺腕关节的应力增加，造成三角纤维软骨（triangular fibrocartilage，TFC）磨损穿孔、月骨和尺骨头的退行性改变等病理变化。

尺腕撞击综合征诊断主要依靠临床查体和影像学表现。患者主诉腕尺侧疼痛，查体腕尺侧多存在压痛，腕关节尺偏挤压试验阳性。影像学检查中，X 线可见尺骨正向变异（尺骨头平面高于桡骨远端掌侧缘），月骨尺侧近端可见囊性变和软骨下骨硬化。CT 显示月骨尺侧近端和尺骨头的硬化灶和囊性改变。MRI 显示 TFC 中央部损伤或穿孔，月骨尺侧近端和尺骨头局部的信号异常（图 15-2-1）。关节镜是诊断尺腕撞击综合征的金标准，镜下检查能够发现 TFC 中央型损伤或穿孔，尺骨头和月骨的软骨损伤等表现。

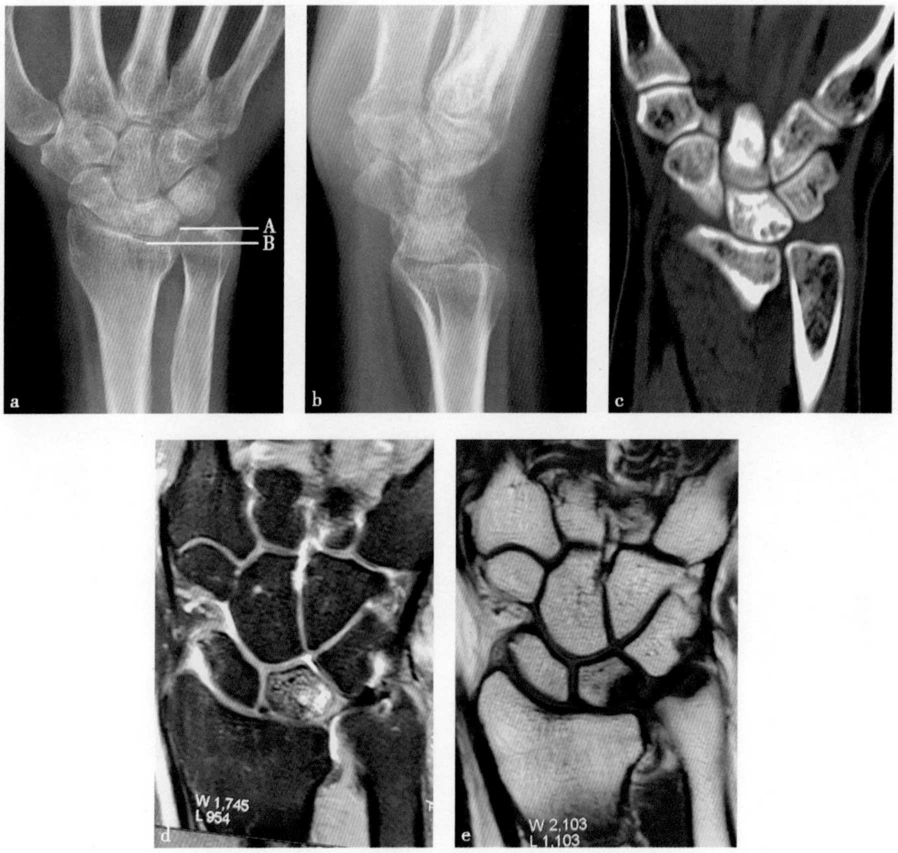

图 15-2-1　尺腕撞击综合征的影像学改变

a. X 线后前位可见尺骨正向变异，标线 A：尺骨头平面，标线 B：桡骨远端掌侧缘，月骨尺侧近端可见硬化和囊性变；b. X 线侧位；c. CT 冠状面可见月骨尺侧近端形成局限性硬化灶和囊性变；d、e. MRI 示月骨尺侧近端信号异常，TFC 中央破损穿孔对于症状明显且保守治疗无效的患者，需要进行手术治疗。手术方式包括关节内手术和关节外手术。关节内最常用的手术方式为关节镜下 TFC 清创和尺骨远端部分切除术（Wafer 术），关节外最常用的手术方式为尺骨短缩截骨术。近年来，随着截骨装置的应用，临床极少发生尺骨截骨端不愈合，因此关节外操作的尺骨短缩截骨术已经成为目前治疗尺腕撞击综合征的主流术式。本节主要介绍尺骨短缩截骨术。

手术要点

（一）手术指征

尺腕撞击综合征合并尺骨正向变异；但 DRUJ 关节面反向成角的患者禁忌。

（二）具体步骤

通常在尺骨短缩截骨前，首先需要关节镜探查桡腕关节，明确诊断。同时，清创破损的 TFC 边缘和月骨与尺骨头的软骨损伤。此后进行尺骨截骨短缩（图 15-2-2）。

1. 体位　上肢外展，前臂旋后位放置于侧方手术台。

2. 切口　前臂远端掌尺侧纵行切口，位于尺侧腕屈肌尺侧 1cm，切口远端起始于尺骨茎突近端 2cm 处，切口长约 10cm。

3. 显露尺骨　尺侧腕伸肌和尺侧腕屈肌之间显露尺骨干，切开骨膜，显露尺骨掌侧，截骨处环形剥离骨膜及骨间膜。

4. 放置接骨板　距离尺骨茎突 2cm 处放置接骨板，持骨器维持接骨板位置并保持接骨板与骨面贴附。先在最远端的 2 个螺孔拧入两枚锁定螺钉。此后，在接骨板近端的滑动孔中，紧贴滑动孔的近端拧入螺钉杆，在接骨板最近端的螺孔中拧入螺钉针。

5. 放置截骨装置　将截骨装置固定于远端第 3 个螺孔，调整滑块至刻度为 1 处，克氏针经截骨装置上的钉孔进一步固定截骨装置，该部位进行第一处截骨。

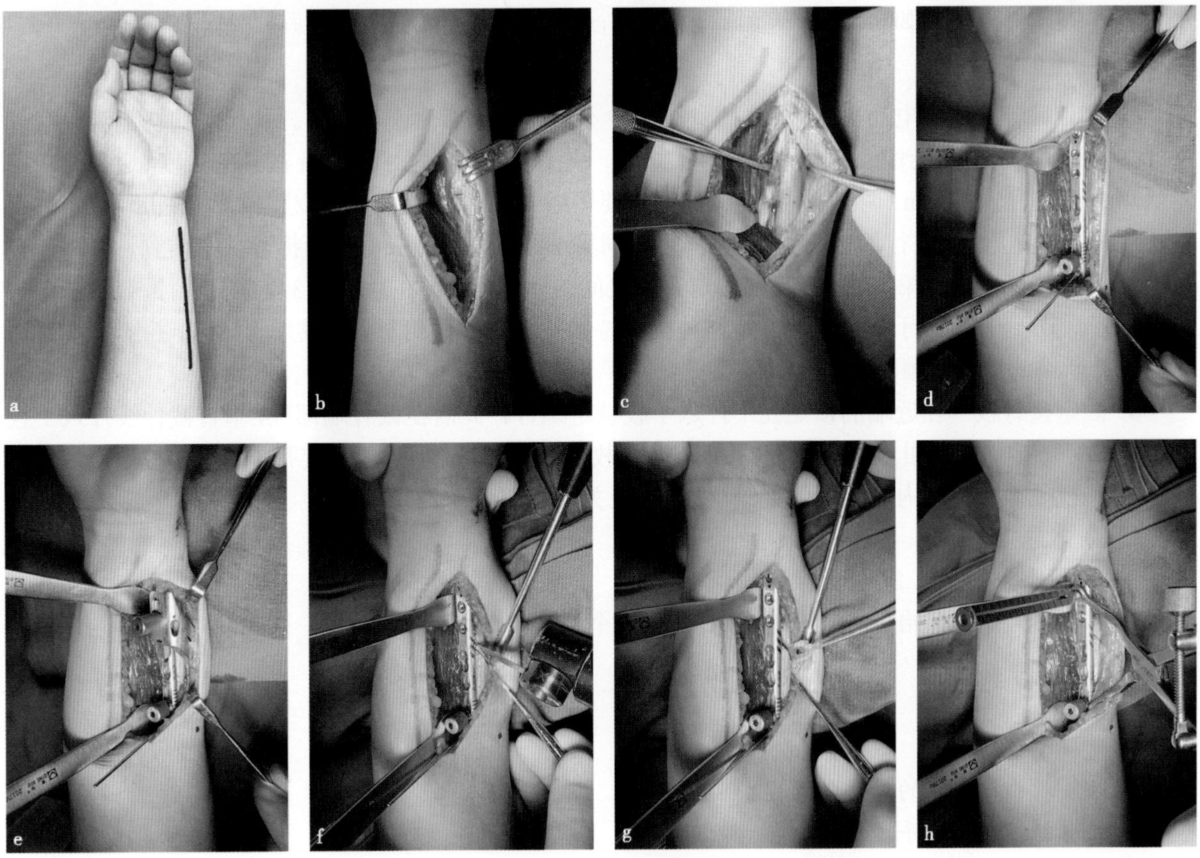

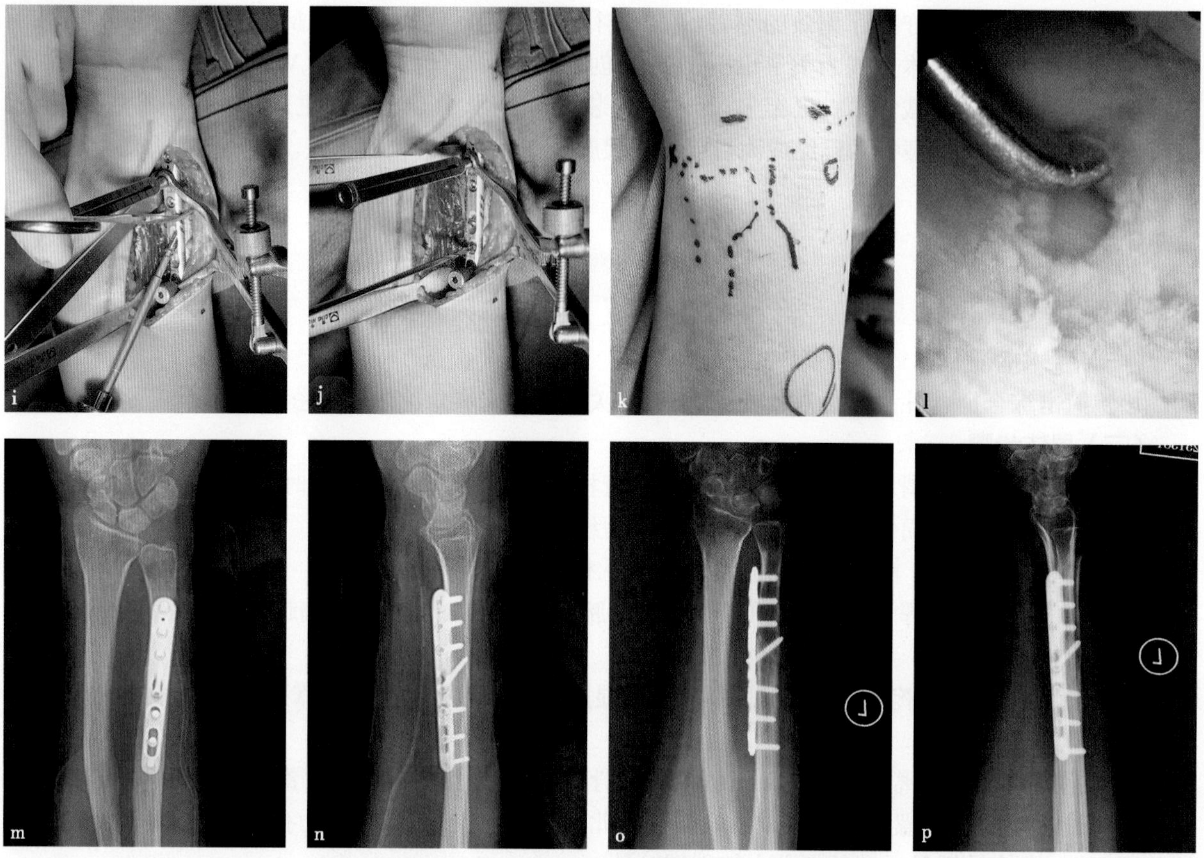

图 15-2-2 尺骨短缩截骨的手术步骤

a. 前臂旋后位放置于桌面，标记线为尺侧腕屈肌腱的体表投影，切口位于该线尺侧 1cm；b. 尺侧腕屈肌和尺侧腕伸肌间隙，显露尺动脉腕上皮支；c. 显露尺骨掌侧面；d. 尺骨掌侧放置截骨板，锁定螺钉并分别固定远端第 1 孔或 1/2 孔，近端螺钉杆和螺钉针固定；e. 安装截骨装置；f. 摆锯分别截断第一和第二截骨部位；g. 取出切除的环形尺骨块；h. 夹持钳短缩尺骨，并临时固定；i、j. 拧入其他螺钉；k、l. 关节镜下清创 TFC；m、n. 术后即刻照片；o、p. 术后 4 个月，截骨端基本愈合

6. 尺骨截骨 利用电动摆锯截骨，截骨过程中不断向截骨部位注水降温。从尺骨的桡侧观察截骨进展，并注意截断紧贴接骨板的尺骨部分。完成第一处截骨后，根据术前设计截骨的长度（通常要求截骨后，尺骨负向变异 1mm）调整滑块位置，例如需要短缩 4mm 时，则将滑块位置放置于刻度 4 处，并用克氏针再次固定滑块，进行第 2 处截骨，操作步骤同第 1 处截骨。完成截骨后拆除截骨装置。

7. 尺骨短缩 取出第 1 处和第 2 处截骨部位之间的环形骨块。在远端第 3 个螺孔中拧入锁定套筒，同时拧松滑动孔中的螺钉杆。利用夹持钳分别夹持锁定套筒和螺钉杆，完成尺骨短缩，并继续维持短缩后尺骨断端的良好接触。

8. 固定接骨板 在近端的锁定孔中拧入 1 枚锁定螺钉。此后在截骨端部位，垂直截骨线拧入 1 枚皮质骨螺钉。拆除夹持钳，于近端滑动孔中拧入 1 枚皮质骨螺钉，于远端锁定孔中拧入 1 枚锁定螺钉。

9. 透视见截骨端和内固定物位置满意后，逐层关闭切口。

（三）术后处理

1. 术后无须外固定，2 周拆线。

2. 术后 2 天即可开始免持重功能锻炼，术后 3 个月正常使用。

问 题 分 析

1. 尺腕撞击综合征的影像学表现？

2. 尺骨短缩截骨的手术步骤？

第三节　第一腕掌关节骨关节炎

第一腕掌关节（carpometacarpal joint，CMJ）是骨关节炎（osteoarthritis，OA）的好发部位，在人群中的发病率为 7%～15%。在绝经后的女性人群中，影像学证实第一腕掌关节 OA 的发病率高达 25%，其中 1/3 存在临床症状。

第一腕掌关节为鞍状关节，第一掌骨基底呈浅窝双凹状，导致关节具有内在的不稳定性，因此必须依赖关节囊韧带的支持以维持其稳定。重要的韧带结构包括：喙状韧带（掌侧前斜韧带）、桡背侧韧带和掌骨间韧带，其中喙状韧带最为重要。

第一腕掌关节 OA 主要表现为拇指基底部位的疼痛和力量减弱，以及拇指的活动度下降，随着病情的进展还将出现腕掌关节脱位，以及拇指掌指关节过伸等畸形。查体时局部存在压痛，第一腕掌关节研磨试验阳性（图 15-3-1）。Eaton 和 Glickel 基于影像学中的骨性改变、关节脱位，以及骨赘的形成进行分期（表 15-3-1）。

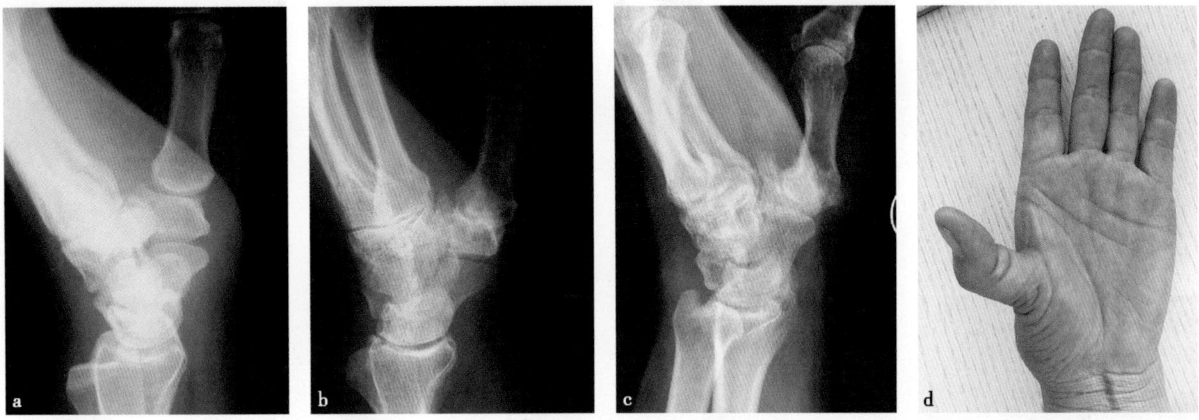

图 15-3-1　第一腕掌关节骨关节炎的临床表现和分期

a. Ⅱ期的影像学改变；b. Ⅲ期影像学改变；c. Ⅳ期影像学改变；d. 典型的临床表现，腕掌关节桡背侧半脱位，第一掌骨内收，掌指关节代偿性过伸

表 15-3-1　Eaton 和 Glickel 基于影像学对第一腕掌关节炎的分期

分期	影像学改变
Ⅰ期	关节间隙正常或轻度增宽；关节面形状正常；关节脱位小于关节面的 1/3
Ⅱ期	关节间隙变窄；关节脱位小于关节面的 1/3；骨赘或游离体的直径小于 2mm
Ⅲ期	关节间隙进一步变窄；出现软骨下骨的硬化及囊性变；骨赘或游离体的直径大于或等于 2mm；关节脱位大于或等于关节面的 1/3
Ⅳ期	除Ⅲ期的表现外，病变累及舟大多角关节、大小多角关节或第二腕掌关节

Ⅰ期患者可以采用保守治疗，急性期口服非甾体抗炎药以及佩戴支具固定。对于Ⅱ～Ⅳ期经保守治疗无效的患者，常需要进行手术治疗来缓解关节疼痛和改善功能。常用的手术方式包括：关节镜下大多角骨部分切除、切开大多角骨切除、韧带重建肌腱团填塞（关节成形术）和腕掌关节融合。韧带重建肌腱团填塞在消除疼痛的同时，既维持了第一掌骨的稳定性，又保留了腕掌关节的活动度，但其重建强度有限，因而适于年龄较大，并且对手部力量要求不高的女性患者。对于相对年轻或重体力劳动者，若无舟骨、大、小多角骨（scapho-trapezio-trapezoid，STT）关节退变，则适合行腕掌关节融合术。本节主要介绍韧带重建肌腱团填塞术和腕掌关节融合术。

手 术 要 点

一、韧带重建肌腱团填塞术

（一）手术指征

Eaton 和 Glickel Ⅱ～Ⅳ期经保守治疗无效的患者。

（二）具体步骤

1. 切口　以第一腕掌关节为中心的背侧弧形切口（图 15-3-2）。

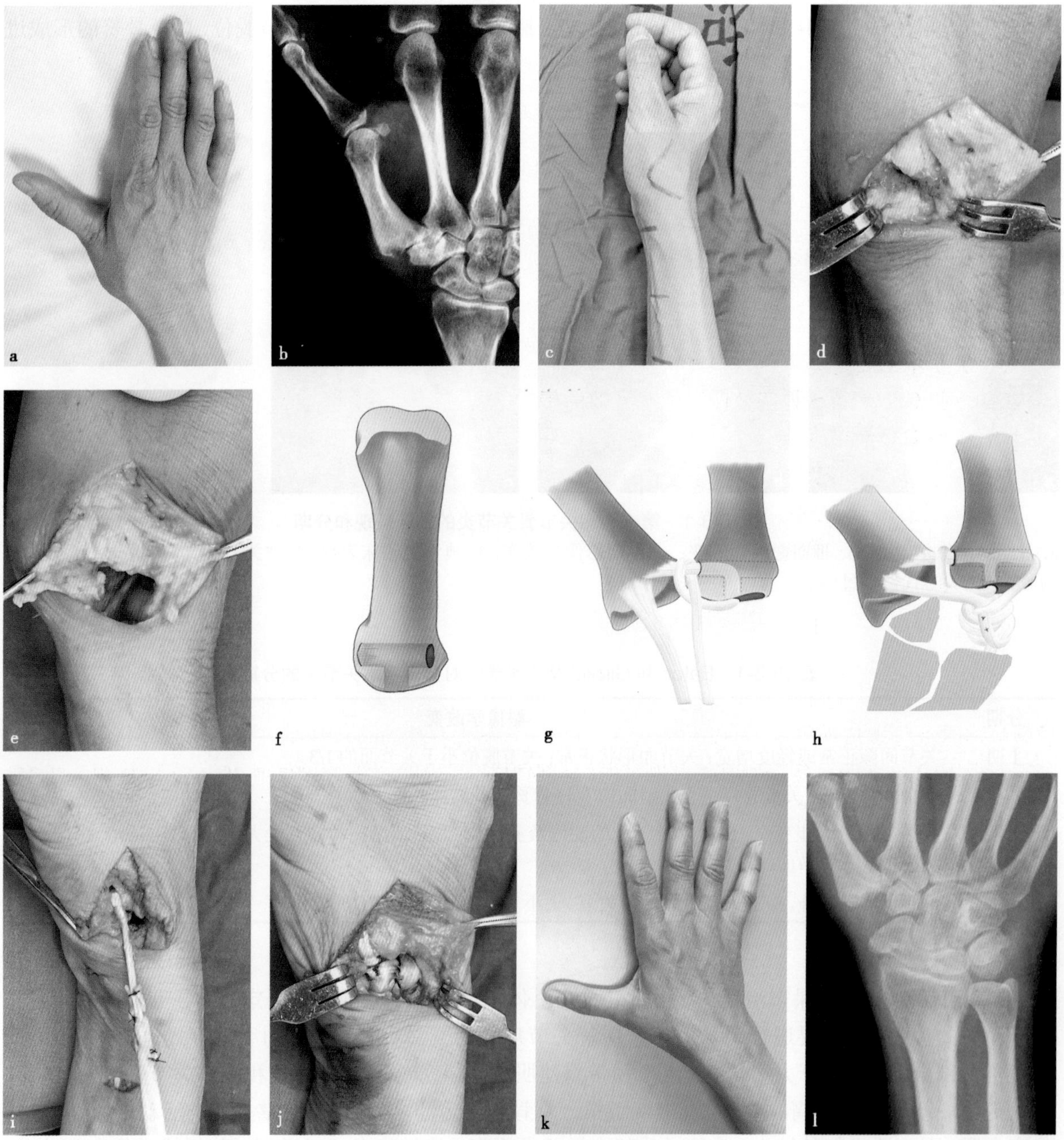

图 15-3-2　韧带重建肌腱团填塞术

a、b. 术前体位像和影像学改变；c. 皮肤切口；d. 切开关节囊，显露腕掌关节；e. 大多角骨完整切除；f～h. 利用桡侧腕屈肌腱桡侧半肌腱束重建喙状韧带；i、j. 异体肌腱填充大多角骨间隙；k、l. 术后 6 个月的体位像和 X 线

2. 显露腕掌关节　保护桡神经浅支，分别向两侧牵开拇短伸肌腱和拇长伸肌腱，游离并向近端牵开桡动脉背侧支，显露第一腕掌关节背侧关节囊。

3. 切除大多角骨　纵行切开关节囊，向两侧锐性剥离软组织，充分暴露第一掌骨基底、大多角骨和舟骨远端。剥离大多角骨周围韧带附着，骨刀和咬骨钳完整切除大多角骨。切除时注意保护掌侧的桡侧腕屈肌腱。

4. 切取桡侧腕屈肌腱的肌腱束　在前臂桡侧腕屈肌腱体表投影处，分别于腕横纹、近端 6cm 和 12cm 做横行皮肤切口。于近端切断桡侧腕屈肌腱桡侧半肌腱束，并从第一腕掌关节背侧切口抽出，将肌腱束游离至第二掌骨基底止点处备用。

5. 韧带重建　第一掌骨基底分别用直径 3.0mm 钻头自桡背侧向掌尺侧钻孔，4.0mm 钻头自掌骨基底正中沿髓腔向远端钻孔，两孔交汇。将桡侧腕屈肌腱桡侧半穿过第一掌骨基底的骨孔，并与自身抽紧攀绕，缝合固定，进行喙状韧带的重建。

6. 肌腱团填塞　剩余的桡侧腕屈肌桡侧半肌腱束缠绕于尺侧半肌腱束，填充于大多角骨间隙；或桡侧半肌腱束与部分异体肌腱编织缝合后，缠绕桡侧腕屈肌腱尺侧半肌腱束，并充填于大多角骨间隙。

7. 逐层缝合关节囊及皮肤，拇人字腕掌托石膏固定。

（三）术后处理

1. 术后拇人字掌侧石膏托固定 2 周，更换为拇人字石膏管型固定 4 周。

2. 术后 6 周开始间断佩戴支具，并逐渐开始进行关节活动度的康复训练。

3. 术后 3 个月内，避免患肢持重和对抗性运动。

二、腕掌关节融合术

（一）手术指征

Eaton 和 Glickel Ⅱ～Ⅲ期经保守治疗无效的患者。

（二）具体步骤

1. 切口　以第一腕掌关节为中心的桡背侧纵行直切口，从第一掌骨中段至桡骨茎突远端（图 15-3-3）。

2. 显露腕掌关节　保护桡神经浅支，分别向两侧牵开拇长展肌腱和拇短伸肌腱，游离并向近端牵开桡动脉背侧支，显露第一腕掌关节背侧关节囊。纵行切开关节囊，向两侧骨膜下锐性剥离，充分暴露第一掌骨基底和大多角骨和舟骨远端。

3. 处理腕掌关节面　切除第一掌骨基底和大多角骨的关节软骨和软骨下骨，暴露松质骨面。将第一腕掌关节摆放于腕掌关节的“标准体位”，确保在该位置骨端的良好接触。术中根据患者骨质和选择的内固定物决定是否进行骨端植骨。若患者的骨质好，并且融合骨端接触充分，则无须植骨；若患者骨质破坏严重或骨质疏松严重，可以考虑取髂骨植骨，以确保骨端的顺利融合。

4. 固定腕掌关节　第一腕掌关节融合的“标准体位”为：腕掌关节掌侧外展 30°～40°，桡侧外展 35° 和旋前 15°。常用的固定方式包括：克氏针、钢丝张力带、T 形接骨板和螺钉、无头加压螺钉等。

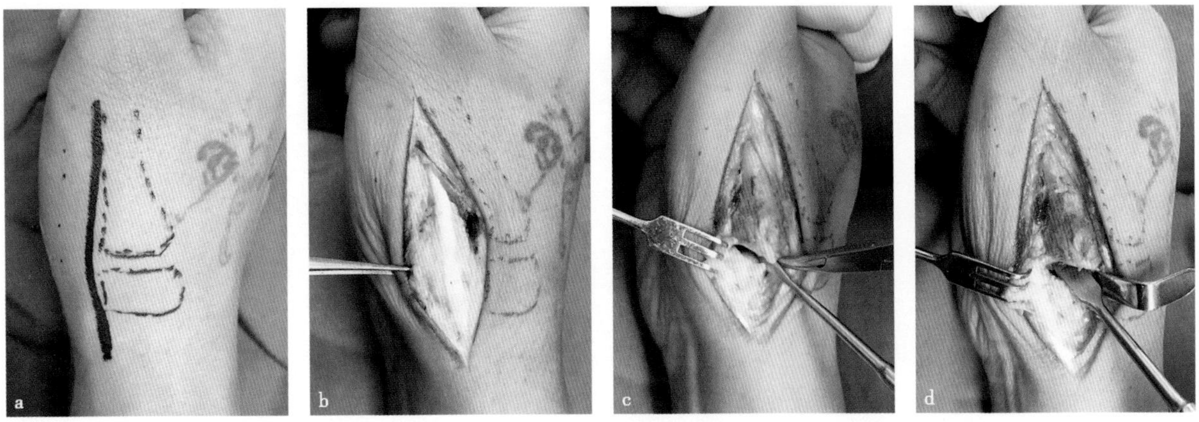

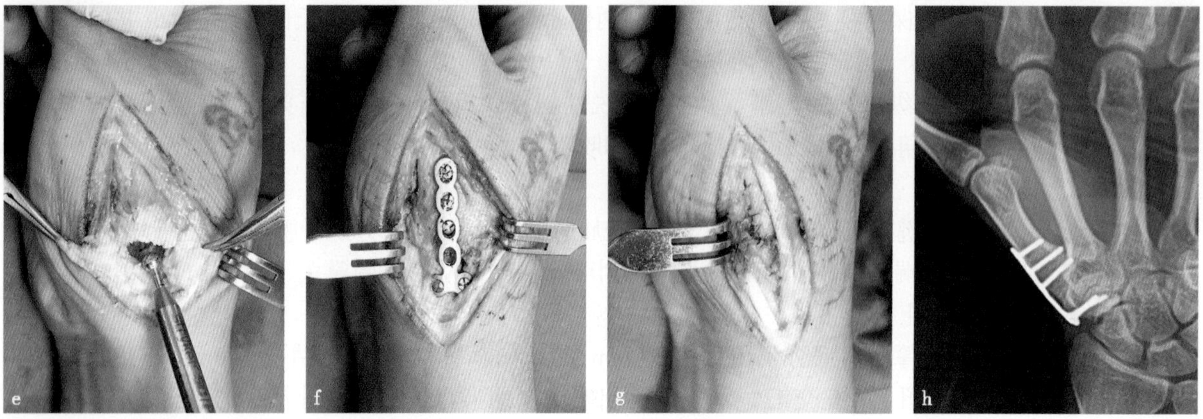

图 15-3-3　腕掌关节融合术

a. 皮肤切口；b. 拇长伸肌腱和拇短伸肌腱间隙显露腕掌关节；c. 切开背侧关节囊，显露第一腕掌关节；d、e. 切除关节软骨和软骨下骨；f～h. 将腕掌关节固定于“标准体位”

5. 术毕透视融合端和内固定物位置满意后，逐层缝合。拇人字石膏掌托固定。

（三）术后处理

1. 术后拇人字掌侧固定 3 周后，开始非持重功能锻炼。

2. 术后 3 个月，X 线明确骨端已经融合牢固后，可以开始正常的使用。

问题分析

1. 第一腕掌关节骨关节炎的分期？

2. 韧带重建肌腱团填塞的适应证和手术步骤？

第四节　腕关节骨关节炎

腕关节骨关节炎多见于舟月骨进行性塌陷（scapho-lunate advanced collapse wrist，SLAC 腕）和舟骨骨折不愈合进行性塌陷（SNAC 腕）（图 15-4-1、图 15-4-2）。此外，腕关节骨关节炎还可见于 Kienbock 病、腕关节骨折脱位等疾患和外伤。

SLAC 腕和 SNAC 腕的病理过程类似，共分为四期：Ⅰ期骨关节炎主要累及桡舟关节的远端水平；Ⅱ期累及整个桡舟关节；Ⅲ期累及腕中关节；Ⅳ期骨关节炎累及桡月关节。

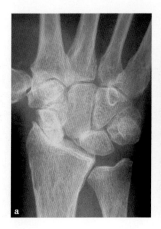

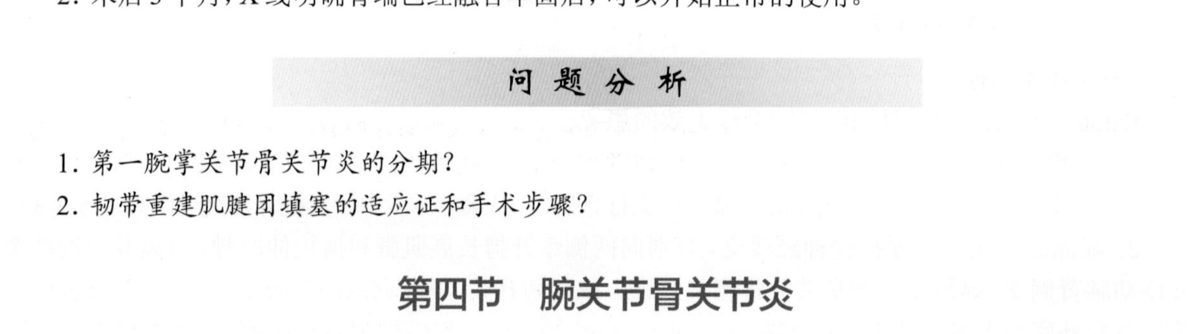

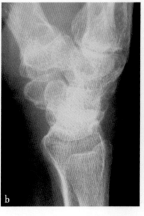

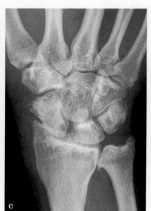

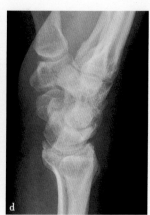

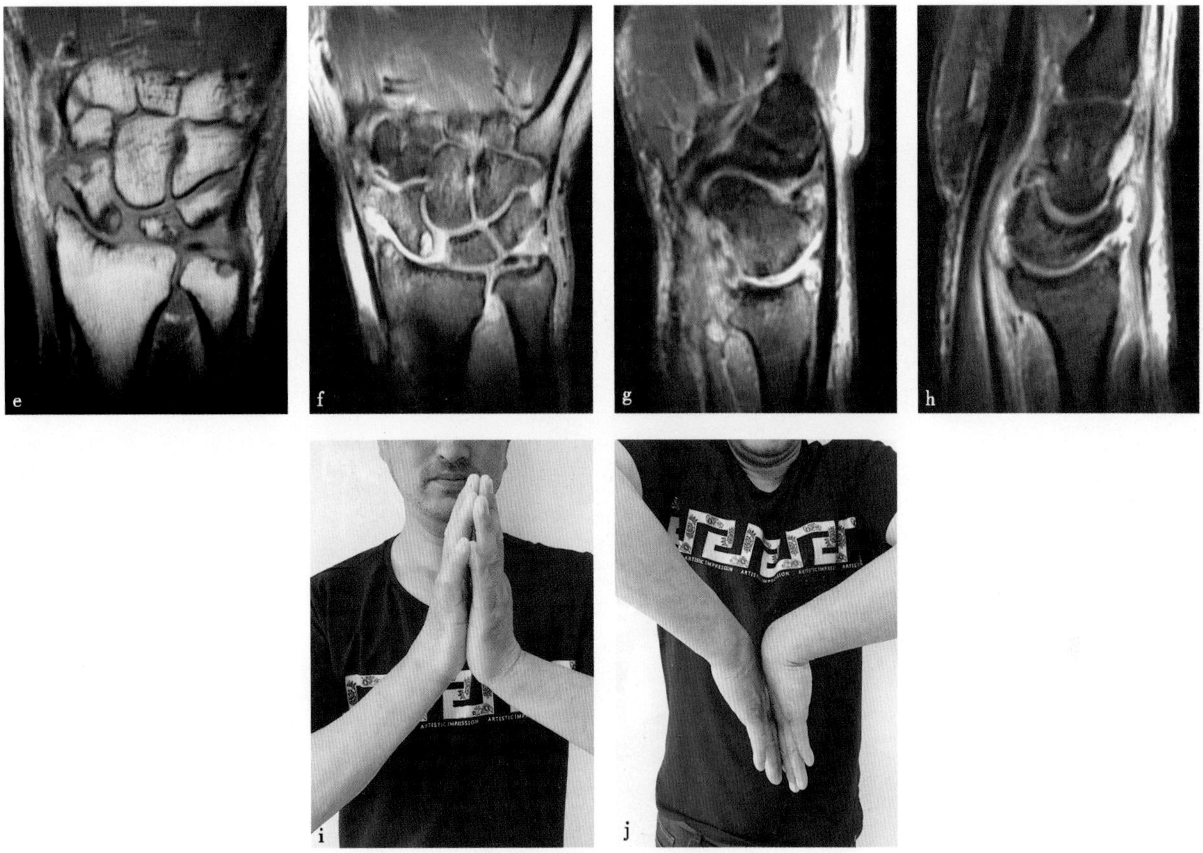

图 15-4-1 SLAC 腕骨关节炎

a、b. 舟月分离，桡舟关节和头月关节出现关节间隙变窄和软骨下骨硬化的退变表现；c～j. 患者右腕外伤 8 年，影像学可见舟月间隙增宽，桡舟关节间隙出现关节退变表现，腕关节屈伸受限

腕关节骨关节炎临床上主要表现为腕关节肿胀和疼痛，以及受累部位压痛，腕关节活动度下降。影像学除原发疾患和外伤的表现外，可见受累关节的间隙变窄，软骨下骨硬化，以及囊性变等。

腕关节骨关节炎的手术均为补救性手术，包括腕关节部分融合、全腕关节融合、近排腕骨切除，以及腕关节置换等术式。理论上，Ⅰ期适合桡骨茎突切除、舟骨远端切除；Ⅱ期适合近排腕骨切除，舟骨切除与四角融合；Ⅲ期适合舟骨切除与四角融合；Ⅳ期适合全腕关节融合和全腕关节置换。本节主要介绍四角融合和全腕关节融合。四角融合是指月 - 三角 - 头 - 钩四块腕骨的融合，术后腕部将保留 50%～60% 的活动度。全腕关节融合的范围包括腕掌关节、腕中关节和桡腕关节。

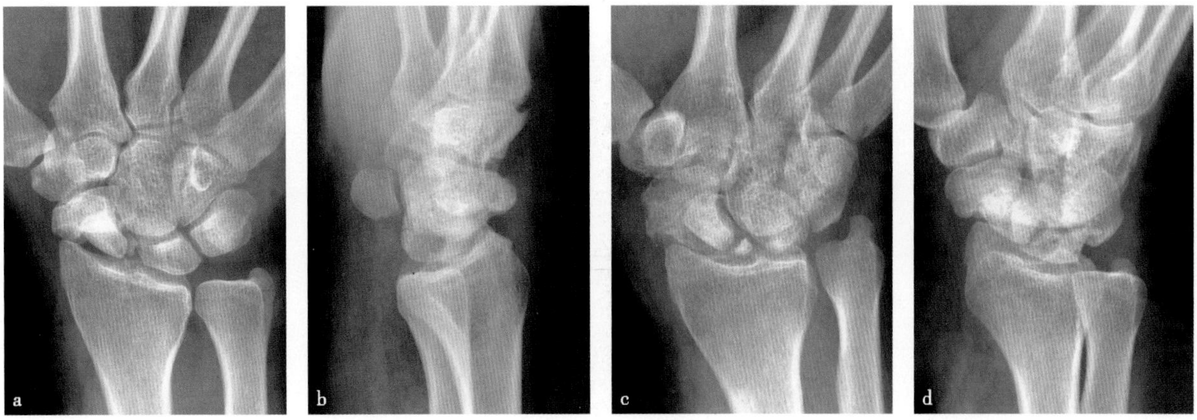

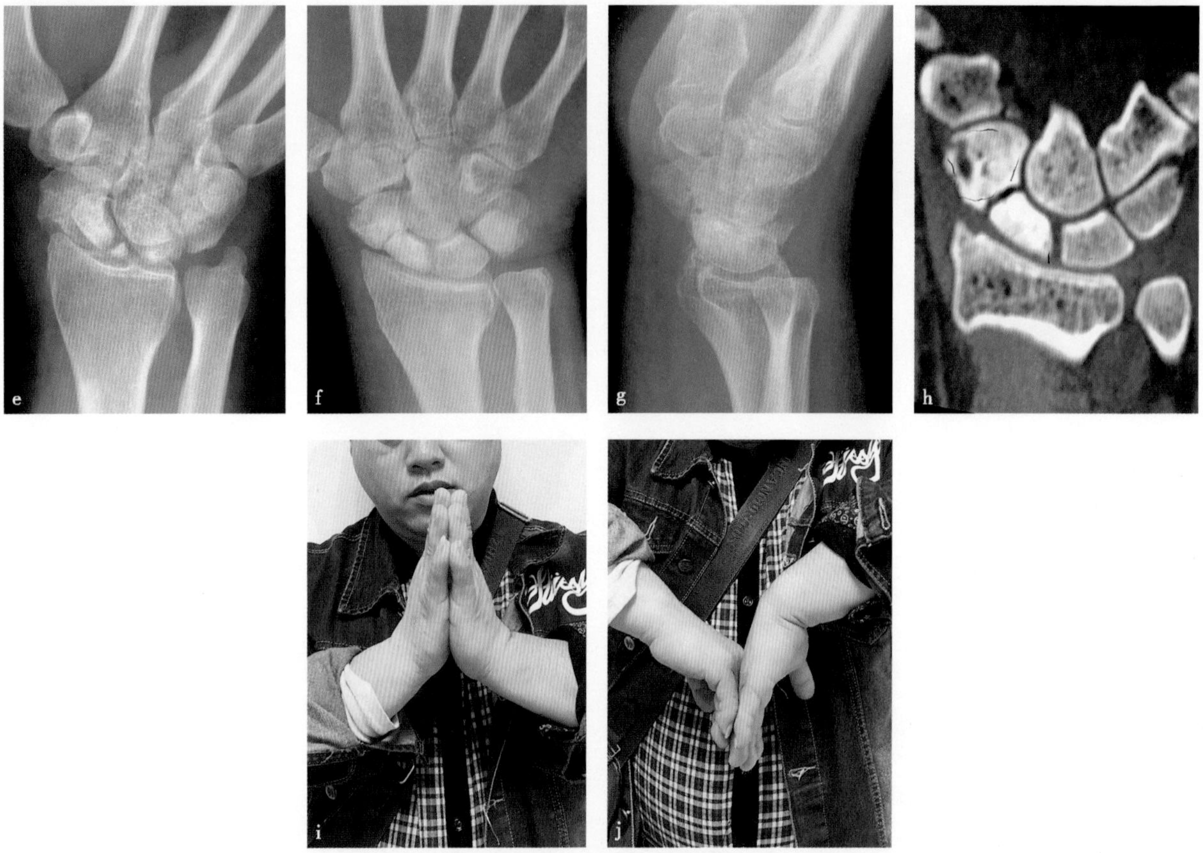

图 15-4-2 SNAC 腕骨关节炎

a～e. 舟骨骨折不愈合 10 年，舟骨近端坏死碎裂，桡舟关节和舟头关节出现关节间隙变窄和软骨下骨硬化的退变表现，月骨 DISI 明显；f～j. 舟骨骨折不愈合 8 年，影像学可见桡舟关节和舟头关节间隙出现退变表现，腕关节屈伸受限

手 术 要 点

一、舟骨切除合并四角融合

（一）手术指征

腕关节骨关节炎Ⅱ期和Ⅲ期。

（二）具体步骤

1. 患肢驱血，上臂放置止血带，压力 260mmHg（图 15-4-3）。

2. 切口　Lister 结节尺侧纵行切口。按照腕背入路显露桡腕关节及腕中关节（详见第十五章第七节“腕关节手术入路”）。

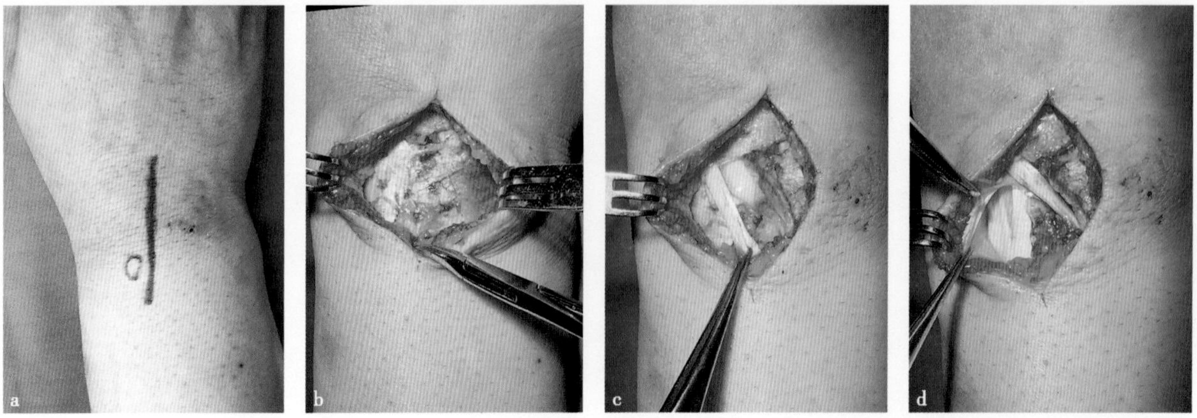

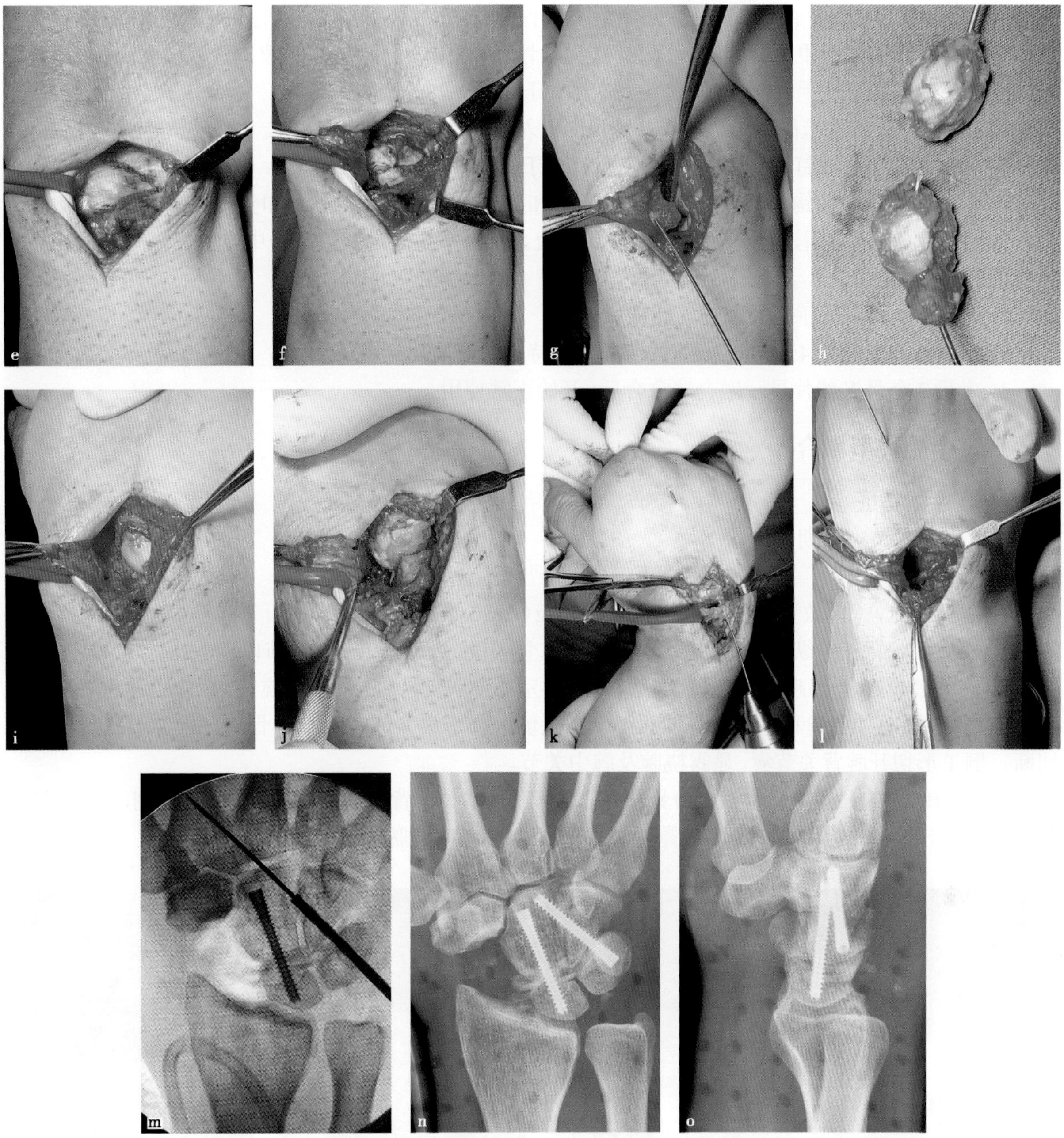

图 15-4-3 舟骨切除与四角融合

a. 腕背纵行切口，标记点为 Lister 结节；b. 显露伸肌支持带；c. 切开腕背第 3 间室，游离拇长伸肌腱；d. 切开第 2 间室，游离桡侧腕长、短伸肌腱；e. 从第 4 间室深面向尺侧剥离，显露腕背关节囊，Berger 入路切开关节囊；f. 从背侧显露腕骨；g. 克氏针把持舟骨；h、i. 完整切除舟骨；j. 切除腕中关节面软骨及软骨下骨；k. 从头状骨近端置入导针；l. 腕中关节植入髂骨，纠正月骨 DISI，导针固定头月间隙；m. 螺钉固定头月间隙后，经皮从三角骨置入导针固定三角 - 钩 - 头间隙，位置满意后，螺钉固定；n、o. 固定完毕的 X 线表现

3. 探查关节面　证实桡月关节无明显骨关节炎改变。

4. 切除舟骨　切开舟月骨间韧带，1.2mm 克氏针作为操纵杆把持舟骨，骨膜起子松解舟骨远端掌侧的韧带和关节囊附着，咬骨钳完整切除舟骨。

5. 腕中关节面的处理　骨刀、咬骨钳和微型磨钻切除腕中关节面的关节软骨和软骨下骨，直至显露松质骨面。

6. 腕骨间关节面的处理　切开月三角和头钩韧带背侧部，切除关节软骨和软骨下骨。

7. 头月关节的植骨和固定　过度屈曲腕关节，从头状骨中点偏尺侧逆行置入导针，经第二、三掌骨基底间，从手背出针。此后，将导针回撤至头状骨面待用。从掌侧推挤月骨，纠正 DISI 畸形。取片状髂骨和松质骨植入腕中关节间隙后，导针从头状骨顺行进针，固定头月间隙。透视位置满意后，直径 3.5mm 无头加压螺钉从手背拧入，固定头月间隙，钉长 22～28mm。

8. 三角 - 钩 - 头关节的固定 经皮从腕尺侧置入导针，固定三角 - 钩 - 头。透视见导针位置满意后，直径 3.5mm 无头加压螺钉固定三角 - 钩 - 头间隙，钉长 24～30mm。

9. 月三角间隙和头钩间隙植骨 将片状髂骨和松质骨分别植入月三角和头钩间隙。

10. 透视位置满意后，逐层关闭切口，留置引流。石膏掌托固定腕关节于中立位。

（三）术后处理

1. 术后 2 天即开始手指的屈伸功能锻炼。

2. 石膏或支具固定 4～6 周后，腕关节开始免持重的屈伸功能锻炼。

3. 术后 3 个月 X 线片显示融合端愈合后，开始正常使用。

二、全腕关节融合

（一）手术指征

腕关节骨关节炎Ⅳ期。

（二）具体步骤

1. 患肢驱血，上臂放置止血带，压力 260mmHg（图 15-4-4）。

2. 切口 腕背正中纵行切口，远端起自第三掌骨中段，近端至 Lister 结节以近 4cm。

3. 腕关节显露 分别纵行切开腕背第 2～4 间室的伸肌支持带，将桡侧腕长、短伸肌腱和拇长伸肌腱牵向桡侧，指总伸肌腱和示指固有伸肌腱牵向尺侧。位于第 4 间室底部的骨间背神经于腕关节近端切断。倒 T 形切开腕背关节囊，显露桡腕及腕中关节。

4. 关节间隙的显露 微型摆锯分别将第二、第三腕掌关节背侧的突起，部分月骨背侧，桡、舟骨近端背侧，以及 Lister 结节切除，清晰显露腕掌关节、腕中关节、桡腕关节。

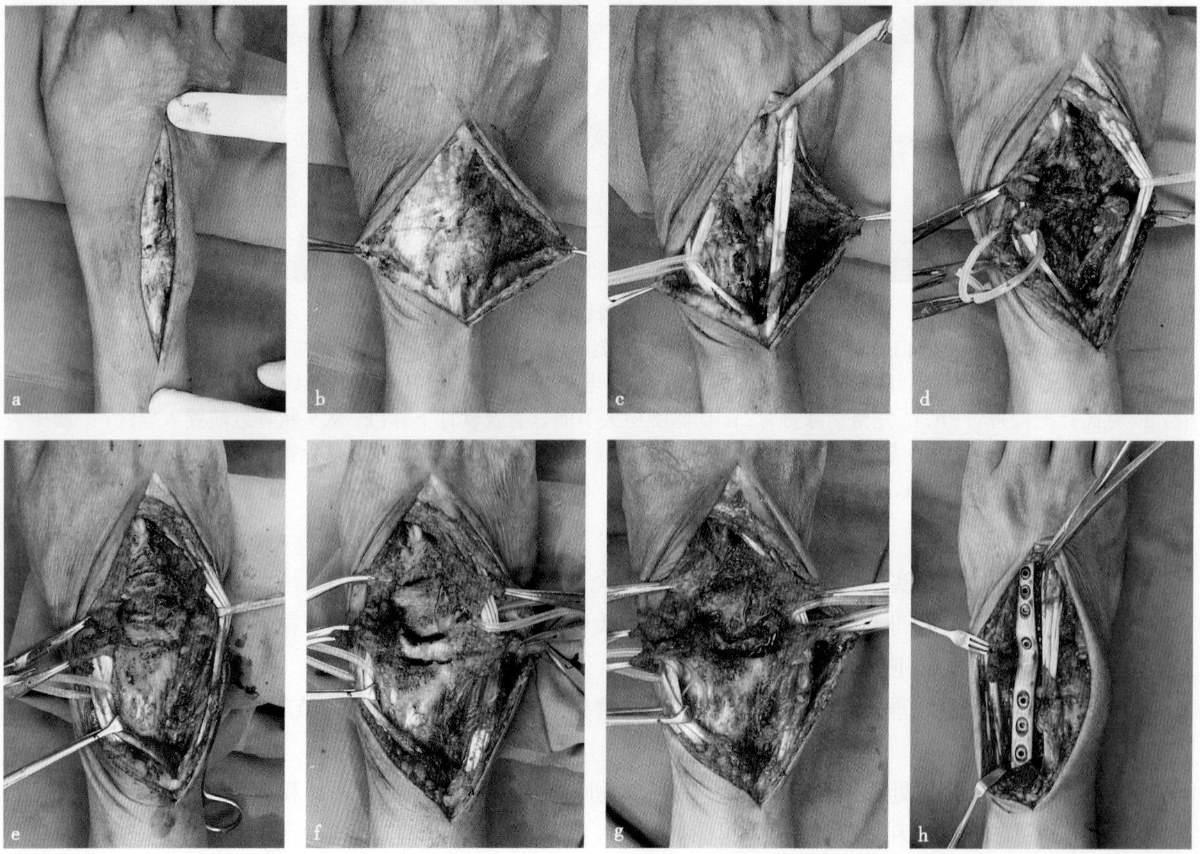

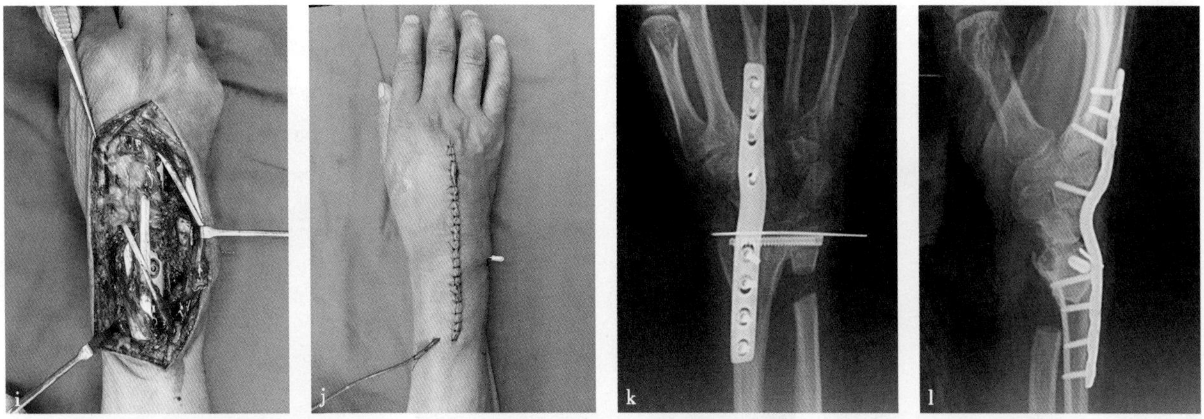

图 15-4-4　全腕关节融合

a. 腕背正中纵行切口；b. 显露伸肌支持带；c. 分别切开第 2～4 间室，牵开伸肌腱，显露关节囊；d. 切开背侧关节囊，显露腕骨；e. 微型摆锯分别将第二、第三腕掌关节背侧的突起，部分月骨背侧，桡、舟骨近端背侧，以及 Lister 结节切除；f. 切除腕掌关节、腕中关节和桡腕关节的关节软骨和软骨下骨；g. 关节间隙中置入髂骨；h. 腕关节融合系统分别固定第三掌骨、头状骨和桡骨远端；i. 伸肌支持带覆盖于接骨板表面，指伸肌腱放置于皮下；j. 缝合切口；k、l. 全腕关节融合术后 X 线表现（该患者同期行 Sauve-Kapandji 手术）

5. 关节面的处理　用骨刀、咬骨钳和微型磨钻切除腕掌关节、腕中关节、桡腕关节的关节软骨和软骨下骨，直至显露松质骨面。其中必须要处理的关节面包括：第三腕掌关节、舟头关节、头月关节、桡舟关节和桡月关节。其他关节可以根据病灶范围选择处理。

6. 关节间隙植骨　取片状髂骨及松质骨分别植入腕掌关节、腕中关节和桡腕关节。

7. 固定　选择腕关节融合专用固定系统，或低切迹的重建板或干骺端板。若选择后两者，需要对接骨板进行折弯塑形，保持腕关节背伸 10°～15°。掌骨部分 3 枚 2.7mm 螺钉固定，头状骨 1 枚 2.7mm 或 3.5mm 螺钉固定，桡骨远端 3～4 枚 3.5mm 螺钉固定。

8. 透视位置满意后，逐层关闭切口。利用伸肌支持带覆盖接骨板，将指伸肌腱放置于伸肌支持带浅层。留置引流。石膏掌托固定腕关节。

（三）术后处理

1. 术后 2 天即开始手指的屈伸功能锻炼。
2. 石膏或支具固定 4～6 周后，腕关节开始免持重的屈伸功能锻炼。
3. 术后 3 个月 X 线片显示融合端完全愈合后，开始正常使用。

问 题 分 析

1. 腕关节骨关节炎的分期？
2. 常用手术方法及适应证？

第五节　远侧桡尺关节骨关节炎

远侧桡尺关节（DRUJ）连接桡、尺骨远端，是前臂旋转结构的核心部分。前臂旋转时，DRUJ 的运动可以简单理解为桡骨远端乙状切迹关节面以尺骨头为轴心进行环转。远侧桡尺关节骨关节炎临床上主要表现为 DRUJ 部位的压痛和前臂旋转功能障碍，前臂旋转可加剧腕部疼痛，关节被动挤压时也能够诱发疼痛症状。DRUJ 骨关节炎早期的 X 线表现通常在关节的近端部分，在尺骨头近端边缘出现骨赘。随着病情进展 X 线后前位可见 DRUJ 关节间隙变窄、软骨下骨硬化、囊性变，以及骨赘等。此外，DRUJ 骨关节炎患者，还常常出现指伸肌腱的磨损断裂（图 15-5-1）。

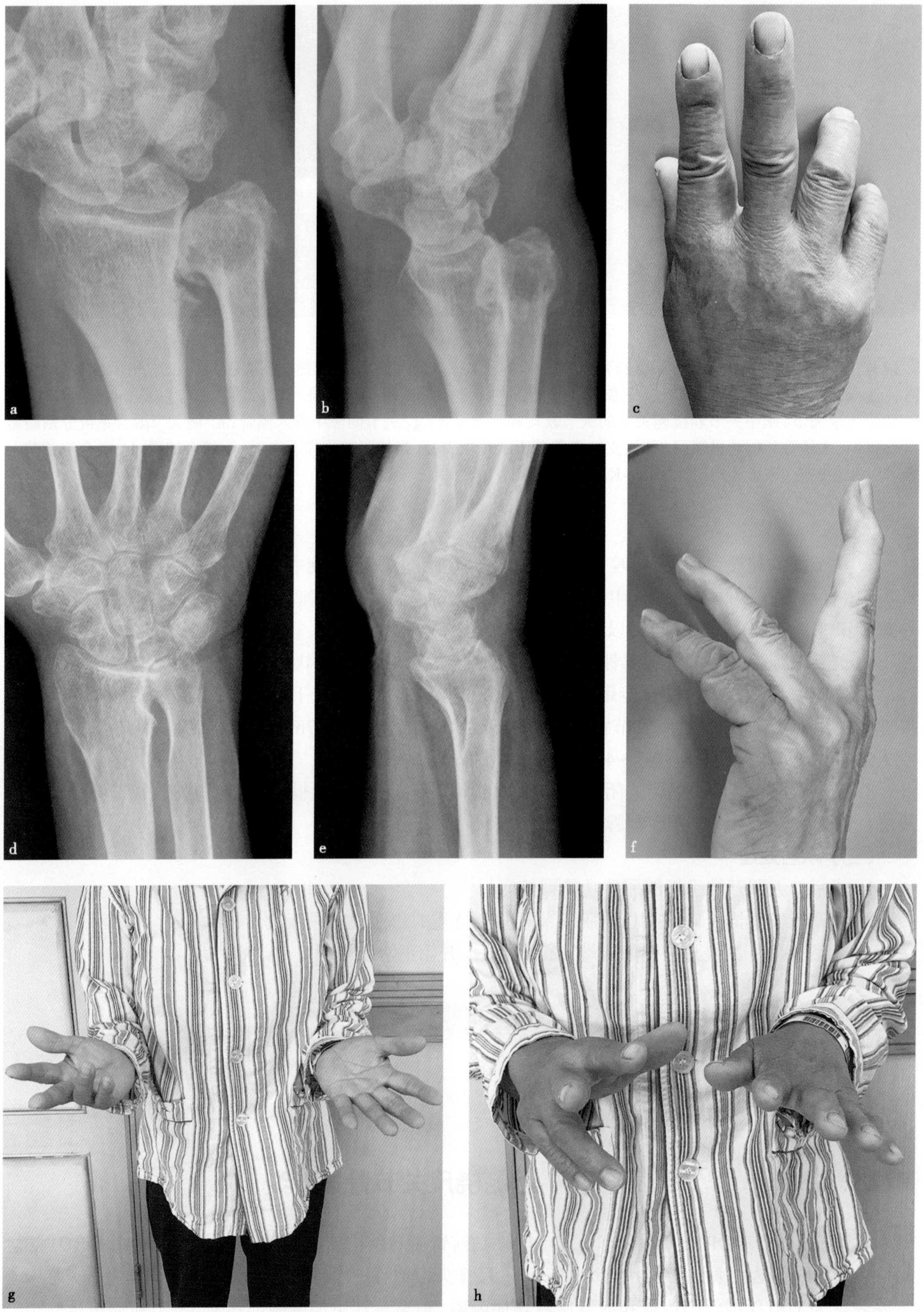

图 15-5-1 远侧桡尺关节骨关节炎的临床特点

a. 后前位显示 DRUJ 关节间隙狭窄，骨赘生成；b. 侧位显示 DRUJ 半脱位；c. 环小指伸肌腱断裂，手指伸直受限；d、e. DRUJ 骨关节炎的影像学表现；f. 环小指伸肌腱断裂；g、h. 前臂旋转功能受限远侧桡尺关节骨关节炎的手术方式包括尺骨头部分切除间置成形术、尺骨远端切除术（Darrach 手术）、远侧桡尺关节融合成形术（Sauve-Kapandji 手术）和 DRUJ 假体置换术。其中，Darrach 手术和 Sauve-Kapandji 手术是临床最常用的术式。Darrach 手术多用于老年患者或对手部力量要求不高的患者，Sauve-Kapandji 手术多用于相对年轻，以及类风湿关节炎的患者。

手术要点

一、Sauve-Kapandji 手术

（一）手术指征

远侧桡尺关节骨关节炎、创伤后关节炎和类风湿关节炎。

（二）具体步骤

1. 切口　前臂旋前放置于手术台，腕背倒 L 形切口，横切口在尺骨头水平，纵切口于桡尺骨之间（图 15-5-2）。

2. 伸肌支持带　掀起皮瓣，显露伸肌支持带。纵行切开第 5 腕背间室，游离并牵开小指固有伸肌腱。

3. 关节囊　倒 L 形切开 DRUJ 背侧关节囊，横切口位于 TFC 近端，纵切口位于 DRUJ 背侧。

4. 处理关节　微型摆锯和磨钻切除尺骨头和乙状切迹的软骨和软骨下骨，暴露松质骨面。

5. 尺骨截骨　于 DRUJ 近端切除 1cm 尺骨。

6. 植骨内固定　取髂骨植入 DRUJ 间隙，1 枚克氏针临时固定 DRUJ 和髂骨块，平行该克氏针，置入 1 枚或 2 枚导针。1 枚直径 4.0mm 或 2 枚 3.5mm 无头加压螺钉固定 DRUJ 及髂骨块。

7. 透视融合端、植骨块和内固定物位置满意后，将小指固有伸肌腱置于皮下，修复伸肌支持带。

8. 术毕前臂掌背侧 U 型石膏固定肘关节和腕关节。

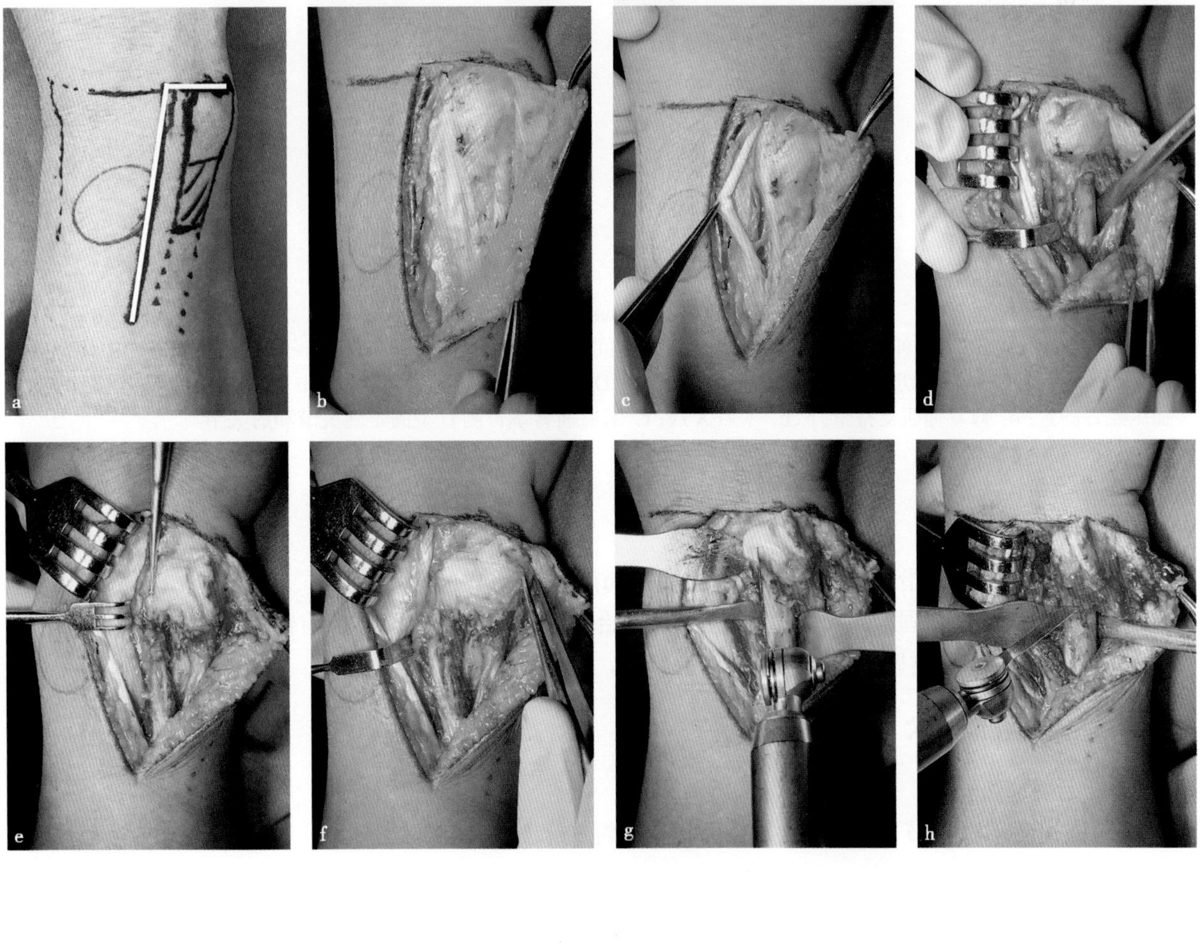

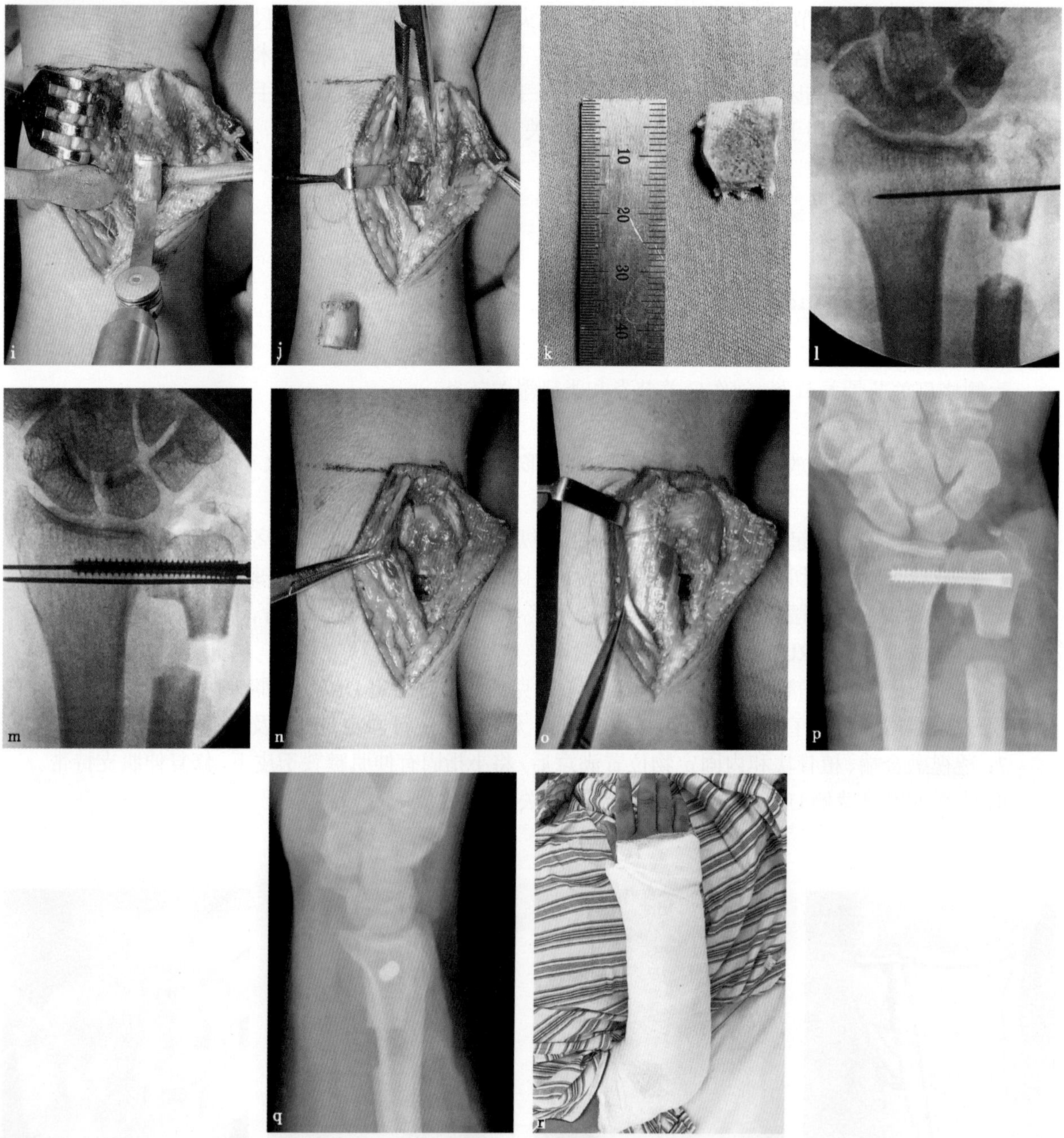

图 15-5-2　Sauve-Kapandji 手术

a. 腕背倒 L 形切口；b. 显露伸肌支持带；c. 纵行切开第 5 间室，游离小指固有伸肌腱；d～f. 倒 L 形切开 DRUJ 背侧关节囊；g. 切除尺骨头和乙状切迹的软骨和软骨下骨；h～j. DRUJ 近端尺骨截骨，切除 1cm 尺骨；k～n. 植入髂骨块，无头加压螺钉固定；o. 修复伸肌支持带；p、q. 术后 X 线；r. 术后前臂掌背侧 U 型固定腕关节和肘关节

（三）术后处理

1. 术后 2 天开始手指的屈伸和肘关节的屈伸功能锻炼。

2. U 形石膏或支具固定 4 周后，拆除石膏，开始非持重的腕关节屈伸和前臂旋转功能锻炼。

3. 术后 3 个月，X 线显示 DRUJ 融合端愈合后，开始正常使用。

二、Darrach 手术

（一）手术指征

远侧桡尺关节骨关节炎、创伤后关节炎和类风湿关节炎。

（二）具体步骤

1. 切口　前臂旋前放置于手术台，若不合并伸肌腱自发断裂，则以尺骨头为中心切取尺背侧纵行切口；若合并伸肌腱断裂，则切口向远、近端适当延长（图 15-5-3）。

2. 伸肌支持带　向两侧掀起皮瓣，显露伸肌支持带。纵行切开第 5 间室，游离并牵开小指固有伸肌腱，显露 DRUJ 背侧关节囊。

3. DRUJ 关节囊　纵行切开 DRUJ 背侧关节囊，显露尺骨头和近端部分尺骨干部。

4. 尺骨头切除　在 DRUJ 近端截骨，切除尺骨远端 2～2.5cm。保留尺骨茎突、TFC 和桡尺远侧韧带的附着部位。

5. 尺骨近端修整　用微型摆锯修整尺骨近端边缘，并在尺骨近端钻孔备用。

6. 尺骨近端动态固定　从近端切开并游离尺侧腕伸肌腱的桡侧半，将桡侧半肌腱束从尺骨断端穿入，从预先钻孔处穿出。肌腱束翻折抽紧，并与自身缝合，将尺骨近端进行动态固定。

7. 缝合 DRUJ 背侧关节囊和尺侧腕伸肌腱鞘管，逐层关闭切口。

8. 前臂掌背侧 U 形石膏固定肘关节和腕关节。

（三）术后处理

1. 术后 2 天开始手指的屈伸和肘关节的屈伸功能锻炼。

2. U 形石膏或支具固定 4 周后，拆除石膏，开始非持重的腕关节屈伸和前臂旋转功能锻炼。

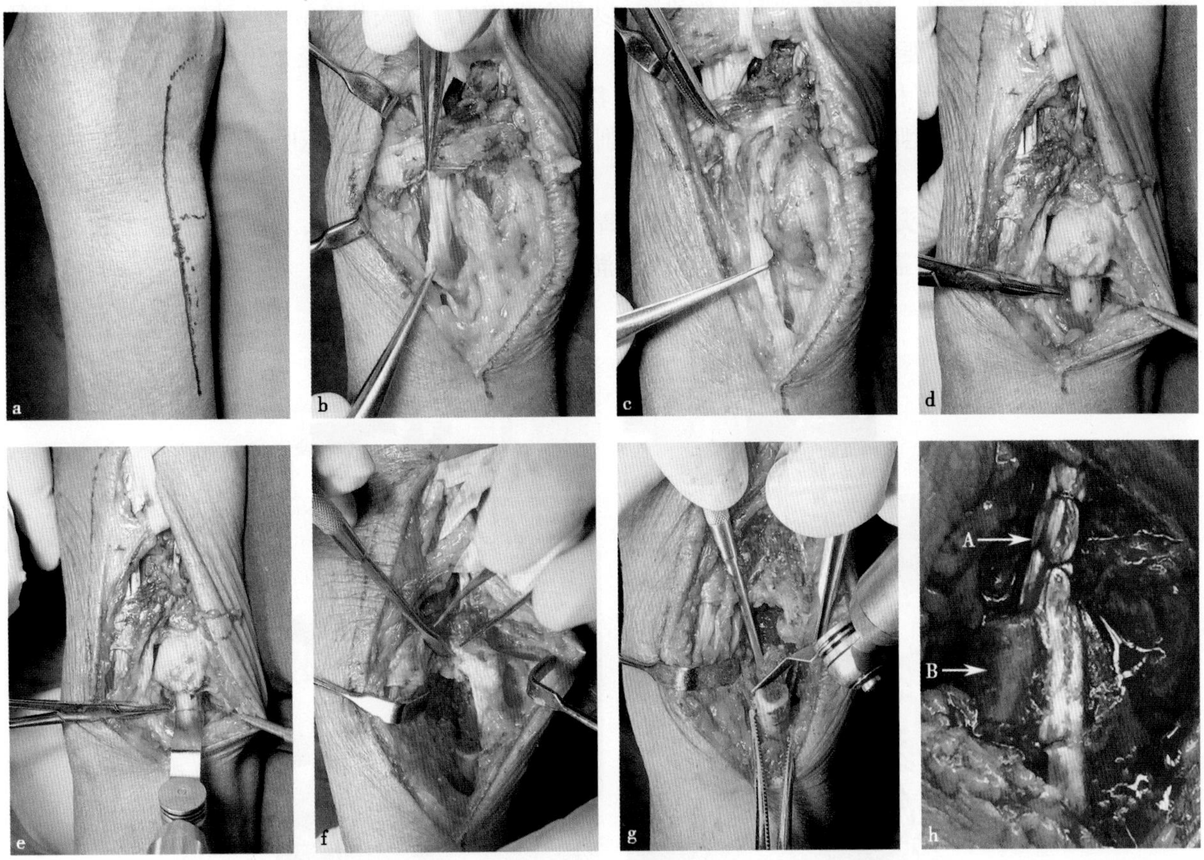

图 15-5-3　Darrach 手术

a. 腕背尺侧切口，该患者合并环小指伸肌腱断裂，两端延长切口；b、c. 显示磨损和断裂的伸肌腱；d. 纵行切开背侧关节囊，显露尺骨头；e. 尺骨头近端截骨；f. 保留尺骨茎突、TFC 和桡尺远侧韧带附着部位，切除尺骨头；g. 修整尺骨近端；h. 尺侧腕伸肌腱桡侧半固定尺骨近端（箭头 B），箭头 A：尺侧腕伸肌腱的桡侧半肌腱束

问 题 分 析

1. 远侧桡尺关节骨关节炎的手术方式有哪些？
2. Sauve-Kapandji 手术的具体步骤？

第六节 腕关节镜基础

腕关节镜在临床上的应用已经超过 20 年，早期主要用于腕部疾患和外伤的诊断，随着该项技术的发展和普及，腕关节镜在治疗中也发挥着越来越重要的作用。腕关节镜是一项微创技术，通过将内窥镜置入关节腔，可以进行直观的检查和治疗。相对于开放手术，腕关节镜手术创伤小，术后患者恢复快，因此在临床上的应用前景广阔。

一、常用的腕关节镜器械和设备

腕关节镜的设备和器械主要包括牵引装置、灌注系统、影像和光源系统、动力系统、射频系统，以及手持操作器械（图 15-6-1）。

1. 牵引装置 包括手指套和手臂牵引塔。通过对腕部的轴向牵引，能够增大腕关节间隙，有助于器械置入关节内并进行操作。

2. 灌注系统 通过将生理盐水或林格液注入腕关节，一方面能够扩充关节腔容积，另一方面还有止血、降温，以及保持术野清晰等作用。

3. 影像和光源系统 由镜头、光导纤维光缆，以及主机构成。腕关节镜常用两种镜头，一种是直径为 1.9mm 的细镜头，主要用于远侧桡尺关节和第一腕掌关节。另一种是直径 2.5mm 或 2.7mm 的常规镜头，主要用于桡腕关节和腕中关节。腕关节镜头多为 30° 视角镜头。

4. 动力系统 包括刨削系统和磨钻系统。刨削刀头直径 2.0mm，在负压吸引下，通过往复旋转进行操作。

5. 射频系统 射频头能够有效地进行软组织清创、滑膜切除、瘢痕松解、止血，以及韧带和关节囊的热皱缩操作，射频操作需要保持关节内液体快速灌注，以降低关节内温度。

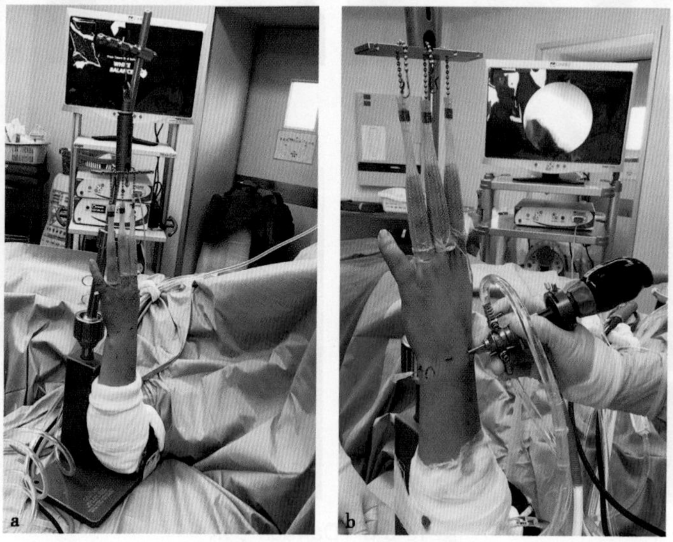

图 15-6-1 关节镜器械和设备

a、b. 图中显示腕关节镜主要的器械和设备，包括手指套、手臂牵引塔、灌注和引流系统、关节镜、光源、显示和摄录系统，以及动力系统主机等

6. 腕关节镜器械　常用器械包括探钩、线钳、篮钳、异物钳、关节镜刀、骨膜起子和刮勺。

二、常用腕关节镜入路

腕关节镜的入路包括腕关节背侧入路、腕关节掌侧入路，以及桡尺远侧关节入路。其中，最常用的入路为腕关节背侧入路，即桡腕关节入路和腕中关节入路（图 15-6-2）。

（一）桡腕关节入路

桡腕关节入路是腕关节镜的最基本入路。入路的命名依照腕背间室，从桡侧到尺侧依次为：1-2、3-4、4-5、6R 和 6U 入路。

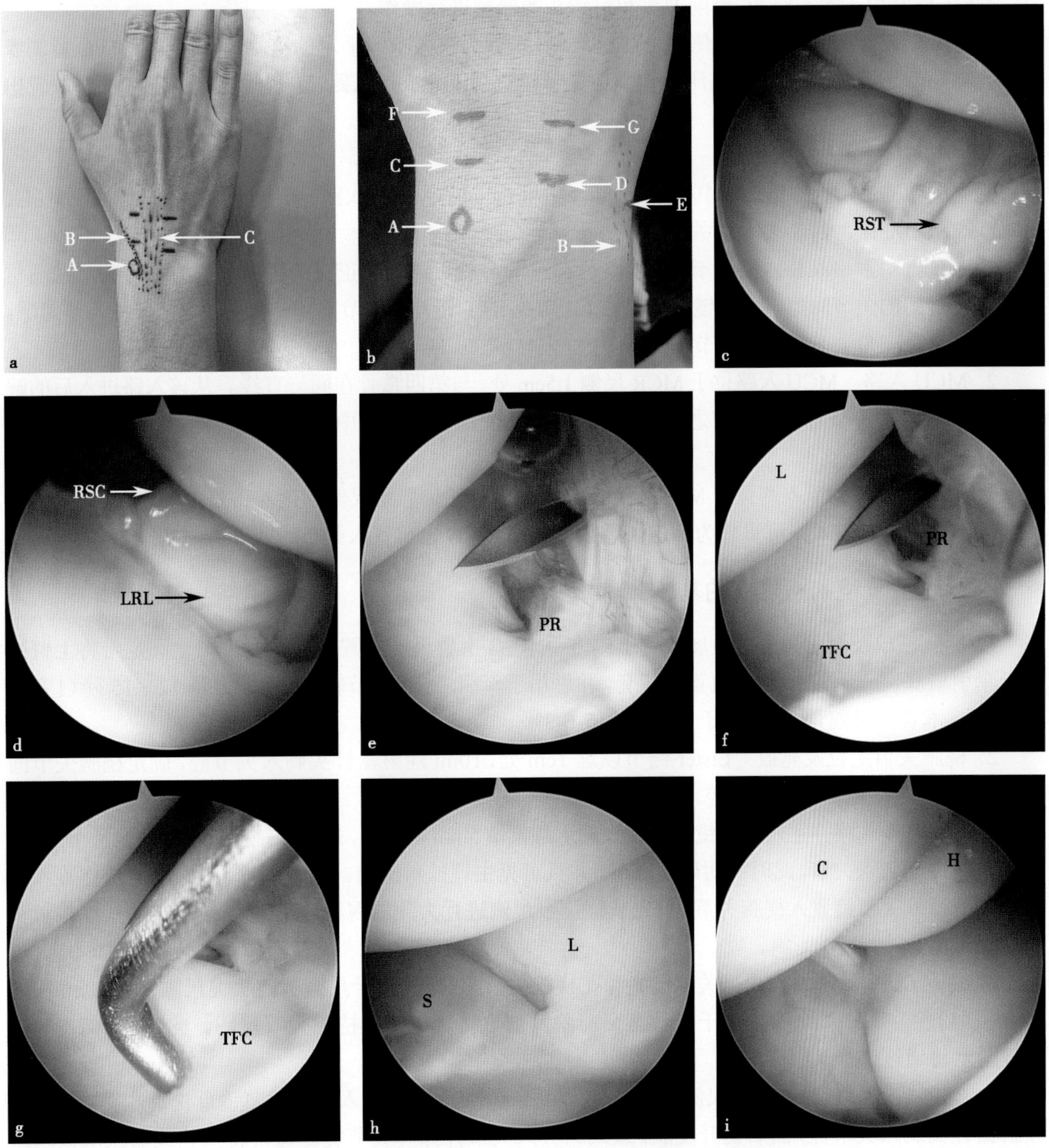

图 15-6-2　腕关节背侧入路：桡腕关节入路和腕中关节入路

a. 显示桡腕和腕中关节入路与伸肌腱之间的解剖关系，A: Lister 结节，B: 拇长伸肌腱的体表投影，C: 指总伸肌腱体表投影；b. A: Lister 结节，B: 尺侧腕伸肌腱体表投影，C: 3-4 入路，D: 4-5 入路，E: 6U 入路，F: MCR 入路，G: MCU 入路；c～g. 桡腕关节镜下解剖标记，RSL: 桡舟月韧带（Testut 韧带），RSC: 桡舟头韧带，LRL: 长桡月韧带，L: 月骨，PR: 尺骨茎突前隐窝，TFC: 三角纤维软骨；h、i. 腕中关节镜下解剖标记，S-L: 舟月间隙，C-H: 头钩间隙

1. 3-4 入路 该入路位于拇长伸肌腱与指总伸肌腱之间，是腕关节镜检查需要建立的第一个入路。3-4 入路位于 Lister 结节以远 1cm 处。关节镜通过该入路置入桡腕关节后，首先进行桡腕关节的检查，此后在关节镜的指引下，根据需要建立其他的入路。关节镜进入桡腕关节后，先看到桡舟月韧带（Testut 韧带），远端正对的结构为舟月韧带。从桡侧向尺侧依次可见结构包括：桡骨茎突、桡骨窝，舟骨桡侧关节面、桡舟头韧带、长桡月韧带、月骨窝、月骨近端关节面、短桡月韧带、桡骨乙状切迹，三角纤维软骨复合体（triangular fibrocartilage complex，TFCC），尺月韧带、尺三角韧带和月三角韧带。

2. 4-5 入路 该入路位于指总伸肌腱与小指固有伸肌腱之间，在 3-4 入路尺侧 1.5cm 略靠近段处建立该入路。关节镜在该入路可以观察到月骨尺侧半、月三角韧带、三角骨、尺三角韧带和尺骨茎突前隐窝。4-5 入路常用于置入探钩，刨削刀头和射频头等器械进行操作。

3. 6U 入路 6U 入路位于尺侧腕伸肌腱尺侧，多作为腕关节镜手术的出水通道。由于 TFC 背侧缘距离该入路较近，为避免损伤，临床上常常在关节镜直视下建立该入路，于尺骨茎突前隐窝部位放置出水针头。

（二）腕中关节入路

腕中关节的常用入路包括腕中桡侧（mediocarpal radialis，MCR）入路、腕中尺侧（mediocarpal ulnaris，MCU）入路和舟骨、大、小多角骨关节（STT）入路。

1. MCR 入路 MCR 入路位于 3-4 入路远端约 1cm 处。该入路正对的解剖位置为舟月关节远端与头状骨桡侧间的关节间隙。关节镜向桡侧远端，可见 STT 和舟头关节间隙；向近端可见舟月关节间隙；向尺侧可见月三角关节和头钩关节间隙。

2. MCU 入路 MCU 入路位于 MCR 尺侧 1.5cm 处，与第四掌骨在同一直线。从该入路进入后的解剖位置为月三角关节与头钩关节之间的关节间隙。MCU 常作为腕中关节检查时的出水口，或置入器械进行各项操作。

3. STT 入路 STT 入路位于 MCR 桡远侧 1cm 处，拇长伸肌腱尺侧。该入路为舟骨和大、小多角骨间的关节间隙。STT 入路可以作为腕中关节手术的出水口，也可置入关节镜或器械进行观察和操作。

三、腕关节镜入路建立的基本步骤

1. 患肢摆放及牵引 患肢外展放置于侧方手术台，上臂近端放置气囊止血带。宽固定带将上臂固定于牵引塔底座。示、中、环指放置手指套，并悬吊于牵引塔，腕关节轴向牵引，力量 12～15 磅（1 磅 = 0.45kg）。术者面对腕背，助手位于对侧（图 15-6-3）。

2. 桡腕关节定位及充盈 Lister 结节以远 1cm 处，10ml 注射器针头刺入关节腔，确定桡腕关节间隙，注射 5ml 生理盐水充盈关节腔。

3. 建立 3-4 入路并置入关节镜 在针头刺入部位做 5mm 横切口，蚊式钳钝性分离至背侧关节囊后，将蚊式钳尖端刺入关节，此时有明确突破感，并且可见生理盐水流出。蚊式钳撑开关节囊，依次置入套筒和关节镜。关节镜置入桡腕关节，首先从桡侧至尺侧进行大致的观察，确定主要解剖结构后，将镜头放置于尺侧。

4. 建立 6U 引流通路 根据关节镜光源在桡腕关节腔的部位，于尺侧腕伸肌腱尺侧置入 20ml 注射器针头（粉色）。关节镜直视下，于尺骨茎突前隐窝部位将针头刺入桡腕关节尺侧。此时，桡腕关节的生理盐水将通过该针头引流。

5. 建立 4-5 入路 3-4 入路尺侧 1.5cm、近端 0.5cm 处，建立 4-5 入路。关节镜直视下，首先用 10ml 注射器针头刺入关节腔，然后切开皮肤，蚊式钳突入关节并撑开关节囊。通常将探钩或器械从该入路置入。

6. 建立 MCR 入路 3-4 入路以远 1cm 处建立 MCR 通路，步骤同前，并置入关节镜。

7. 建立 STT 引流通路 MCR 桡远侧 1cm 处，拇长伸肌腱尺侧，置入 20ml 注射器针头。

8. 建立 MCU 入路 MCR 尺侧 1.5cm 的稍近侧，第四掌骨轴线，建立 MCU 通路，步骤同前。

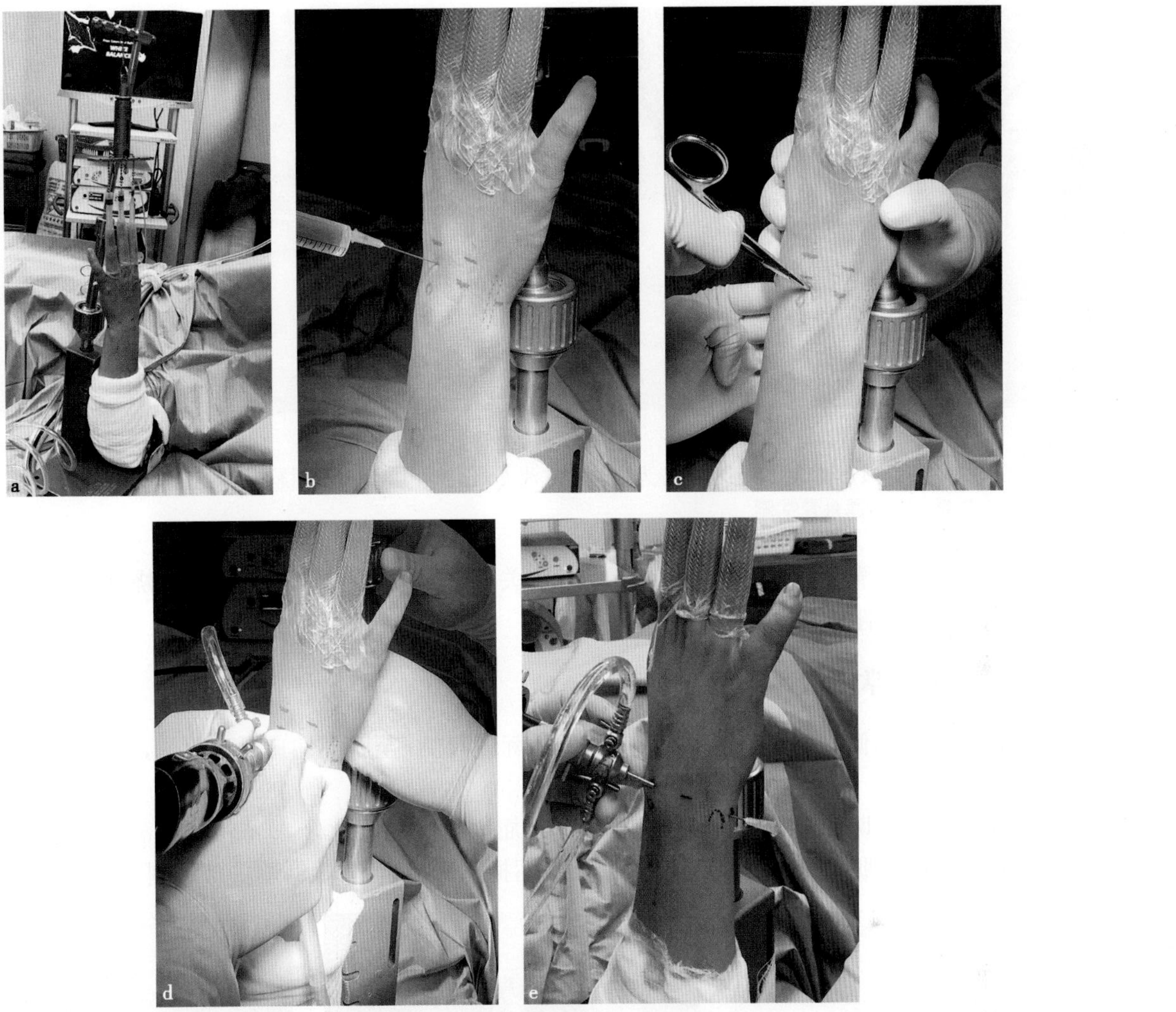

图 15-6-3　腕关节镜入路建立的基本步骤

a. 固定患肢并轴向牵引腕部；b. 注射器向桡腕关节 3-4 入路注入生理盐水确定关节间隙并充盈关节；c. 切开皮肤后，蚊式钳钝性扩张入路及撑开腕背关节囊；d. 3-4 入路放置套筒后，置入腕关节镜；e. 建立 6U 通路作为引流通道，此后可以依次建立 4-5 入路和腕中关节入路

四、腕关节镜手术的应用范围

腕关节镜既可以用于诊断，也能够用于治疗。常用的范围包括关节软骨损伤的诊治、桡骨远端骨折的辅助复位、舟骨骨折的辅助复位和植骨、腕关节韧带损伤的诊治、TFCC 损伤的诊治、滑膜炎的活检和滑膜切除、腱鞘囊肿切除、关节炎的诊治，以及关节内瘢痕松解等方面。

第七节　腕关节手术入路

腕关节手术入路可以分为腕关节掌侧入路和腕关节背侧入路。腕关节掌侧入路包括舟骨掌侧入路和腕关节掌侧常规入路；腕关节背侧入路包括腕关节背侧常规入路、DRUJ 背侧入路和全腕关节融合入路。

一、舟骨掌侧入路

1. 切口　以舟骨结节为中心的弧形切口，远端弧向桡侧，近端沿桡侧腕屈肌腱体表投影（图 15-7-1）。
2. 桡动脉掌浅支　切口远端显露桡动脉掌浅支，并结扎切断。
3. 桡侧腕屈肌腱　向尺侧牵开桡侧腕屈肌腱，显露腕关节掌侧关节囊。

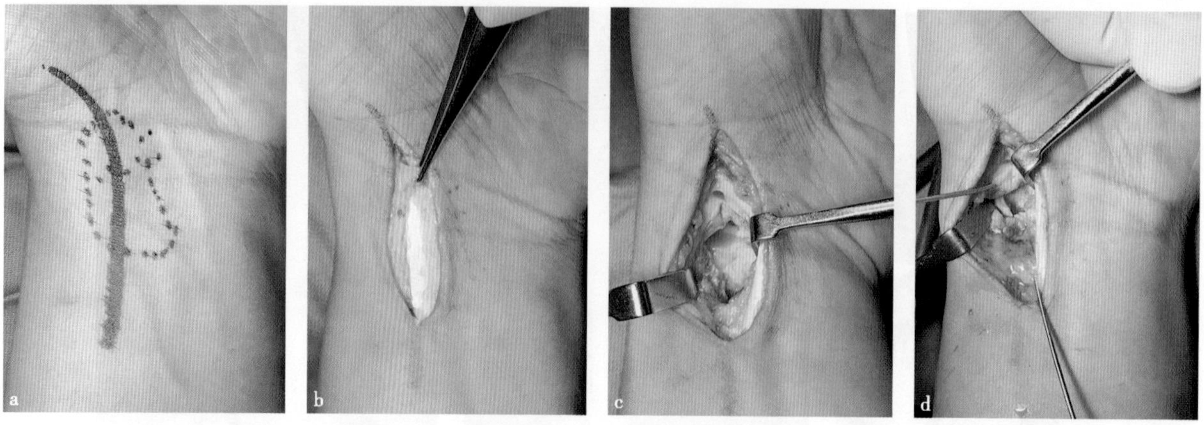

图 15-7-1 舟骨掌侧入路

a. 舟骨结节为中心的弧形切口；b. 镊子夹持为桡动脉掌浅支，结扎并切断；c. 将桡侧腕屈肌腱牵向尺侧，显露并纵行切开腕掌侧关节囊；d. 显露舟骨掌侧

4. 腕掌侧关节囊及关节囊韧带　纵行切开腕关节掌侧关节囊及关节囊韧带（桡舟头韧带及部分长桡月韧带），显露舟骨掌侧。

二、腕关节掌侧常规入路

1. 切口　腕掌侧 S 形切口，手掌切口位于鱼际纹尺侧，至腕部切口弧形尺侧，此后走向前臂远端桡侧（图 15-7-2）。

2. 腕横韧带　切开腕横韧带，显露正中神经、屈拇和屈指肌腱。

3. 正中神经和肌腱　红尿管牵开正中神经、屈拇和屈指肌腱，显露腕关节掌侧关节囊。

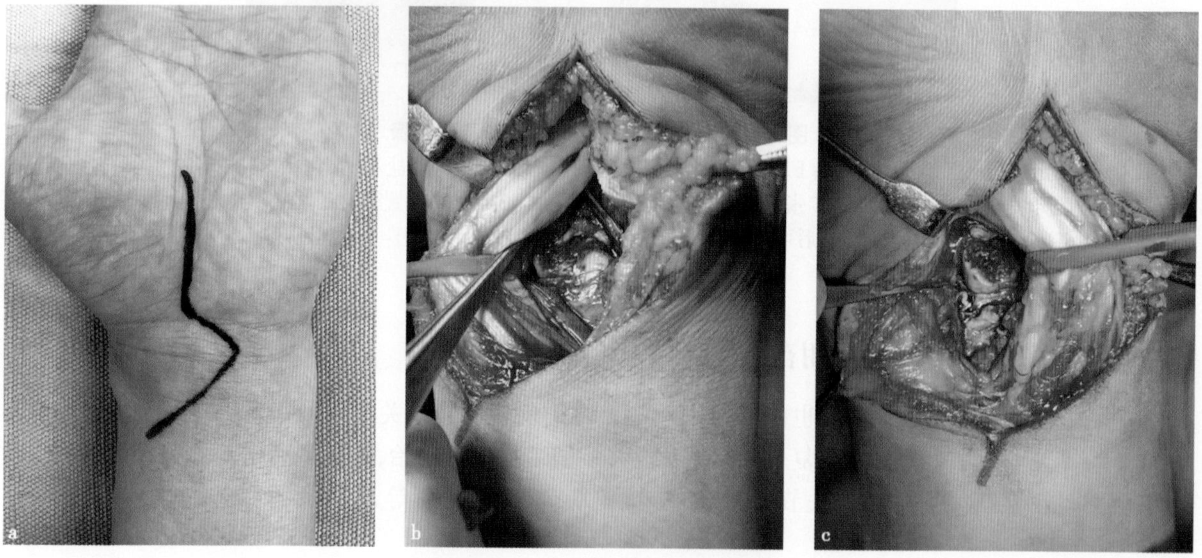

图 15-7-2 腕关节掌侧常规入路

a. 腕掌侧 S 形切口；b、c. 将正中神经、屈拇和屈指肌腱用红尿管分别向桡侧和尺侧牵开，显露腕关节掌侧关节囊

三、腕关节背侧常规入路

1. 切口　Lister 结节尺侧纵行切口，长度 6cm（图 15-7-3）。

2. 伸肌支持带　向两侧掀起皮瓣，显露伸肌支持带。分别切开第 2 和第 3 间室，游离拇长伸肌腱和桡侧腕长、短伸肌腱，并用红尿管将上述肌腱牵向桡侧。紧贴桡骨远端背侧表面向尺侧掀起第 4 间室。

3. 骨间背神经和血管　显露第 4 间室深面的骨间背侧神经和血管的终末支。腕部疼痛明显的病例，可以将骨间背神经终末支于桡骨远端水平切断。

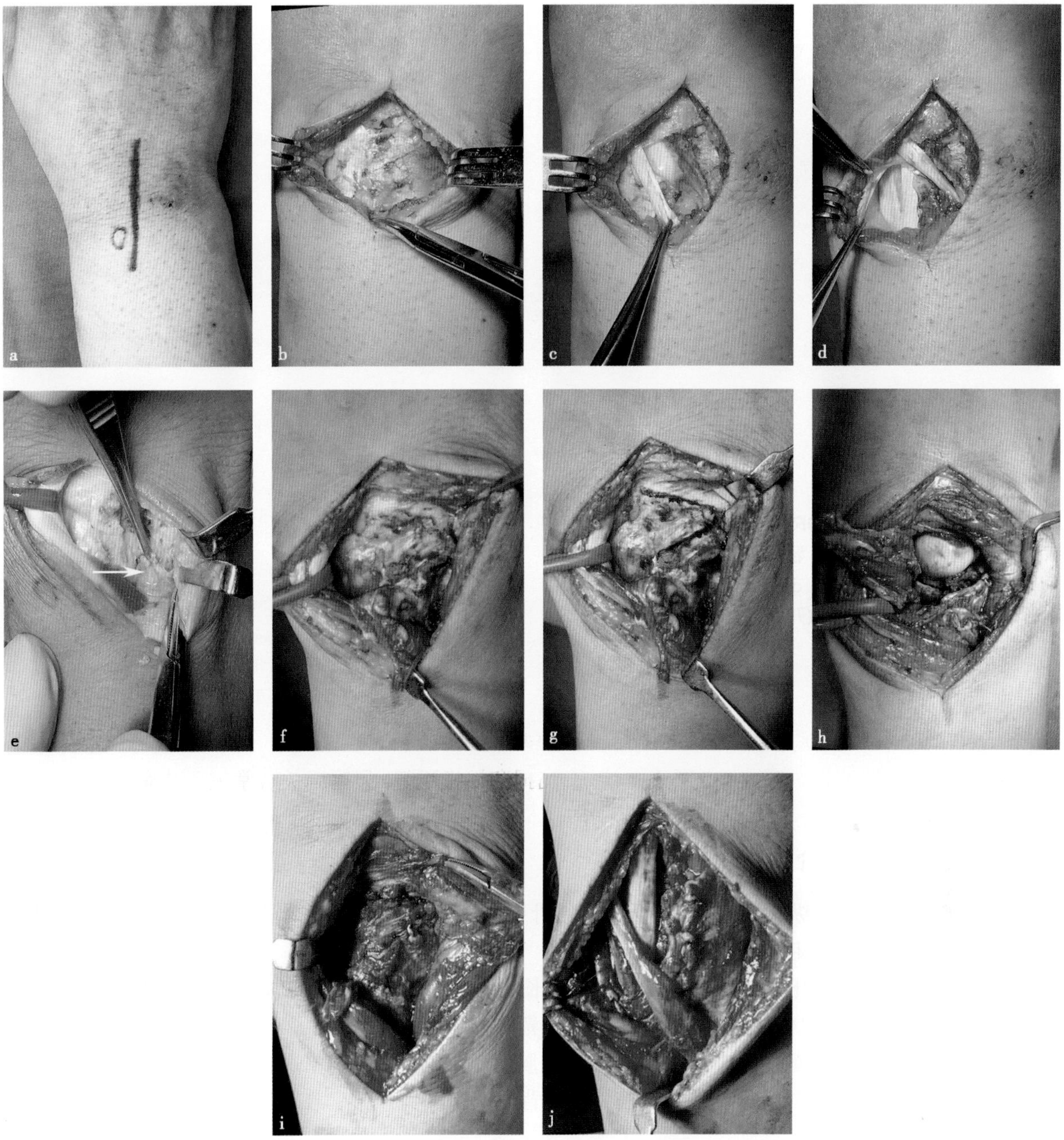

图 15-7-3　腕关节背侧常规入路

a. Lister 结节尺侧纵行切口；b. 显露伸肌支持带；c、d. 分别纵行切开第 2、3 间室；e. 紧贴桡骨远端背侧表面掀起第 4 间室，显露并部分切除骨间背侧神经（箭头）；f. 显露腕关节背侧关节囊；g. Berger 关节囊切口；h. 牵开关节囊瓣，显露腕骨；i. 术毕修复关节囊瓣；j. 修复第 4 间室的伸肌支持带，拇长伸肌腱置于皮下

4. 腕关节背侧关节囊　显露腕关节背侧关节囊，并辨析桡腕背侧韧带和腕骨间背侧韧带。沿韧带走行切开背侧关节囊（Berger 入路），显露腕骨背侧。

四、DRUJ 背侧入路

1. 切口　腕背尺侧倒 L 形切口，远端横切口位于尺骨头平面，纵行切口位于桡尺骨之间（图 15-7-4）。

2. 伸肌支持带　向两侧掀起皮瓣，显露伸肌支持带。切开第 5 间室，游离小指固有伸肌腱。

3. DRUJ 关节囊　倒 L 形切开 DRUJ 背侧关节囊，远端横切口位于 TFC 和远侧桡尺韧带的近端，纵切口位于 DRUJ 背侧。

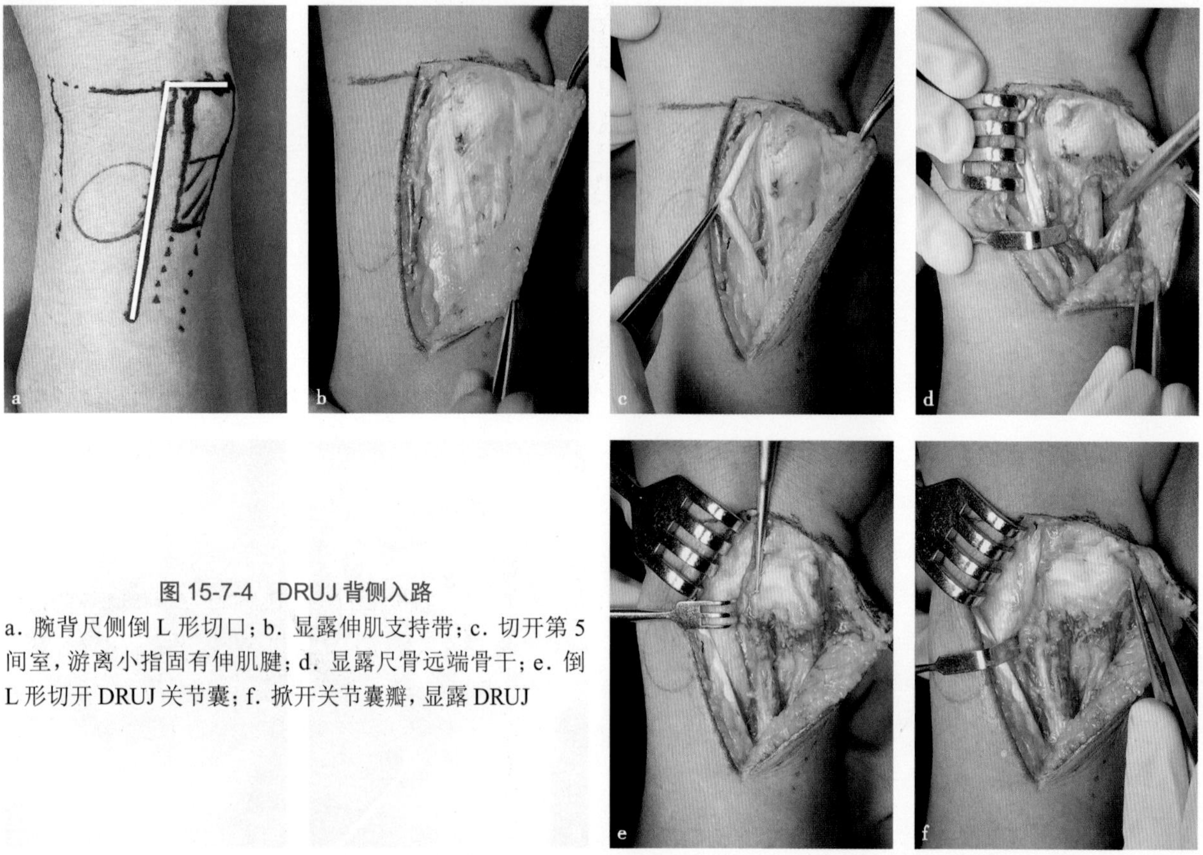

图 15-7-4　DRUJ 背侧入路

a. 腕背尺侧倒 L 形切口；b. 显露伸肌支持带；c. 切开第 5 间室，游离小指固有伸肌腱；d. 显露尺骨远端骨干；e. 倒 L 形切开 DRUJ 关节囊；f. 掀开关节囊瓣，显露 DRUJ

五、全腕关节融合入路

1. 切口　腕背正中纵行切口，远端至第三掌骨中段，近端至 Lister 结节近端 4cm。伸肌支持带浅层充分游离，并向两侧掀起皮瓣（图 15-7-5）。

2. 伸肌支持带　切开第 2～4 间室，将桡侧腕长、短伸肌腱和拇长伸肌腱牵向桡侧，将指总伸肌腱和示指固有伸肌腱牵向尺侧，显露腕关节背侧关节囊。

3. 腕关节背侧关节囊　倒 T 形或十字形切开腕背关节囊，显露腕掌关节、腕中关节和桡腕关节。同时在切口远、近端分别显露第三掌骨和桡骨远端背侧。

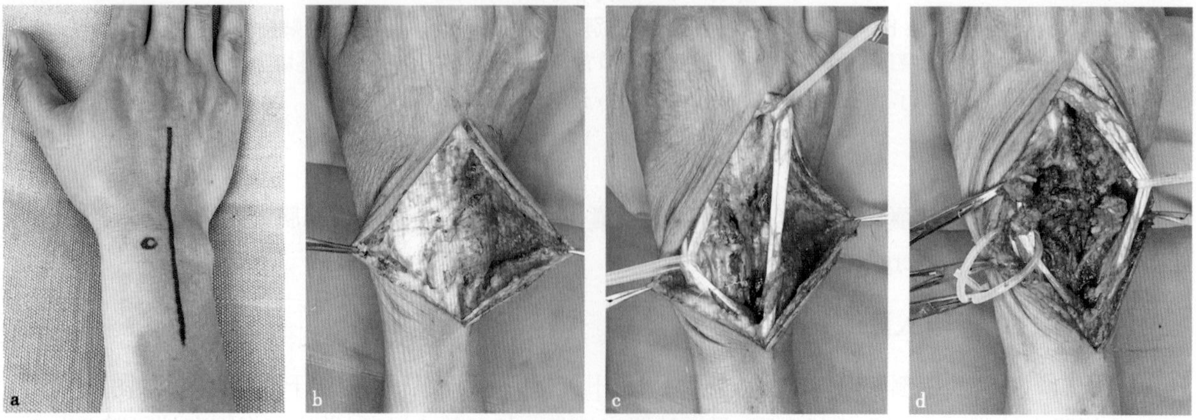

图 15-7-5　全腕关节融合入路

a. 腕背正中纵行长切口；b. 显露伸肌支持带；c. 切开第 2～4 间室，向两侧牵开伸肌腱，显露腕背关节囊；d. 倒 T 形或十字形切开腕背关节囊，显露腕骨

手部肿物 第十六章

第一节 软组织肿物

一、炎性肉芽肿

炎性肉芽肿表现为手部突起的紫红色或鲜红色肿物。多数患者自述肿物出现于轻微外伤后，逐渐增大，触碰容易出血。炎性肉芽肿早期表现为炎性肉芽组织，最终成为慢性的血管病变。通常情况下，炎性肉芽肿仅累及皮肤及皮下浅层。B 超显示为血流信号丰富的低回声肿物。直径很小的炎性肉芽肿可以考虑激光烧灼治疗，大多数炎性肉芽肿需要进行手术切除。通常采用梭形切口，将病灶完整切除，切口直接缝合。但对于基底较宽的炎性肉芽肿，需要全厚皮片植皮覆盖皮肤创面（图 16-1-1）。

二、包涵囊肿

包涵囊肿多由于创伤时表皮细胞植入皮下组织或骨组织中，逐渐形成无痛的硬韧包块。皮下组织的包涵囊肿多位于手指掌侧，B 超检查为边界清楚的实性低回声肿物。骨组织的包涵囊肿，多位于远节指骨，X 线表现为边界清楚的溶骨性病灶。术中所见包涵囊肿边界清楚，为圆形或卵圆形，白色实性（图 16-1-2）。

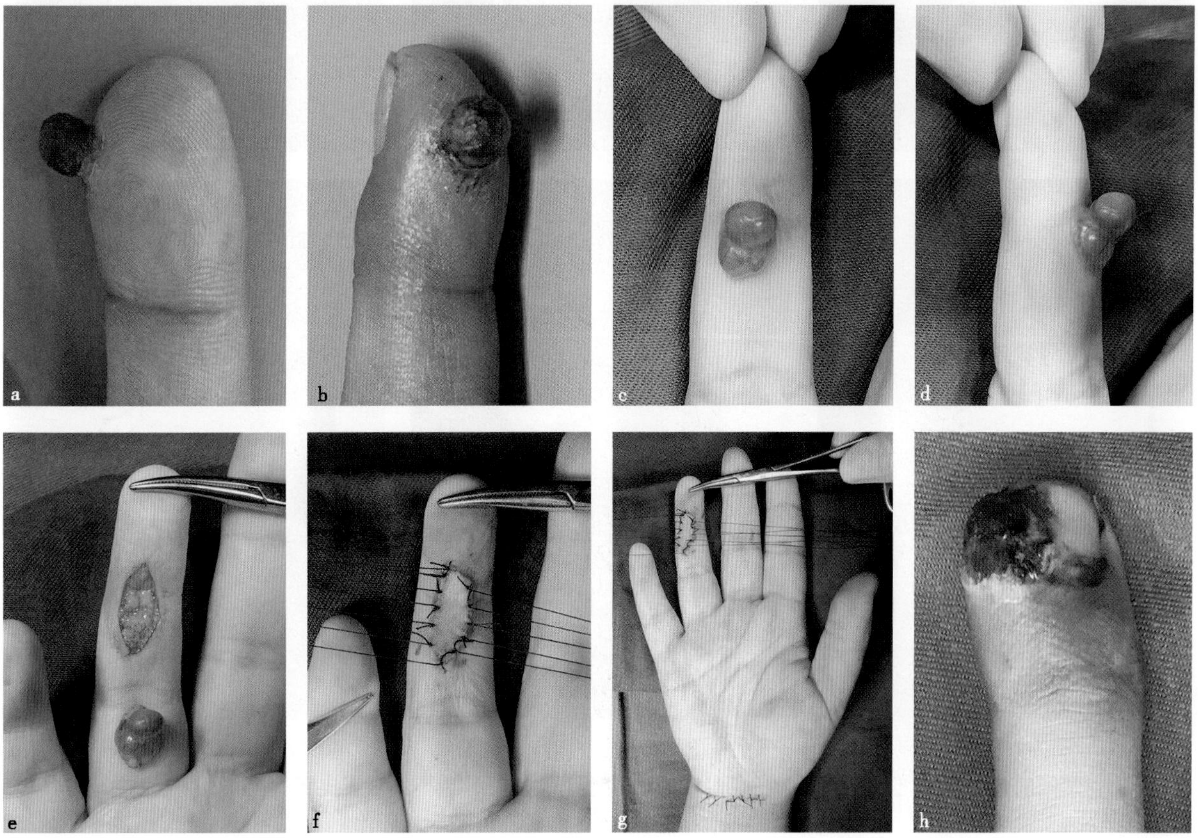

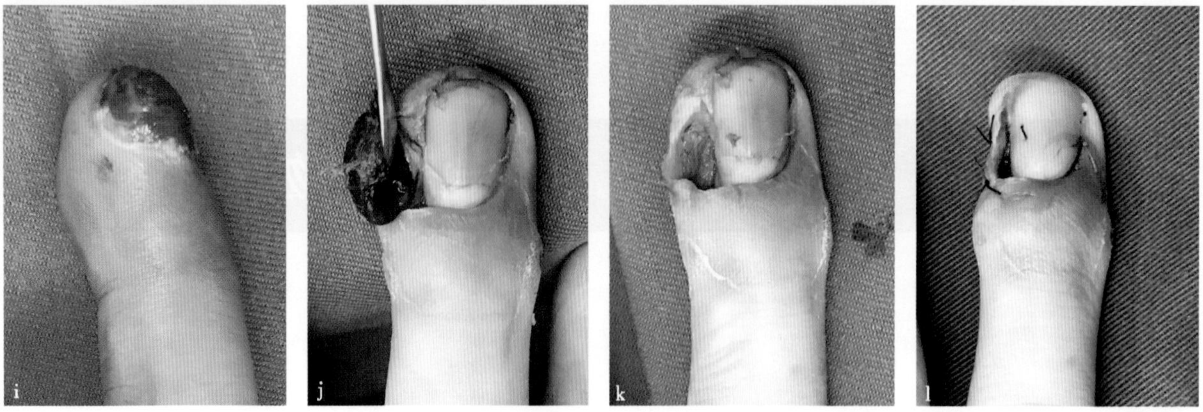

图 16-1-1 炎性肉芽肿

a、b. 指腹的炎性肉芽肿，表现为明显突起于皮肤的紫红色肿物；c～g. 基底较宽的炎性肉芽肿，病灶完整切除后，取腕掌侧全厚皮片移植修复皮肤创面；h～l. 甲侧皱襞炎性肉芽肿，完成切除后，修复甲侧皱襞

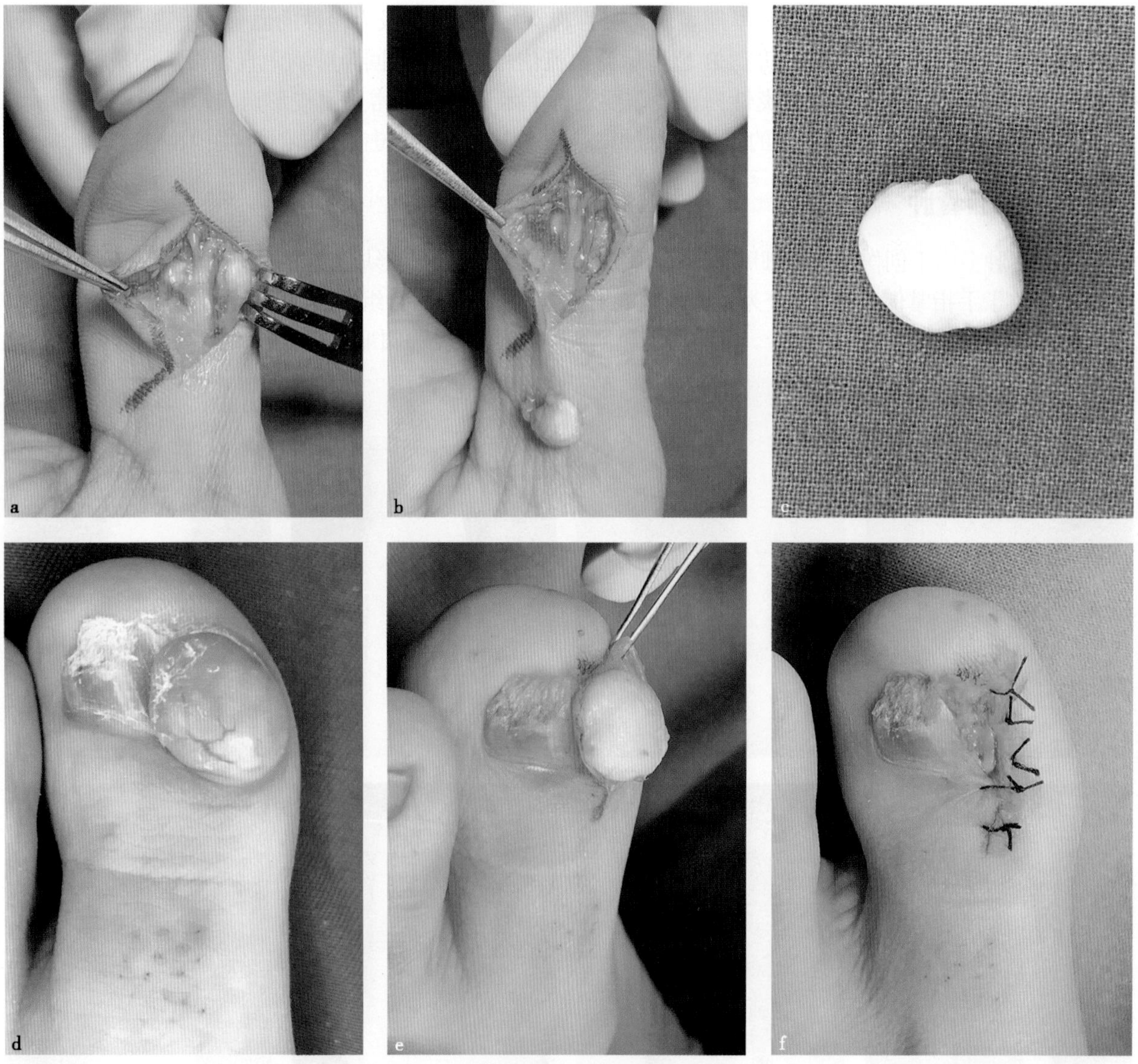

图 16-1-2 包涵囊肿

a～c. 拇指掌侧的包涵囊肿，位于皮下，为白色实性的球形肿物；d～f. 位于甲侧皱襞皮下的包涵囊肿，完整剥离后，修复甲侧皱襞

三、黏液囊肿

黏液囊肿多见于老年人，是由于骨关节退变造成的关节周围局部囊肿，最常见的部位为手指远侧指间关节背侧。对于肿物处皮肤菲薄、体积较大的黏液囊肿，需要手术切除，避免皮肤破损导致感染。术前进行 B 超和 X 线检查明确诊断。采用 S 形、T 形或 H 形切口充分暴露囊肿，切除囊肿并清理关节边缘的骨赘和关节内滑膜。对于皮肤菲薄的患者，需要将皮肤和囊肿一并切除，局部植皮或转移皮瓣覆盖创面（图 16-1-3）。

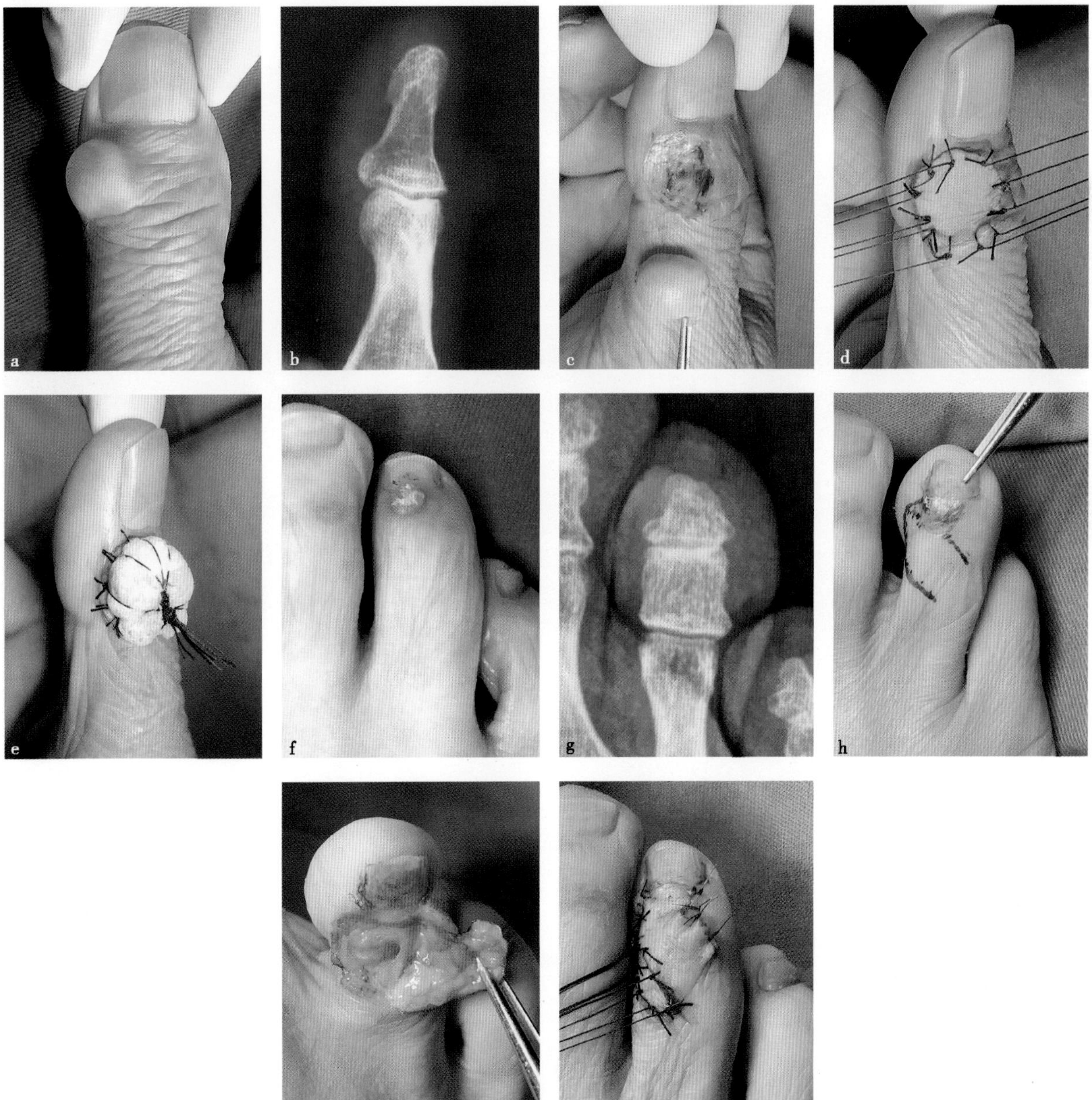

图 16-1-3 黏液囊肿

a～e. 拇指指间关节背侧黏液囊肿，皮肤菲薄，X 线显示指间关节退行性改变，肿物切除后局部创面取全厚皮片移植覆盖，打包加压；f～j. 远侧趾间关节背侧黏液囊肿，累及甲上皮，囊肿切除后，甲根部外露，局部转移皮瓣修复皮肤缺损，供区取全厚皮片移植覆盖

四、腱鞘囊肿

手部常见的腱鞘囊肿依次为腕背腱鞘囊肿、腕掌侧腱鞘囊肿和肌腱腱鞘囊肿（图 16-1-4）。腱鞘囊肿的发病机制不详，推测可能与关节不稳定和过度使用有关。通常情况下，腱鞘囊肿多见于青年和中年女性，表现为无痛的软组织包块，边界清晰，内容物为黏稠的果冻样黏液，B 超能够明确诊断。对于体积较小、无症状的腱鞘囊肿可以定期复查。体积较大，外观影响显著，以及出现疼痛不适等症状的腱鞘囊肿，建议手术治疗。

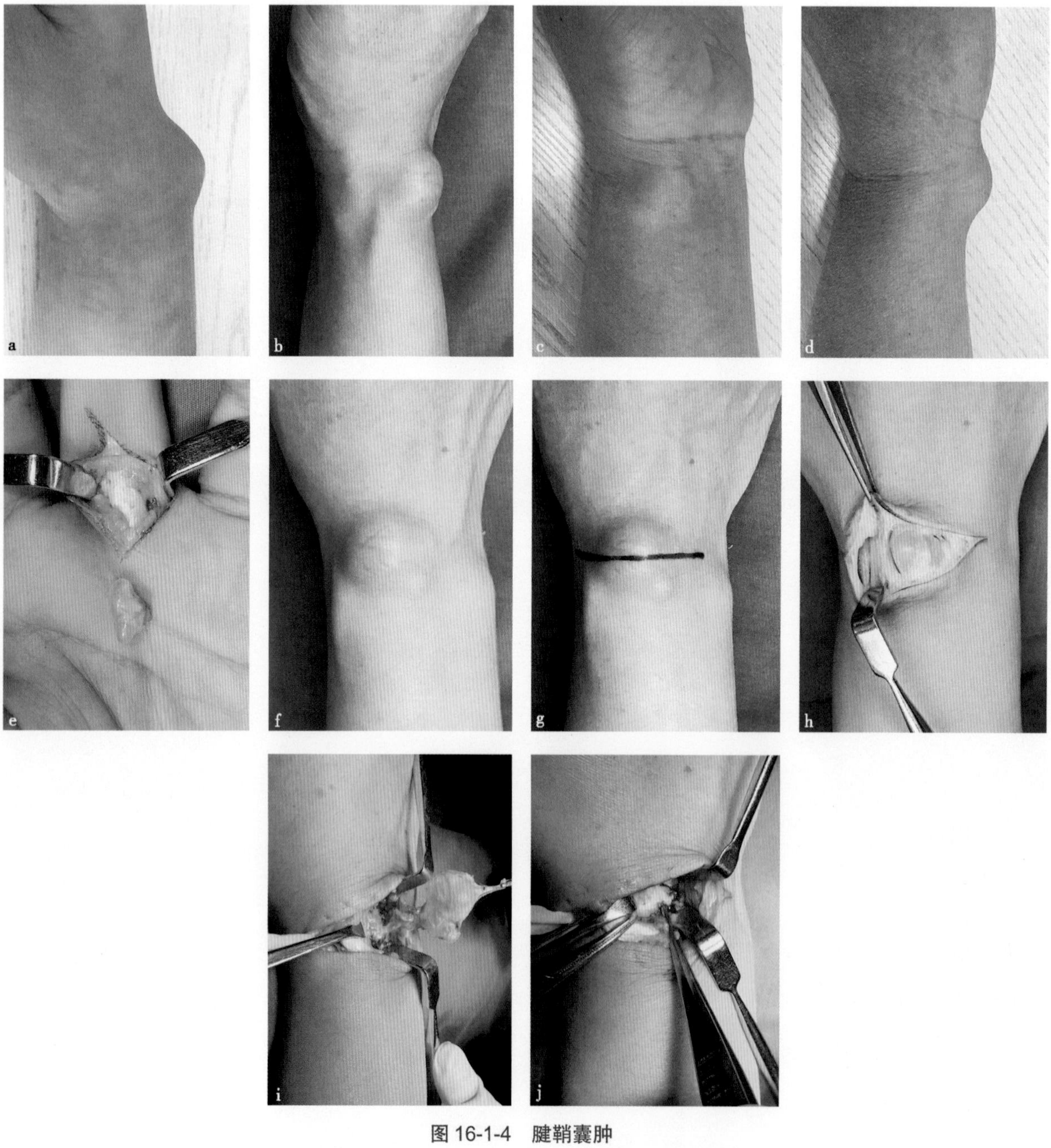

图 16-1-4　腱鞘囊肿

a、b. 腕背腱鞘囊肿；c、d. 腕掌侧腱鞘囊肿；e. 肌腱腱鞘囊肿；f～j. 腕背腱鞘囊肿采用横行皮肤切口，显露囊肿后沿蒂部向深部分离，切除部分关节囊，自舟月韧带背侧部将腱鞘囊肿和蒂部完整切除腕背侧为腱鞘囊肿最常见的部位，占手部腱鞘囊肿的60%～70%。腕背腱鞘囊肿的蒂部多位于舟月韧带背侧部。因此手术时需要切除部分腕背关节囊，并切除位于舟月韧带的蒂部。术中注意不要过多的切除舟月韧带，以免损伤舟月韧带，造成腕关节不稳定。切除的腕背关节囊无须修复，术后避免石膏制动（图16-1-4）。

腕掌侧为腱鞘囊肿第二常见的部位，占手部腱鞘囊肿的近20%。腕掌侧腱鞘囊肿的蒂部多位于舟骨、大、小多角骨关节的周围。囊壁紧邻桡动脉，术中注意分离和保护桡动脉，彻底切除囊肿的蒂部结构。

肌腱腱鞘囊肿占手部腱鞘囊肿的10%左右，多位于鞘管的滑车部位。有时肌腱腱鞘囊肿伴发腱鞘炎，切除腱鞘囊肿同时松解腱鞘。

五、脂肪瘤

脂肪瘤多位于皮下，质地柔软。B超检查显示脂肪瘤为高回声实性肿物。脂肪瘤边界清楚，术中容易完整切除。但手部血管、神经和肌腱等结构多紧邻肿瘤，因此术中注意保护上述重要结构（图16-1-5）。

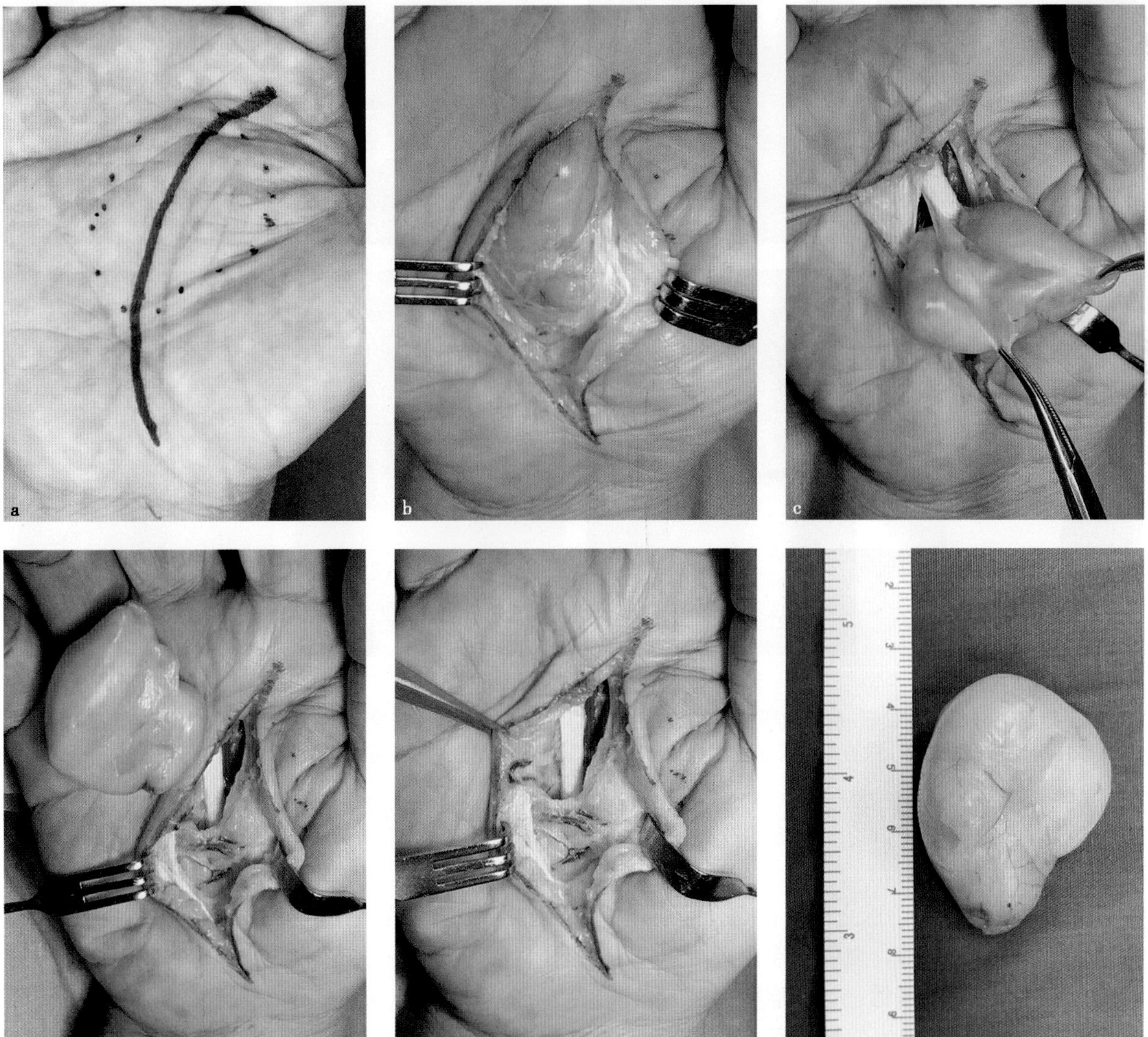

图16-1-5 脂肪瘤

a. 手掌部脂肪瘤，采用平行鱼际纹的弧形切口；b. 切开掌腱膜暴露脂肪瘤；c. 脂肪瘤与指屈肌腱、正中神经和掌浅弓毗邻；d. 切除包膜完整的脂肪瘤；e. 脂肪瘤切除后局部血管、神经和肌腱的解剖；f. 黄色质软，包膜完整的脂肪瘤

六、血管瘤

手部常见的血管瘤包括毛细血管瘤和海绵状血管瘤。毛细血管瘤位于皮肤，鲜红色，属于皮肤科和整形外科治疗的范畴。海绵状血管瘤可以侵及手部的皮下、肌肉、肌腱和骨骼等。手部的海绵状血管瘤多数边界清楚，可以手术切除，而范围广泛累及多种组织结构的海绵状血管瘤建议首先进行介入治疗。

海绵状血管瘤在压迫或肢体抬高时，体积缩小，局部可存在压痛。B 超显示为团块状低回声，内部回声不均匀，可见较多血流信号。B 超和 MRI 有助于确诊和确定肿瘤的范围和层次。部分瘤体内伴发静脉石，X 线拍片时可见病灶内高密度影。术中见肿物为紫红色团块状，边界清楚，可能与周围血管有交通，手术切除时，注意充分显露，彻底止血（图 16-1-6）。

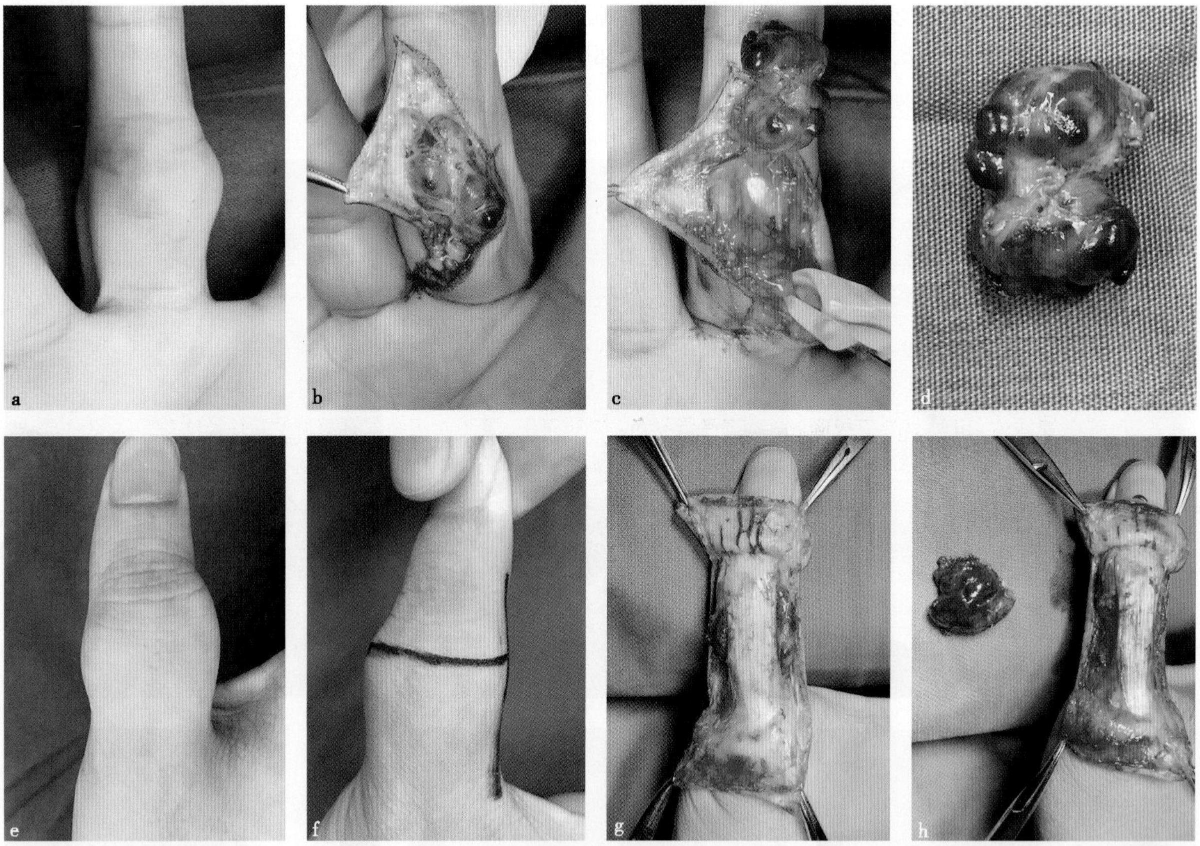

图 16-1-6 血管瘤

a～d. 手指掌侧海绵状血管瘤，肿瘤位于皮下，紫红色团块状，与周围血管存在交通支；e～h. 拇指背侧血管瘤，术中采用指背 H 形切口充分显露，探查见血管瘤位于拇长伸肌腱深面，包膜完整，予以彻底切除

七、血管球瘤

血管球为动脉和静脉之间直接吻合的通道，多位于肢端，正常的直径小于 1mm。血管球的体积异常增大，形成血管球瘤。血管球瘤在指端多位于甲下，直径平均 3～5mm，很少大于 10mm。由于血管球瘤体积很小，容易漏诊。该肿瘤特征性的表现包括：局部疼痛、点状压痛，以及遇冷疼痛加剧。B 超显示为低回声肿物，血流信号丰富。B 超检查有助于明确诊断并准确定位血管球瘤。

由于血管球瘤体积小，术前需要通过点状压痛来标记肿物的位置。甲下血管球瘤切除时，需要拔甲，以肿物为中心切开甲床，用骨膜起子钝性分离甲床和肿物。肿物完整切除后，7-0 普理灵缝线修复甲床，甲板钻孔后回置固定。若甲板变形严重，也可以利用塑料片替代甲板（图 16-1-7）。

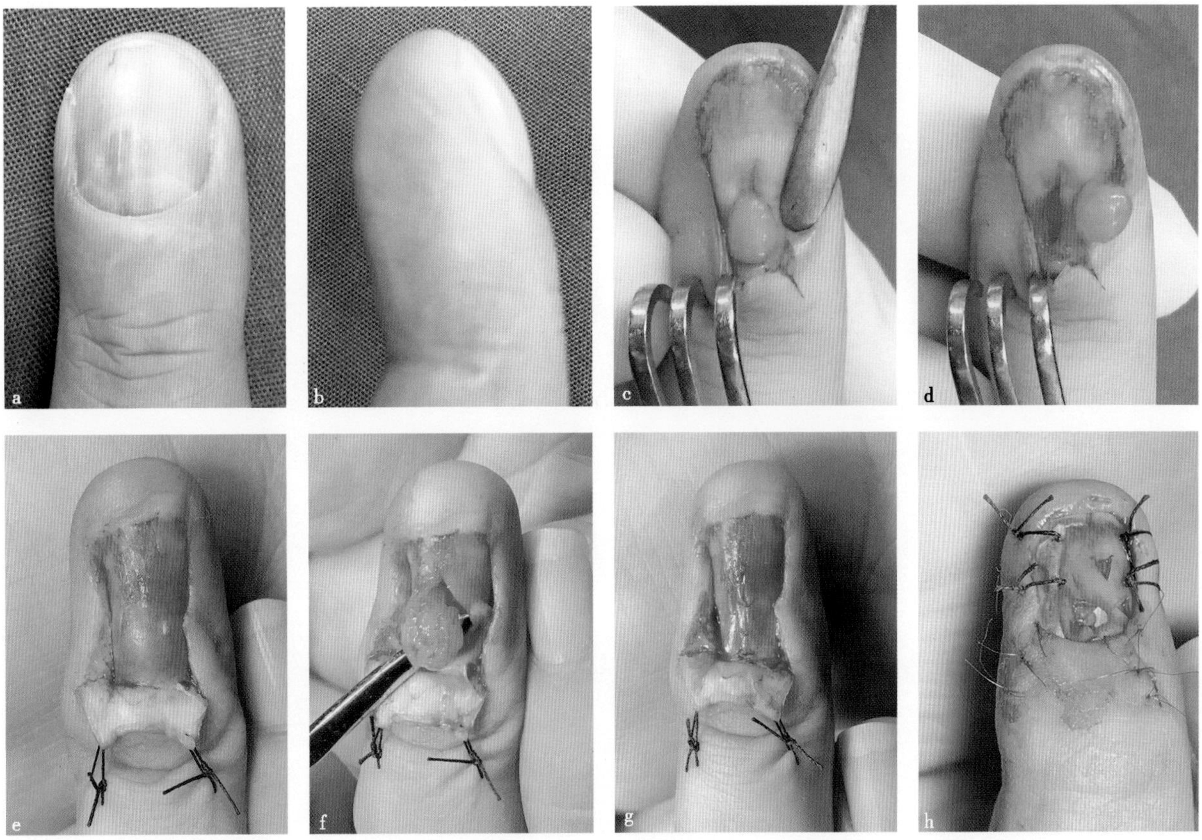

图 16-1-7　血管球瘤

a～d. 甲下血管球瘤，可见局部甲板隆起，甲下呈紫红色；切开甲床，骨膜起子完整剥离肿物；血管球瘤为淡黄色球状，表面光滑；e～h. 甲下血管球瘤完整切除后，7-0 普理灵缝线修复甲床，塑料片钻孔后覆盖于甲床表面，缝线固定

八、腱鞘巨细胞瘤

腱鞘巨细胞瘤是手部常见的良性肿物，由于呈黄褐色，也称为黄色素瘤。尽管腱鞘巨细胞瘤为良性肿物，但其生长方式具有侵袭性，常常累及多种组织结构，包括皮肤、肌腱、骨、关节等，因此术后肿瘤容易复发，文献报道最高可达 50%。手指是腱鞘巨细胞瘤的常见部位，尤其在肌腱和指间关节周围。局部查体表现为硬韧的肿物，B 超显示分叶状的实性肿物。

术前需要对肿瘤的范围进行仔细地评估，B 超和 MRI 有助于判断腱鞘巨细胞瘤所累及的结构和范围。术中注意设计合理的切口，充分显露肿物，以保护重要结构，并完整的切除肿物。以远侧指间关节为例，当肿物累及掌、背侧时，可以选择背侧 H 形切口，有助于充分暴露掌侧、背侧及关节内结构。术中注意探查肌腱深面、鞘管内，以及关节内等不易显露的部位。术中可见肿物为黄褐色，色泽不均，分叶状。对于分布范围较广的肿物可以行分部切除，以保证肿物的完整切除（图 16-1-8）。

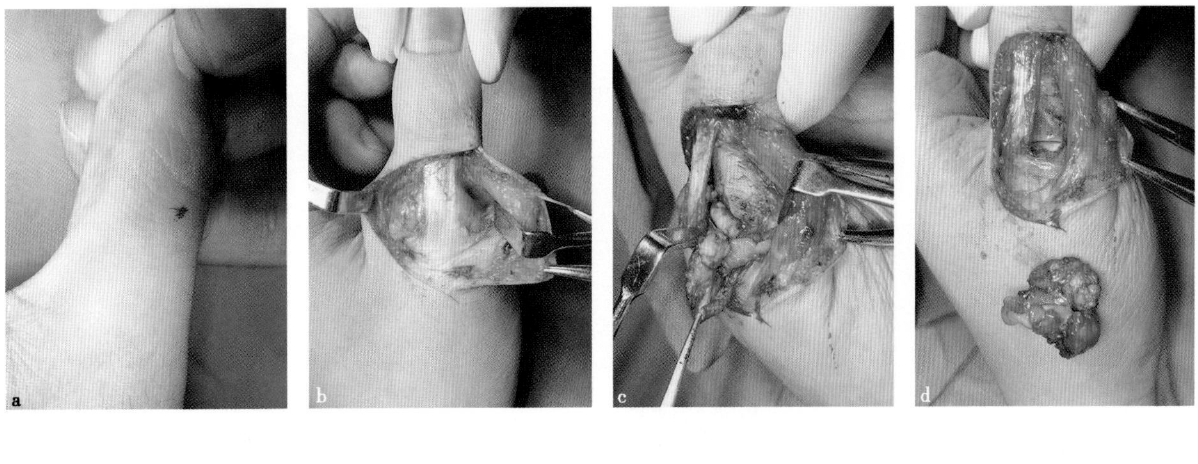

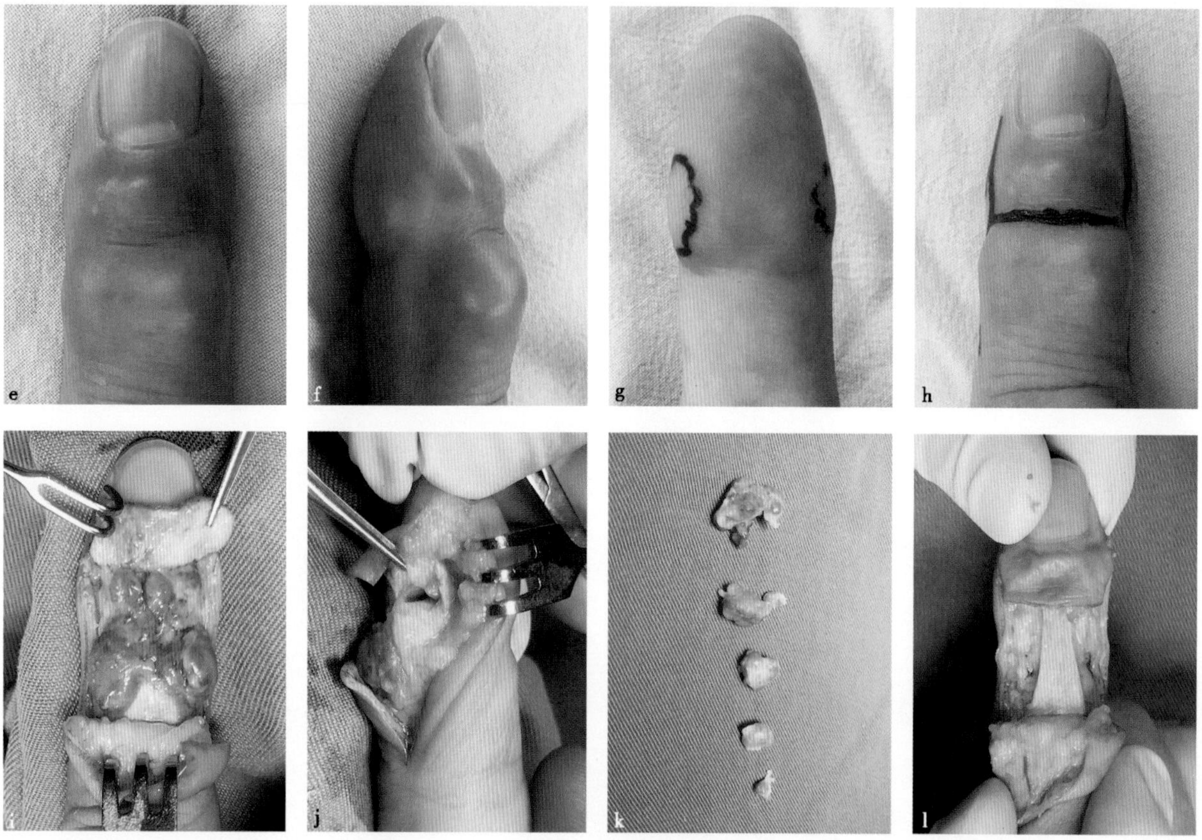

图 16-1-8　腱鞘巨细胞瘤

a～d. 拇指掌指关节背侧腱鞘巨细胞瘤，探查见肿物位于拇长伸肌腱深面，累及掌指关节，并侵蚀部分近节指骨基底；e～l. 远侧指间关节腱鞘巨细胞瘤，术前查体及 B 超显示，肿物于手指背侧及掌侧均有分布；设计背侧 H 形切口以充分显露背侧和掌侧的肿物；探查见肿物侵及皮肤、皮下、伸肌腱、远侧指间关节；肿物切分为多个部分后完整切除

九、神经鞘瘤

神经鞘瘤是最常见的神经源性肿瘤，该肿瘤的细胞来源于施万细胞。神经鞘瘤多位于神经主干，呈梭形或椭圆形。查体可触及边界清楚的肿物，横行的活动度显著大于纵行的活动度，局部叩诊可以诱发神经支配区域出现放电样不适。B 超显示为沿神经分布的实性低肿物，有助于确诊。

神经鞘瘤边界清楚，手术相对容易剥离。术中首先充分显露肿物的远、近端，沿神经主干轴向切开肿瘤的外膜，直至实性的肿瘤。由于肿瘤外膜上存在神经纤维，因此可以利用骨膜起子紧贴实性肿物的表面进行钝性充分剥离，采用推挤的方式将肿物完整挤出，以避免伤及位于肿瘤外膜上的神经纤维。术中所见肿物为边界清楚的淡黄色实性均质包块（图 16-1-9）。

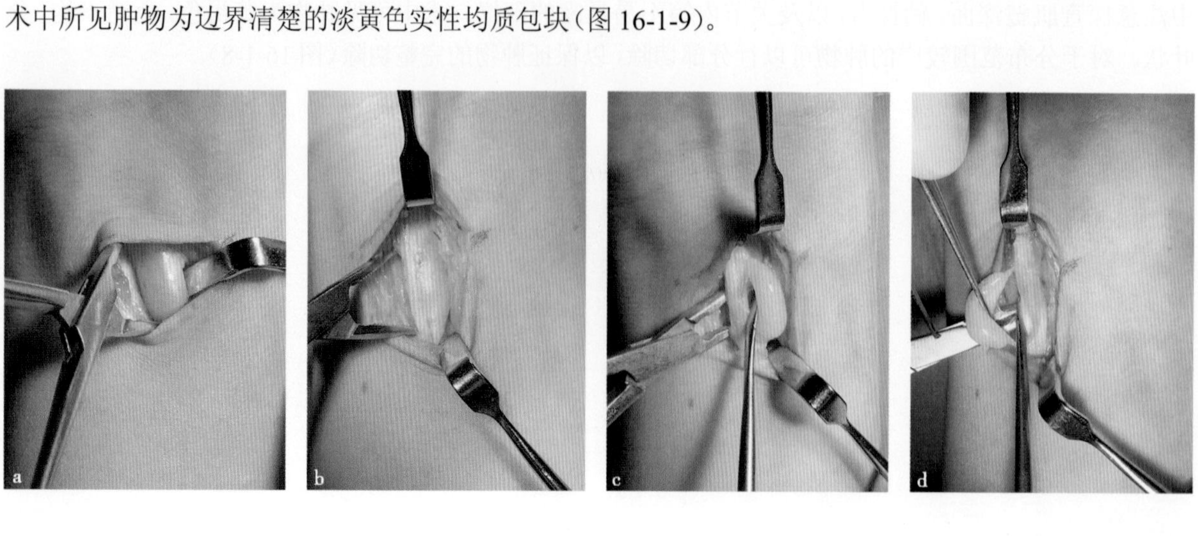

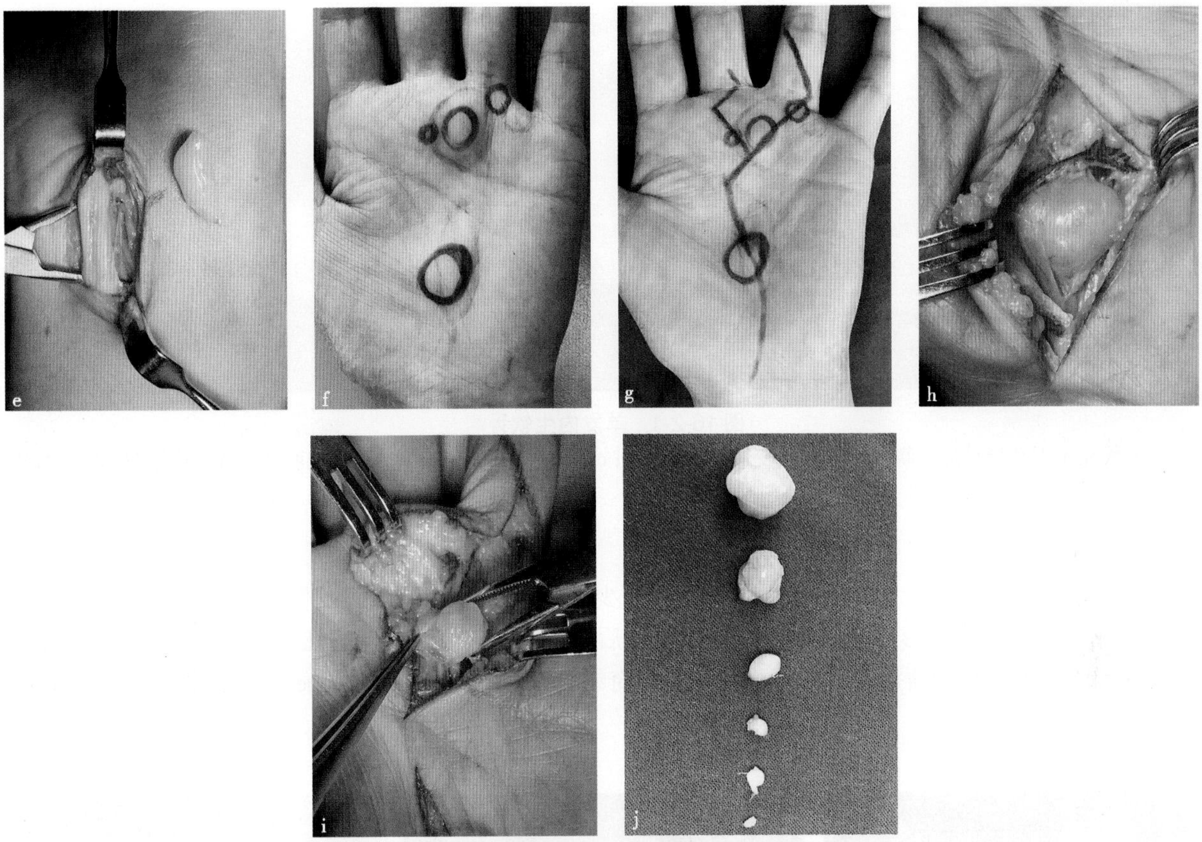

图 16-1-9 神经鞘瘤

a～e. 正中神经神经鞘瘤，沿正中神经主干切开瘤体外膜，紧贴实性瘤体的表面完整剥离肿物，肿物色淡黄，透明光滑；f～j. 手掌部多发神经鞘瘤，逐个完整剥离切除

问 题 分 析

1. 血管球瘤的诊断要点？
2. 腱鞘巨细胞瘤可能累及的结构？
3. 神经鞘瘤切除的要点？

第二节 骨 性 肿 物

一、内生软骨瘤

内生软骨瘤为良性肿瘤，是手部最常见的骨肿瘤。手部好发的部位依次为近节指骨、掌骨和中节指骨。单发的内生软骨瘤多无症状，部分患者拍片时偶然发现，部分患者由于轻微外伤造成病理性骨折后发现。X 线片表现为局部膨胀溶骨性改变，边缘清晰，病灶内可见短弧形高密度的钙化影。术中所见内生软骨瘤病灶内容物为透明的沙砾状物质。

对于病灶较小，皮质骨强度好的病例，可以定期复查 X 线片或仅行病灶刮除；病灶范围大，皮质骨强度差，容易造成病理性骨折的病例，需要进行病灶刮除，自体骨或人工骨植入；已经发生病理性骨折的病例，若骨折无明显移位，可以暂行外固定，待骨折愈合后行病灶刮除植骨；若骨折移位明显，可以考虑手术切开复位，同时行病灶刮除植骨内固定（图 16-2-1）。

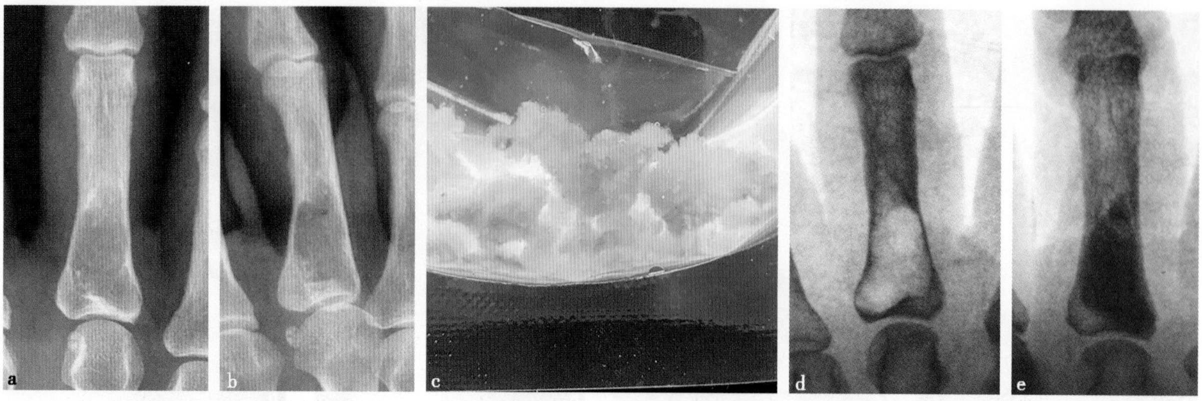

图 16-2-1　单发内生软骨瘤

a、b. X线显示近节指骨近端膨胀溶骨性改变，骨皮质变薄；c. 术中指骨背侧开窗，刮除透明沙砾样的内容物；d. 病灶彻底刮除；e. 病灶内填充人工骨

内生软骨瘤病，也称为Ollier病，是一种较为少见的疾患。由于该病发生于小儿，并且病灶广泛，容易造成严重的手部畸形和功能障碍。建议发现后早期干预，尽量减轻病灶对骨骺的破坏，常规分期行病灶刮除。内生软骨瘤病合并血管瘤称为马富奇综合征（Maffucci syndrome），该病的恶变率较Ollier更高（图16-2-2）。

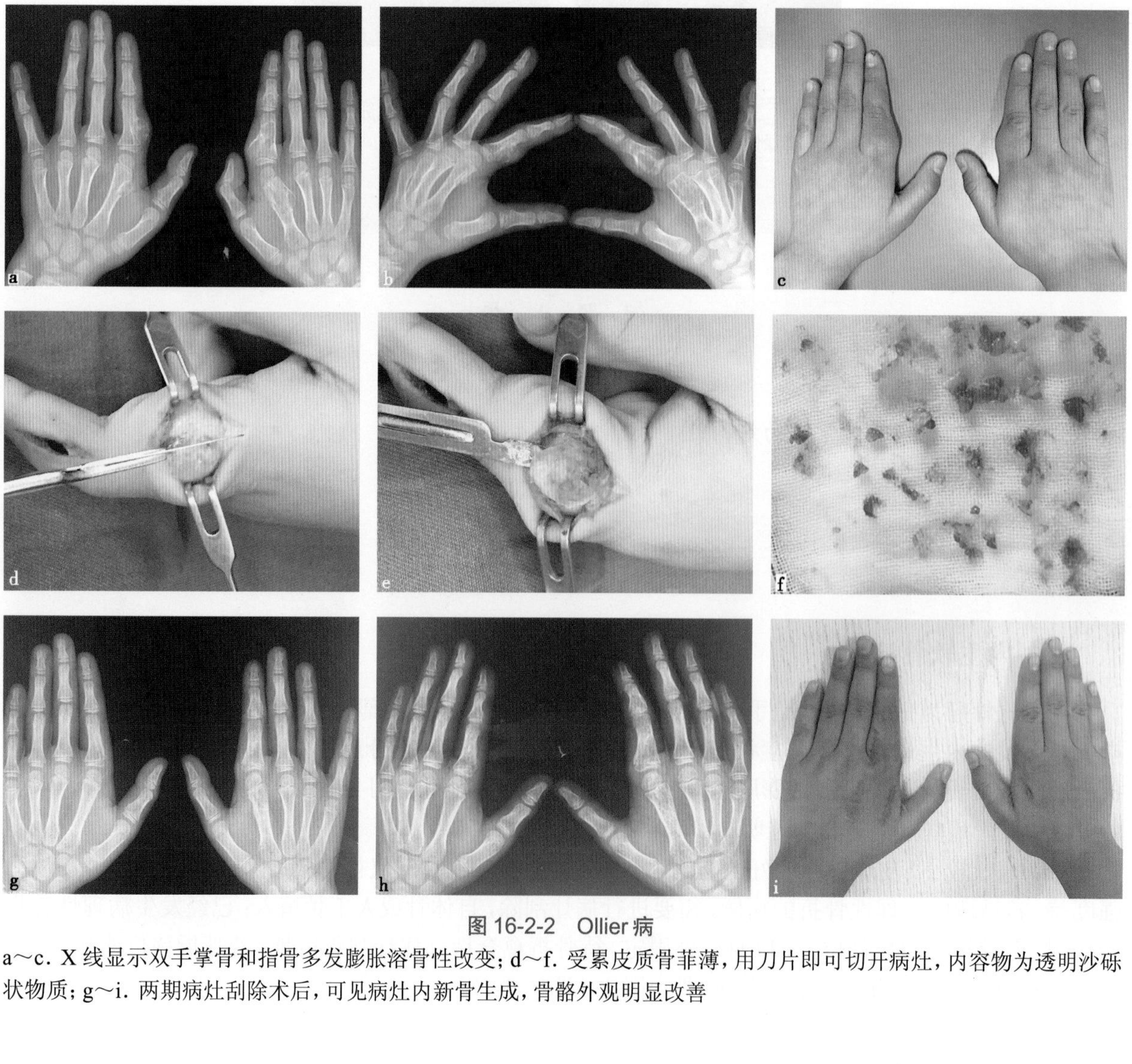

图 16-2-2　Ollier病

a～c. X线显示双手掌骨和指骨多发膨胀溶骨性改变；d～f. 受累皮质骨菲薄，用刀片即可切开病灶，内容物为透明沙砾状物质；g～i. 两期病灶刮除术后，可见病灶内新骨生成，骨骼外观明显改善

二、骨软骨瘤

骨软骨瘤也称为骨疣，是手部最常见的良性骨肿瘤之一。发病年龄多为 10～20 岁，好发部位为管状骨的干骺端，其特征性的病理改变为局部骨性突起并覆盖软骨帽。手部常见的部位包括近节指骨的远端和远节指骨。近节指骨远端的骨软骨瘤可以造成手指的偏斜和关节活动受限；远节指骨的骨软骨瘤常常造成指甲的畸形，也称为甲下骨疣。X 线表现为干骺端的骨性突起，与骨干正常的皮质骨相延续。

对于体积小，无明显症状的骨软骨瘤可以定期拍片复查；体积较大，显著影响手部的功能和外观的病例，需要行手术切除。甲下骨疣通常需要拔甲，以便完整切除骨软骨瘤（图 16-2-3）。

骨软骨瘤病少见，患者全身管状骨广泛受累，上肢的尺骨远端常常受累明显，造成尺骨短缩畸形和继发桡骨近端脱位，该类型也称为骨干续连症。对于体积较大，症状明显的病灶，需要手术切除；对于前臂畸形明显的患者，需要在病灶切除的同时，行尺骨截骨延长，以减轻畸形的进展（图 16-2-4）。

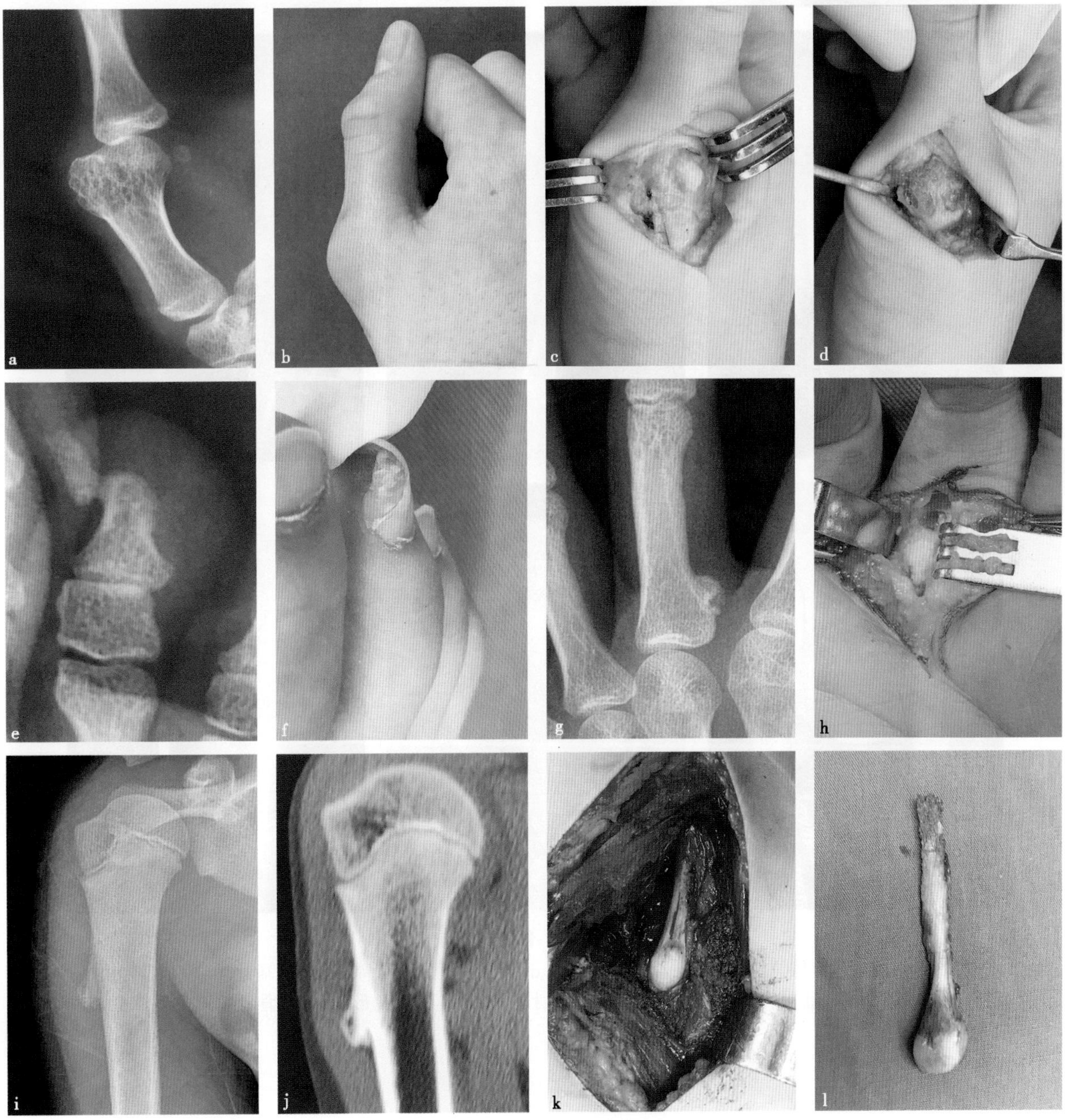

图 16-2-3 骨软骨瘤

a～d. 第一掌骨远端骨软骨瘤，术中显示骨性突起和软骨帽；e、f. 甲下骨疣造成趾甲畸形；g、h. 近节指骨骨软骨瘤，术中显示软骨帽；i～l. 肱骨近端骨软骨瘤，完整切除软骨帽和骨性突起

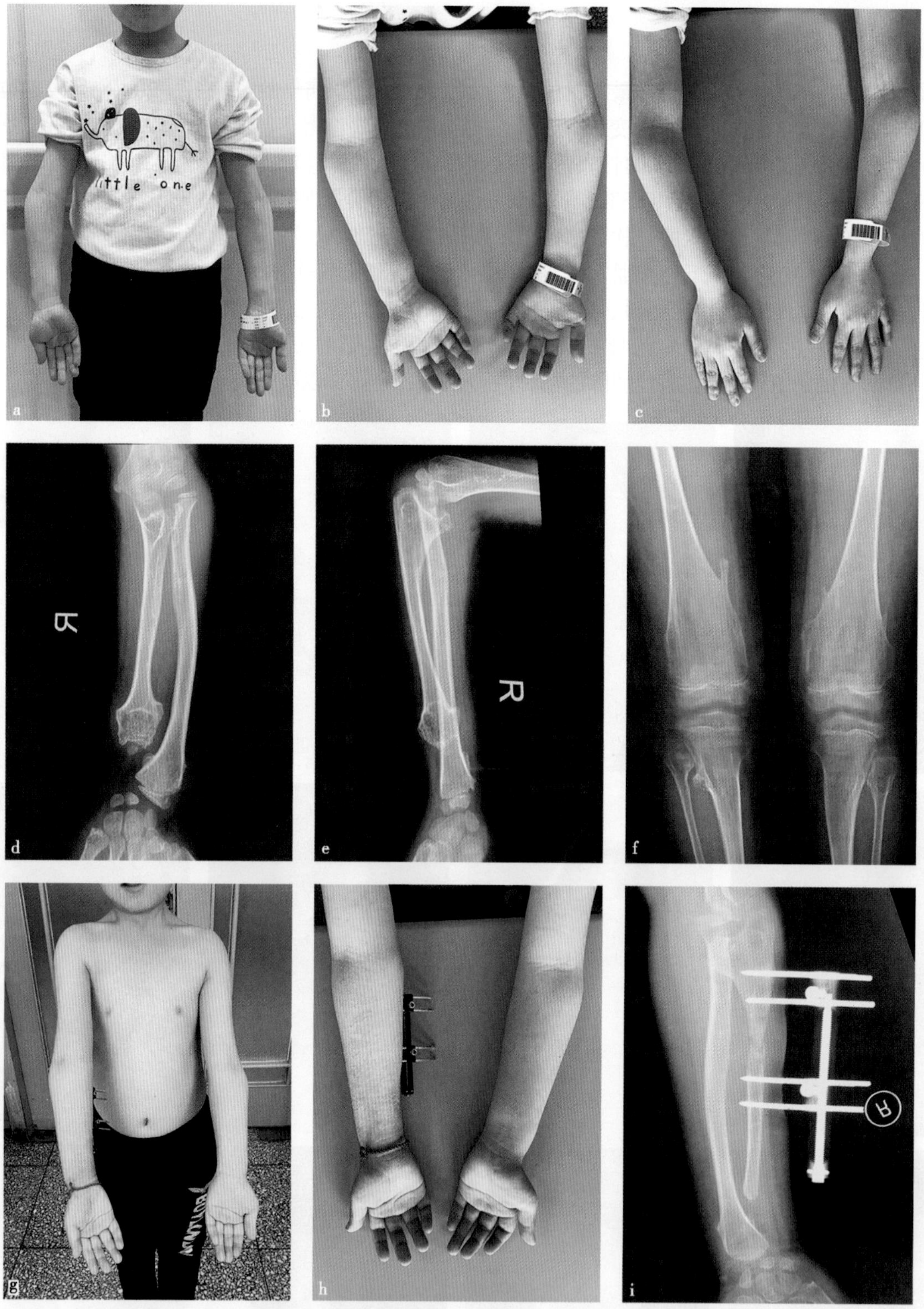

图 16-2-4　骨干续连症

a～c. 骨干续连症术前体位像，右侧肢体肘内翻明显；d、e. 尺骨远端和近端病灶，远端骨骺破坏，尺骨短缩；f. 双侧膝关节周围病灶；g～i. 病灶切除尺骨近端截骨延长术后，肢体畸形改善，尺骨延长部位新骨生成

问题分析

1. 内生软骨瘤的影像学特征？
2. 骨软骨瘤的影像学特征？

第十七章 手部功能重建

当周围神经损伤或其他因素造成手部不可逆的功能障碍时，需要进行功能重建手术，其中肌肉和肌腱的移位是最常用的功能重建方式。为了更好地改善功能，并且减少供区的损伤，术者必须掌握功能重建手术的基本原则，以便选择最合理的手术方案。

手部功能重建的基本原则包括：①动力肌肉的肌力正常或接近正常；②动力肌肉能够独立自主控制；③动力肌肉具备较长的滑程；④动力肌肉转位后具备良好的力线和滑车；⑤动力肌肉与重建功能具备协同性；⑥肌肉移位后，供区功能损失较小；⑦受区软组织和骨关节条件正常或接近正常。

一、动力肌肉的肌力正常或接近正常

移位的动力肌肉肌力必须足够强大，才能保证移位后发挥新的功能。有研究证实肌肉的收缩能力与其体积相关，而滑动距离与肌纤维长度相关。移位后肌力通常下降一级（Highet 肌力分级系统），因此，术前需要对供体肌肉进行仔细的检查，肌力至少应该达到正常肌力的 85% 以上。

二、动力肌肉能够独立自主控制

选择功能和控制相对独立的肌肉，有助于更好地进行术后的康复训练，患者容易掌握重建后的功能。

三、动力肌肉具备较长的滑程

了解肌肉的滑程有助于选择合理的移位肌肉。通常情况下，腕屈肌和腕伸肌的滑程为 33mm，指伸肌和拇长伸肌为 50mm，指屈肌为 70mm。因此，尽可能选择具备较长滑程的肌肉进行移位，确保重建后能够获得更大的运动幅度。当移位肌肉的滑程不足时，有两种措施可加大其实际滑行效应，包括：增加肌肉跨经关节的数目，以及将肌肉与周围组织进行充分的游离。

四、动力肌肉转位后具备良好的力线和滑车

肌肉移位后，肌肉的起点与移位后的止点形成直线，移位肌肉的功能将获充分发挥。若无法形成直线关系，可以通过重建滑车，将移位肌肉的力线调整至最佳角度。滑车的数目不能超过一个，并且应避免肌腱锐角穿经滑车。

五、动力肌肉与重建功能具备协同性

两者具备协同性时，患者更容易控制和发挥重建的功能。前臂肌肉在手部运动中存在协同性，例如指屈肌与腕伸肌之间协同，指伸肌与腕屈肌之间协同等。

六、肌肉移位后，供区功能损失较小

动力肌肉移位后，不能对供区功能产生显著的影响，需要保证存留的肌肉能够较好地替代移位肌肉。例如桡神经不可逆损伤后，不同的移位方案中都必须保留一条强力腕屈肌，即桡侧腕屈肌或尺侧腕屈肌。

七、受区软组织和骨关节条件正常或接近正常

当局部软组织条件较差时，需要利用皮瓣更换瘢痕组织。当关节被动活动功能障碍时，可以进行康复或手术松解，以改善关节功能。否则，受区条件不佳，会显著影响功能重建的手术效果。

第一节 屈指屈拇功能重建

高位的正中神经损伤、前臂外伤或肿瘤切除等因素可能造成屈拇、屈指功能的不可逆损伤。最常用的重建方式为桡侧腕长伸肌移位代指深屈肌，肱桡肌代拇长屈肌。

手术要点

一、手术指征

屈指、屈拇功能不可逆损伤。

二、具体步骤

（一）屈指功能重建

1. 受区准备　前臂及手掌切口，显露指深屈肌腱的远断端（图 17-1-1、图 17-1-2）。

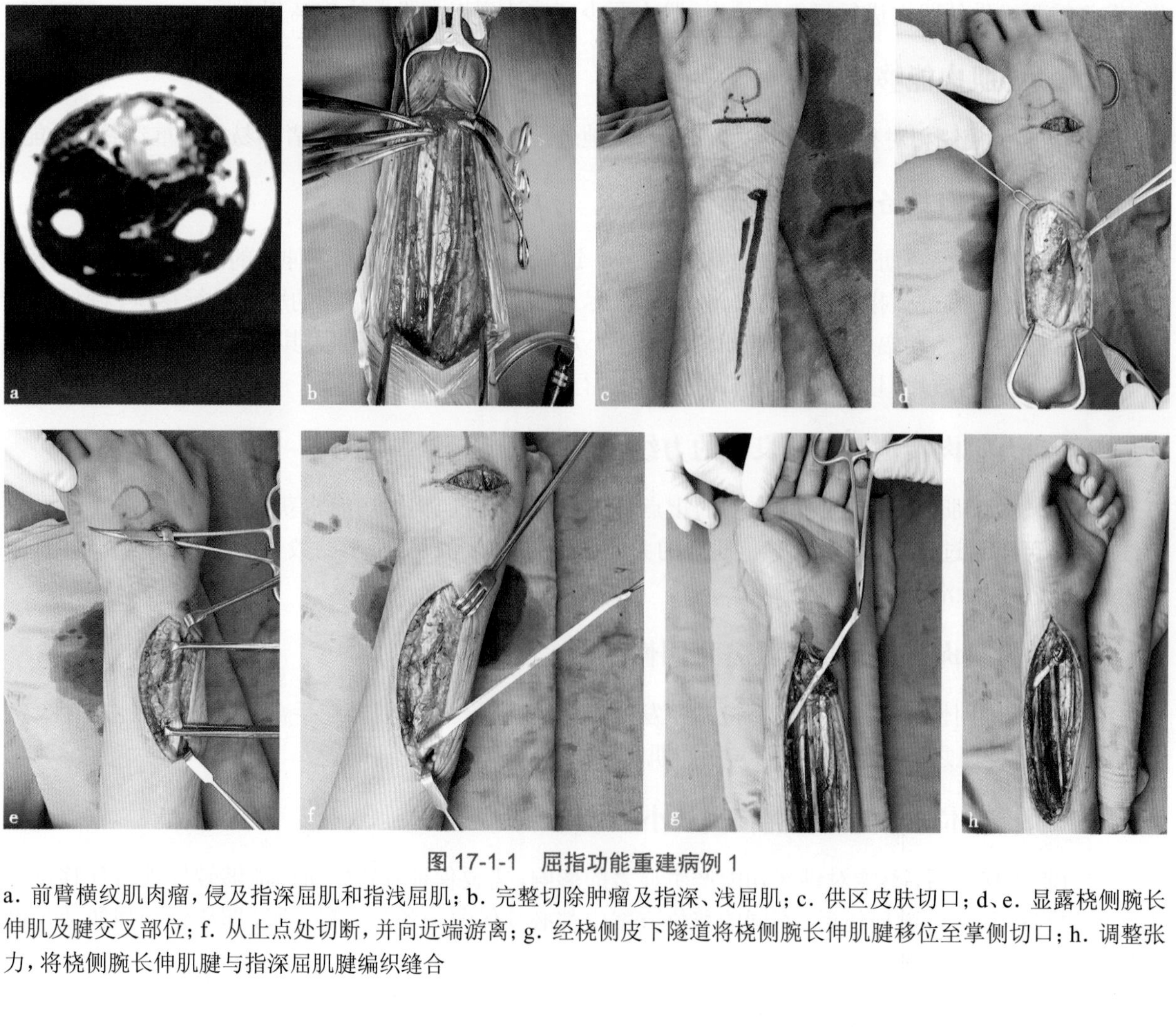

图 17-1-1　屈指功能重建病例 1

a. 前臂横纹肌肉瘤，侵及指深屈肌和指浅屈肌；b. 完整切除肿瘤及指深、浅屈肌；c. 供区皮肤切口；d、e. 显露桡侧腕长伸肌及腱交叉部位；f. 从止点处切断，并向近端游离；g. 经桡侧皮下隧道将桡侧腕长伸肌腱移位至掌侧切口；h. 调整张力，将桡侧腕长伸肌腱与指深屈肌腱编织缝合

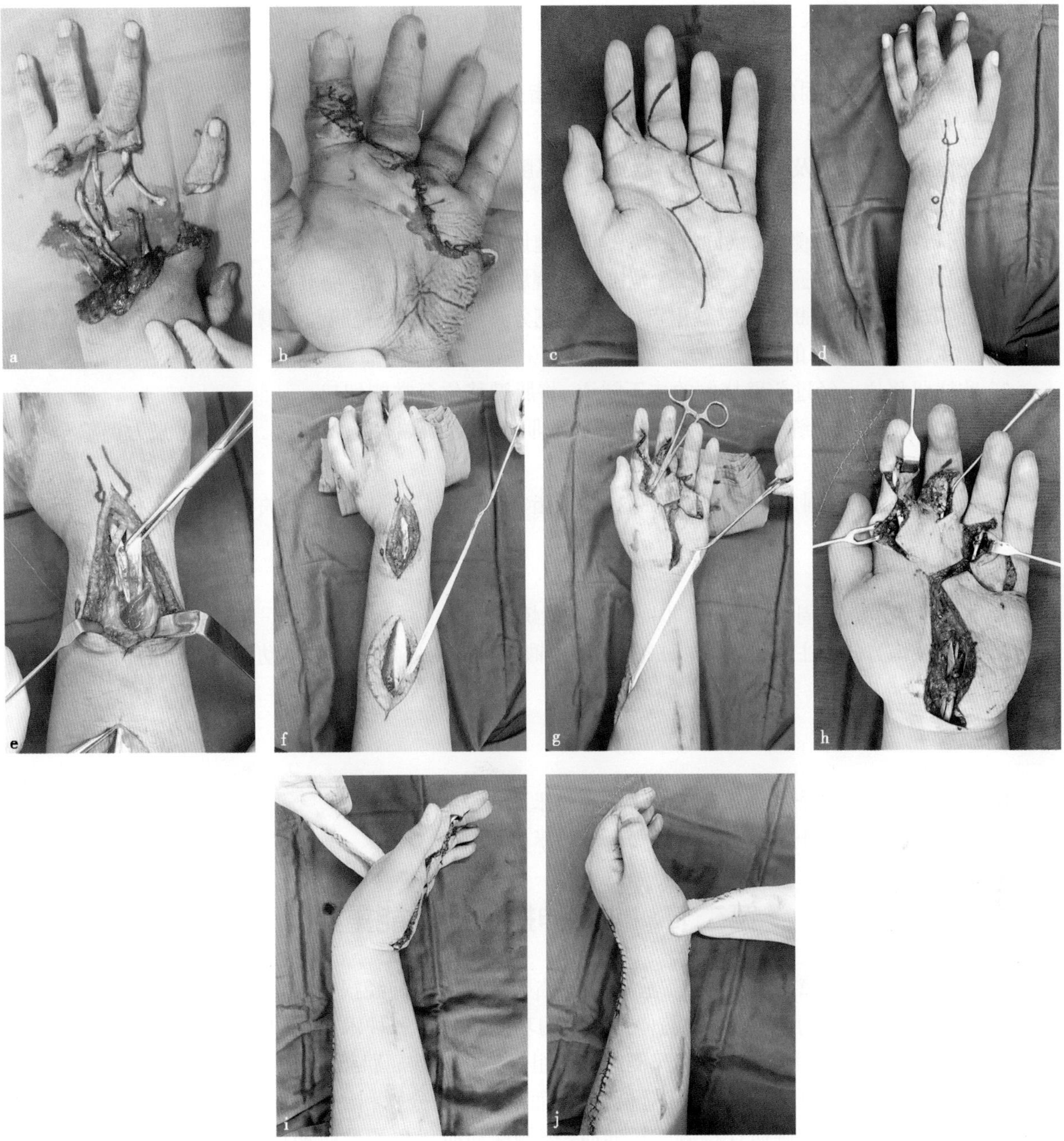

图 17-1-2　屈指功能重建病例 2

a、b. 2～5 指撕脱离断伤，急诊行断指再植；c. 术后 6 个月行屈指功能重建，受区皮肤切口；d. 供区皮肤切口；e. 显露桡侧腕长伸肌腱和腱交叉部位；f. 从止点处切断，并向近端游离；g. 经皮下隧道将桡侧腕长伸肌腱移位至掌侧切口；h. 取肌腱移植，在手指水平吻合肌腱断端；i、j. 肌腱张力检查，屈腕 30° 时手指能够被动伸直，伸腕 30° 时手指能够充分屈曲

2. 桡侧腕长伸肌的切取

（1）切口：以第二掌骨基底桡侧为中心的横行切口和前臂桡背侧的纵行切口。

（2）显露桡侧腕长伸肌腱：远端横切口中，于第二掌骨基底桡侧显露桡侧腕长伸肌腱止点；纵切口中，显露桡侧腕长伸肌腱全长及桡侧腕长伸肌腱与拇长展肌腱和拇短伸肌腱的腱交叉部位。

（3）切取桡侧腕长伸肌腱：止点处切断肌腱，从腱交叉近端抽出肌腱后，向近端充分游离，以确保桡侧腕长伸肌移位后与指深屈肌腱之间呈直线关系。

3. 桡侧腕长伸肌腱移位　经过前臂桡侧的皮下隧道，将肌腱移位至掌侧切口。

4. 张力调整及肌腱吻合　桡侧腕长伸肌腱与指深屈肌腱断端行编织缝合。缝合时张力调整至腕关节中立位，屈指张力略大于休息位。检测时，以屈腕 30° 时手指能够伸直，伸腕 30° 时手指能够充分屈曲为宜。

5. 缝合切口，石膏固定于腕关节屈曲 20°，掌指关节屈曲 40°，指间关节伸直位。

（二）屈拇功能重建

1. 受区准备　前臂及手掌切口，显露拇长屈肌腱的远断端。

2. 肱桡肌的切取

（1）切口：前臂桡背侧切口（同桡侧腕长伸肌腱切取的纵切口）。

（2）显露肱桡肌：显露前臂远端 2/3 范围的肱桡肌。

（3）切取肱桡肌：切断肱桡肌腱止点，向近端充分游离，切断肱桡肌与前臂深筋膜的连接，直至腱腹交界近端，以获取 30mm 的滑程。

3. 肱桡肌移位　经过前臂桡侧的皮下隧道，将肌腱移位至掌侧切口。

4. 张力调整及肌腱缝合　肱桡肌腱与拇长屈肌腱的远断端行编织缝合。缝合时张力调整至腕关节中立位，屈拇张力略大于休息位。

5. 缝合切口，石膏固定于腕关节屈曲 20°，拇指掌指关节屈曲 40°，指间关节屈曲 10° 位。

三、术后处理

1. 术后石膏固定 4 周，此后开始非持重功能锻炼。

2. 屈指锻炼方式为主动伸腕，同时屈指；屈拇锻炼方式为前臂中立位主动屈肘，同时屈拇。

问题分析

1. 屈指功能重建的手术步骤及肌腱吻合时的张力调整？

2. 屈拇功能重建的手术步骤及肌腱吻合时的张力调整？

第二节　伸腕伸指伸拇功能重建

伸腕伸指伸拇功能障碍表现为“三垂”畸形，临床多见于桡神经损伤、前臂背侧创伤和肿瘤。不可逆的功能障碍需要进行功能重建，伸腕伸指伸拇的功能重建有多种术式，其中比较成形的组合方式包括：桡侧腕屈肌组合、指浅屈肌组合和尺侧腕屈肌组合。桡侧腕屈肌组合和尺侧腕屈肌组合中，均是利用旋前圆肌代桡侧腕短伸肌，掌长肌代拇长伸肌，而指总伸肌分别利用桡侧腕屈肌或尺侧腕屈肌替代。指浅屈肌组合是利用旋前圆肌代桡侧腕短伸肌，桡侧腕屈肌代拇长展肌和拇短伸肌，中指指浅屈肌经骨间膜代指总伸肌，环指指浅屈肌经骨间膜代拇长伸肌和示指固有伸肌。临床中，常用的术式为尺侧腕屈肌组合。但当掌长肌腱缺如时，可以采用指浅屈肌组合。本节重点介绍尺侧腕屈肌组合。

手术要点

一、手术指征

1. 桡神经不可逆损伤导致的伸腕伸指伸拇功能障碍。

2. 外伤或肿瘤导致的伸腕伸指伸拇功能障碍。

二、具体步骤

1. 受区准备

（1）指总伸肌腱和拇长伸肌腱：前臂背侧中远段切口，于伸肌支持带近端显露指总伸肌腱和拇长伸肌腱。在切口内游离拇长伸肌腱，将其在腱腹交界处切断。经过腕关节桡背侧切口，将拇长伸肌腱从伸肌支持带远端抽出备用（图 17-2-1）。

（2）桡侧腕短伸肌腱：前臂中段桡侧切口中显露桡侧腕短伸肌腱备用。

2．供区移位肌肉的切取

（1）尺侧腕屈肌和掌长肌的切取：前臂掌侧 L 形切口，显露尺侧腕屈肌腱和掌长肌腱。尺侧腕屈肌腱于腕部止点处切断后，向近端充分游离。尺侧腕屈肌腱远端部分肌腹切除修整后，经前臂尺侧皮下隧道，将肌腱断端穿至前臂背侧切口备用。此时注意确保尺侧腕屈肌移位后与指总伸肌腱之间呈直线

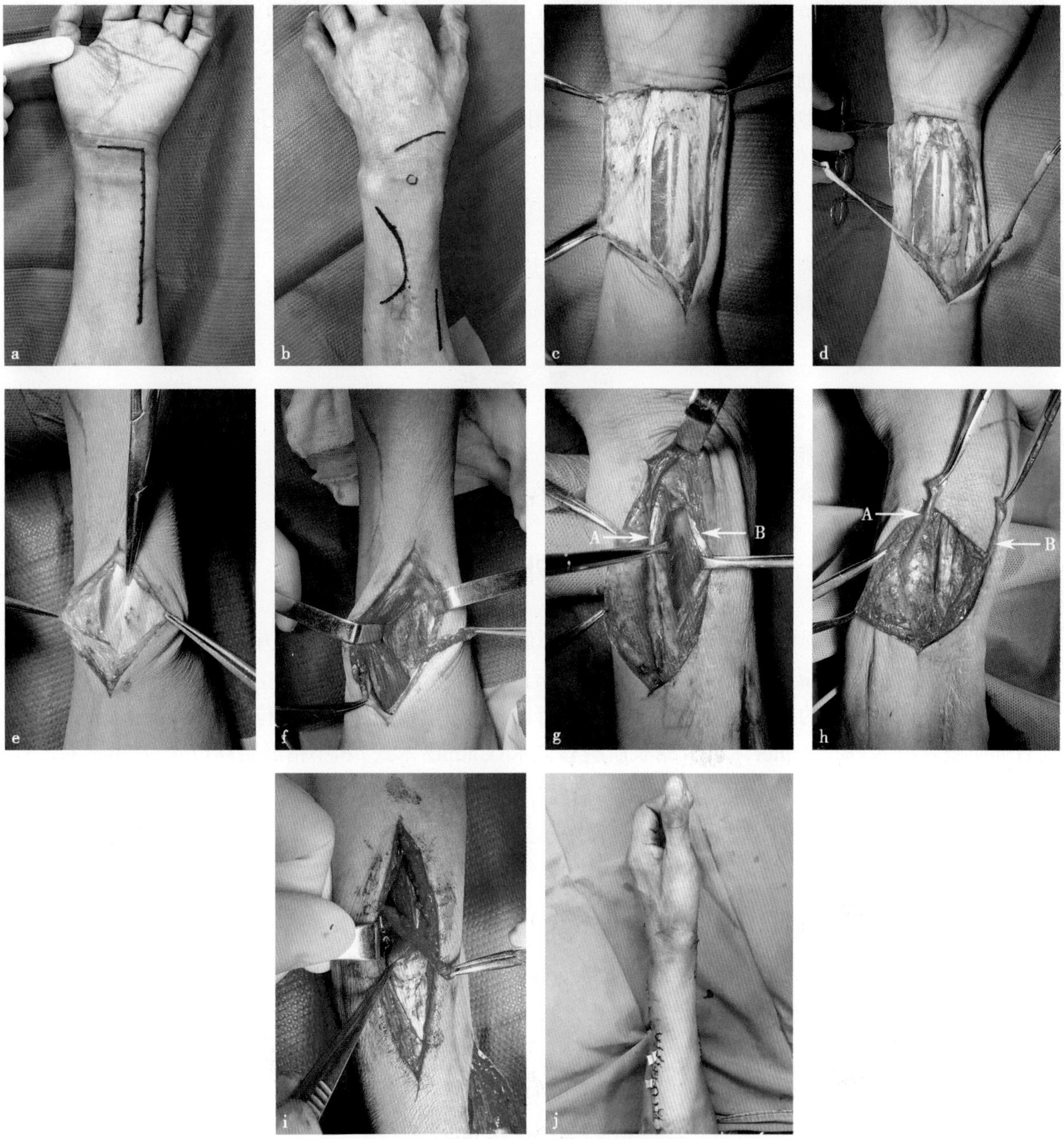

图 17-2-1 伸腕伸指伸拇功能重建

a．前臂中远段掌侧 L 形切口；b．背侧远段弧形切口，前臂中段桡侧切口和腕关节桡背侧切口；c．掌侧切口显露尺侧腕屈肌和掌长肌；d．切断尺侧腕屈肌和掌长肌腱的止点，并向近端充分游离；e．显露肱桡肌和桡侧腕长伸肌间隙；f．将两者牵开后，显露旋前圆肌止点，连同部分骨膜将止点切断游离；g．显露指总伸肌腱（A）和拇长伸肌腱（B）；h．经尺侧皮下隧道，将尺侧腕屈肌腱（A）移位至背侧切口，经桡侧皮下隧道，将掌长肌腱（B）移位至背侧切口；i．调整张力，依次编织缝合旋前圆肌 - 桡侧腕短伸肌，尺侧屈腕肌 - 指总伸肌，以及掌长肌 - 拇长伸肌；j．彻底止血，关闭切口

关系。掌长肌腱在于腕部切断后，将其向近端尽量游离，经前臂桡侧皮下隧道，将掌长肌腱移位至前臂背侧切口或腕桡背侧切口，确保掌长肌与改道后的拇长伸肌腱之间呈直线关系。

（2）旋前圆肌的切取：前臂中段桡侧切口中，显露肱桡肌与桡侧腕长伸肌间隙，向两侧牵开后，显露旋前圆肌止点。将部分桡骨骨膜和旋前圆肌止点一起切开游离，增加旋前圆肌止点的长度和强度。将旋前圆肌经前臂桡侧皮下，经肱桡肌和桡侧腕长伸肌的浅层，引至桡侧腕短伸肌腱腹交界部备用。

3. 张力调整及肌腱缝合　均采用编织缝合的方式，依次将旋前圆止点与桡侧腕短伸肌腱缝合，尺侧腕屈肌腱与指总伸肌腱缝合，掌长肌腱与拇长伸肌腱缝合。旋前圆肌与桡侧腕短伸肌腱缝合时的张力为旋前圆肌最大张力位，腕关节背伸 45° 位。尺侧腕屈肌腱与指总伸肌腱缝合时，保持体位在腕背伸 45°，掌指关节伸直位。掌长肌腱与拇长伸肌腱缝合时，腕关节轻度背伸，两者在最大张力下缝合。

4. 缝合后张力检查　肌腱缝合后通过腕关节的被动活动测试张力。腕关节背伸时，手指能够充分地被动屈曲；腕关节屈曲时，掌指关节能够被动伸直。

5. 关闭切口　供区切口在肌腱移位后即可关闭。其余切口在肌腱缝合后关闭。切口均留置引流。术毕行石膏掌托，固定于伸腕伸指位。

三、术后处理

1. 术后石膏固定 4 周，此后开始非持重功能锻炼。
2. 锻炼方式为屈腕同时伸指伸拇。

问 题 分 析

1. 伸腕伸指伸拇功能重建的方式有哪些？
2. 尺侧腕屈肌腱组合重建伸腕伸指伸拇的手术步骤？

第三节　拇外展功能重建

正中神经的不可逆损伤能够导致拇外展功能障碍。但由于鱼际肌接受正中神经和尺神经的双重支配，因此，并非所有患者需要行拇外展功能重建。有研究显示，仅 14% 的正中神经损伤患者需要进行功能重建。临床上常用的拇指外展功能重建术式有四种：环指指浅屈肌腱移位术（Bunnell 术式）、示指固有伸肌腱移位术（Burkhalter 术式）、掌长肌腱移位术（Camitz 术式）和小指展肌移位术（Huber 术式）。

手 术 要 点

一、环指指浅屈肌腱移位（Bunnell 术式）

该术式的主要优点是环指指浅屈肌力量大，腱性部分长。主要缺点是术后环指可能出现鹅颈畸形，以及重建滑车出现的松动和移位。

（一）手术指征

低位正中神经不可逆损伤，拇外展功能显著障碍。

（二）具体步骤

1. 切取环指指浅屈肌腱　环指近侧指横纹处横行切口。于 A1 与 A2 滑车之间探及环指指浅屈肌腱，并在该处切断。至少保留距离止点 1cm 的环指指浅屈肌腱，以避免术后出现鹅颈畸形（图 17-3-1）。

2. 制作滑车　在腕横纹近端，前臂远端掌尺侧做弧形切口。首先将环指指浅屈肌腱自该切口中抽出备用。切取以远端为蒂的尺侧腕屈肌腱桡侧半肌腱束，长约 4cm，将该肌腱束与自身编织缝合后形成滑车，环指指浅屈肌腱自深面绕过尺侧腕屈肌腱尺侧半，并穿过桡侧半肌腱束制作的滑车后备用。

3. 止点重建　切取拇指掌指关节背侧弧形切口。以豌豆骨和拇短展肌止点的连线为轴线，经过皮下隧道将环指指浅屈肌腱引至拇指掌指关节切口。环指指浅屈肌腱与拇短展肌止点的腱性部分缝合后，将指浅屈肌腱环绕拇长伸肌腱深面，翻折后与自身缝合。张力调整至腕关节中立位时，拇指处于充分掌侧外展。

4. 缝合切口，石膏固定于腕关节屈曲，拇指掌侧外展位。

（三）术后处理

1. 术后石膏固定4周，此后开始非持重功能锻炼。

2. 锻炼方式为屈指同时拇指外展，或拇指与环指指腹对捏。

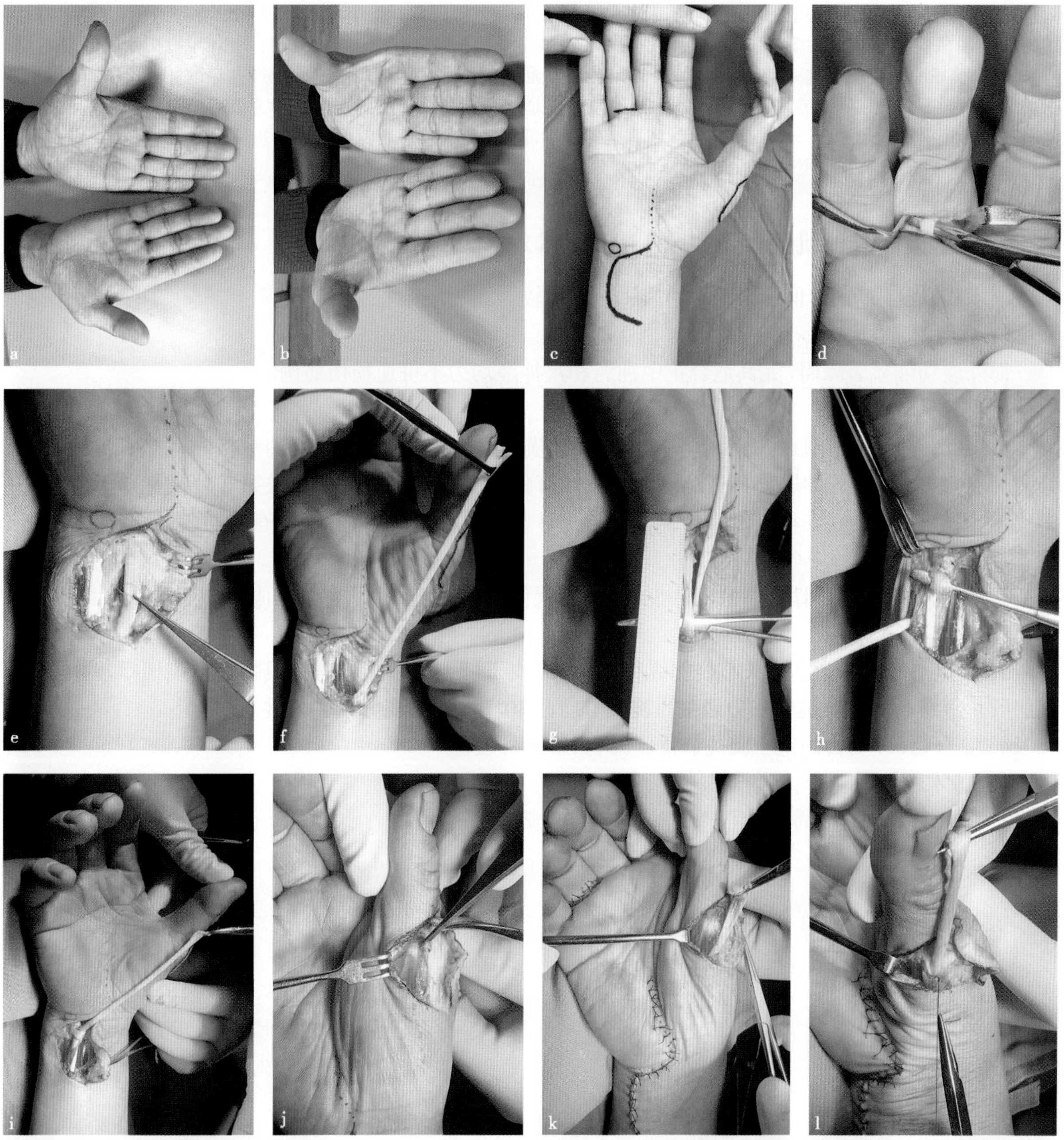

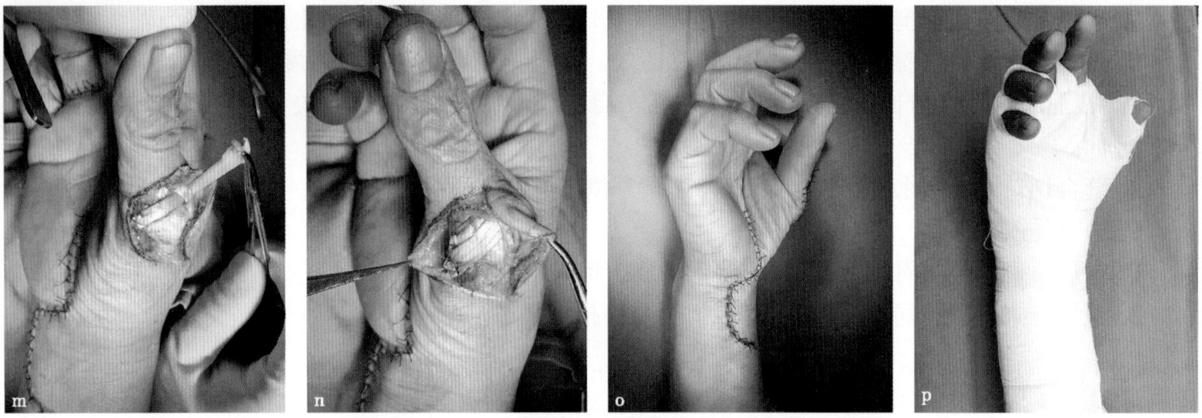

图 17-3-1 环指指浅屈肌腱移位重建拇外展功能

a、b. 右侧鱼际萎缩，拇外展功能受限；c. 切口设计（虚线部位切口拟同期行正中神经松解）；d. 环指近侧指横纹切口内切断指浅屈肌腱；e. 前臂远端尺侧弧形切口中显露尺侧腕屈肌腱和环指指浅屈肌腱；f. 抽出环指指浅屈肌腱备用；g、h. 尺侧腕屈肌腱桡侧半腱束制作环形滑车；i. 环指指浅屈肌腱从尺侧腕屈肌腱深面绕过并穿过环形滑车；j. 拇指掌指关节切口显露拇短展肌止点和拇长伸肌腱；k. 经皮下隧道将环指指浅屈肌腱引至掌指关节切口；l. 首先将环指指浅屈肌腱与拇短展肌止点缝合；m、n. 环指指浅屈肌腱的远端部分从拇长伸肌腱深面环绕翻折后与自身缝合；o. 缝合后张力；p. 屈腕拇外展位石膏固定

二、示指固有伸肌腱移位（Burkhalter 术式）

该术式供区损伤小，但示指固有伸肌肌力相对较弱。

（一）手术指征

拇外展功能显著障碍，尤其适合正中神经和尺神经均为不可逆损伤病例。

（二）具体步骤

1. 切取示指固有伸肌腱　示指掌指关节背侧横行切口，切断位于尺侧的示指固有伸肌腱，并仔细修复伸肌腱帽；在腕背伸肌支持带远端以示指固有伸肌腱体表投影为中心做第 2 处横行切口，确定并游离示指固有伸肌腱；在前臂远端 1/3 尺背侧做第 3 处弧形切口，将示指固有伸肌腱从前臂切口抽出后，充分向近端游离备用（图 17-3-2）。

2. 制作滑车　豌豆骨近端做横行小切口，经尺侧腕屈肌腱浅层，将示指固有伸肌腱从该切口抽出备用。

3. 止点重建　拇指掌指关节桡侧纵行切口，经皮下隧道将示指固有伸肌腱引至该切口，并与拇短展肌腱止点缝合固定。缝合张力调整为腕关节屈曲 30° 时，拇指充分掌侧外展。

4. 缝合切口，石膏固定于腕关节背伸，拇指掌侧外展位。

（三）术后处理

1. 术后石膏固定 4 周，此后开始非持重功能锻炼。

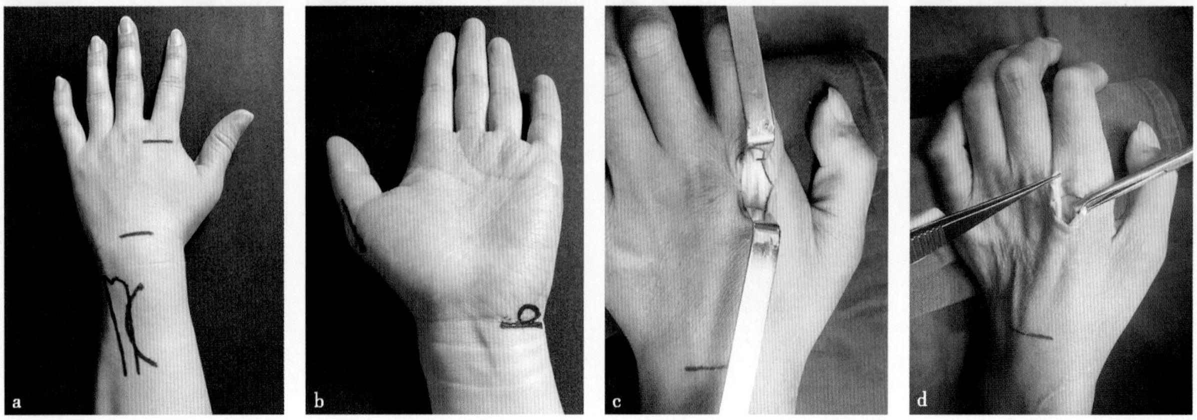

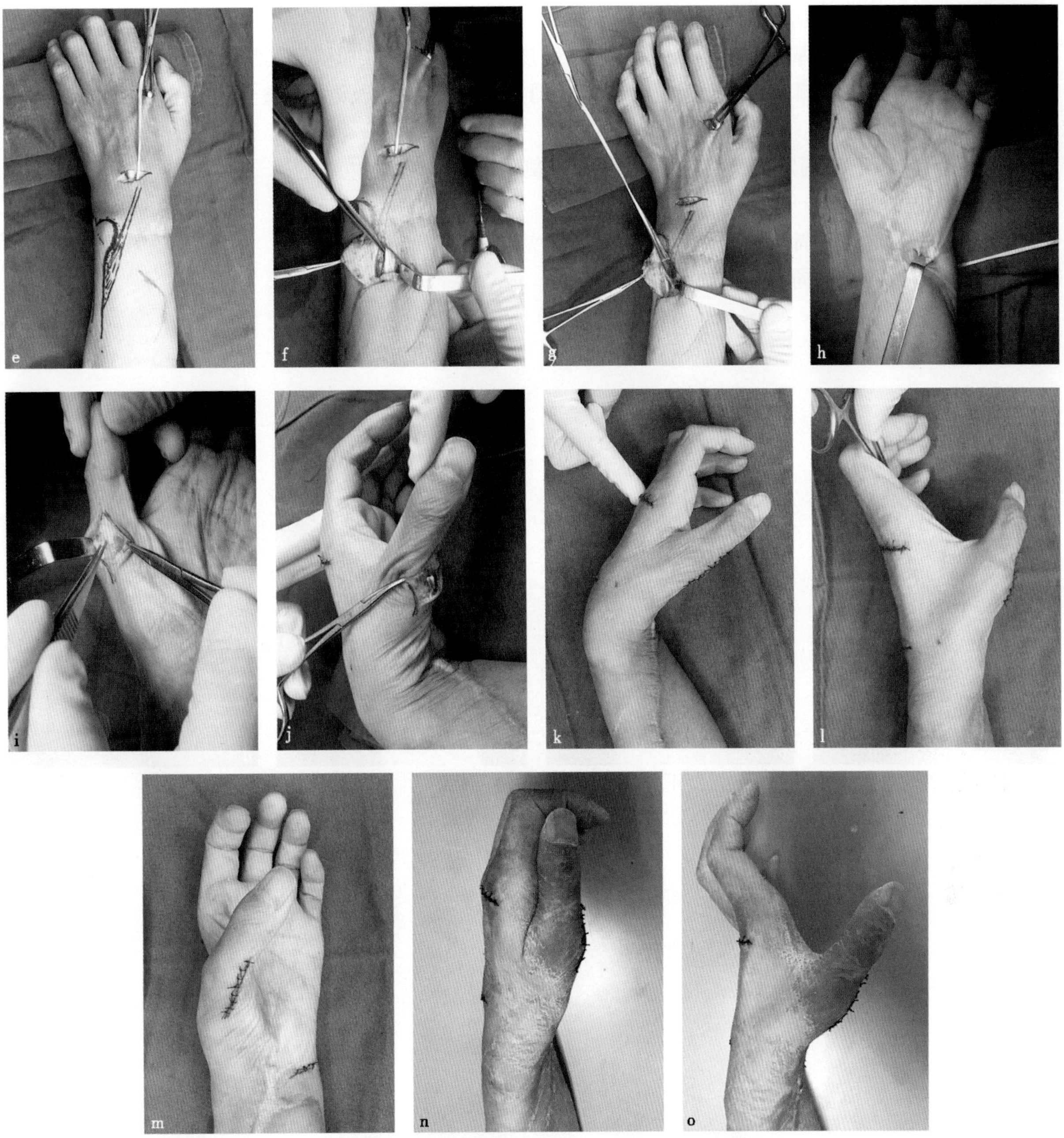

图 17-3-2　示指固有伸肌腱移位重建拇外展功能

a. 手部及前臂背侧切口；b. 腕部豌豆骨近端横行切口；c. 示指掌指关节水平显露位于尺侧的示指固有伸肌腱；d. 切断示指固有伸肌腱，并修复腱帽；e. 从腕背切口中抽出示指固有伸肌腱；f. 从前臂远端背侧切口中抽出示指固有伸肌腱，并向近端充分游离；g、h. 将示指固有伸肌腱通过皮下隧道移位至腕掌侧；i. 拇指掌指关节桡侧切口显露拇短展肌止点；j. 腕关节背伸位将示指固有伸肌腱与拇短展肌止点编织缝合固定；k～m. 张力检查；n、o. 术后 1 个月体位像

2. 锻炼方式为示指伸直同时拇指外展。

三、掌长肌腱移位（Camitz 术式）

（一）手术指征

拇外展功能显著障碍，尤其适合严重的腕管综合征患者，松解正中神经同时进行拇外展功能重建。

（二）具体步骤

1. 切取掌长肌腱和掌腱膜　以中环指间为轴线，做手掌及前臂远端掌侧的 S 形切口。前臂游离掌长肌腱，手掌部切取宽 1cm 的掌腱膜作为掌长肌腱的延续（图 17-3-3）。

2. 正中神经松解　切开腕横韧带，松解正中神经。

3. 止点重建　拇指掌指关节桡侧纵行切口，经皮下隧道，将掌长肌腱及其掌腱膜延续部分经皮下隧道引至拇指掌指关节切口。将掌腱膜缝合固定至拇短展肌止点处。张力调整至腕关节中立位时，拇指充分掌侧外展。

4. 缝合切口，石膏固定于腕关节屈曲，拇指掌侧外展位。

（三）术后处理

1. 术后石膏固定4周，此后开始非持重功能锻炼。

2. 锻炼方式为屈腕同时拇指外展。

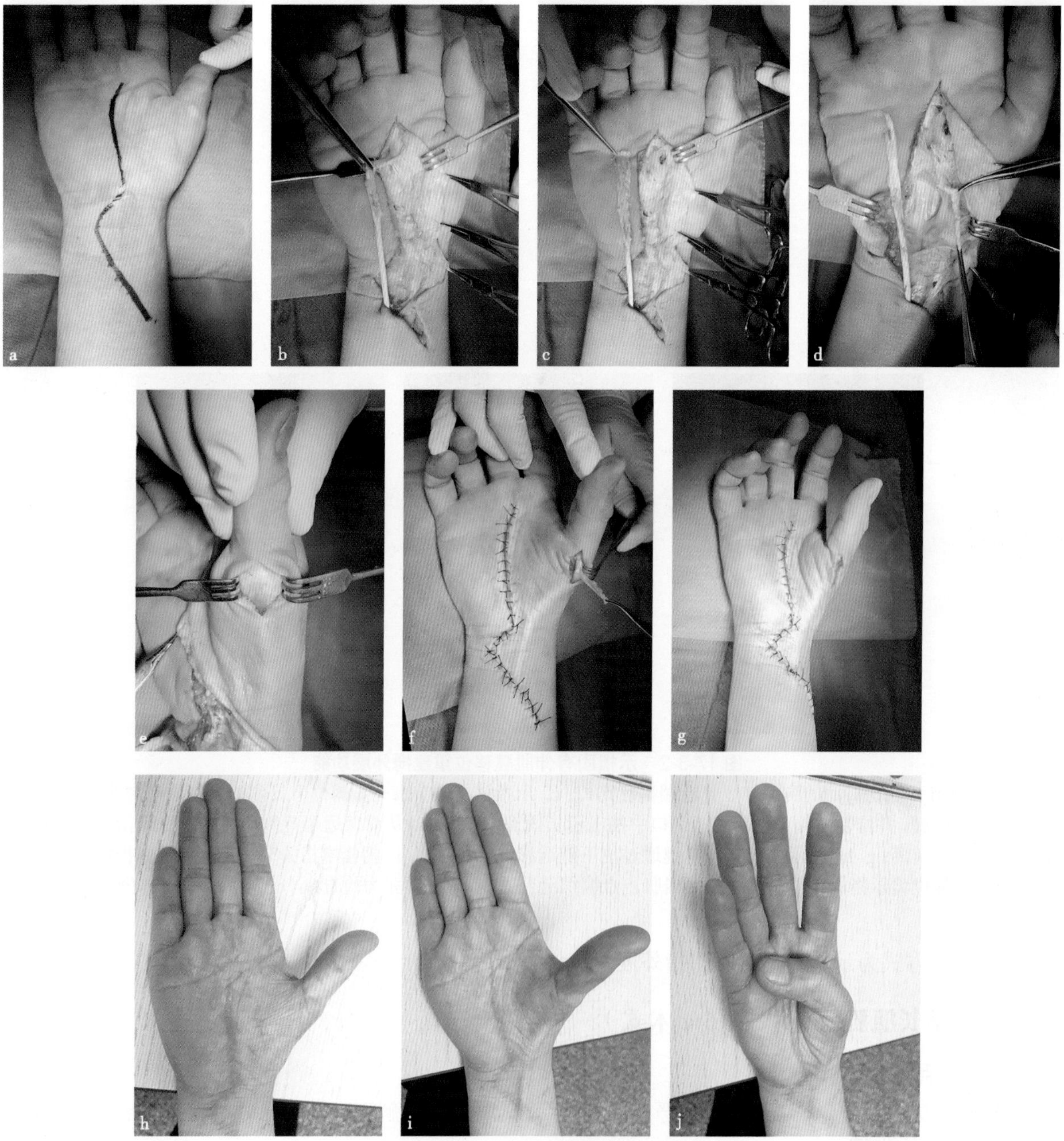

图 17-3-3　掌长肌腱移位重建拇外展功能

a. 手部及前臂掌侧切口；b、c. 切取掌长肌腱和掌腱膜；d. 切开腕横韧带，松解正中神经；e. 拇指掌指关节桡侧切口显露拇短展肌止点；f. 经过皮下隧道将掌长肌腱和掌腱膜移位至拇指切口；g. 重建后张力；h～j. 术后5个月体位像

四、小指展肌移位（Huber 术式）

（一）手术指征

拇外展功能显著障碍。由于小指展肌移位后对鱼际的外观有所改善，因此该术式适于拇指发育不良的患儿。

（二）具体步骤

1. 小指展肌的切取　做小指近节及手掌的尺侧侧正中切口，至远端腕横纹水平后，切口弧向桡侧。掀起皮瓣，切断小指展肌位于近节指骨基底和伸肌腱装置的两处止点，将肌肉逆行游离至其在豌豆骨的起点，注意保护位于肌肉近端支配和营养肌肉的血管神经束。将小指展肌从豌豆骨止点处剥离，保留肌肉和尺侧腕屈肌腱的连接（图 17-3-4）。

2. 止点重建　拇指掌指关节桡侧做纵行切口，通过宽大的皮下隧道，移位小指展肌至拇指掌指关节的桡侧切口，并将小指展肌止点缝合固定于拇短展肌止点。

3. 缝合切口，石膏固定于腕关节中立，拇指掌侧外展位。

（三）术后处理

1. 术后石膏固定 4 周，此后开始非持重功能锻炼。

2. 锻炼方式为小指于拇指指腹对捏。

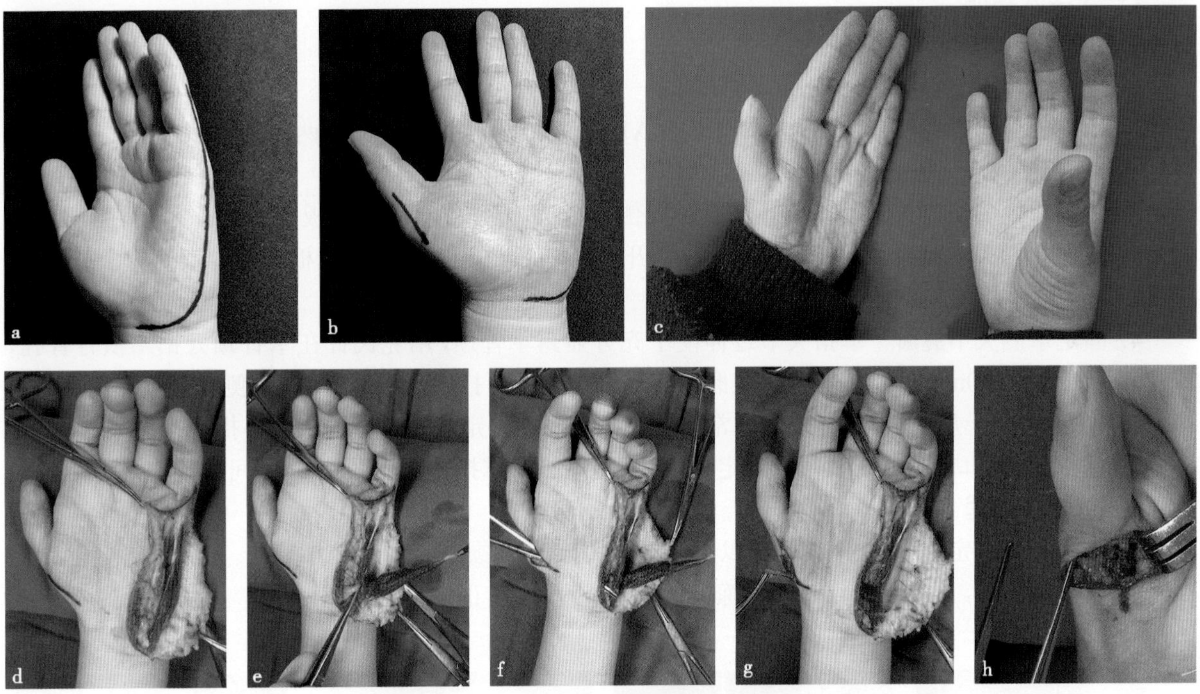

图 17-3-4　小指展肌移位重建拇外展功能

a、b. 手掌尺侧和拇指掌指关节桡侧切口；c. 左侧拇指发育不良，拇外展功能障碍；d. 手掌尺侧切口显露小指展肌；e. 向近端充分游离小指展肌；f. 制作手掌皮下隧道；g、h. 小指展肌移位后与拇短展肌止点缝合固定

第四节　蚓状肌功能重建

尺神经损伤后，由于骨间肌和环小指的蚓状肌麻痹，最终导致爪形手畸形。典型的爪形手表现为环小指掌指关节过伸，指间关节屈曲。若同时伴有正中神经损伤，则 2～5 指均出现爪形手。该畸形显著影响手部的抓握功能，需要行蚓状肌功能重建进行矫正。蚓状肌功能重建的方式为静态型功能重建和动态型功能重建。常用的静态型重建方式包括：掌指关节掌板固定术（Zancolli 术式）、尺侧腕伸肌腱或桡侧腕伸肌腱移位的静态腱固定术（Riordan 术式）和 Fowler 经腕腱固定术。常用的动态型重建方式

包括：中指指浅屈肌腱移位（改良 Stiles-Bunnell 术式）、桡侧腕长（或短）伸肌腱移位（Brand 术式）和桡侧腕屈肌腱移位（Riordan 术式）。

静态型蚓状肌功能重建前，需要进行 Bouvier 试验，即被动纠正掌指关节过伸后，观察指间关节是否能够被动伸直。若能够被动伸直，则适合进行静态型功能重建。若指间关节存在固定的屈曲畸形，需要通过理疗、夹板或是手术松解的方法进行纠正后，方可进行蚓状肌功能重建。

动态型蚓状肌功能重建可以选择多种肌腱移位方式。移位的肌肉肌腱单元，需要经过掌指关节旋转轴的掌侧，即掌骨头间深横韧带掌侧的蚓状肌管，才能确保发挥屈曲掌指关节的作用。止点也有多种选择，但止点选择不同，产生的功效存在差异。例如，当近节指骨或 A1 滑车作为止点时，仅产生掌指关节屈曲；当中环小指侧腱束的桡侧束以及示指桡侧或尺侧束作为止点时，可以屈曲掌指关节（同时产生一定程度的外展作用）和伸直指间关节；当 A2a 滑车或 A2 滑车作为止点时，力臂更长，掌指关节的屈曲作用更为明显；当止点位于近节指骨基底处的背侧骨间肌止点时，掌指关节能够屈曲和外展。

手 术 要 点

一、掌指关节掌板固定术（Zancolli 术式）

（一）手术指征

爪形手畸形，Bouvier 试验阴性。

（二）具体步骤

1. 切口　当仅累及单个手指时，采用患指 A1 滑车处纵行切口；若累及两个或更多手指时，采用远侧掌横纹处横行切口（图 17-4-1）。

2. 显露掌板　切开 A1 滑车，将指屈肌腱向侧方牵拉，显露掌指关节掌板。

3. 制作掌侧关节囊瓣　掌板于两侧纵行切开，切口间距 6～8mm。将掌板在掌骨颈处的止点切断，形成以近节指骨基底为蒂的掌侧关节囊瓣。

4. 固定掌侧关节囊瓣　掌指关节过伸便于充分显露掌骨颈，用克氏针在掌骨颈处钻出横行骨孔，或置入 1 枚直径 2.0mm 的骨锚。刮匙或磨钻在掌骨颈处骨面打磨出粗糙面，将掌侧关节囊瓣向近端牵拉后，于掌指关节于屈曲 45° 位固定。通常掌侧关节囊瓣的固定顺序是从示指至小指依次完成。

5. 术毕缝合切口，前臂石膏背托固定腕关节于中立位，掌指关节屈曲 45°，指间关节伸直位。

（三）术后处理

1. 术后石膏固定 6 周，在此期间可以屈伸指间关节。

2. 石膏拆除后，开始免持重功能锻炼。术后 3 个月，可以正常使用。

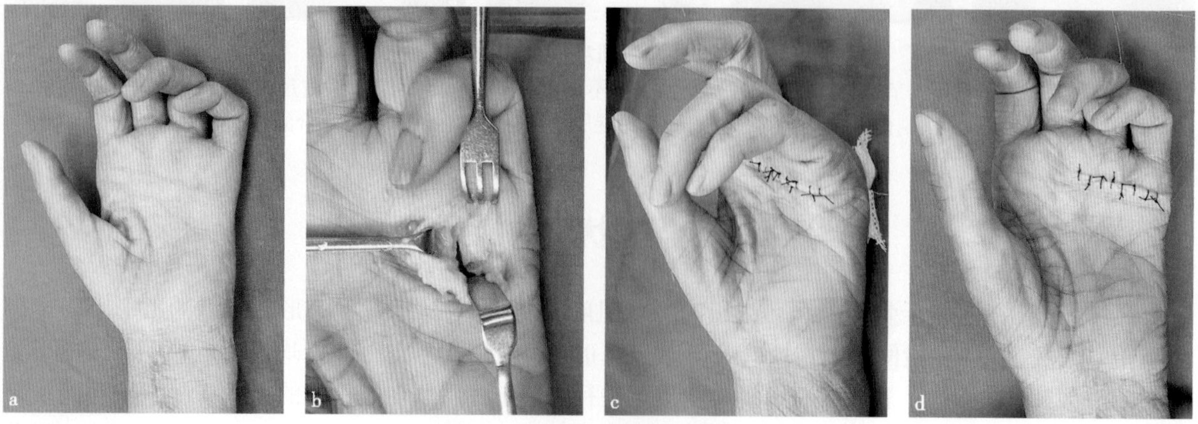

图 17-4-1　掌指关节掌板固定术

a. 环小指爪形手；b. 环小指掌指关节掌侧横行切口，牵开指屈肌腱，制作掌侧关节囊瓣；c、d. 该病例采用抽出式钢丝固定

二、Riordan肌腱静态固定术

(一) 手术指征

爪形手畸形，Bouvier 试验阴性。

(二) 具体步骤

1. 腕伸肌腱的切取　环小指蚓状肌功能重建时，切取尺侧腕伸肌肌腱；若重建 2～5 指时，需切取桡侧腕长伸肌腱和尺侧腕伸肌腱。腕背及前臂远端长弧形或纵行切口，显露桡侧腕长伸肌腱和尺侧腕伸肌腱的止点及腱腹交界部。将腕伸肌腱纵行劈开，切取半束肌腱，并保留该肌腱束位于掌骨的止点备用。

2. 手指受区处理　手指近节桡侧切口，显露该侧的侧腱束。若患者术前近侧指间关节松弛过伸，则需要做掌指关节掌侧切口，显露 A1 和 A2a 滑车。

3. 腕伸肌腱移位　将切取的腕伸肌腱纵行切开分为两束，翻折后经皮下隧道和蚓状肌管（掌骨头间深横韧带掌侧），将肌腱束移位至手指近节桡侧切口中。

4. 肌腱束缝合固定　保持腕关节背伸 30°，掌指关节屈曲 80°和指间关节伸直位。将腕伸肌腱腱束与手指桡侧的侧腱束进行缠绕编织缝合。术前近侧指间关节过伸的患者，则将肌腱束套圈式固定于 A1 滑车或 A2a 滑车。

5. 术毕缝合切口，前臂石膏固定腕关节背伸 30°，掌指关节屈曲 80°和指间关节伸直位。

(三) 术后处理

1. 术后石膏固定 4 周。

2. 石膏拆除后，腕关节背伸位支具固定 2 周，并开始手指的屈伸功能锻炼。

3. 术后 3 个月，可以正常使用。

三、中指指浅屈肌腱移位（改良 Stiles-Bunnell 术式）

(一) 手术指征

爪形手畸形，Bouvier 试验阴性。中指指浅屈肌肌力大于 4 级。

(二) 具体步骤

1. 中指指浅屈肌腱的切取　中指近侧指间关节桡侧侧正中切口，切开 A3 滑车，牵开指深屈肌腱，显露指浅屈肌腱止点并切断止点。手掌鱼际纹处做弧形切口，切开腕横韧带远端部分，并将中指指浅屈肌腱抽出，纵行切开肌腱，分为四条肌腱束。

2. 手指受区处理　手指近节桡侧侧正中切口，显露桡侧侧腱束。若患者术前近侧指间关节过伸，则需要做掌指关节掌侧切口，显露 A1 和 A2a 滑车。

3. 中指指浅屈肌腱移位　切取的中指指浅屈肌腱束分别经皮下隧道和蚓状肌管（掌骨头间深横韧带掌侧），将肌腱束移位至手指近节桡侧切口中。

4. 肌腱束缝合固定　保持腕关节屈曲 30°，掌指关节屈曲 80°和指间关节伸直位。将指浅屈肌腱腱束与手指桡侧侧腱束进行缠绕编织缝合。术前近侧指间关节过伸的患者，则经皮下隧道将肌腱束套圈式固定于 A1 滑车或 A2a 滑车。

5. 术毕缝合切口，前臂石膏固定腕关节屈曲 30°，掌指关节屈曲 80°和指间关节伸直位。

(三) 术后处理

1. 术后石膏固定 4 周。

2. 石膏拆除后，腕关节屈曲位支具固定 2 周，并开始手指的屈伸功能锻炼。

3. 术后 3 个月，可以正常使用。

四、桡侧腕短伸肌腱移位（Brand 术式）

(一) 手术指征

爪形手畸形，Bouvier 试验阴性。桡侧腕短伸肌肌力大于 4 级。

（二）具体步骤

1. 桡侧腕短伸肌腱的切取　腕掌关节背侧横行切口显露桡侧腕短伸肌腱，并向近端充分游离。利用自体跖肌腱或异体肌腱作为移植肌腱，与桡侧腕短伸肌腱远端编织缝合，并将移植肌腱纵行切开，分为4条肌腱束（图17-4-2）。

2. 手指受区处理　示指近节尺侧切口显露尺侧侧腱束，中环小指近节桡侧切口显露桡侧侧腱束。若患者术前近侧指间关节过伸，则需要做掌指关节掌侧切口，显露A1和A2a滑车。

3. 桡侧腕短伸肌腱移位　切取的桡侧腕短伸肌腱和移植肌腱分别经皮下隧道和蚓状肌管（掌骨头间深横韧带掌侧），将肌腱束移位至手指近节切口中。

4. 肌腱束缝合固定　保持腕关节背伸45°，掌指关节屈曲80°和指间关节伸直位。将肌腱束与手指侧腱束进行缠绕编织缝合。术前近侧指间关节过伸的患者，则经皮下隧道将肌腱束套圈式固定于A1滑车或A2a滑车。缝合顺序为示指、小指，最后中环指。

5. 术毕缝合切口，前臂石膏固定腕关节背伸45°，掌指关节屈曲80°和指间关节伸直位。

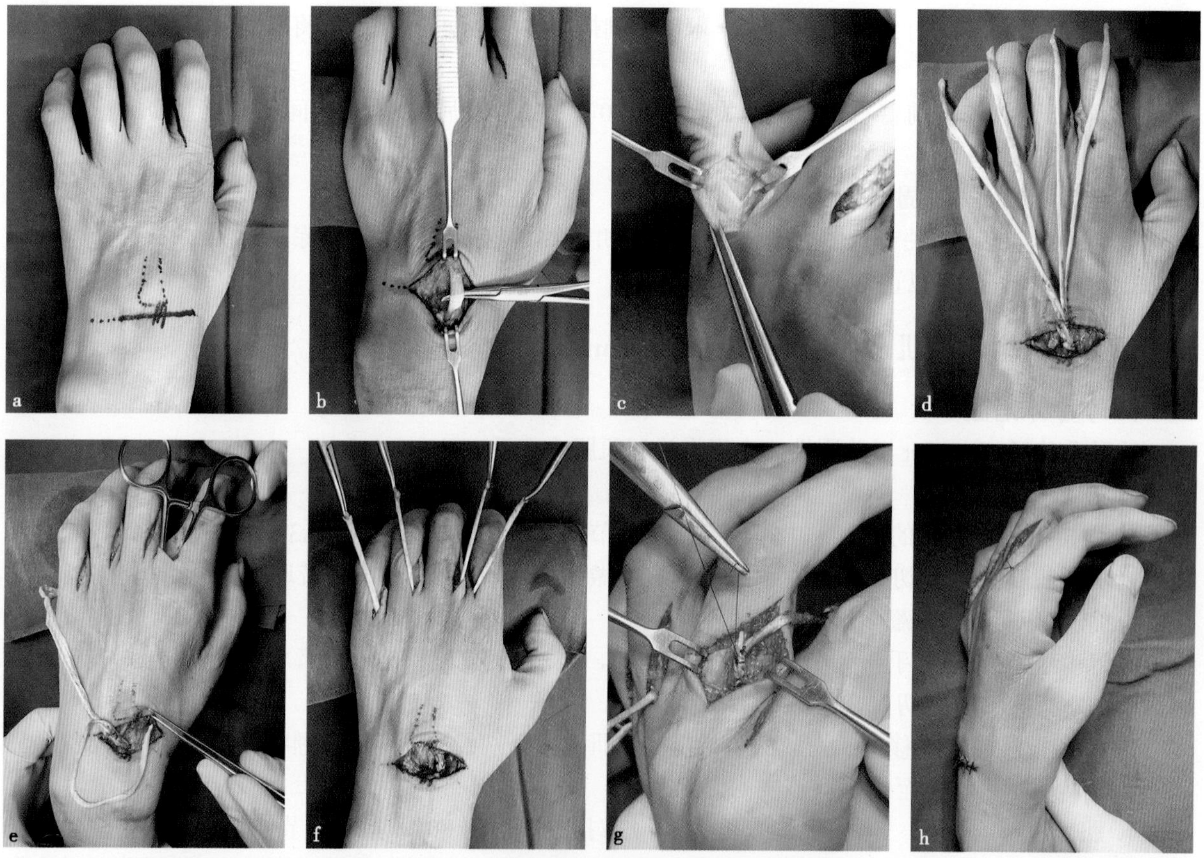

图17-4-2　桡侧腕短伸肌腱移位重建蚓状肌功能

a. 腕掌关节背侧横行切口；b. 显露并切断桡侧腕短伸肌腱止点；c. 手指近节侧方切口显露侧腱束；d. 移植肌腱与桡侧腕短伸肌腱编织缝合后，将移植肌腱纵行分为4束；e. 经蚓状肌管制作皮下隧道；f. 将肌腱束从手指切口抽出；g. 肌腱束与侧腱束缠绕编织缝合；h. 缝合后的张力体位像

（三）术后处理

1. 术后石膏固定4周。

2. 石膏拆除后，腕关节背伸位支具固定2周，并开始手指的屈伸功能锻炼。

3. 术后3个月，可以正常使用。

第十八章 手外伤后常见畸形

手部不同组织结构损伤，尤其是严重手部外伤后，可能会残留不同类型的手部畸形。其中虎口挛缩、近侧指间关节屈曲挛缩，以及掌指关节僵直相对常见，本章重点介绍这三种常见的手外伤后畸形。

第一节 虎口挛缩

虎口挛缩多见于手部挤压伤，或手外伤后长期制动于不当体位所致。虎口挛缩后拇指的桡侧和掌侧外展受限，显著影响手部功能。虎口挛缩的治疗需要根据虎口挛缩的程度、虎口区域软组织条件，拇指内收和外展的动力，以及骨关节因素综合考虑。一期手术进行虎口的开大和加深，二期手术根据动力需要，进行拇外展和内收的功能重建。功能重建参见第十七章第三节“拇外展功能重建”，本节主要介绍虎口开大的手术方法。

根据挛缩程度可以将虎口挛缩分为轻、中、重三度。正常情况下，拇指做最大桡掌侧外展的角度为60°～70°。轻度挛缩为拇指桡掌侧外展角40°～60°，中度挛缩桡掌侧外展角20°～40°，重度挛缩桡掌侧外展角小于20°（图18-1-1）。

轻度虎口挛缩对患者手功能影响较小，软组织条件也相对较好。可以通过康复锻炼，或Z字成形开大和加深虎口。中度虎口挛缩皮肤缺损相对较多，可以松解深部挛缩组织后利用微型外固定架进行虎口处皮肤的牵张，或通过局部皮瓣如示指背侧皮瓣和骨间背侧皮瓣来修复虎口开大加深后的皮肤缺损。重度虎口缺损需要两期手术修复，一期手术修复皮肤缺损，二期行功能重建。由于重度虎口挛缩松解后，皮肤缺损量大，需要行腹部皮瓣（管）、腹股沟皮瓣（管）或游离皮瓣进行创面的修复。

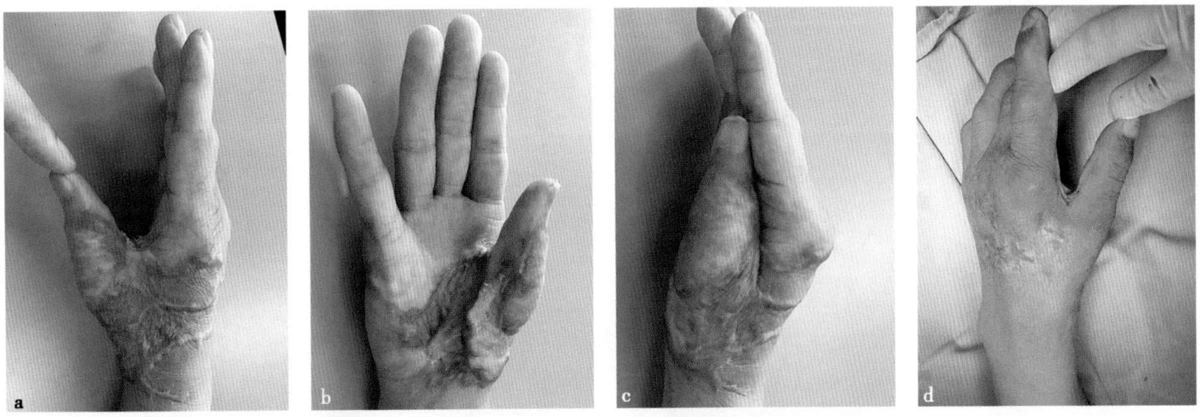

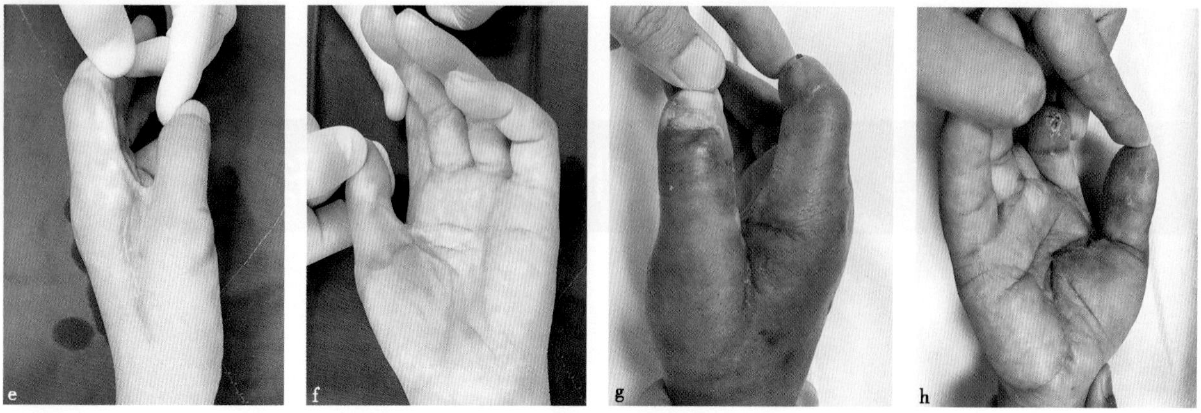

图 18-1-1 虎口挛缩分型
a～d. 中度虎口挛缩；e～h. 重度虎口挛缩

手术要点

（一）手术指征

1. 轻度虎口挛缩，保守治疗无效，影响患者日常使用。

2. 虎口中、重度挛缩。

（二）具体步骤

1. 皮肤切口　轻度虎口挛缩，在第一指蹼处设计 1 个或多个 Z 字成形；中度和重度虎口挛缩，在虎口掌、背侧设计纵行切口，第一指蹼处可以做 Z 字成形（图 18-1-2、图 18-1-3）。

2. 松解深部组织　从虎口背侧切口逐层松解瘢痕及挛缩组织。首先显露第一背侧骨间肌，若肌肉组织挛缩明显，可以切断第一背侧骨间肌。牵开背侧骨间肌，显露深面拇收肌，若拇收肌挛缩明显，可以于止点处进行松解，直至虎口能够被动开大。

3. 虎口创面修复　虎口开大加深后，虎口区域掌、背侧均有不同程度的皮肤缺损。中度虎口挛缩可以用示指背侧皮瓣或骨间背侧皮瓣转移覆盖创面；重度虎口挛缩皮肤缺损量大，骨间背皮瓣覆盖后，还需要补充植皮覆盖拇指或示指侧方创面，而腹部或腹股沟皮瓣（管）覆盖相对充分，一期覆盖虎口背侧创面，二期断蒂后覆盖掌侧创面。此外，游离皮瓣也适合修复重度虎口挛缩松解后的创面。

4. 微型外架固定　第一、二掌骨远端分别置入 1 枚螺钉，微型外架维持拇指外展。若虎口开大仍不充分，可以术后 1 周开始利用微型外架每日进行撑开。每日延长外架 1 圈，分 4 次进行。虎口开大至所需幅度后，维持 2 个月。

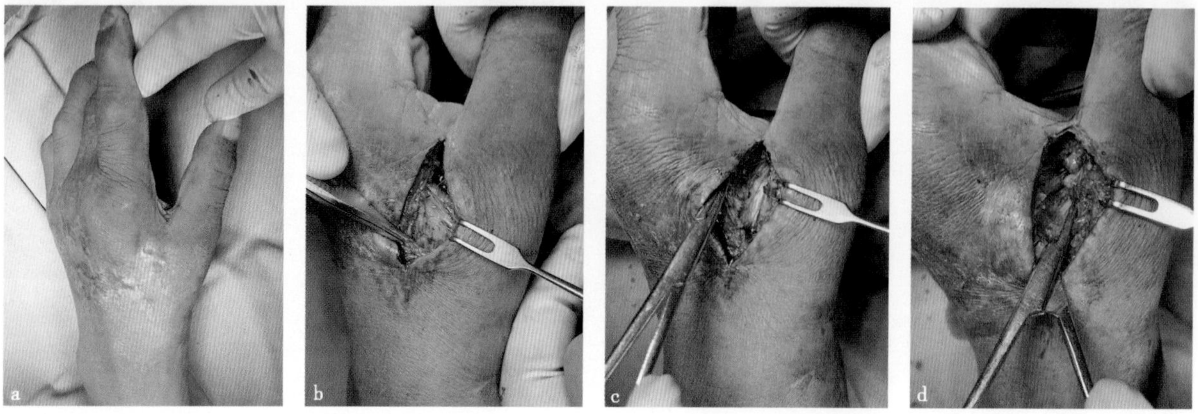

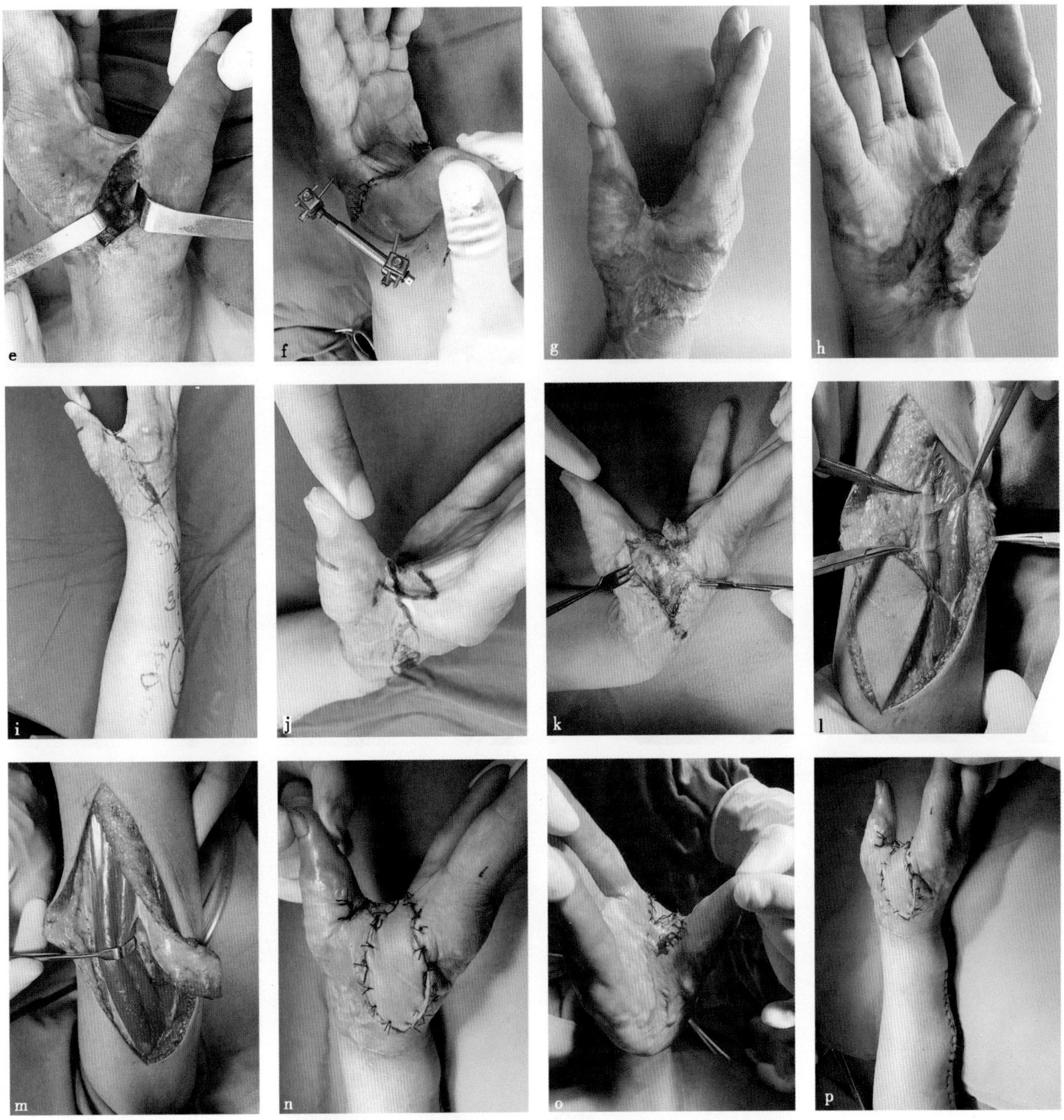

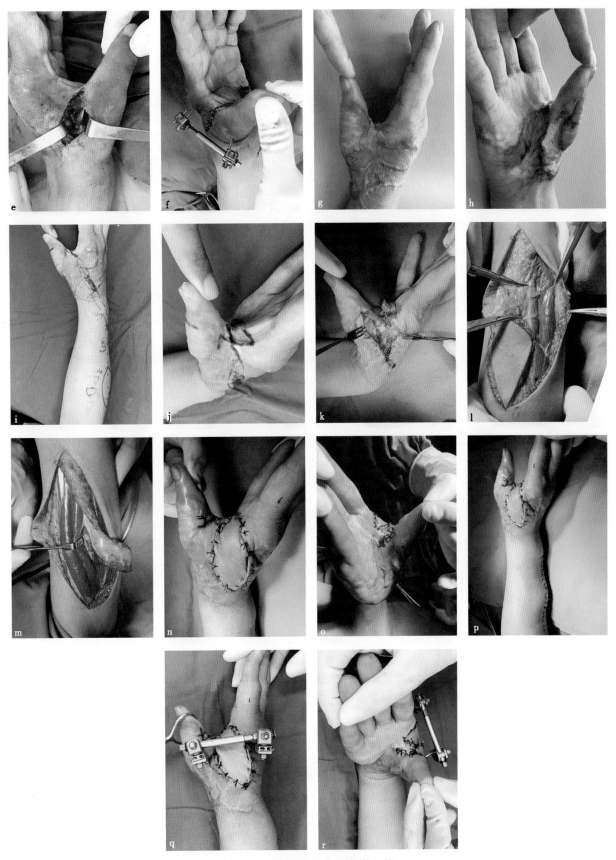

图 18-1-2　**中度虎口挛缩的松解**

a～f. 中度虎口挛缩松解后，微型外架固定；g～r. 中度虎口挛缩，分别松解皮肤和肌肉的瘢痕组织，切取骨间背侧皮瓣修复虎口处皮肤缺损，微型外固定架固定

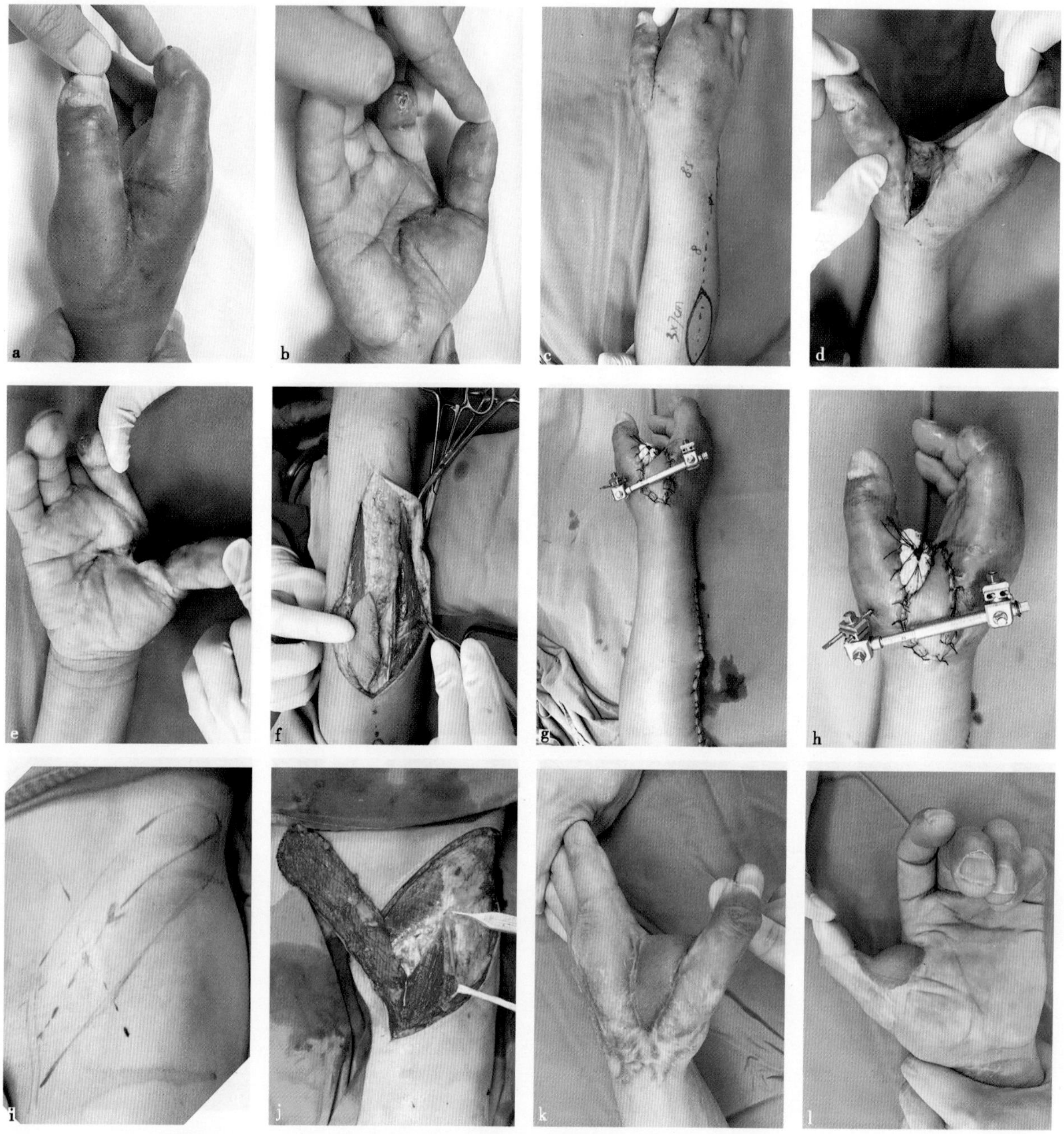

图 18-1-3 重度虎口挛缩的松解

a～h. 重度虎口挛缩松解后，骨间背侧皮瓣修复创面，拇指侧方创面行植皮修复，微型外架固定开大的虎口；i～l. 重度虎口挛缩松解后，带蒂腹股沟皮瓣修复虎口创面

（三）术后处理

1. 术后虎口开大仍不够充分病例，术后 1 周开始利用微型外固定架撑大虎口，每日 1mm。
2. 虎口开大或撑开程度满意后，微型外架维持虎口开大位置 2 个月。
3. 重度虎口挛缩患者，若拇指内收或外展受限，可于术后 6 个月，进行功能重建。

问 题 分 析

1. 虎口挛缩的分型？
2. 虎口挛缩的治疗原则？

第二节　近侧指间关节屈曲挛缩

近侧指间（PIP）关节屈曲挛缩是手外伤后常见的继发畸形，多见于指屈肌腱损伤修复术后和伸肌腱中央束陈旧性损伤（钮孔状畸形）。根据屈曲挛缩的程度可以分为轻度（PIP 关节屈曲小于 30°）、中度（30°～60°）和重度（大于 60°）。对于轻度屈曲挛缩的患者，可以采取佩戴伸直位的弹性支具予以纠正。中度屈曲挛缩的患者，多数通过松解掌板和掌侧关节囊能够改善症状，部分病例掌侧需要植皮覆盖创面。重度患者除了松解掌板和掌侧关节囊外，还需要切断指浅屈肌腱，以及利用皮瓣进行创面的覆盖。本节重点介绍中度和重度近侧指间关节屈曲挛缩的松解手术，肌腱的相关手术参见第十三章第三节“陈旧性肌腱损伤”。

手术要点

一、手术指征

1. 中、重度的近侧指间关节屈曲挛缩。
2. 轻度近侧指间关节屈曲挛缩，保守治疗无效，影响患者使用。

二、具体步骤

（一）中度近侧指间关节屈曲挛缩

1. 切口　以 PIP 关节为中心的手指侧方正中切口，长 3～4cm（图 18-2-1）。

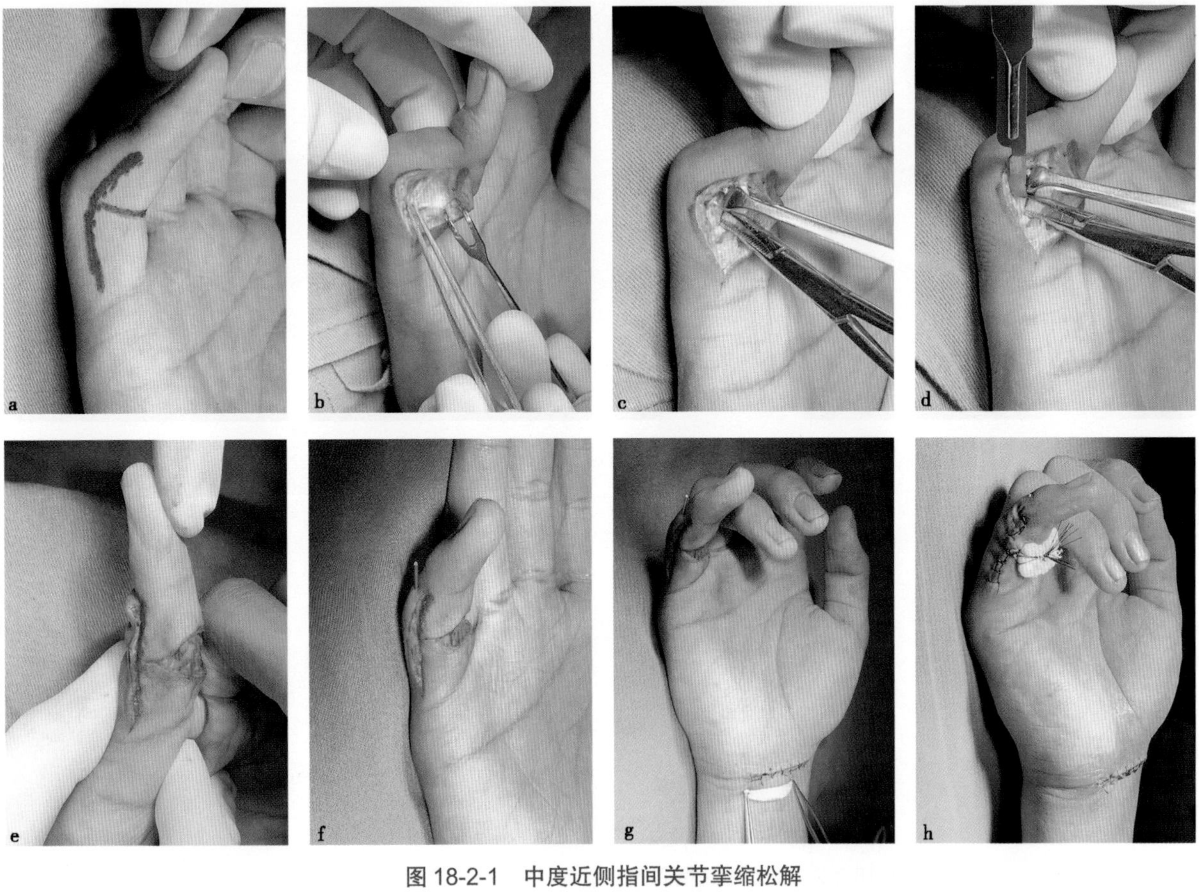

图 18-2-1　中度近侧指间关节挛缩松解

a. 以 PIP 关节为中心的手指侧正中切口；b. 紧贴指屈肌腱鞘管剥离掌侧皮瓣；c. 切除 A3 滑车，显露指深、浅屈肌腱；d. U 形切开掌板；e. 掌板和关节囊松解后，横行切开掌侧皮肤，PIP 关节能够完全伸直；f. 克氏针固定 PIP 关节于伸直位；g. 取腕掌侧全厚皮片植皮，覆盖 PIP 关节掌侧创面；h. 打包固定

2. 显露 PIP 关节掌侧 紧贴指屈肌腱鞘管剥离掌侧皮瓣，将血管神经束均保留在掌侧皮瓣中，连同皮瓣一起向掌侧牵开。切开 A3 滑车，显露指深、浅屈肌腱，牵开肌腱后显露 PIP 关节掌侧。

3. 松解 PIP 关节掌侧 保留掌板远端位于中节指骨基底掌侧的起点，将掌板侧方和近端 U 形切开。此时，若 PIP 关节仍伸直受限，可以松解掌侧的关节囊。若皮肤张力高，同时横行切开 PIP 关节掌侧皮肤，直至 PIP 关节可以被动伸直。1 枚克氏针固定 PIP 关节于伸直位。

4. 植皮 PIP 关节掌侧皮肤切开后，若掌侧血管神经束没有暴露，可以取全厚皮片植皮。

5. 缝合切口，留置引流，前臂掌侧石膏托固定手指于伸直位。

（二）重度近侧指间关节屈曲挛缩

1. 切口 根据同期需要处理肌腱的操作，可以选择手指掌侧锯齿状切口（指屈肌腱粘连）或 PIP 关节背侧大弧形切口（陈旧钮孔状畸形）（图 18-2-2）。

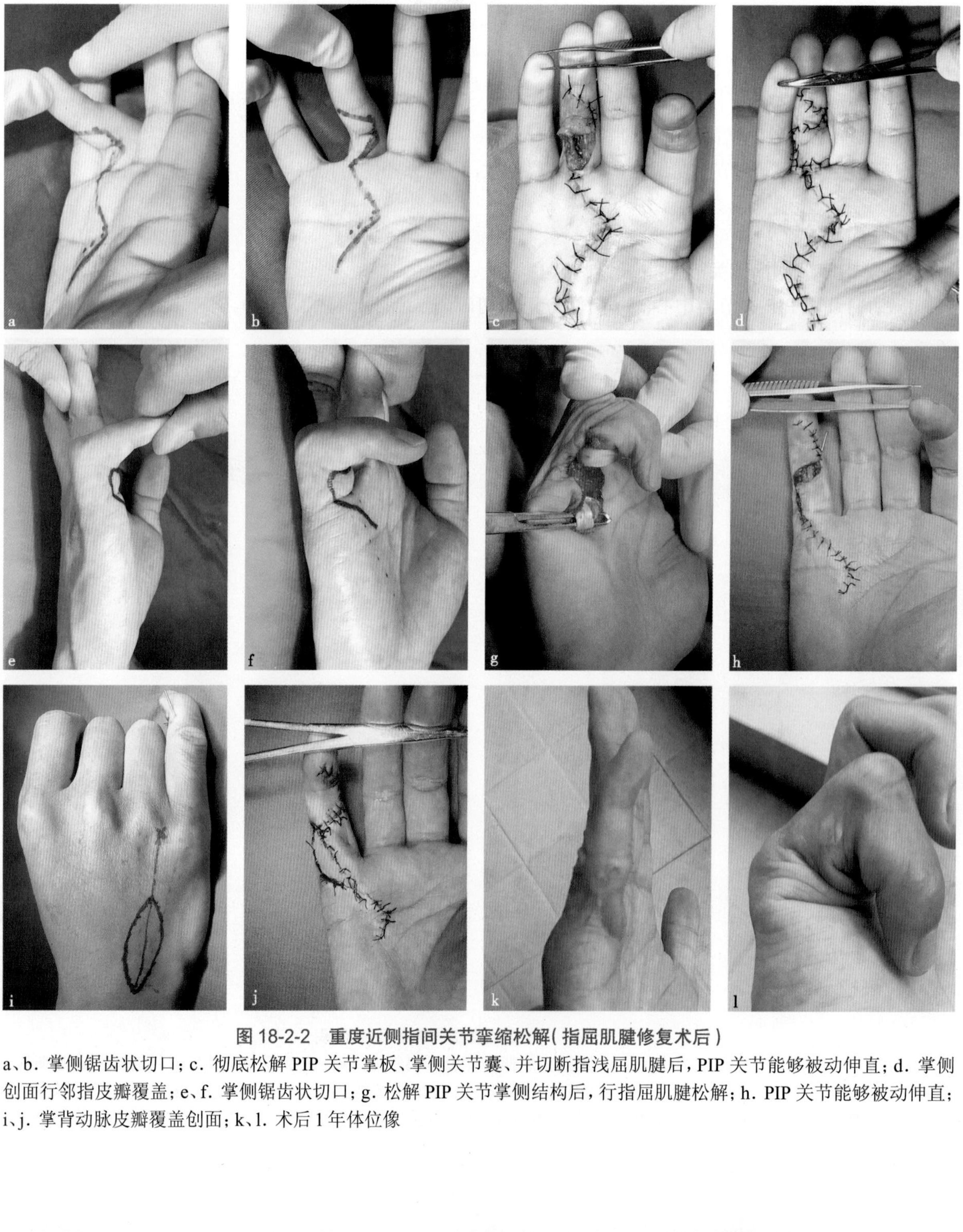

图 18-2-2 重度近侧指间关节挛缩松解（指屈肌腱修复术后）

a、b. 掌侧锯齿状切口；c. 彻底松解 PIP 关节掌板、掌侧关节囊、并切断指浅屈肌腱后，PIP 关节能够被动伸直；d. 掌侧创面行邻指皮瓣覆盖；e、f. 掌侧锯齿状切口；g. 松解 PIP 关节掌侧结构后，行指屈肌腱松解；h. PIP 关节能够被动伸直；i、j. 掌背动脉皮瓣覆盖创面；k、l. 术后 1 年体位像

2. 显露 PIP 关节掌侧　紧贴指屈肌腱鞘管剥离掌侧皮瓣，将血管神经束均保留在皮瓣中。切开 A3 滑车，显露指深、浅屈肌腱，牵开肌腱后显露 PIP 关节掌侧。

3. 松解 PIP 关节掌侧　保留掌板远端位于中节指骨基底掌侧的起点，将掌板侧方和近端做 U 形切开。继续松解掌侧的关节囊，若 PIP 关节伸直仍明显受限，距离止点 1cm 处，切断指浅屈肌腱，直至 PIP 关节可以被动伸直。1 枚克氏针固定 PIP 关节于伸直位。由于 PIP 关节伸直后，指动脉过度牵拉可能造成血管痉挛，若指端血运差，需要轻度屈曲 PIP 关节，直至血运改善。

4. 创面覆盖　可以选择的创面覆盖方式包括邻指皮瓣和掌背动脉皮瓣。

5. 缝合切口，留置引流，石膏固定。

三、术后处理

1. 重度患者近侧指间关节伸直后，术后需要密切观察血运。
2. 术后 4 周拔除克氏针，开始手指的屈伸功能锻炼。
3. 术后 6 个月内，夜间需要佩戴伸直位支具。

问 题 分 析

1. 近侧指间关节挛缩的常见病因及分型？
2. 近侧指间关节掌侧需要松解的结构及松解顺序？

第三节　掌指关节僵直

掌指关节僵直是手外伤后常见的畸形，关节的屈曲受限将显著影响手部的抓握功能。掌指关节的侧副韧带在屈曲 30°～40° 位时张力最高，处于伸直位时张力较低。因此当手外伤或手部术后，掌指关节长期置于伸直位固定时，侧副韧带会出现不同程度的挛缩，容易导致掌指关节僵直。掌指关节僵直需要进行关节周围组织的松解，松解的结构依次为指伸肌腱、背侧关节囊和侧副韧带。掌指关节松解后，掌指关节的稳定性由侧方的骨间肌和蚓状肌，以及掌侧的关节囊和掌板结构进行维持。

手 术 要 点

（一）手术指征

2～5 指掌指关节僵直。

（二）具体步骤

1. 切口　掌指关节背侧弧形切口或掌指关节侧方纵行切口。若合并伸肌腱粘连，需兼顾肌腱松解的显露（图 18-3-1）。

2. 松解指伸肌腱　锐性分离指伸肌腱与周围组织的粘连，尤其是肌腱与掌指关节背侧关节囊的粘连。

3. 松解背侧关节囊　牵开伸肌腱，锐性切开掌指关节背侧关节囊，试行屈曲掌指关节，若仍无明显改善，则需要进一步松解侧副韧带。

4. 松解侧副韧带　牵开骨间肌和蚓状肌，显露侧副韧带。侧副韧带起于掌骨头两侧，向远端和掌侧斜行走行，止于近节指骨基底的侧方和掌板。被动屈曲掌指关节时，侧副韧带绷紧，辨别其范围后，用骨膜起子撑起侧副韧带。首先切断一侧侧副韧带，若掌指关节仍不能完全屈曲，再切断另外一侧侧副韧带，直至掌指关节充分屈曲。

5. 逐层关闭切口，前臂背侧石膏固定掌指关节于屈曲位。

（三）术后处理

1. 术后 2 天此后开始手指主动的屈、伸功能锻炼。

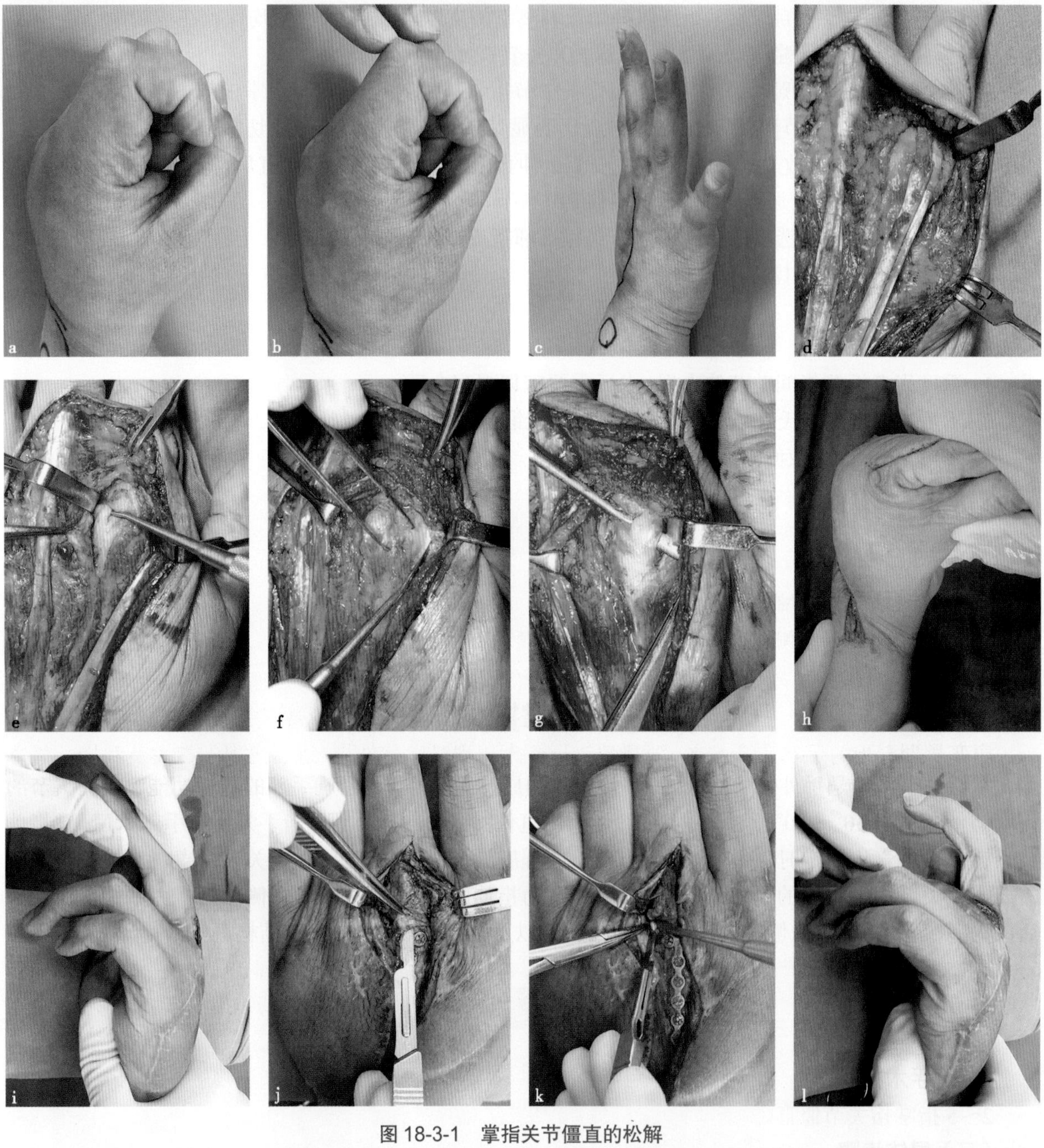

图 18-3-1　掌指关节僵直的松解

a～c. 示指掌指关节僵直，主动与被动屈曲不能；d. 松解掌指关节背侧伸肌腱及伸肌腱装置；e. 松解掌指关节背侧关节囊；f. 牵开骨间肌及蚓状肌，显露侧副韧带；g. 骨膜起子撑起并切断侧副韧带；h. 示指掌指关节可以被动屈曲；i. 中指掌指关节僵直；j. 锐性松解伸肌腱及背侧关节囊；k. 切断侧副韧带；l. 中指掌指关节可以被动屈曲

2. 除功能锻炼外，其余时间前臂背侧支具固定掌指关节于屈曲位，佩戴4～6周。

问题分析

1. 掌指关节僵直依次松解的结构？
2. 掌指关节侧方的解剖结构和层次？

第十九章 掌腱膜挛缩

掌腱膜挛缩是一种手掌及手指掌侧腱膜组织挛缩的良性病变，以皮下结节、条索，以及手指屈曲挛缩为特征性表现。该病多见于中老年男性，北欧白人和日本人患病报道较多。掌腱膜挛缩多累及环、小指，其他手指也可受累。

掌腱膜挛缩累及的结构包括手指腱膜、手指与手掌腱膜连接部，以及手掌腱膜。手指腱膜由手指浅层纤维筋膜、Cleland 韧带和 Grayson 韧带组成。Cleland 韧带位于血管神经束背侧，Grayson 韧带位于血管神经束掌侧。掌腱膜挛缩主要累及手指浅层纤维筋膜和 Grayson 韧带。手指与手掌腱膜连接部结构包括螺旋束及垂直纤维。手掌腱膜包括纵行纤维、横行纤维和垂直纤维。纵行纤维位于最浅层，为掌腱膜挛缩主要累及的结构，横行纤维位于纵行纤维深面，多无病变累及。垂直纤维位于手掌腱膜最深层，走行于掌骨颈侧方，止于伸肌腱的矢状束，其形成的纤维管道包绕指屈肌腱及掌骨，并将血管神经束和蚓状肌分隔开。垂直纤维与多个结构相连，包括掌板、掌骨间韧带、矢状束和 A1 滑车。

病变早期表现为手掌皮下结节，随病情进展逐渐出现条索状结构，进而出现掌指关节和指间关节的屈曲挛缩。当手掌和手指不能平整的放置于桌面时，为桌面征阳性（图 19-1-1）。掌腱膜挛缩为渐进性疾患，治疗的主要目的是切除病灶，改善症状，但并不能从根本上阻止疾病的进展。目前的治疗方法包括：注射胶原酶溶解剂、经皮或开放掌腱膜切断术、掌腱膜部分切除术，以及掌腱膜完全切除术。其中，临床应用最为广泛的是掌腱膜部分切除术，即切除病变的掌腱膜，保留正常的掌腱膜结构。

掌腱膜挛缩手术的基本原则包括：①病变处理顺序依次为皮肤，腱膜，关节挛缩；②皮肤切口不能纵行通过关节掌侧横纹，皮瓣掀起时尽量保留皮瓣的血运；③病灶切除由近端向远端进行，分离时注意辨别和保护血管神经束。

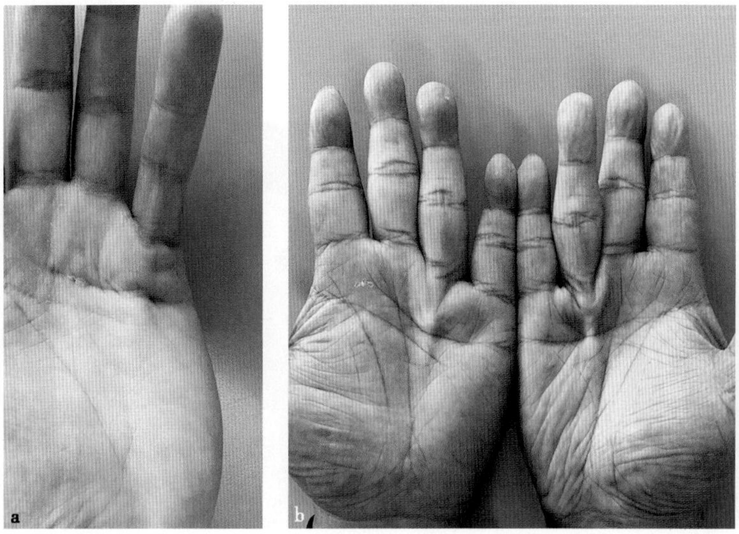

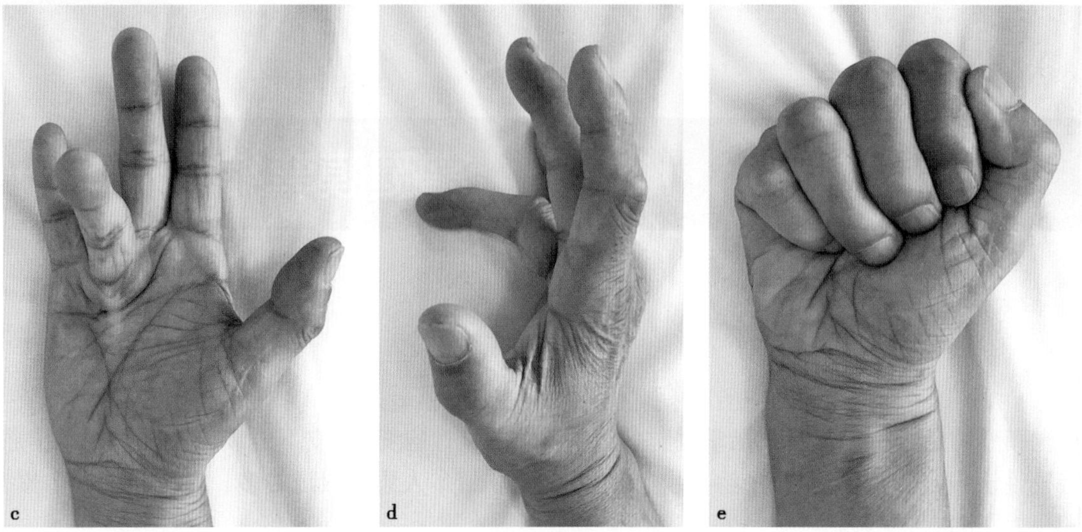

图 19-1-1 掌腱膜挛缩的临床表现

a. 手掌皮下结节；b. 掌侧皮下索条状改变；c～e. 掌指关节屈曲挛缩

手术要点

（一）手术指征

手术指征为 MP 关节挛缩≥30°，PIP 关节挛缩≥20°，或疾病持续进展。

（二）具体步骤

以掌腱膜部分切除术为例（图 19-1-2）。

1. 上肢驱血，上臂放置止血带，压力 260mmHg。

2. 切口 手掌和手指均采用锯齿状切口，兼顾充分显露病灶和保留皮瓣的血运。

3. 显露病灶 紧贴挛缩病灶的浅层，从近端向远端掀起皮瓣。对于手指屈曲挛缩明显的病例，可以首先仅显露手掌部分的病灶，待近端的病灶切除，手指的屈曲挛缩改善后，再继续向远端显露。

4. 神经血管的显露 于病灶的近端部分切开腕横韧带，辨认并显露神经血管结构，并向远端游离。手指部位的血管神经束可以在近端的病灶切除后再进行进一步的游离。

5. 病灶切除 病灶切除从近端向远端进行。手掌部分病灶切除相对容易，切除受累的掌腱膜纵行纤维，保留正常的横行纤维；掌指关节部位注意切断深面的垂直纤维，多数病例在纵行纤维和垂直纤维切断后，掌指关节的伸直会明显改善；手指部位切除病灶较为困难，血管神经束常常被病变的手指腱膜结构包绕，走行的位置和层次异常，需要从近端向远端仔细游离血管神经束后，再切除病变的腱膜结构。

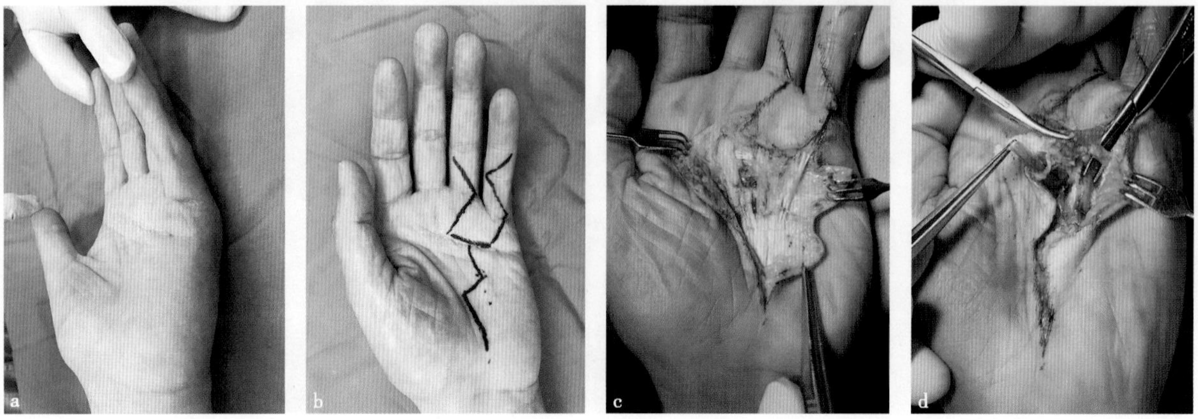

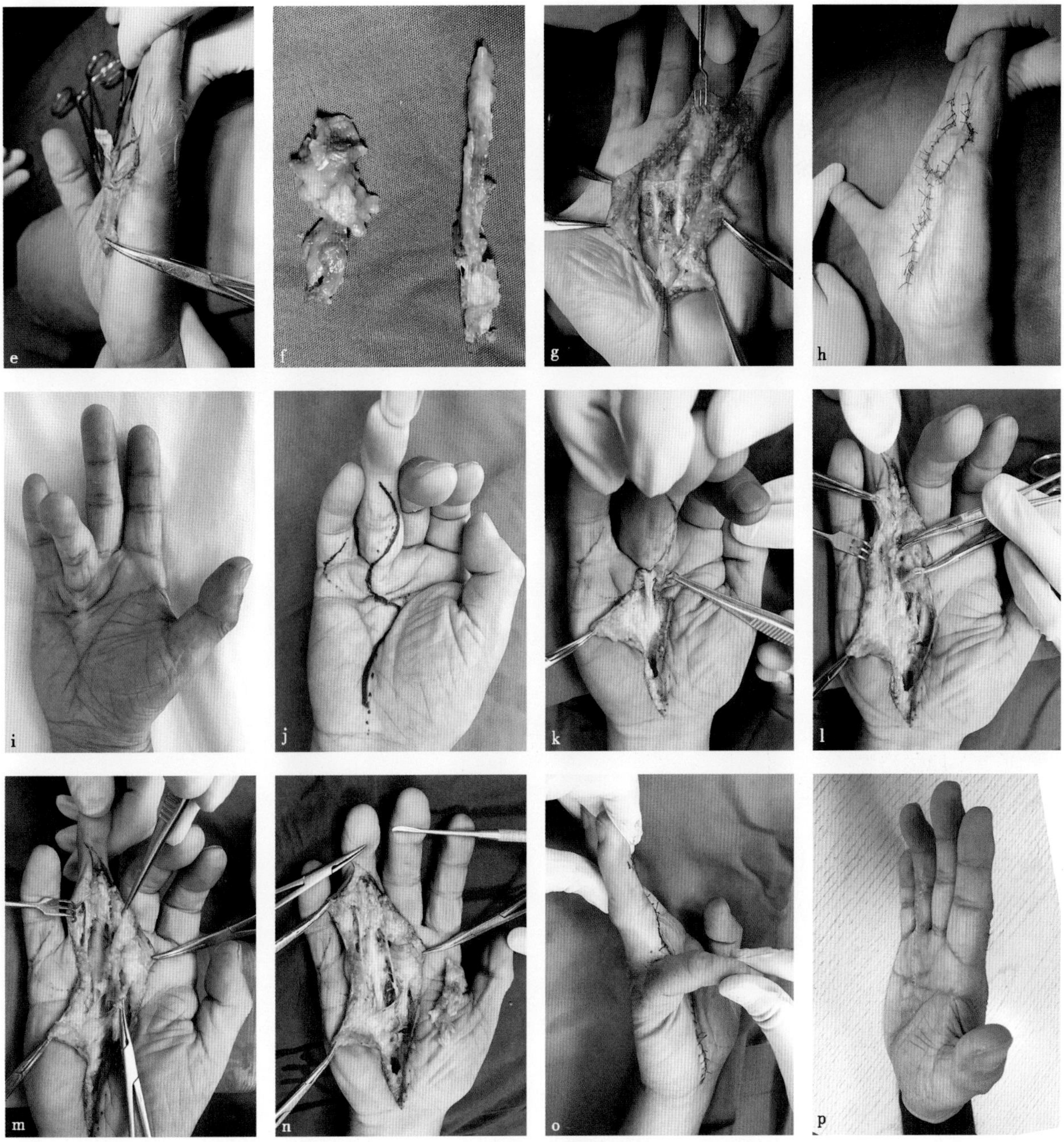

图 19-1-2　掌腱膜部分切除术

a. 掌腱膜挛缩体位像，小指掌指关节屈曲挛缩；b. 锯齿状皮肤切口设计；c. 掀开手掌皮瓣，显露位于掌腱膜纵行纤维的病变；d. 切断掌指关节部位的垂直纤维；e. 纵行纤维和垂直纤维切断后小指掌指关节能够被动伸直；f. 切除的病灶；g. 病灶完整切除后可见存留的掌腱膜横行纤维；h. 术后手指能够被动伸直；i. 术前患者屈曲挛缩明显；j. 切口设计；k. 从近端开始显露病灶；l. 游离手指的神经血管束；m. 切除挛缩的掌腱膜；n. 病灶完整切除后；o. 患者能够被动伸直；p. 术后 6 个月的体位像

6. 关节松解　多数情况下，病灶完整切除后，手指能够完全伸直。但部分挛缩严重的患者，由于病程较长，关节长期屈曲挛缩，需要进行关节掌侧结构的松解，包括掌板、关节囊，甚至指浅屈肌腱。

7. 松止血带，彻底止血，关闭切口，留置多根引流条。若掌侧皮肤不足，可以取全厚皮片覆盖，并打包加压。

（三）术后处理

1. 术后 2 天换药，拔除引流条，并开始手指屈伸功能锻炼。

2. 若术后出现部分皮肤坏死，通过加强换药，3～4 周可以愈合。

问 题 分 析

1. 手指和手掌腱膜结构的解剖？
2. 不同部位病灶切除的要点？

第三篇

显 微 外 科

第二十章 断指再植和断肢再植

肢体离断伤是一种严重的复合性损伤，涉及皮肤、肌肉、肌腱、神经、血管、骨骼和关节等多种组织结构。离断的肢体没有血液循环，除部分指端离断的病例外，不经过血管吻合重建血液循环，离断的肢体无法存活，将显著影响患者肢体的外观和功能。20 世纪 60 年代以来，随着显微外科技术的不断发展，断指（肢）再植手术已经逐渐普及，成功率高达 95% 以上，并且不断创新，包括指尖再植、幼儿断指再植、双手 10 指再植、多指多平面再植等。本章将分别对断指和断肢的分类和治疗进行阐述。

第一节 断 指 再 植

手指离断时根据断指与近端肢体组织的连接情况，分为完全离断和不全离断。完全离断是指离断手指远端和近端手指无任何连接，或仅以肌腱相连。不全离断是离断手指远端与近端手指存在少量皮肤或软组织相连，远断端无血运。当创伤平面仍有较多软组织相连，尽管指端仍无血运，此时称为开放骨折伴血管损伤（图 20-1-1）。另一种常用的分类方法是根据受伤机制，分为切割离断伤、挤压离断伤、撕脱离断伤和毁损离断伤。切割离断伤多见于电锯伤和刀砍伤；挤压离断伤多见于折弯机伤、裁纸机伤，以及剪板机伤；撕脱离断伤多见于滚轮挤压和皮带轮绞伤；毁损离断伤多见于冲床挤压伤和重物压砸伤等。上述四种类型的离断伤对血管的损伤程度和范围存在差异，因此再植的难度和成功率不同，再植条件最好的为切割离断伤，其次为挤压离断伤，再次为撕脱离断伤，再植条件最差为毁损离断伤（图 20-1-2）。

手指离断后，创面和离断肢体的现场处理非常重要。断指的近端创面用无菌敷料或洁净的布类加压包扎止血。离断手指需保存于低温干燥的环境中。通常用较厚的无菌或清洁的敷料包裹断指，放入

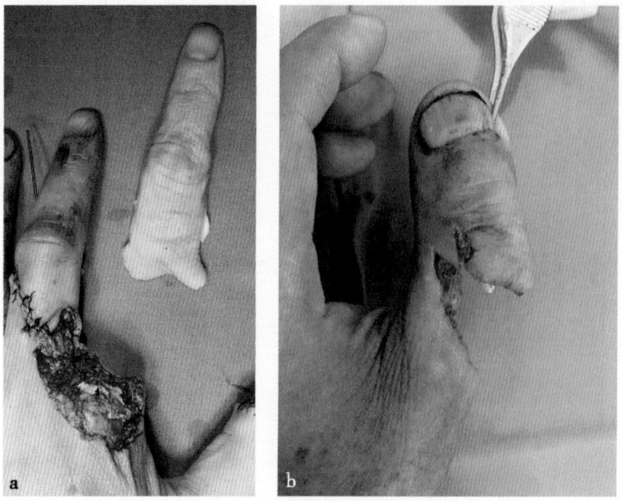

图 20-1-1 断指根据组织连接情况的分类
a. 完全离断；b. 不全离断

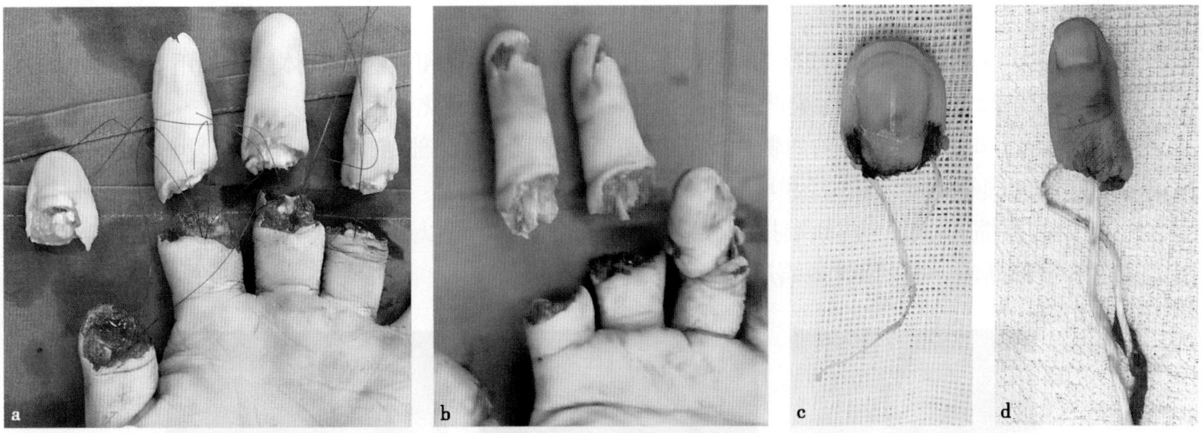

图 20-1-2　断指根据受伤机制的分类

a. 切割离断伤；b. 挤压离断伤；c、d. 撕脱离断伤，可见从近端抽出的肌腱和神经

密闭的塑料袋中，再搁置于盛有冰块或冰棒的容器内（图 20-1-3）。运送至医院后，可以将断指标记后放入 4℃冰箱冷藏保存。低温环境保存，可以减缓组织细胞代谢、死亡，以及细菌繁殖的速度。离断的肢体不可与冰块直接接触，避免冻伤。更要避免离断的肢体用液体或消毒液等浸泡，这样会进一步加重组织细胞的损伤。

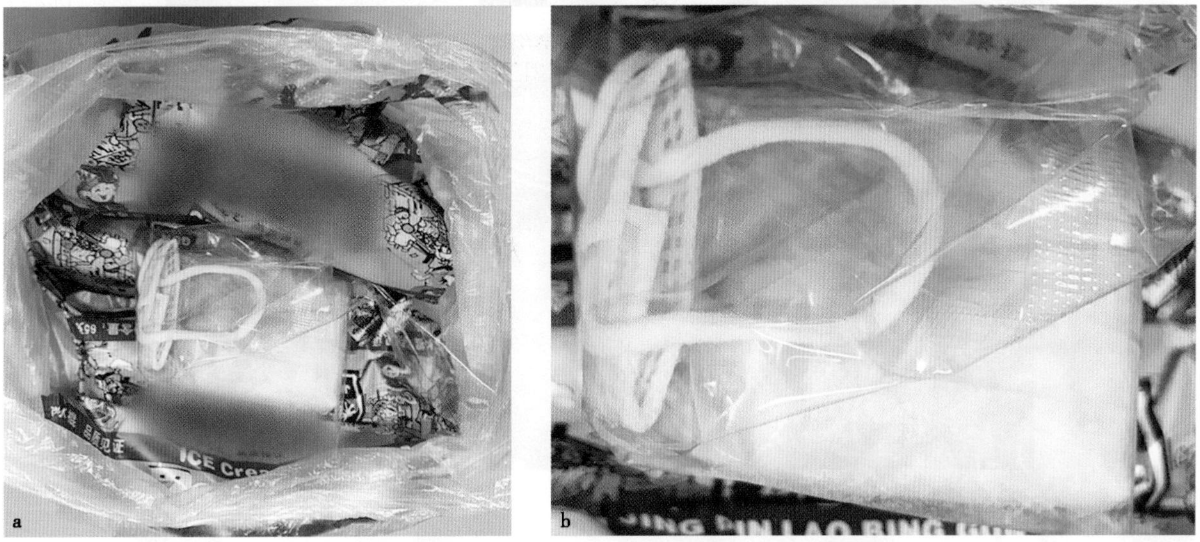

图 20-1-3　断指的运输和保存

a. 断指周围放置冰棒保持低温环境；b. 较厚的无菌或清洁敷料包裹断指，放入密闭的塑料袋中，避免断指和冰块或冰棒的直接接触

手 术 要 点

（一）手术指征

1. 全身情况　重要脏器无合并损伤、无严重基础疾病。
2. 年龄因素　年龄小于 60 岁，若身体条件好，可放宽至 70 岁。
3. 精神因素　有主观再植的要求，依从性好。
4. 断指条件　断指外观完整，热缺血 6～8 小时以内。

（二）具体步骤

基本的修复步骤从内到外，依次为骨骼、肌腱，最后修复血管和神经。具体操作如下（图 20-1-4）：

1. 清创　切除明确失活和污染严重的组织，聚维酮碘和过氧化氢溶液反复冲洗。

2. 辅助切口和标记　断端的两侧做侧正中切口，便于进行深部结构的显露和修复。9-0 显微缝线标记双侧指掌侧固有动脉、指神经和明显的指背静脉断端。

3. 骨骼的短缩和固定　两断端指骨分别短缩 5mm 左右，可以选择克氏针或钢板螺钉固定。接近指间关节水平的断端，可以指骨短缩后行指间关节融合。

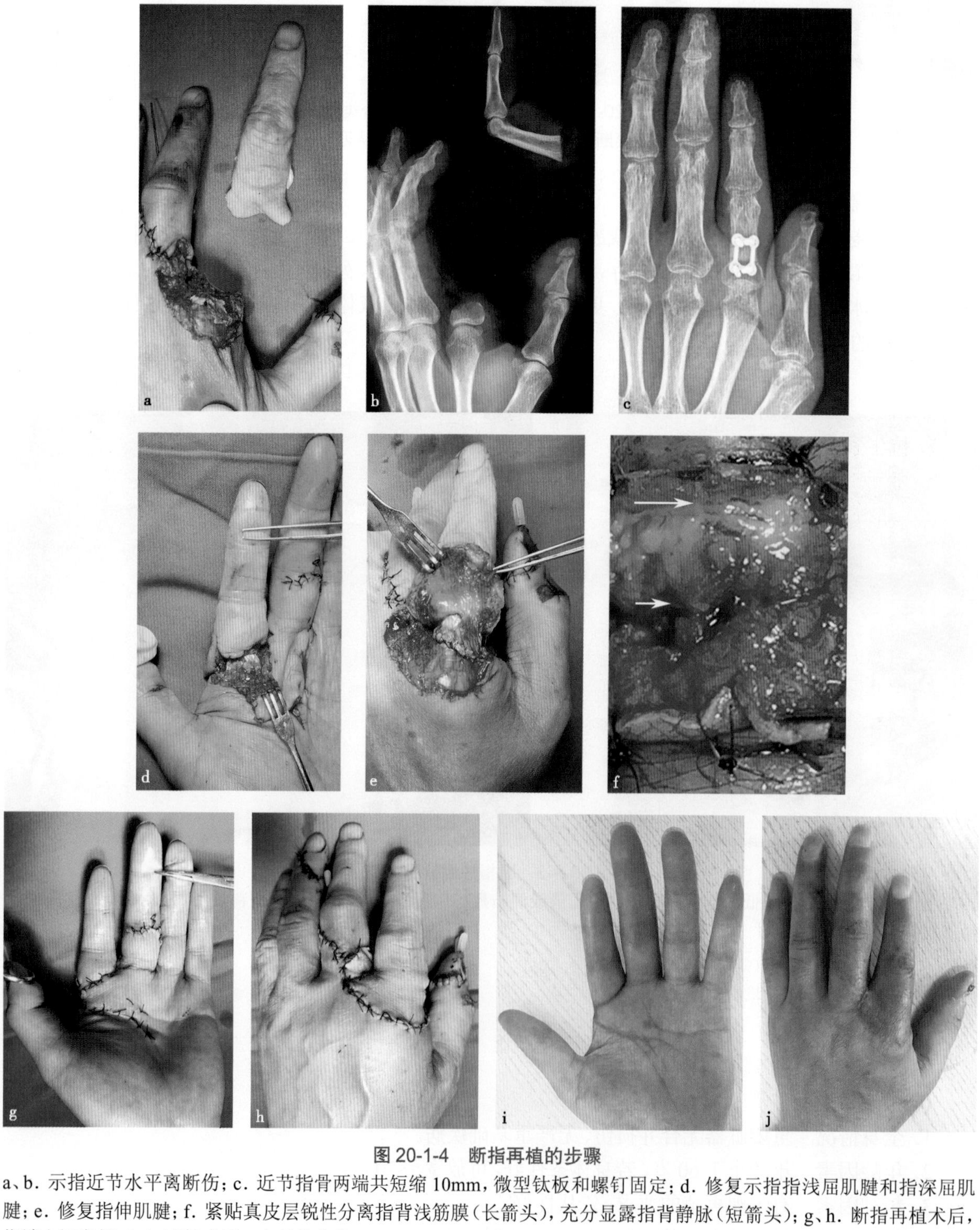

图 20-1-4　断指再植的步骤

a、b. 示指近节水平离断伤；c. 近节指骨两端共短缩 10mm，微型钛板和螺钉固定；d. 修复示指指浅屈肌腱和指深屈肌腱；e. 修复指伸肌腱；f. 紧贴真皮层锐性分离指背浅筋膜（长箭头），充分显露指背静脉（短箭头）；g、h. 断指再植术后，指端血运良好；i、j. 再植术后 5 个月体位像

4. 肌腱的修复 指深、浅屈肌腱均应予以修复，采用四股缝合法进行修复；伸肌腱扁平，通常采用连续锁边方式修复。

5. 血管修复 修复2动3静，或仅修复优势侧指掌侧固有动脉，即1动2静的方式。顺序可以先动后静，也可以先静后动，但初学者建议先动后静。血管的游离和修复在放大8～10倍的显微镜下进行。指掌侧固有动脉位于指屈肌腱鞘管两侧，与指神经伴行，指掌侧固有动脉位于指神经的背外侧。游离并修剪至正常血管结构后，10-0普理灵缝线修复指掌侧固有动脉。指背静脉的显露有一定困难，建议在指背侧真皮下锐性分离指背浅筋膜，将指背静脉保留在浅筋膜内。因此，将皮肤翻开固定后，显露和缝合指背静脉相对容易(图20-1-4f)。10-0普理灵缝线修复指背静脉。

6. 指神经修复 双侧指神经充分游离后，9-0或10-0普理灵缝线显微镜下无张力修复。

7. 血管移植 挤压离断伤和撕脱离断伤常伴有长段的血管损伤，清创后造成明显指掌侧固有动脉缺损。切取前臂中段掌侧的浅层静脉，倒置后修复指掌侧固有动脉。

8. 创面缝合 皮肤直接缝合，若存在明显的背侧皮肤卡压，可以行指背皮肤的Z字成形。皮下留置引流条。

(三)术后处理

1. 石膏制动患肢，每小时观察指端血运。
2. 严格卧床10天。
3. 保暖 持续烤灯照射，60W，距离手指30cm。
4. 补液 每天静脉补液1000～1500ml。
5. 解痉 罂粟碱60mg，每6小时1次，肌注或持续微量泵泵入；7天后，半量；术后10天后停药。
6. 抗凝 低分子肝素钠，2500IU，每日1次，皮下注射，7天。
7. 抗生素 常规静脉使用抗生素5～7天。
8. 术后5天换药，拔除引流条。
9. 术后6周，骨端初步愈合后，开始手指的屈伸功能锻炼。

问 题 分 析

1. 断指再植的适应证？
2. 断指再植的基本步骤？
3. 指背静脉如何显露？
4. 术后处理的要点？

第二节 断 肢 再 植

肢体离断是非常严重的创伤，如果不能得到及时合理的救治，患者不但会丧失离断的肢体，甚至可能危及生命。断肢的分类类似于断指，根据肢体的连接情况可以分为完全离断和不全离断；根据受伤机制可以分为切割离断伤、挤压离断伤、撕脱离断伤和毁损离断伤。此外，肢体不同于手指，存在大量的肌肉组织。因此，根据肢体离断平面，可以分为远端肢体离断和近端肢体离断。以上肢为例，远端肢体离断是指离断平面位于前臂中段以远，包括断掌、断腕和前臂远端离断伤，该型离断肢体的肌肉含量较少。近端肢体离断伤是指离断平面位于前臂中段的近端，包括前臂近段离断、肘关节离断、断臂和肩关节离断伤，该型离断肢体含有丰富的肌肉组织，因此在断肢再植适应证、手术方案和术后处理等方面与远端肢体离断再植有所不同。

总体而言，近端肢体离断再植，术前应当对全身情况和肢体情况进行更加严格的评估，术前和术中需要输血纠正血容量不足；术中需要对离断肢体进行切开减张，并尽可能早地完成离断肢体的通血；术后要预防通血后离断肢体中大量毒素入血可能导致的其他重要器官损伤。

手术要点

（一）手术指征

1. 全身情况　重要脏器无合并损伤、无严重基础疾病。

2. 年龄因素　年龄小于60岁。

3. 精神因素　有主观再植的要求，依从性好。

4. 断肢条件　肢体外观完整，热缺血6小时以内。

（二）具体步骤

基本的修复步骤从内到外，依次为骨骼、肌腱，最后修复血管和神经。以断臂再植为例，具体操作如下（图20-2-1、图20-2-2）。

1. 清创和标记　切除明确失活和污染严重的组织，聚维酮碘和过氧化氢溶液反复冲洗。7-0缝线标记肱动脉、伴行静脉、头静脉、贵要经脉、正中神经、尺神经和桡神经。

2. 离断肢体切开减张　离断肢体掌侧做S形切口，切开深筋膜，同时切开肘管和腕管。前臂背侧做纵行切口，完整切开背侧的深筋膜。

3. 骨骼的短缩和固定　肱骨两断端分别短缩5mm和10mm，将近端插入远端，并用钢板螺钉坚强固定。

4. 肌腱和肌肉的修复　修复肱肌、肱二头肌和肱三头肌的肌肉和腱性部分。

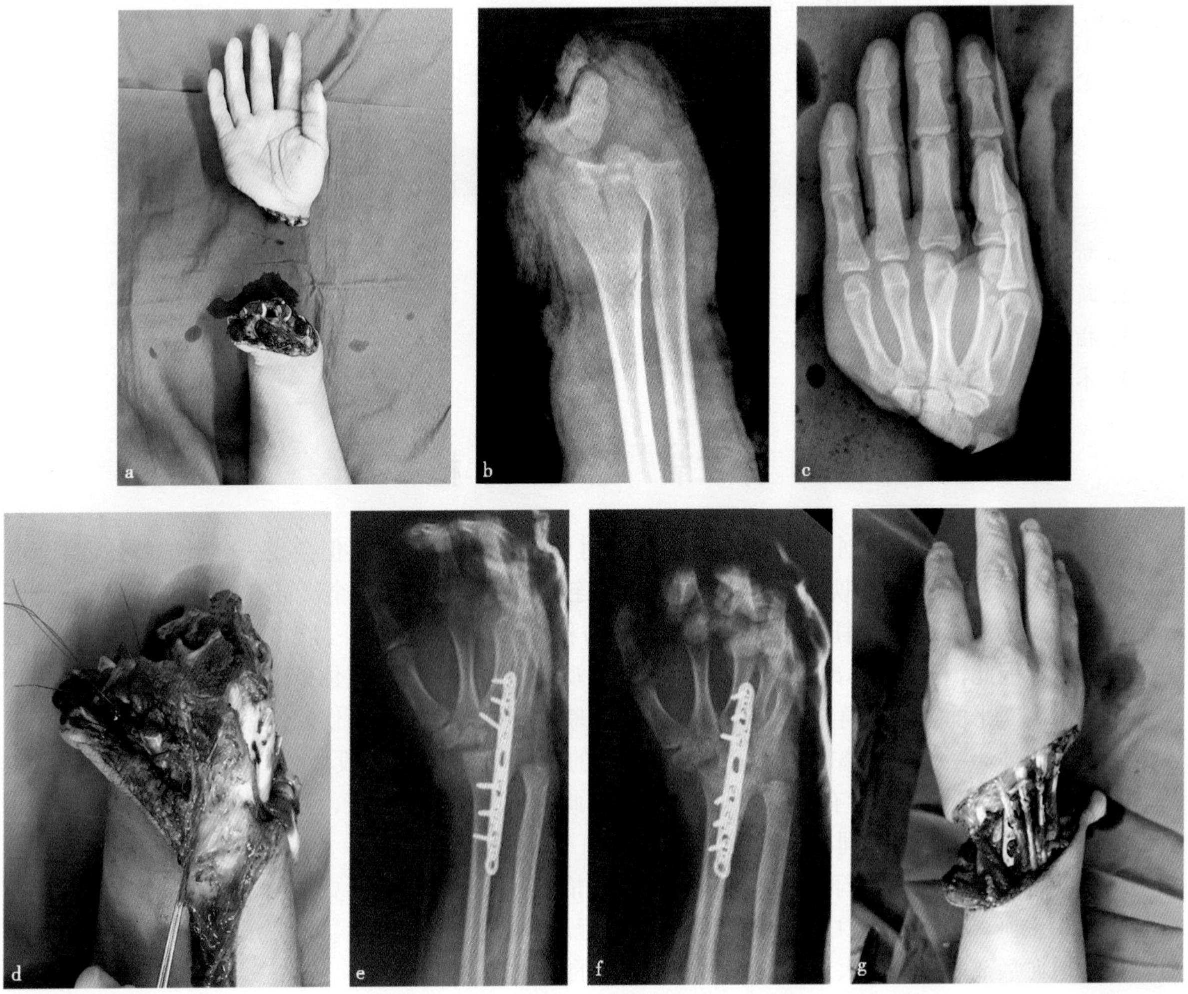

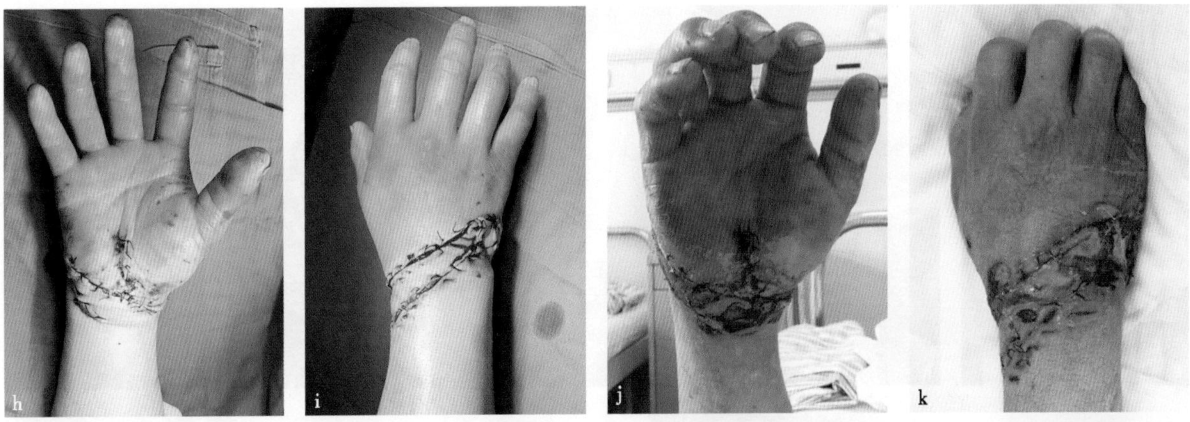

图 20-2-1　远端肢体离断的断肢再植

a～c. 腕关节完全离断；d. 清创，分别标记动脉、静脉、神经和肌腱；e、f. 近排腕骨切除后，全腕关节融合；g. 分别修复屈指屈拇和伸指伸拇肌腱；h、i. 吻合桡动脉、尺动脉、头静脉和另外 2 根腕背皮下粗大静脉；j、k. 断腕再植术后 2 周体位像

5. 血管修复　术中需要尽早使离断肢体通血，以减少肌肉和神经的损伤，因此修复顺序为先动后静。修复肱动脉，肢体通血后，迅速开始修复静脉。断肢静脉尽可能多的修复，除修复浅筋膜中的头静脉、贵要经脉等粗大静脉外，还需要修复肱动脉的伴行静脉，以减少术后肢体的肿胀。血管的修复应在显微镜下进行，粗大血管可以利用头戴式显微镜，放大 2.5～4 倍；较细的血管在放大 10 倍的镜下进行修复。

6. 神经修复　正中神经、尺神经和桡神经充分游离后，显微镜下无张力修复。尺神经修复同时移位至肘前。

7. 创面缝合　皮肤直接缝合，皮下留置引流条。

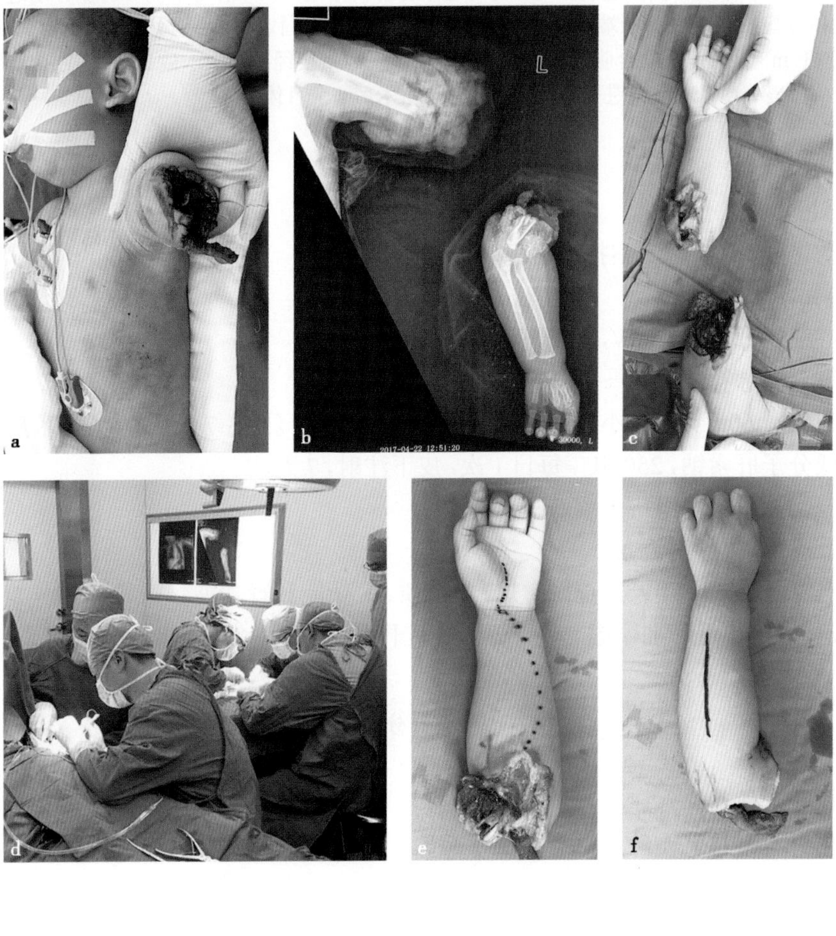

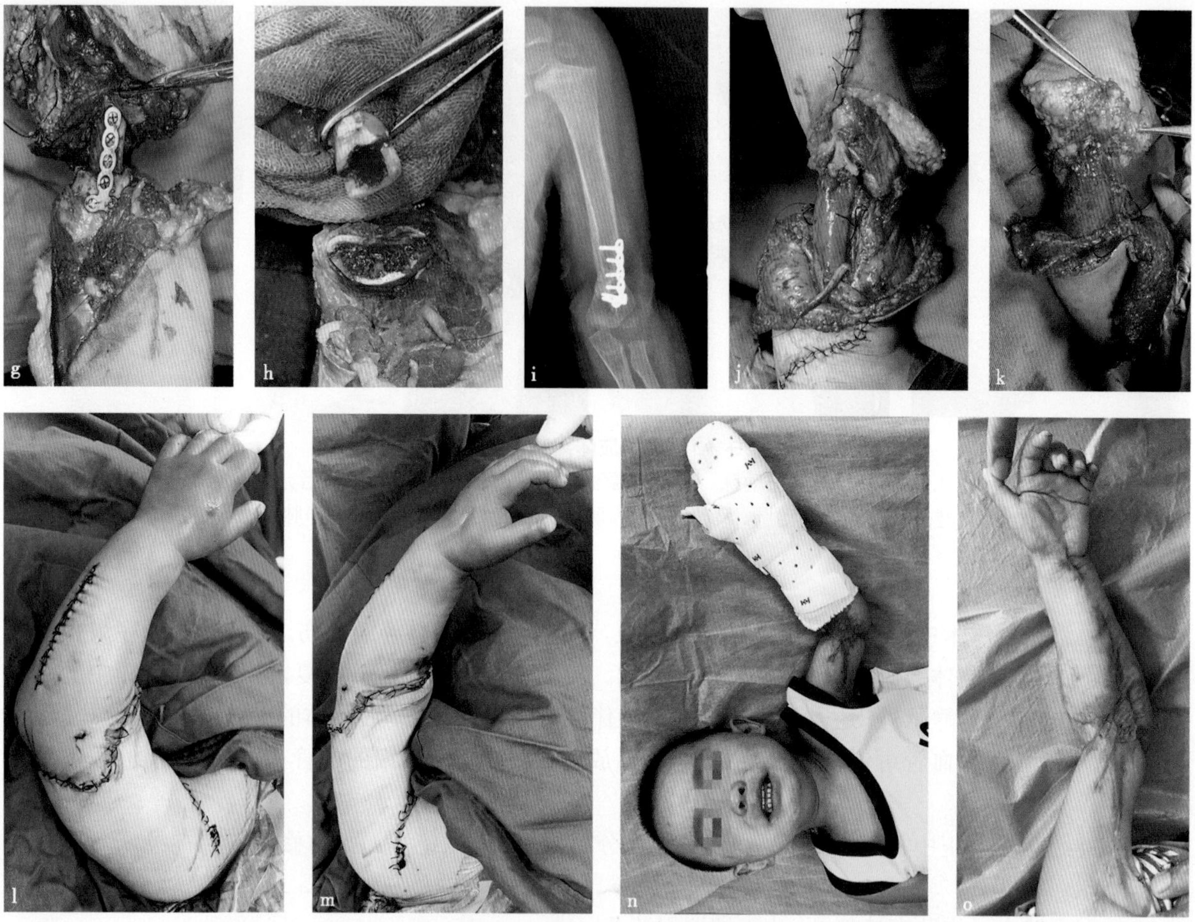

图 20-2-2 近端肢体离断的断肢再植

a～c. 上臂离断伤；d. 分组分别对离断肢体的远、近端进行清创和标记；e、f. 前臂掌侧和背侧分别进行切开减张，切开深筋膜，以及腕管和肘管；g～i. 肱骨断端分别短缩，钛板和螺钉坚强内固定；j、k. 分别修复肱肌、肱二头肌和肱三头肌的肌肉和腱性部分；l、m. 显微镜下吻合肱动脉、伴行静脉、头静脉、贵要经脉；n. 术后 2 个月患指出现屈指动作，术后 3 个月出现轻度手指屈曲挛缩，佩戴支具进行纠正；o. 断臂再植术后 5 个月体位像

（三）术后处理

1. 石膏制动患肢，每小时观察指端血运。
2. 严格卧床 10 天。
3. 保暖　持续烤灯照射，60W，距离患肢 30cm。
4. 补液　每天静脉补液 1000～1500ml。
5. 解痉　罂粟碱 60mg，每 6 小时 1 次，肌注或持续微量泵泵入；7 天后，半量；术后 10 天后停药。
6. 抗凝　低分子肝素钠，2500IU，每日 1 次，皮下注射，7 天。
7. 抗生素　常规静脉使用抗生素 5～7 天。
8. 术后 5 天换药，拔除引流条。
9. 术后 2 周内，每隔 3～4 天复查血常规、电解质、肝功能和肾功能。
10. 远期肢体可能出现屈曲挛缩，需要支具早期干预。

问题分析

1. 断肢再植的基本步骤？
2. 近端肢体离断再植需要特殊注意哪些方面？

第二十一章 拇指和手指再造

第一节 踇甲瓣

拇指的外观和功能非常重要，因此，拇指重建也需要兼顾这两个方面。拇指重建的方式有很多，包括虎口加深、骨皮管成型、复合皮瓣移植、示指拇指化、足趾移植和踇甲瓣等。Morrison（1980 年）实施并报道利用踇甲瓣移植再造拇指的术式，在外观和功能上均取得了良好的效果，尤其适合拇指脱套伤和掌指关节水平以远的拇指缺损。目前，该术式在临床上应用广泛（图 21-1-1）。

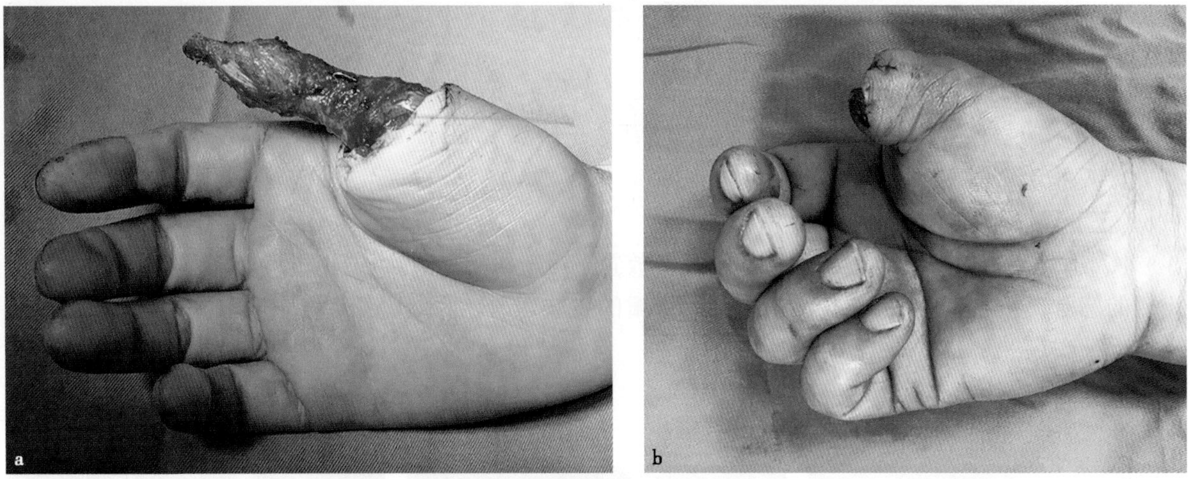

图 21-1-1 踇甲瓣的最佳适应证
a. 拇指脱套伤；b. 拇指近节水平缺损

踇甲瓣的血供体系主要由浅筋膜的深层静脉和足背动脉 - 跖背动脉 - 趾背和趾底动脉构成。足背浅筋膜中的静脉由深、浅两个静脉网构成，浅筋膜中深层静脉网为趾背静脉 - 足背静脉 - 大隐静脉，构成踇甲瓣的回流系统；而浅筋膜中浅层静脉网通常需要保留在足背的皮肤中。踇甲瓣的动脉血供主要来自于足背动脉 - 跖背动脉 - 趾背和趾底动脉系统，足背动脉是胫前动脉的延伸，足背动脉向远端移行为第一跖背动脉。根据第一跖背动脉在跖骨间隙中走行的层次，Gilbert（1976 年）将第一跖背动脉分为三型：Ⅰ型跖背动脉走行于第 1 背侧骨间肌表面或浅层；Ⅱ型跖背动脉位置较深，走行于骨间肌之间；Ⅲ型跖背动脉细小或缺如，需切开足底，改用跖底动脉系统进行踇甲瓣的供血（图 21-1-2）。

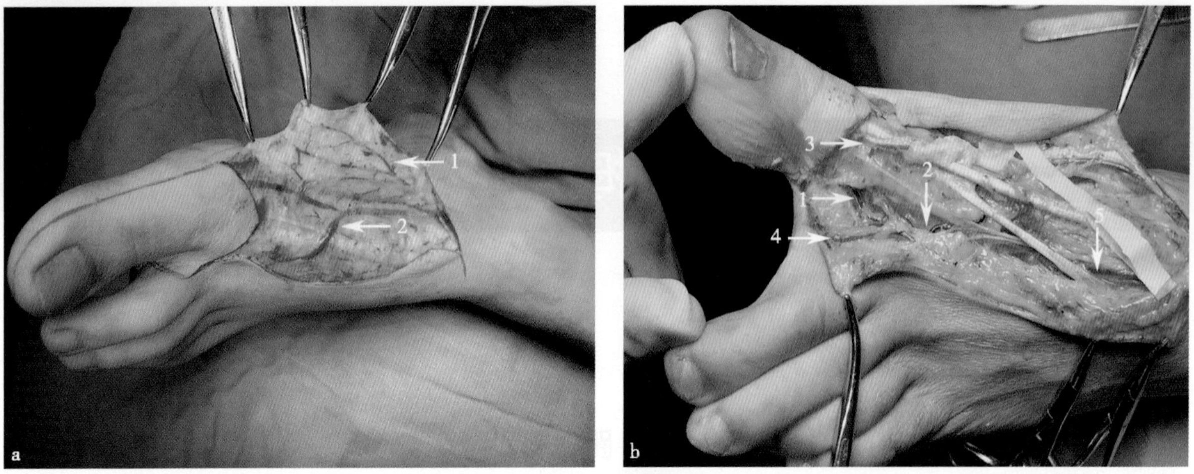

图 21-1-2 踇甲瓣的血供

a. 踇甲瓣的静脉回流为浅筋膜中的深层静脉（箭头 2），即趾背静脉 - 足背静脉 - 大隐静脉。浅筋膜中的浅层静脉（箭头 1）通常保留在掀起的足背皮瓣中；b. 踇甲瓣的动脉血供为足背动脉（箭头 1）- 第一跖背动脉（箭头 2）- 踇趾趾背动脉（箭头 3），箭头 4：趾蹼间静脉

手 术 要 点

（一）手术指征

1. 拇指脱套伤。

2. 掌指关节水平以远的拇指缺损。

（二）具体步骤

1. 切口　切取同侧踇甲瓣，将血管神经蒂放置于再造拇指尺侧，再造拇指外观好，同时重建了拇指尺侧的感觉。根据拇指缺损的范围，设计踇甲瓣的皮肤切口。胫侧皮条宽度 15mm 左右，皮条可以适当靠近趾底（图 21-1-3、图 21-1-4）。

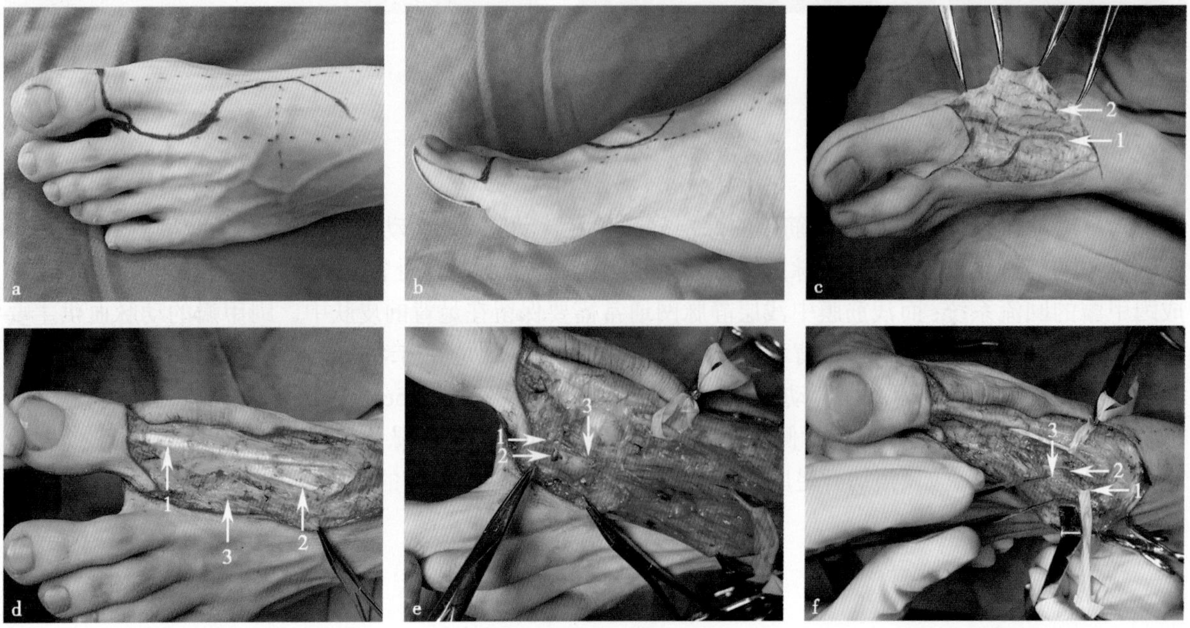

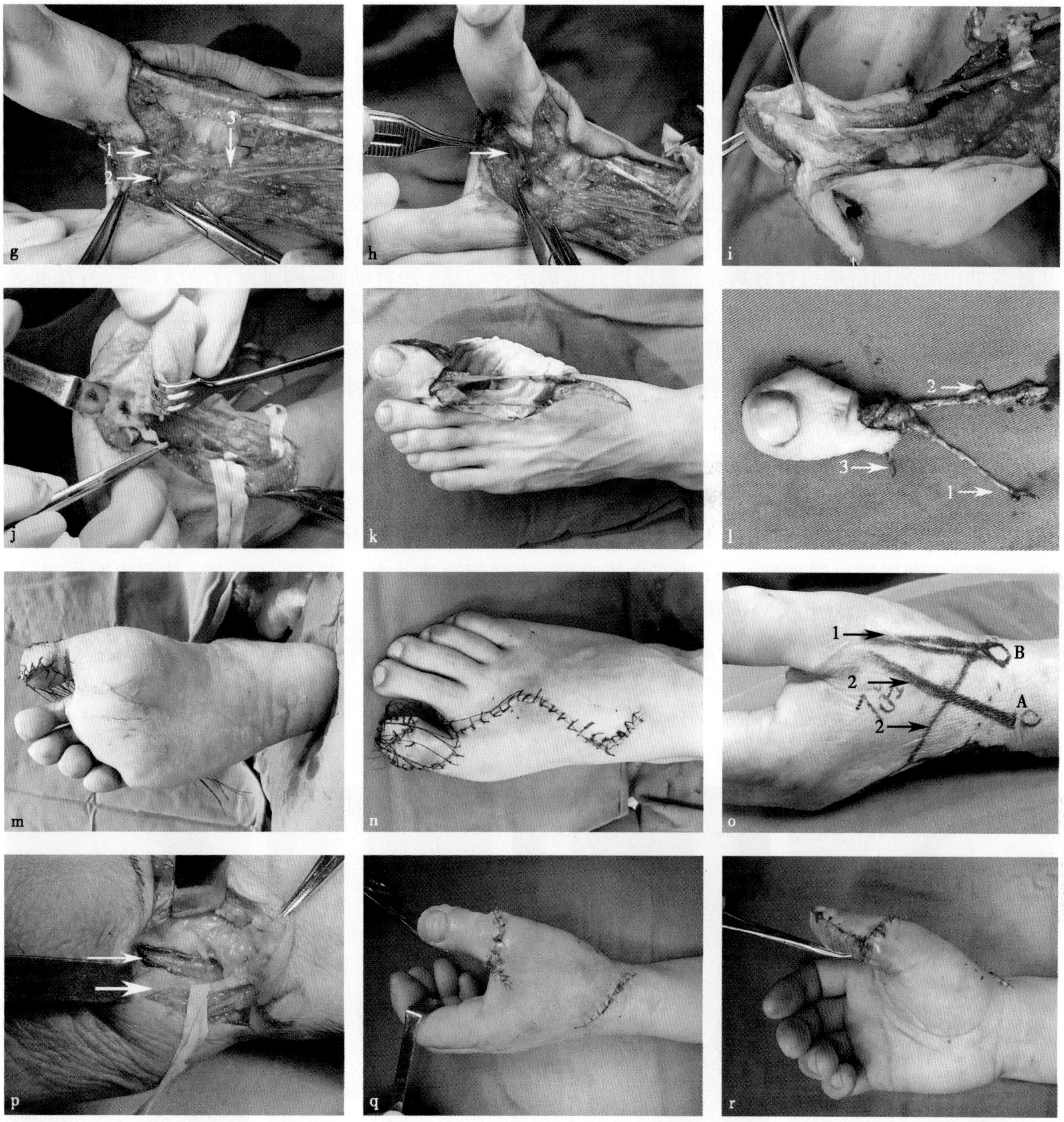

图 21-1-3　蹞甲瓣再造拇指病例 1

a、b. 术前依据拇指缺损设计蹞甲瓣的皮肤切口，胫侧皮条宽度至少 1cm；c. 掀起足背皮肤，显露浅筋膜深层的静脉（箭头 1），而浅筋膜浅层的静脉（箭头 2）保留在足背皮瓣中；d. 显露足背动脉 - 跖背动脉（箭头 3），箭头 1 和 2 分别为足蹞长伸肌腱和蹞短伸肌腱；e. 全程显露足背动脉 - 跖背动脉（箭头 3）- 趾背动脉（箭头 1、2）；f. 结扎并切断足底深支，箭头 1：足背动脉，箭头 2：足底深支，箭头 3：跖背动脉；g. 结扎并切断第二足趾的趾背动脉，箭头 1：跖背动脉的蹞趾趾背分支，箭头 2：跖背动脉的第二足趾趾背分支，箭头 3：跖背动脉；h. 结扎并切断趾底动脉，游离趾固有神经（箭头）；i. 剥离背侧蹞甲瓣；j. 剥离掌侧蹞甲瓣；k. 蹞甲瓣完整剥离后，温盐水纱布湿敷，直至血管解痉，甲瓣颜色红润；l. 切取蹞甲瓣，箭头 1：动脉，2：静脉，3：趾底神经；m. 将胫侧皮条移位至趾底，并缝合固定；n. 其余供区创面，取对侧腹股沟或取髂骨区域的全厚皮片游离移植；o. 血管的吻合部位在解剖鼻烟壶，箭头 1、2 分别为拇短伸肌腱和拇长伸肌腱，箭头 3：皮肤切口，标注 A：Lister 结节，标注 B：桡骨茎突；p. 粗箭头所指为头静脉，细箭头为解剖鼻烟壶处的桡动脉背侧支；q、r. 为拇指再造术后的体位像

2. 静脉　从远端向近端显露。首先切开远端的足背皮肤，真皮下剥离皮瓣，显露趾背静脉。继续向近端切开皮肤，在浅筋膜深层静脉网的浅层向两侧掀起足背皮瓣，将细小的浅层静脉保留在足背的皮肤中，并仔细结扎切断两者间的交通支。完整暴露踇甲瓣的静脉回流系统后，结扎并切断各分支，从趾背静脉游离至大隐静脉，牵开备用。

3. 动脉　通常从近端向远端显露。牵开踇短伸肌，即可显露其深面的足背动脉。沿足背动脉 - 跖背动脉 - 趾背动脉向远端分离，沿途的分支包括足底深支、跖背动脉发出的皮支和肌支，距离趾蹼缘 1～2cm 水平，自第一跖背动脉分别发出踇趾和第二趾的趾背动脉。若跖背动脉的走行判断困难时，也可以从趾蹼处由远端向近端进行分离。完整保留并游离足背动脉 - 跖背动脉 - 踇趾趾背动脉系统，并结扎各主要分支。常规需要结扎的动脉分支包括：足底深支、第二足趾趾背分支、踇指腓侧趾底动脉近端，以及踇横动脉。若为跖背动脉为Ⅲ型，则需要纵行切开足底皮肤，改用腓侧的跖底 - 趾底动脉供血系统。

4. 踇甲瓣的剥离　首先剥离跖侧甲瓣，注意将胫侧趾底的血管神经束保留在胫侧的皮条内。于踇趾屈肌腱鞘管的浅层掀起掌侧踇甲瓣，直至腓侧甲缘。掀起过程中需要结扎位于近节趾骨的踇横动脉，结扎腓侧的趾底动脉近端，游离腓侧趾神经并切断标记。此后，剥离背侧甲瓣。先剥离背侧的近端部分，直至踇长伸肌腱止点，注意将趾背静脉完整保留在甲瓣中；背侧远端部分剥离时，紧贴趾骨骨膜用骨膜起子从胫侧剥离甲床及甲基质。剥离至趾甲腓侧后，咬骨钳于屈、伸肌腱止点的远端切断远节趾骨，完整剥离踇甲瓣。通常情况下，由于血管痉挛，需要用温热盐水纱布湿敷踇甲瓣，待踇甲瓣红润后，再结扎并切断足背动脉和大隐静脉，完全切取踇甲瓣。

5. 供区处理　胫侧皮条充分游离，移位至趾底后缝合固定，同时覆盖外露的趾骨远端。其余的创面切取对侧腹股沟或取髂骨区域的全厚皮片游离移植，打包固定。

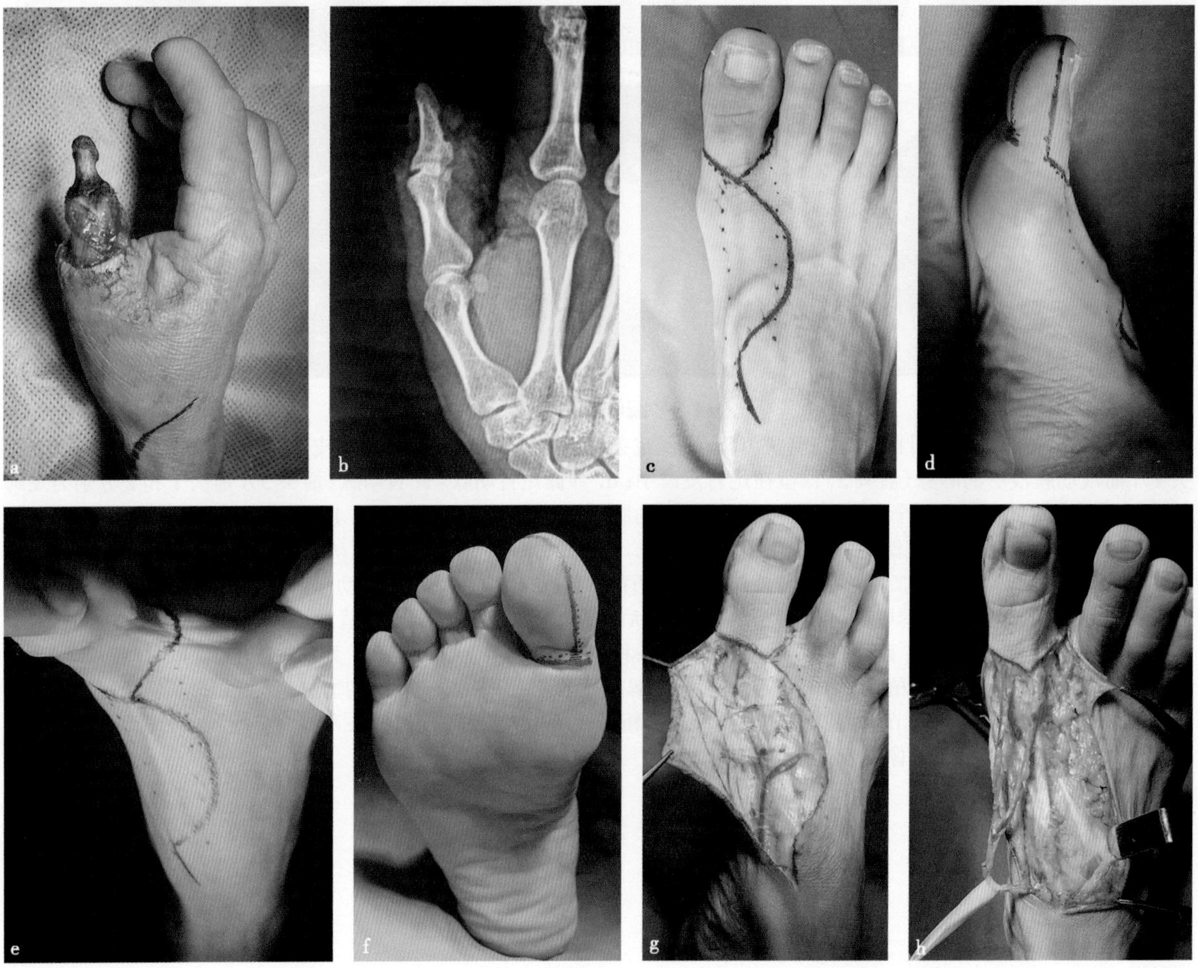

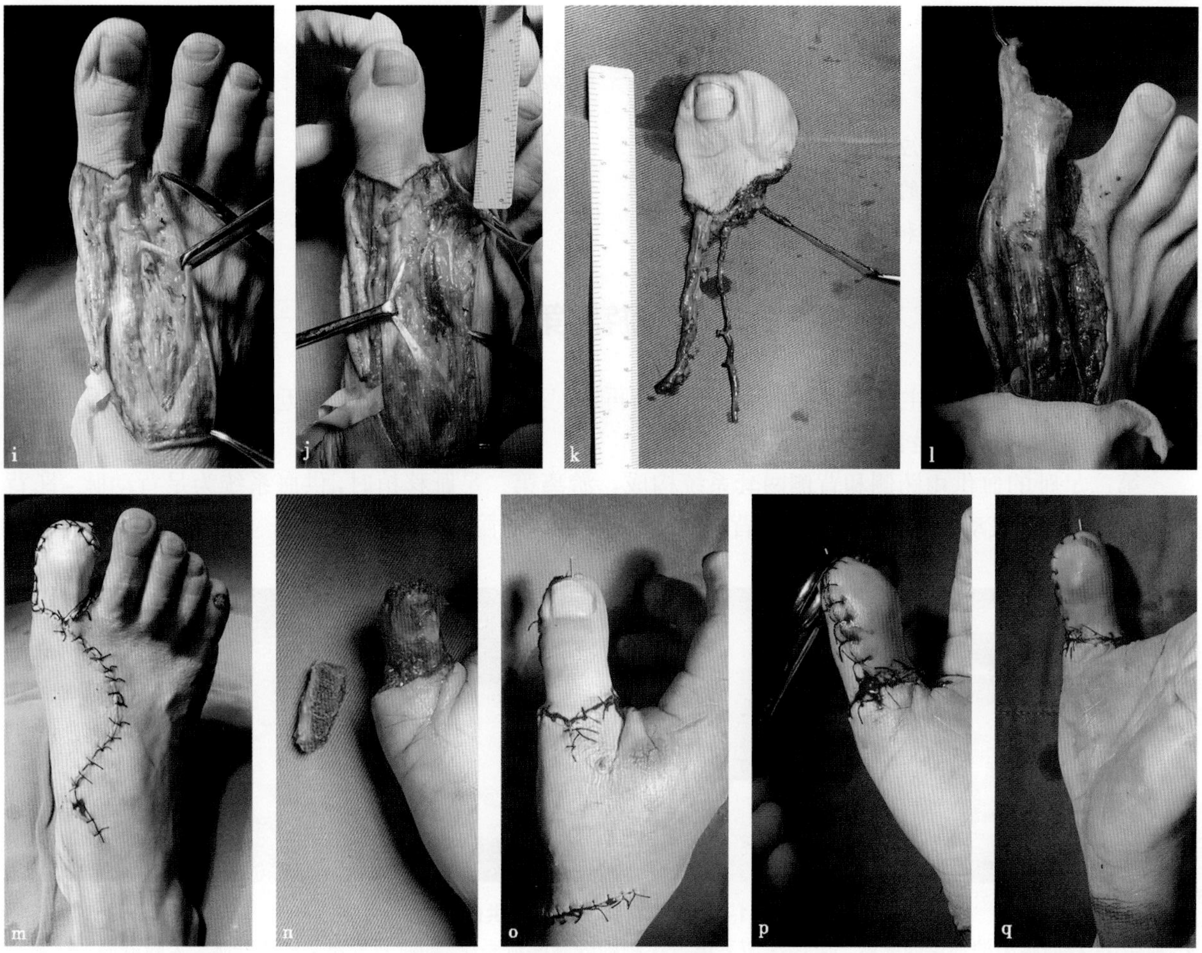

图 21-1-4　跗甲瓣再造拇指病例 2

a、b. 拇指脱套伤，清创后 8 天；c～f. 术前依据拇指的缺损设计跗甲瓣的皮肤切口，依次为背侧、胫侧、趾蹼和跖侧切口，胫侧皮条宽 15mm；g. 掀起足背皮肤，显露浅筋膜中的深层静脉，浅筋膜的浅层静脉保留在足背皮瓣中；h. 牵开静脉，暴露深面的跗长伸肌腱和跗短伸肌腱；i. 全程切开跗短伸肌腱并牵开，显露足背动脉 - 跖背动脉；j. 跖背动脉距离趾蹼 2cm 处分叉，分别发出跗趾和第二足趾的趾背动脉；k. 结扎并切断血管分支，完整切取跗甲瓣；l. 跗甲瓣切除后供区外观，除远节趾骨远端有骨面暴露外，其余深部组织均有良好的软组织覆盖；m. 胫侧皮条移位至趾底，并翻折覆盖远节趾骨外露部分，其余创面取全厚皮片移植覆盖；n. 切除拇指远节指骨远端的坏死部分，取髂骨条移植；o～q. 拇指再造术后的体位像

6. 受区处理　拇指脱套伤患者，切除远节爪粗隆即可；拇指缺损患者，需要切取对侧髂骨条植骨。拇指残端尺侧的指神经游离并标记备用。血管吻合部位位于解剖鼻烟壶，充分显露头静脉和桡动脉腕背支。

7. 跗甲瓣的固定和血管神经的吻合　跗甲瓣摆放在轻度旋前的位置，并缝合固定，便于拇、示指对捏。血管蒂经皮下隧道引至解剖鼻烟壶处。跗甲瓣腓侧的趾神经和拇指尺侧的指神经端端吻合。血管首先吻合动脉，即足背动脉与桡动脉腕背支吻合，明确大隐静脉回血后，将大隐静脉与头静脉吻合。所有神经血管的吻合均在放大 8～10 倍的显微镜下进行，9-0 普理灵缝线吻合。

8. 切口内放置引流条，松软敷料包扎，石膏固定患肢。

（三）术后处理

1. 严格卧床，烤灯持续照射，术后 5 天拔除引流条。

2. 常规使用解痉、抗凝和抗生素药物，具体见第二十章第一节和第二节中“术后处理”内容。

问题分析

1. 踇甲瓣的最佳适应证？
2. 踇甲瓣再造拇指的主要步骤？
3. 跖背动脉的分型和主要分支？

第二节 游离第二足趾

游离第二足趾移植主要用于拇指再造和手指再造。对于拇指掌指关节以近平面的缺损和手指的缺损，游离第二足趾移植是合理的治疗方案。

第二足趾的血供由跖侧和背侧两套系统构成。游离第二足趾移植时，供血系统为足背动脉 - 跖背动脉 - 趾背和趾底动脉，回流系统为趾背静脉 - 足背静脉 - 大隐静脉（图 21-2-1）。

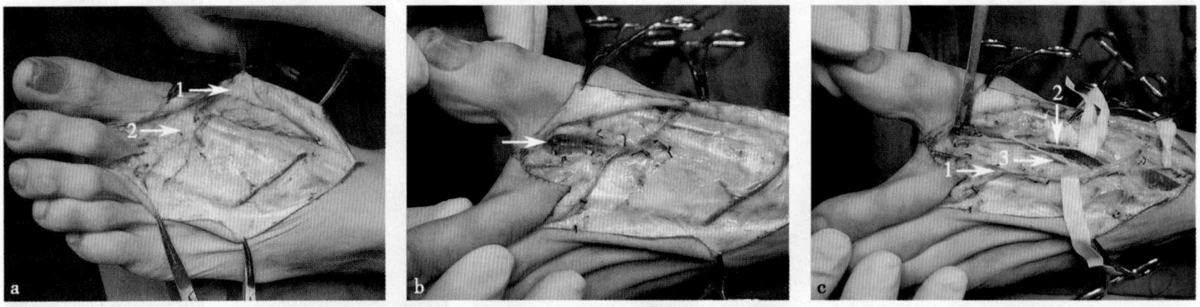

图 21-2-1 游离第二足趾的供血系统

a. 箭头 1：浅筋膜中的浅层静脉网，箭头 2：游离第二足趾的静脉回流系统，即趾背静脉 - 足背静脉 - 大隐静脉；b. 箭头所示为动脉供血系统，即足背动脉 - 跖背动脉 - 趾背动脉；c. 完整分离第二足趾的供血系统，箭头 1：静脉系统，箭头 2：动脉系统，箭头 3：腓深神经

手术要点

（一）手术指征

1. 手指缺损。
2. 掌指关节以近平面的拇指缺损。
3. 小儿拇指缺损。

（二）具体步骤

1. 切口 根据拇指或手指缺损的范围设计皮肤切口，手指缺损时多设计为掌、背侧窄长三角形切口，足背 S 形皮肤切口，同时兼顾静脉和动脉的显露（图 21-2-2）。

2. 静脉 先掀起足背皮瓣，从远端向近端显露趾背静脉 - 足背静脉 - 大隐静脉系统，同时将浅筋膜的浅层静脉网保留于足背皮瓣内。结扎各分支，完全游离趾背静脉 - 足背静脉 - 大隐静脉系统，牵开备用。

3. 动脉 牵开踇短伸肌，暴露足背动脉，从近端向远端全程显露足背动脉 - 跖背动脉 - 趾背动脉。结扎踇趾的趾背动脉，完整游离，具体见本章第一节“踇甲瓣”。

4. 神经 跖侧切口显露趾神经，切断备用。

5. 肌腱 根据再造拇指或手指肌腱缺损的长度切取第二足趾趾长伸肌腱。根据再造所需长度于跖骨或跖趾关节水平截断第二趾的骨关节。显露趾屈肌腱，并根据缺损长度，切取趾屈肌腱。

6. 切取第二足趾 观察第二足趾血运，待足趾红润后，切取第二足趾，供区直接缝合，或取全厚皮片植皮，打包固定。

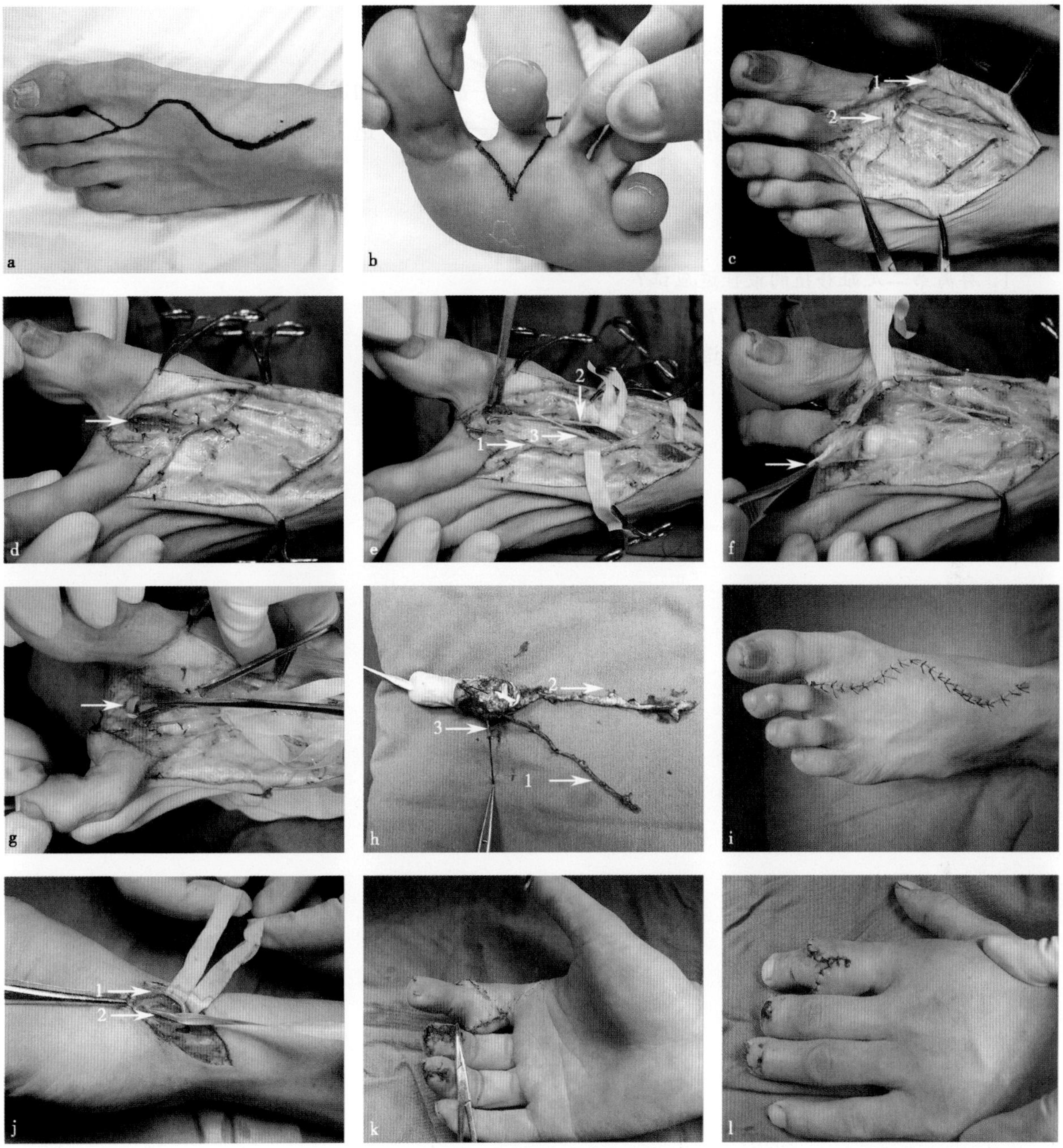

图 21-2-2　游离第二足趾再造手指

a、b. 第二足趾移植再造示指的皮肤切口设计；c. 掀起足背皮瓣，先暴露趾背静脉 - 足背静脉 - 大隐静脉系统（箭头 2），同时将浅筋膜的浅层静脉网保留于足背皮瓣内（箭头 1）；d. 暴露足背动脉 - 跖背动脉（箭头）- 趾背动脉；e. 将动脉和静脉游离后，牵开备用，箭头 1：趾背静脉 - 足背静脉 - 大隐静脉系统，箭头 2：足背动脉 - 跖背动脉 - 趾背动脉系统，箭头 3：腓深神经；f. 切断趾长伸肌腱（箭头），自跖趾关节水平切开关节囊、侧副韧带和掌板；g. 切断趾屈肌腱（箭头）备用；h. 观察血运稳定后，切取第二足趾，箭头 1、2、3 分别为动脉、静脉和神经；i. 供区直接关闭；j. 受区显露头静脉（箭头 1）和桡动脉背侧支（箭头 2），并通过皮下隧道将足背动脉和大隐静脉引至解剖鼻烟壶；k、l. 依次固定骨端、修复肌腱、神经和血管

7. 受区　拇、示指再造时，血管在解剖鼻烟壶部位分别与桡动脉背侧支和头静脉吻合，2～5 指再造时，在手掌部位和指总动脉吻合，在手背与趾蹼间掌背静脉吻合。将血管蒂经皮下隧道引至吻合部位。将第二足趾双侧的趾神经和受区的指神经断端吻合，血管首先吻合动脉，待明确静脉回流后，吻合静脉。所有神经血管的吻合均在放大 8～10 倍的显微镜下进行，9-0 或 10-0 普理灵缝线吻合。

8. 切口内放置引流条，松软敷料包扎，石膏固定患肢。

(三) 术后处理

1. 严格卧床，烤灯持续照射，术后5天拔除引流条。
2. 常规使用解痉、抗凝和抗生素药物，具体见第二十章第一节和第二节中“术后处理”内容。
3. 第二足趾再造手指后，二期需要进行修整，以进一步改善再造手指的外观和功能。

问题分析

1. 游离第二足趾移植的最佳适应证？
2. 游离第二足趾的主要步骤？
3. 游离第二足趾和踇甲瓣再造拇指，各有何优缺点？

第二十二章 股前外侧皮瓣

股前外侧皮瓣是目前临床上最常用的游离皮瓣之一。该皮瓣位于大腿的前外侧，皮瓣切取面积大，血管解剖恒定，血管蒂长，供区损伤相对较小。

股前外侧皮瓣血供来源于旋股外侧动脉降支所发出的肌皮穿支（少数来源于肌间隙穿支）。股深动脉发出旋股外侧动脉后，旋股外侧动脉很快分出升支、横支和降支。降支位于股直肌和股中间肌之间，向远端和外侧走行，沿途发出多个肌皮穿支，穿经股外侧肌和阔筋膜，营养大腿前外侧皮肤。其中最为恒定的穿支称为第一肌皮穿支，位于髂前上棘和髌骨外上角连线中点。第一肌皮穿支近端的穿支为高位穿支，第一肌皮穿支远端的穿支依次为第二和第三穿支。

旋股外侧动脉降支起始处的血管直径2.2～4.0mm，血管蒂长度6～15cm，高位穿支血管蒂短，远位穿支血管蒂长。血管蒂为1动2静，动脉居中，血管蒂与股神经的股外侧肌肌支伴行。通常情况下切取宽度小于9cm的股前外侧皮瓣，供区可以直接闭合。长度小于15cm的皮瓣，保留1个穿支可以满足皮瓣血供；若皮瓣长度大于20cm，则需要保留2个或更多的穿支。若存在2个或2个以上的穿支，可以将皮瓣设计为Kiss皮瓣（图22-1-1）。

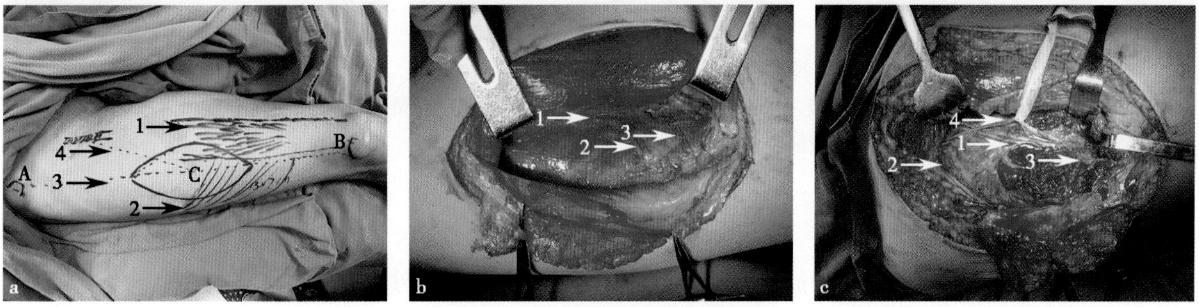

图22-1-1 股前外侧皮瓣的血供

a. A：髂前上棘，B：髌骨外上角，C：两者中点，即第一肌皮穿支的体表投影。A和B间的连线3为股外侧肌（2）和股直肌（1）间隙，4对应的虚线为旋股外侧动脉降支的体表投影；b. 1：旋股外侧动脉降支主干，位于股直肌和股中间肌之间，2：第一肌皮穿支，3：第二肌皮穿支；c. 1：旋股外侧动脉降支的主干，2：高位穿支的近端主干，3：第二肌皮穿支，4：股神经的股外侧肌肌支，与旋股外侧动脉降支伴行

手术要点

（一）手术指征

1. 以旋股外侧动脉近端为蒂，可以修复髋部及会阴处创面。
2. 以旋股外侧动脉远端为蒂，可以修复膝关节周围创面。
3. 作为游离皮瓣，可以修复全身各处的创面。

（二）具体步骤

1. 皮瓣设计

（1）点：以第一肌皮穿支为皮瓣中心，即髂前上棘和髌骨外上角连线中点处。

（2）线：皮瓣轴线为髂前上棘和髌骨外上角连线，该线为股外侧肌和股直肌的间隙；腹股沟中点与髂前上棘和髌骨外上角连线中点的连线为旋股外侧动脉降支的体表投影。

（3）面：股直肌和股中间肌间隙，旋股外侧动脉降支走行的平面；股直肌和股外侧肌间隙，肌皮穿支位于该间隙外侧。

仅需要 1 个穿支时，术前可以参考多普勒进行第一肌皮穿支的定位，并以该穿支为中心设计皮瓣；当需要 2 个或更多的穿支时，术前多普勒定位穿支位置，并依据穿支位置设计皮瓣。

2. 皮瓣切取　见图 22-1-2、图 22-1-3。

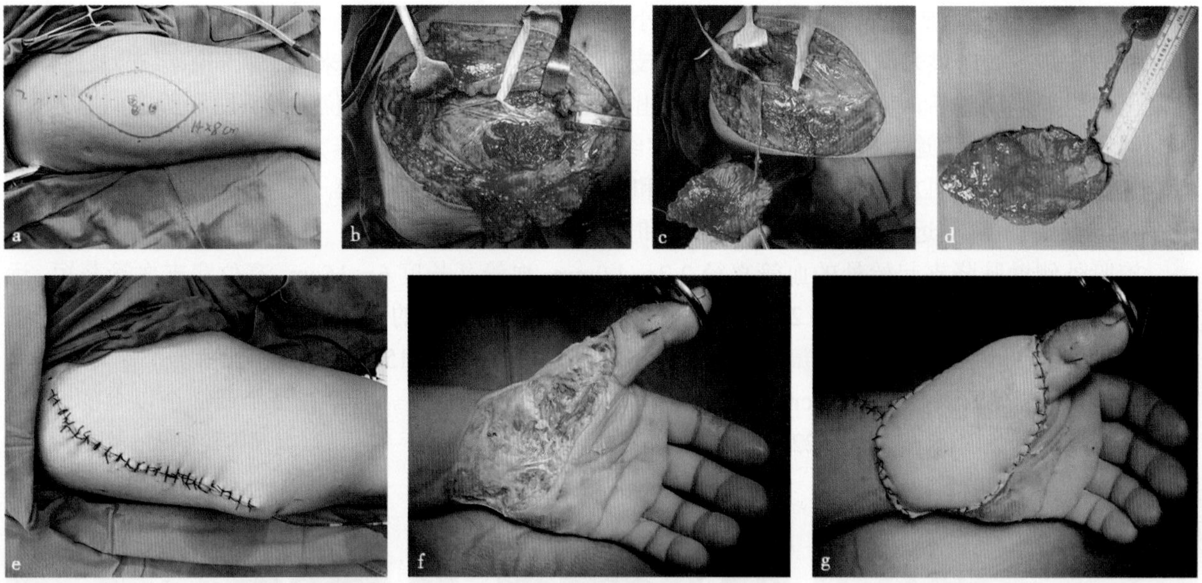

图 22-1-2　股前外侧皮瓣切取的病例 1

a. 皮瓣设计；b. 显露旋股外侧动脉降支主干和肌皮穿支；c. 游离旋股外侧动脉降支主干和肌皮穿支；d. 皮瓣完整切取；e. 供区直接缝合；f. 受区创面；g. 皮瓣修复后体位像

（1）体位：患者仰卧位。

（2）切开皮瓣内侧缘，深达阔筋膜。在阔筋膜深层，股直肌肌膜浅层向外侧掀起皮瓣。

（3）肌皮穿支和旋股外侧动脉降支的显露：皮瓣掀起至股直肌和股外侧肌间隙时，在肌间隔的外侧，仔细探查肌皮穿支。确定保留的肌皮穿支后，切开肌间隔，向内侧牵开股直肌，显露股直肌深面的旋股外侧动脉降支主干。沿肌皮穿支，切开穿支浅层的股外侧肌，全程显露肌皮穿支和旋股外侧动脉降支。

（4）肌皮穿支和旋股外侧动脉降支的游离：沿肌皮穿支向旋股外侧动脉降支主干进行仔细的游离。血管蒂游离前首先充分游离股神经的股外侧肌肌支，并牵开保护。当旋股外侧动脉降支近端显露困难时，可以沿血管的体表投影，切开皮瓣近端的皮肤，牵开股直肌，充分暴露血管蒂的近端部分。

（5）肌皮穿支的游离技巧：肌皮穿支血管细小，分离困难。建议距离肌皮穿支至少 5mm，利用双极电凝切断肌肉，游离肌皮穿支，避免造成穿支血管的损伤。

（6）血管蒂完整游离后，观察皮瓣血运。若血运稳定，则可完整切取皮瓣。

（7）皮瓣移位至受区，动脉和静脉分别与受区血管进行吻合。

（8）供区皮瓣宽度小于 9cm 时，供区可以直接缝合。当供区宽度较大，直接缝合困难时，取对侧腹股沟全厚皮片游离移植。

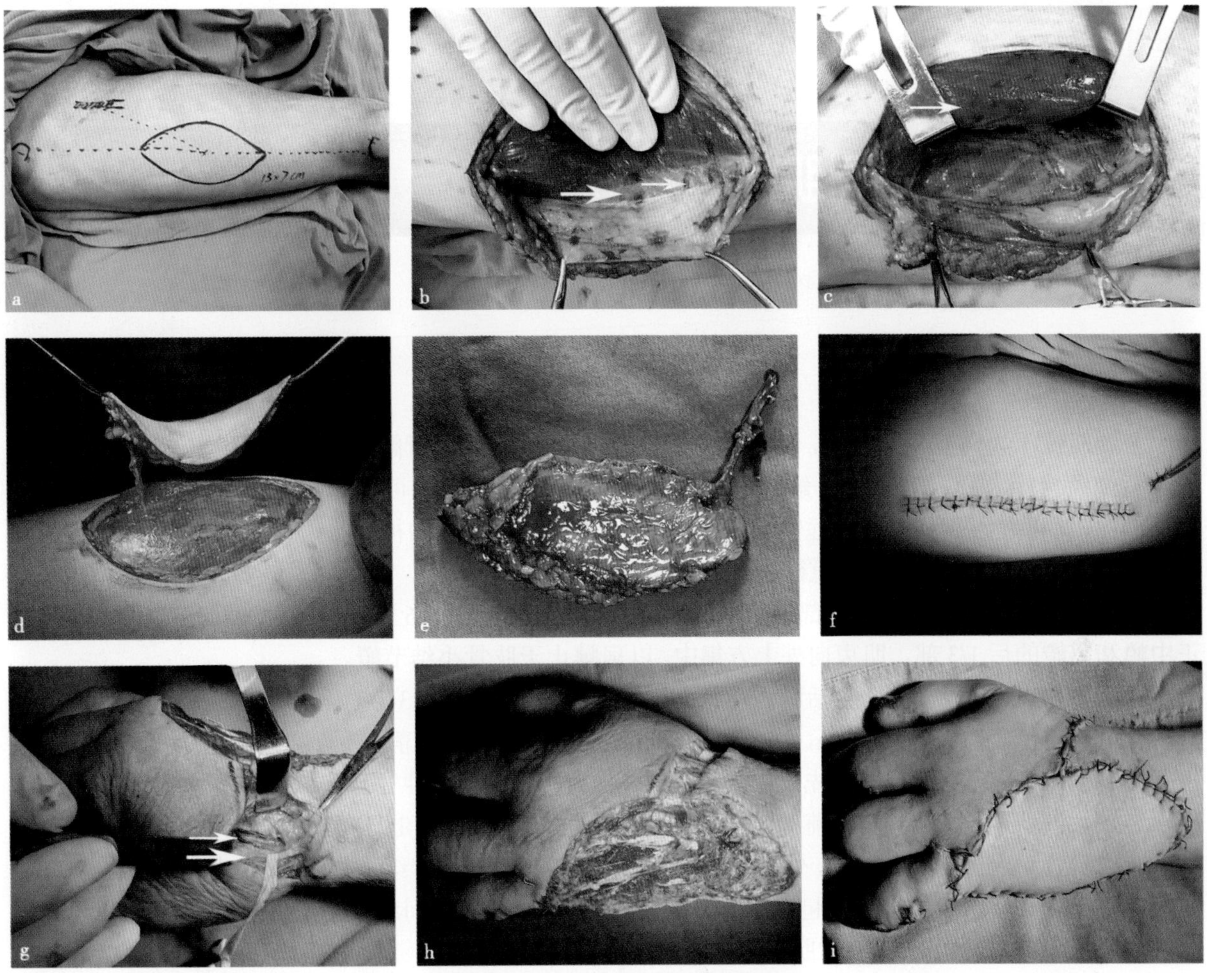

图 22-1-3　股前外侧皮瓣切取的病例 2

a. 皮瓣设计；b. 内侧缘切开皮瓣，从阔筋膜深面掀起，至股直肌和股外侧肌间隙（粗箭头），显露肌皮穿支（细箭头）；c. 向内侧牵开股直肌（箭头），显露旋股外侧动脉降支主干和肌皮穿支；d. 游离旋股外侧动脉降支主干和肌皮穿支；e. 观察皮瓣血运稳定后，切取皮瓣；f. 供区直接缝合；g. 受区在解剖鼻烟壶处显露桡动脉（细箭头）和头静脉（粗箭头）；h、i. 皮瓣修复受区创面后的体位像

（三）术后处理

1. 术后患肢石膏制动，常规烤灯，应用解痉药物、抗凝药物和抗生素，详见第二十章第一节和第二节中“术后处理“内容”。

2. 供区的引流管术后 5 天拔除。

问题分析

1. 第一肌皮穿支如何定位？

2. 股前外侧皮瓣切取的具体步骤？

第二十三章 背阔肌肌皮瓣

背阔肌位于人体躯干的背侧，位置表浅，是人体最大的阔肌。背阔肌的主要血供来自于胸背动脉，与胸背神经伴行，血管管径粗大，解剖恒定，切取面积大。背阔肌既可以局部转移修复头颈、上肢和骶尾部创面，又可以游离移植修复远位的创面。此外，作为一个完整的神经肌肉运动单元，还能够局部转移或游离移植，进行肢体的功能重建。

背阔肌位于躯干背部的下半部及胸部的后外侧，以腱膜起自下6个胸椎的棘突、全部腰椎棘突、骶正中嵴和髂嵴的后1/3部。肌束向外上方集中，以扁腱止于肱骨小结节嵴。

背阔肌的血供为多源性，包括胸背动脉和后肋间动脉穿支（图23-1-1）。背阔肌主要的血供来自胸背动脉，其起始部直径1～2.5mm，蒂长11～16cm，血管蒂为1动1静，并与胸背神经伴行。腋动脉发出肩胛下动脉后，肩胛下动脉首先发出旋肩胛动脉，肩胛下动脉的主干则延续为胸背动脉。胸背动脉向下经过大圆肌表面，沿背阔肌前缘深面和前锯肌之间向下向内侧走行，至肩胛下角水平入肌。血管进入肌肉后分为内侧支和外侧支，外侧支在距肌肉前缘2～3cm处继续下行，内侧支与肌肉上缘平行并向后正中走行。背阔肌靠近棘突起点部分的血供，由节段性的后肋间动脉穿支供应。在第10、11和12肋骨下缘，距离正中线5cm处，后肋间动脉穿支进入背阔肌。

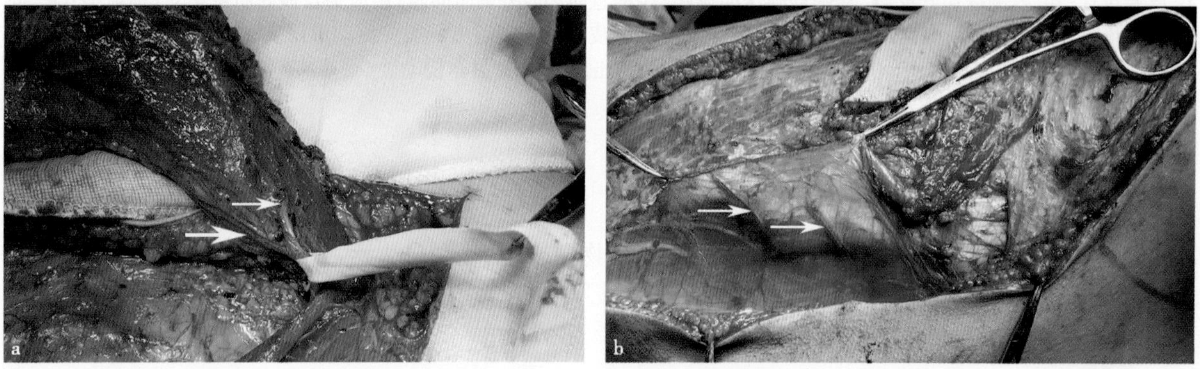

图23-1-1 背阔肌的血供

a. 粗箭头所指为胸背血管蒂，细箭头所指为胸背神经；b. 箭头所指为后肋间动脉穿支

手 术 要 点

（一）手术适应证

1. 以胸背动脉为蒂，可以修复头颈、肩部、上肢及同侧胸部的创面，此外还可以进行同侧上肢的功能重建。

2. 以后肋间动脉穿支为蒂，可以修复骶骨上2/3，髂嵴、腹壁外1/4、前侧胸壁中下部和背部等。

3. 作为游离肌皮瓣，可以修复全身各处的创面和进行肢体功能重建。

（二）具体步骤

1. 肌皮瓣设计

（1）点：胸背血管蒂的入肌点位于肩胛下角和腋后线交汇处，以入肌点为中心设计背阔肌的皮岛。

（2）线：腋窝后角至腰$_{4、5}$棘突，该轴线为皮肤切开的轴线。

（3）面：皮岛面积需保证供区皮肤能够直接缝合，通常皮岛宽度小于6～8cm。

2. 肌皮瓣切取　见图23-1-2。

（1）体位：患者侧卧位，肩外展，按照术前设计切口切开皮肤和皮下，至背阔肌表面。

（2）显露背阔肌前缘：首先在肌膜浅层向前外侧掀起皮瓣，直至暴露位于腋中线水平的背阔肌前缘。掀起背阔肌前缘，显露胸背血管蒂的入肌点。

（3）显露背阔肌起点：此后向背侧后正中掀起皮瓣，显露背阔肌起点，包括胸$_{7}$～腰$_{5}$的胸腰筋膜和髂嵴后1/3部分。于背阔肌深面掀起位于胸腰筋膜处的止点，分离并结扎切断第10、11、12后肋间动脉穿支。

（4）背阔肌逆行游离：切断背阔肌起点，向止点方向逆行游离背阔肌，直至位于肱骨小结节嵴的止点部分。切断背阔肌止点的腱性部分。

（5）血管神经蒂游离：从血管神经蒂的入肌点处，沿血管神经蒂向近端游离，游离过程中需要分别结扎和切断营养前锯肌的血管分支和旋肩胛血管。在肩胛下血管从腋动、静脉的发出部位结扎并切断血管，以获取最长的血管蒂。

（6）肌皮瓣移位至受区，动脉和静脉分别与受区血管进行吻合。

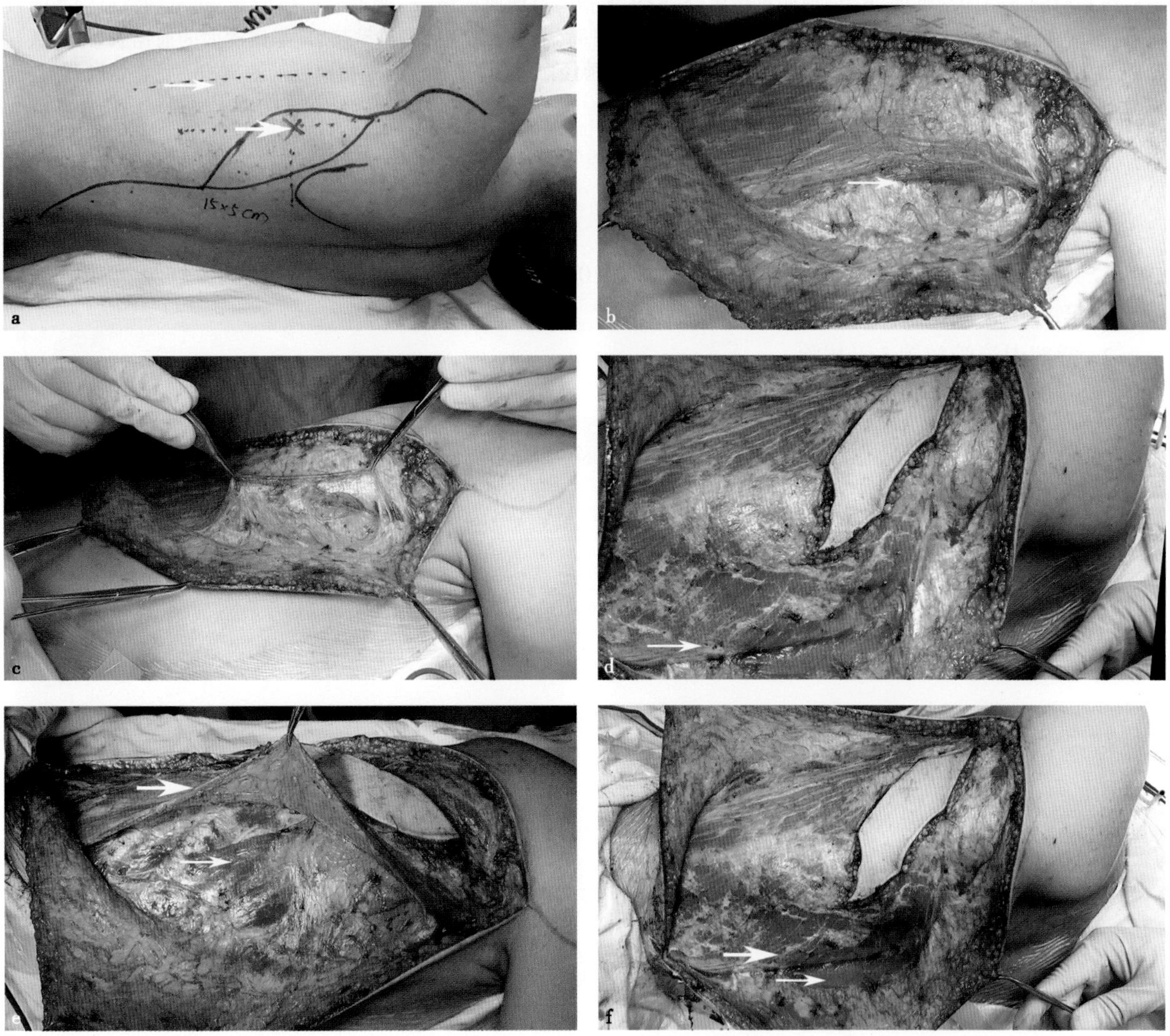

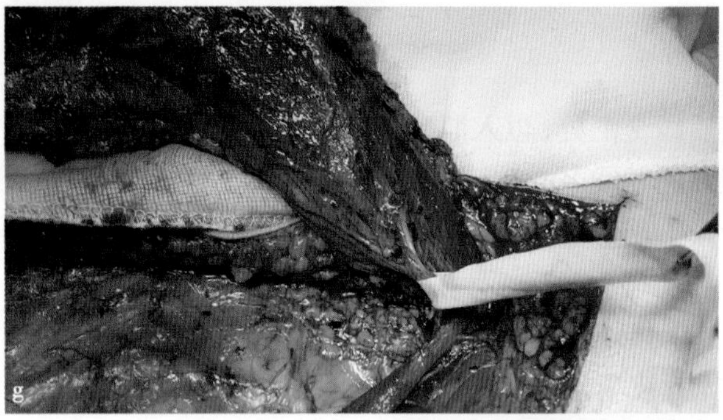

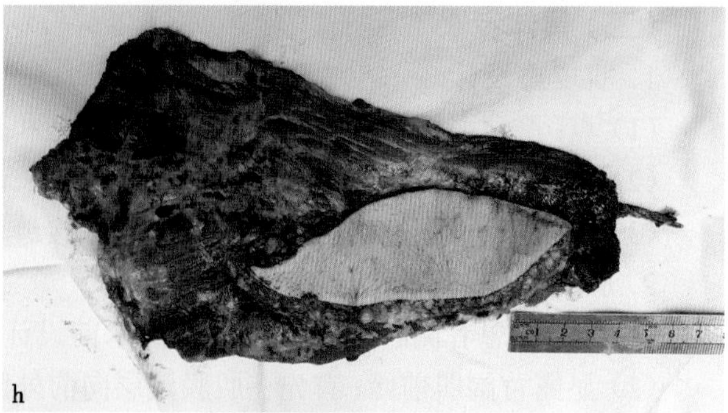

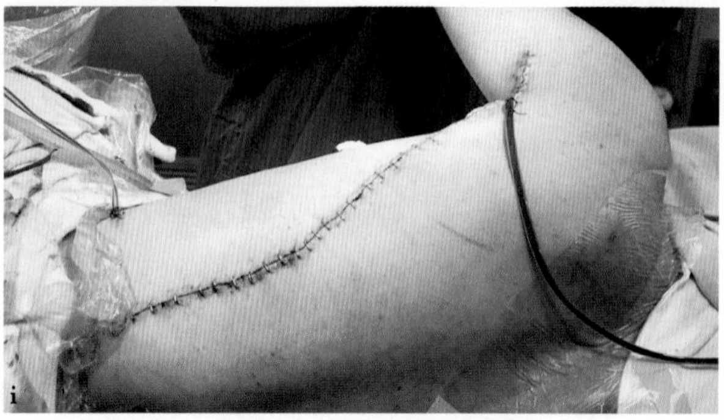

图 23-1-2 背阔肌的切取

a. 皮肤切口和皮岛切口设计，细箭头所指为腋中线，即背阔肌的前缘水平，粗箭头所指为胸背血管蒂的入肌点位置，即腋后线和肩胛下角的交汇处；b. 向前侧掀起皮瓣，箭头所指为背阔肌前缘；c. 掀起背阔肌前缘，可见胸背血管蒂的入肌点；d. 向后正中掀起皮瓣，暴露背阔肌的起点（箭头）；e. 背阔肌前缘（粗箭头）掀起后，显露深面的前锯肌（细箭头）；f. 粗箭头所指为背阔肌，细箭头所指为斜方肌；g. 从胸背神经血管蒂的入肌点，逆行向近端游离；h. 完整切取背阔肌、皮岛，以及神经血管蒂；i. 供区留置引流后，直接缝合

（三）术后处理

1. 术后患肢石膏制动，常规烤灯，并应用 7～10 天解痉药物、抗凝药物和抗生素，详见第二十章第一节和第二节中“术后处理”内容。

2. 背部引流管放置 5 天拔除。

问题分析

1. 皮岛的位置和面积如何确定？

2. 背阔肌前缘的体表投影？

3. 背阔肌肌皮瓣切取的顺序？

游离腓骨骨瓣　第二十四章

带血管蒂的游离腓骨移植多用于治疗骨质长段缺损，骨质的血运重建，以及骨性结构的重建。腓骨切除对供区的损伤小，带血管的游离腓骨血运好，愈合率高，并且腓骨的切取相对容易，因此该术式在临床应用广泛。

腓骨干的血供主要来源于腓动脉。腓动脉自胫后动脉发出后，走行于小腿后部间室的深层，位于胫后肌与拇长屈肌之间。腓动脉向远端的走行过程中，沿途发出多个分支营养腓骨干。同时，腓动脉还发出多个皮穿支营养小腿腓侧的皮肤。上述皮肤穿支位于外侧肌间隔的后方，对于受区层次较浅或皮肤部分缺损的病例，可以利用皮肤穿支切取皮岛，用于创面覆盖和观察骨瓣的血运。腓动脉管径粗大，两侧有腓静脉伴行。

腓骨长度 35～42cm，游离腓骨移植时，切取腓骨中段。腓骨近端至少保留 6～8cm，腓骨远端至少保留 8cm，以避免影响膝关节和踝关节的稳定性。

手术要点

（一）手术指征

1. 骨质长段缺损（图 24-1-1）。
2. 骨性结构重建，如下颌骨重建等。
3. 骨质的血运重建，如股骨头缺血坏死的早期病例等。

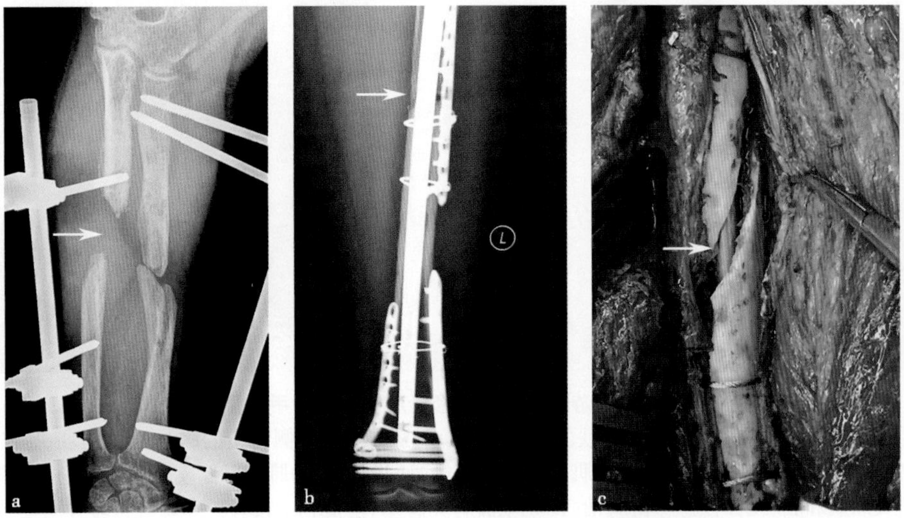

图 24-1-1　游离腓骨移植的手术适应证

a. 尺骨长段缺损（箭头）；b、c. 异体骨移植术后，骨端不愈合（箭头）

（二）具体步骤

1. 体位及切口　患者仰卧位，膝关节屈曲。以腓骨后缘为轴线纵行切开小腿外侧皮肤。若需要同时切取皮岛，术前需用多普勒对腓动脉的皮肤穿支进行定位，皮岛的位置多位于小腿中下段（图 24-1-2、图 24-1-3）。

2. 腓骨前方的剥离　切开皮肤和皮下组织，切开小腿外侧间室，显露腓骨长、短肌。紧贴腓骨骨面，用手术刀锐性剥离腓骨表面的肌肉，直至小腿的前外侧肌间隔。切开前外侧肌间隔，紧贴骨膜浅层，用骨膜起子钝性剥离趾长伸肌和䠂长伸肌在腓骨上的附着，直至显露骨间膜。

3. 腓骨后方的剥离　切开小腿外侧肌间隔，显露腓动脉穿支。若切取皮岛，则需保护相应的腓动脉穿支，其余穿支予以切断结扎。距离腓骨 2～3mm，切开䠂长屈肌和胫后肌，直至从后方显露粗大的腓动脉。

4. 腓骨截骨　根据所需腓骨长度，分别在腓骨的远端和近端环形剥离骨膜，用线锯截断两端腓骨。两把巾钳钳夹腓骨干，并向外侧牵拉腓骨，充分显露骨间膜。

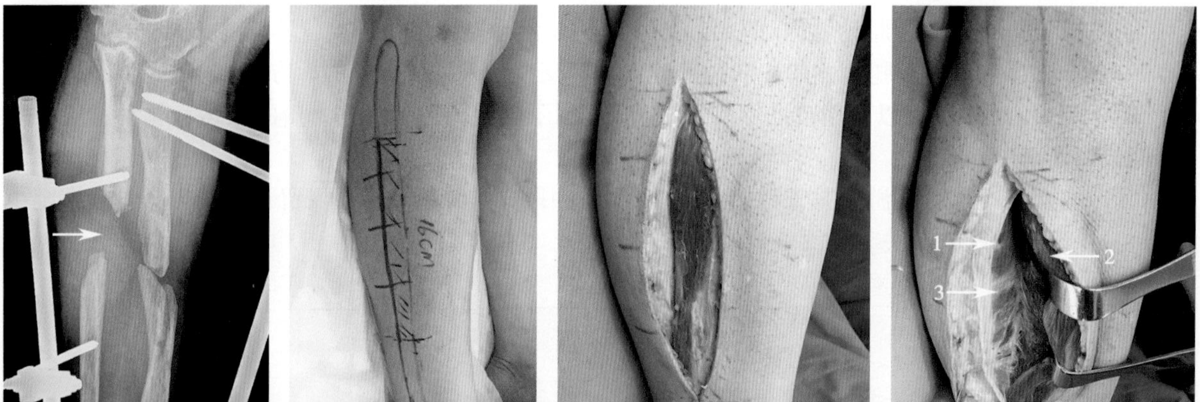

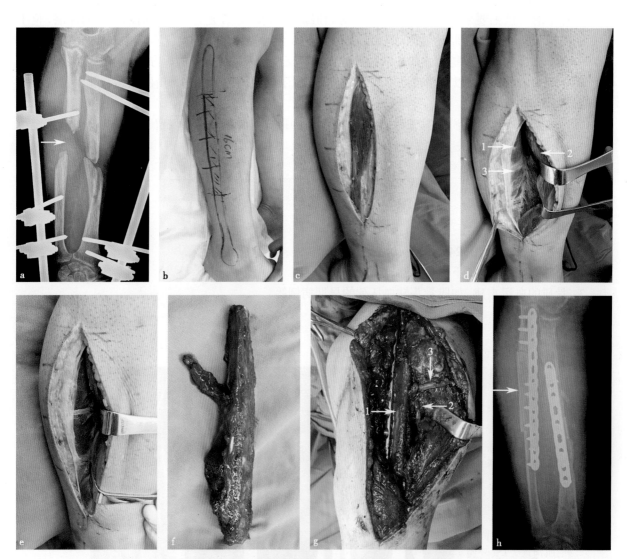

图 24-1-2　游离腓骨移植修复尺骨缺损的手术步骤

a. 尺骨长段缺损（箭头）；b. 沿腓骨后缘做皮肤的纵行切口；c. 暴露小腿外侧间室的腓骨长、短肌；d. 首先从前侧剥离腓骨，箭头 1：外侧肌间隔，箭头 2：腓骨长、短肌，箭头 3：外侧肌间隔后方的腓动脉穿支；e. 从后方剥离腓骨，切开外侧肌间隔，切开䠂长屈肌和胫后肌，注意保留肌袖；f. 切取腓骨和腓动、静脉；g. 接骨板和螺钉将腓骨固定于尺骨，箭头 1：移植的腓骨，箭头 2：吻合的动脉，箭头 3：吻合的静脉，吻合后血管均充盈良好；h. 术后的影像学结果，箭头指示为移植的腓骨

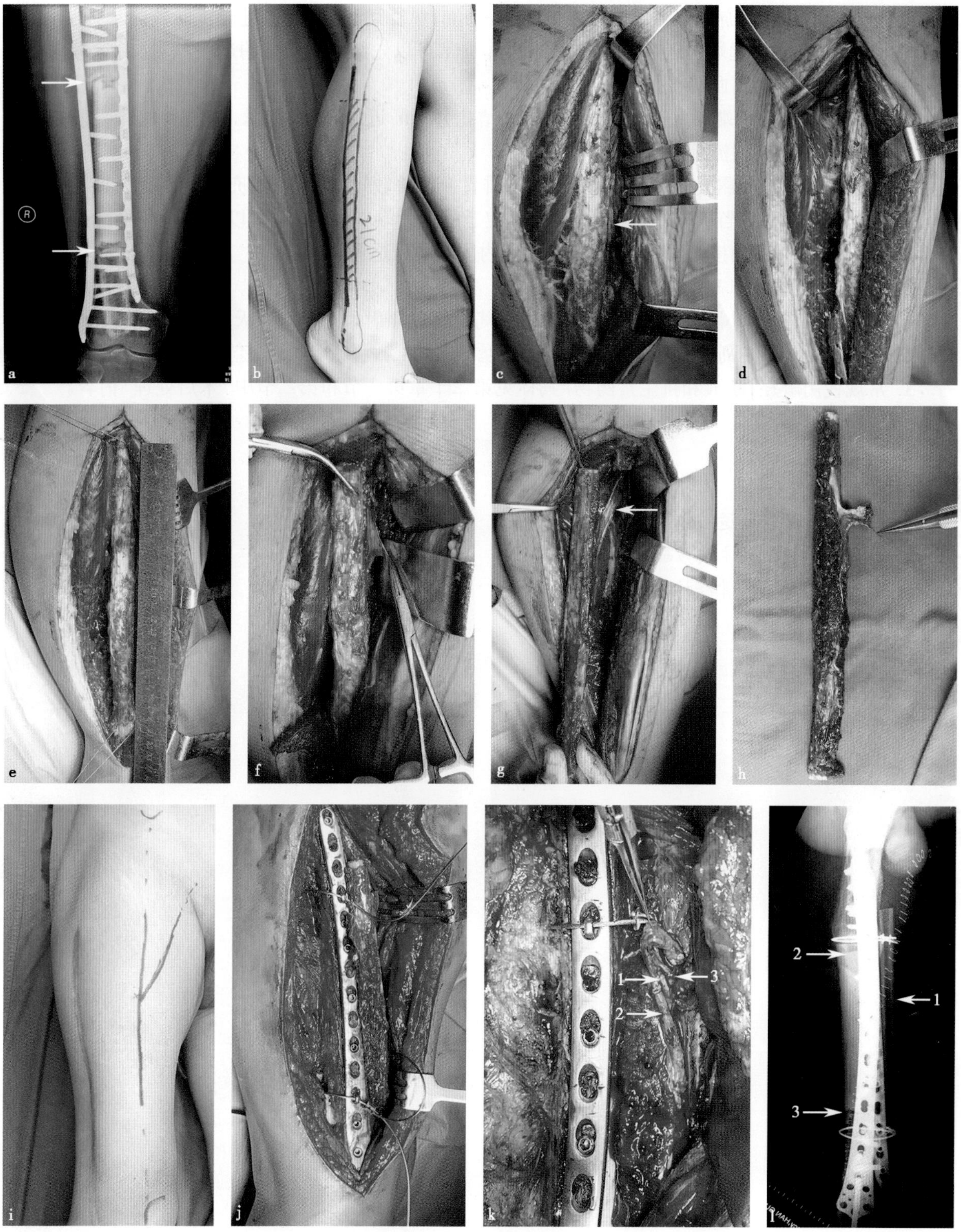

图 24-1-3 游离腓骨移植修复股骨异体骨不愈合的手术步骤

a. 股骨长段异体骨移植重建术后，箭头所示为骨端不愈合部位；b. 设计腓骨后缘的纵行皮肤切口；c. 手术刀锐性剥离腓骨外侧的肌肉，切开前外侧肌间隔后，用骨膜起子剥离推开腓骨内侧的肌肉附着，直至显露骨间膜（箭头）；d. 腓骨后侧剥离，分离并切开小腿后方的踇长屈肌和胫后肌，注意保留骨膜表面的肌袖；e. 根据所需腓骨长度用线锯截断腓骨；f. 两把巾钳向外侧牵开截断的腓骨，显露并切开骨间膜，暴露并游离腓动、静脉；g. 箭头所示为近端腓血管蒂；h. 结扎腓动脉远、近端，完整切取腓骨；i. 受区皮肤切口及旋股外侧动脉降支的体表投影；j. 钛缆将移植的腓骨固定于异体骨远、近端的股骨；k. 箭头 1 为吻合的动脉，箭头 2 和 3 为吻合的静脉，血管吻合后均充盈良好；l. 术后影像学改变，箭头 1 为移植的腓骨，箭头 2 和 3 为异体骨不愈合的部位

5. 腓血管的显露和游离　距离腓骨内侧缘1～2mm纵行切开骨间膜，进一步向外侧牵开腓骨，充分显露腓动、静脉。从远端向近端游离腓动、静脉，通常可以先结扎血管蒂的远端，将腓骨远端向外侧牵开后，便于向近端游离血管蒂。

6. 腓骨切取　向近端最大限度游离血管蒂，结扎并切断近端腓动、静脉，完整切取腓骨段。供区创面直接缝合，并留置引流管。

7. 受区的处理　显露受区的两侧骨端，由于腓骨血管蒂较短，因此需要充分游离受区拟缝合的血管。将腓骨的血管蒂适当从腓骨干剥离，腓骨固定于受区骨端。固定时，可以将腓骨和受区骨端修整为台阶状，以增加骨端的接触面积。固定时，避免内固定物压迫血管蒂。

（三）术后处理

1. 严格卧床，供区小腿和患肢均需制动，患肢烤灯持续照射，术后2～3天拔除引流条或引流管。

2. 若游离腓骨带皮岛，需密切观察皮岛的血运。

3. 常规使用解痉、抗凝和抗生素药物，具体见第二十章第一节和第二节中“术后处理”内容。

问题分析

1. 游离腓骨移植的适应证和优点？

2. 游离腓骨切取的主要步骤？

3. 带皮岛的游离腓骨移植，皮岛的血供来源？